9th Edition

아 산
인턴진료지침서

Asan Medical Center
Intern Guidebook

서울아산병원 교육수련부

서울아산병원
Asan Medical Center

THE OATH OF HIPPOCRATES

I SWEAR by Apollo the physician and Æsculapius, and Hygeia (Health), and Panacea (All-heal), and all the gods and goddesses, that, according to my ability and judgment, I will keep this Oath and this stipulation

-- to reckon him who taught me this Art equally dear to me as my parents, to share my substance with him, and relieve his necessities if required; to look upon his offspring in the same footing as my own brothers, and to teach them this art, if they shall wish to learn it, without fee or stipulation; and that by precept, lecture, and every other mode of instruction, I will impart a knowledge of the Art to my own sons, and those of my teachers, and to disciples bound by a stipulation and oath according to the law of medicine, but to none others.

I will follow that system of regimen which, according to my ability and judgement, I consider for the benefit of my patients, and abstain from whatever is deleterious and mischievous. I will give no deadly medicine to any one if asked, nor suggest any such counsel; and in like manner I will not give to a woman a pessary to produce abortion. With purity and with holiness I will pass my life and practice my Art. I will not cut persons labouring under the stone, but will leave this to be done by men who are practitioners of this work.

Into whatever houses I enter, I will go into them for the benefit of the sick, and will abstain from every voluntary act of mischief and corruption; and, further, from the seduction of females or males, of freemen and slaves.

Whatever, in connection with my professional service, or not in connection with it, I see or hear, in the life of men, which ought not to be spoken of abroad, I will not divulge, as reckoning that all such should be kept secret. While I continue to keep this Oath unviolated, may it be granted to me to enjoy life and the practice of the art, respected by all men, in all times. But should I trespass and violate this Oath, may the reverse be my lot.

의사윤리 선언

우리 의사는 사람의 고귀한 생명과 건강을 보전하고 증진하는 숭고한 사명을 인류와 국민으로 부여받았다.

이에 우리는 의사 본연의 사명 수행을 삶의 본분으로 삼아 다음과 같이 다짐한다.

우리는 어떤 상황에서도 최고의 의학실력과 윤리수준으로 의술을 행함으로써 의사로서의 품위와 명예를 지킨다.

우리는 서로 신뢰하고 사랑하는 환자와 의사 관계를 이루기 위하여 최선을 다함으로써 사회적 역할을 충실히 수행한다.

우리는 동료의사를 비롯한 모든 보건의료인들과 상호 존중하고 협조함으로써 올바른 의사의 길을 구현한다.

우리는 변화하는 사회상에 걸맞는 의료환경을 온 국민과 함께 추구함으로써 국민건강권과 의사의 진료권을 드높인다.

우리는 이 다짐을 성실히 지켜 의업의 존재 의미와 의사의 존엄성을 확립할 것을 인류와 국민앞에 엄숙히 선언한다.

대한의사협회

지침서 발간에 즈음하여

아산 인턴진료지침서가 2011년 8판의 발간된 후, 8년 만에 개정되어 9판이 출간되었습니다. 형식은 기존의 지침서와 같이 '총론', '기본수기' 및 '임상과 진료지침'의 세 부분으로 구성되며 종이도서 외에도 전자도서를 발간하여 스마트폰을 이용한 열람이 가능하도록 편의성을 고려하였습니다.

이러한 편의성 향상은 물론 내용면에서도 최신의 지식과 정확한 정보가 전달되도록 많은 교수님들의 집필 및 감수를 거친 본 지침서가 실제 진료에 유용하게 활용될 수 있기를 바랍니다.

끝으로 개정작업에 많은 시간과 노력을 할애하여 주신 여러 교수님들, 제작을 아낌없이 지원해 주신 교육수련실, 그리고 출판을 맡아주신 고려의학 출판사에 감사드립니다.

2019. 7. 11.
서울아산병원
인턴진료지침서 편집위원장
홍준혁

차 례

I 편 총론

II 편 기본수기 및 진료지침

III 편 과별 진료지침

I
총론

Chapter 01 환자 대하기

1. 환자를 만나기 전에 되새겨야 하는 점들

가. 생명 존중 · 인간 사랑의 실천이 의사의 본분임을 생각한다.

의사는 환자의 질병만을 다루는 것이 아니라 질병으로 고통 받는 한 사람으로서의 환자를 이해하여야 한다. 의사는 환자를 만날 때 성실하고 진지한 태도로 대화하고 또한 환자의 말을 경청하여야 한다. 이렇게 실행하는 것은 매우 어려워서 꾸준히 실천해 가며 그런 자질을 키워야 한다.

나. 좋은 진료의 기본은 올바른 '의사-환자 관계'의 형성에 있다.

의학의 눈부신 발달과 첨단 장비에도 불구하고 진료의 핵심 기술은 능숙한 환자와의 대화술이다. 환자와의 대화는 질병상태에 대한 정보 교환만이 아니라 진료과정 전반에 대한 서로의 이해를 도울 수 있어야 한다. 이는 의료진과 환자가 함께하는 진료과정(shared decision process)으로 이끈다. 환자와는 다투지 않도록 태도와 말을 조심하며 환자와 언쟁이 생기면 당장 해결하려고 하지 말고 시간을 두고 서로의 오해를 풀어가야 한다.

2. 환자와의 대화 원칙

가. 자기 관리를 한다.

환자는 자신을 진료하는 이가 훌륭한 인품과 능력을 가진 의사이기를 기대한다. 환자를 처음 만나기 전 단정한 용모를 갖추어 환자에게 좋은 인상을 주는 것이 바람직하다.

나. 자기 소개를 한다.

"저는 인턴 ○○○입니다. 내일 받게 되실 ○○○ 검사에 대하여 설명을 드리고 동의를 받고자 합니다."

다. 대화하고자 하는 상대인지를 반드시 확인한다.

자기소개 후 "환자 분의 성함을 말씀해 주시겠습니까?" 등과 같이 개방형 질문으로 환자 확인부터 한다.

라. 주위에 신경을 쓴다.

환자에게 민감한 대화를 할 때는 주위 사람들을 확인하여야 한다. 특히 다인실에서 환자에게 나쁜 소식 등을 전할 때는 면담실과 같은 별도의 공간이나 커튼을 친 격리 공간에서 조용히 환자에게 전달한다. 옆에 보호자가 있을 경우 "환자 분과는 어떤 관계이신가요?" 하고 관계 확인을 하고 환자 분께 같이 있어도 괜찮은지 동의를 구하고 만약 민감한 대화이면 보호자에게 양해를 구하여 자리를 비켜달라고 하여 환자와 대화한다.

마. 전하려는 내용을 명확하게 한다.

"오늘 찾아 뵌 것은 환자 분의 병의 상태를 파악하기 위하여 그동안 어떻게 아프셨는지 등을 여쭙고 진찰을 하기 위해서입니다."

바. 환자의 이해 수준을 고려한 "눈 높이 대화"를 한다.

진료과정을 설명할 때는 환자가 이해할 수 있는 쉬운 말로 천천히 말해야 한다.

사. 경청한다.

환자가 말하는 내용을 들으면서 "네, 그렇셨군요." 등과 같이 응답하면서 경청을 하고 필요한 내용은 간단히 메모를 한다.

아. 대화가 끝날 때 질문이 없는지 확인한다.

"혹시 더 궁금한 것은 없으신지요?"

자. 인사를 하고 대화를 끝낸다.

"수고하셨습니다"와 같이 간단한 끝맺음 인사를 한다.

3. 환자와 대화의 실제 예

다음의 예를 참고로 해서 상황에 맞추어 자연스럽게 이야기한다.

가. 입원한 환자의 병력 청취와 진찰을 위한 첫 만남

1) 환자의 성명, 나이, 병력 번호 등을 확인한다.
2) 첫 인사.

   예 "환자 분 성함을 말씀해 주시겠습니까?" 환자가 자신의 이름을 말하면 "감사합니다. 제가 앞으로 내과전공의 ○○○ 선생님과 함께 환자 분을 담당할 인턴 ○○○입니다. 앞으로 불편하신 점이나 궁금하신 것이 있으면 저에게 말씀하여 주셔도 됩니다. 제가 아침, 저녁으로 환자 분에게 들리겠지만, 급한 일이 생기면 간호사에게 저를 찾아 달라고 말씀하시면 됩니다."

3) 병력 청취와 진찰

   우선 환자의 주소(chief complaint)와 연관된 증상 등을 자세히 문진하고 기타 사항들을 문진한 후 진찰을 한다. 만일 시간이 충분치 못하면 몇 분 후에 다시 오겠다고 양해를 구한다. 이때 첫 약속을 지킬 수 있게 5~10분 일찍 올 수 있을 만큼 여유를 갖고 시간을 정한다. 환자와의 관계형성에서 이 첫 만남이 매우 중요하다.

4) 헤어지기 전에 계획된 진료가 있으면 알려준다.

   "앞으로 회진은 저와 전공의 그리고 담당교수님이 아침은 7시 30분에, 저녁은 오후

4시경에 돌게 됩니다." "내일은 아침 식사 전에 피검사, 소변 검사를 하고, 오전 중에 심전도 검사를 할 예정인데 아프거나 힘든 검사가 아니니까 걱정하지 마시고 방에서 기다리시면 담당간호사가 시간과 방법을 알려 줄 것입니다."

나. 아침 회진

입원 다음 날 첫 아침에는 "밤에 잘 주무셨어요?", "밤에 춥지 않으셨어요?", "밤에 시끄럽지는 않으셨어요?", "병원침대에서 주무시는 것이 불편하시지는 않으셨어요?" 등의 인사로 개인적 관심을 표시한다. 환자가 호소하는 것을 진지하게 들어주고 질문에 대해 알아들었다고 말씀할 때까지 충분히 설명한다.

가장 기본적인 생리적 기능, 식사는 얼마나 했고, 소화는 잘 되었는지, 병원 식사가 입에 맞았는지, 잠은 잘 잤는지, 변비는 없는지 등에 대하여 환자가 말하지 않더라도 질문하여 확인하는 것은 중요하다. 그런 다음에 그날 어떤 투약, 검사, 자문 진료(consultation) 등이 있을 것인지를 알려준다. 대략적인 검사 시간("10시 반 경", "오전 중", 또는 "간호사가 연락해 줄 때")과 유의 사항(금식, 관장 여부 등)을 알려 주고, 해야 할 술기에 대하여 환자가 불안해 할 경우 그림을 그려가며 자세히 설명하여 환자를 안심시키고 격려를 한다. 예로, "좀 아플 수도 있지만 대부분 잘하는 검사이니 너무 염려하지 마십시오." 또는 "검사하기 전에는 누구나 다 불안해하지만 다들 하고 나서는 별거 아니구나 하는 검사입니다" 등과 같이 쉽게 설명을 한다. 또 검사 결과를 언제쯤 알 수 있는지를 알려준다.

다. 저녁 회진

증상은 어떠한지, 좀 좋아졌는지, 다른 불편한 것은 없었는지 확인하고, 그날, 혹은 그 전날 한 검사, 자문 진료한 결과를 챙겨서 환자에게 알려준다. 점심, 저녁을 얼마나 했는지 등의 기본 사항을 확인하고, 내일 시행할 사항을 간단히 알려준다.

라. 검사나 수술 전 informed consent를 받아야 할 경우

시행될 검사를 왜 해야 하는지 그리고 그 검사에 따른 중요한 합병증과 술기 방법 등을 미리 학습한 후 환자와 보호자에게 충분히 시간을 갖고 자세히 설명한다. 충분한 설명에 근거한 동의(informed consent)는 진료과정의 결정을 환자와 그 가족들이 함께하는 것의 핵심 요소이다. 중요한 합병증(예를 들어 기관지동맥색전술 시술 후 하지마비 발생 등)은 그 확률이 낮더라도 반드시 설명하되 그 빈도가 매우 낮음을 함께 설명하여 환자와 가족들이 불필요하게 염려하지 않게 하여야 하며 서둘러서 환자나 보호자가 내용도 모르고 동의를 하게 해서는 안 된다. 매일 시행하지 않는 특수 검사를 처방할 때는 어떤 요일에 검체를 채취해야 하는지, 결과는 언제쯤 나오는지를 전공의나 병동 간호사에게 물어 보아 알고 있는 것이 좋다. 1주일 이상 기다려야 결과가 나오는 것을 "오늘 저녁쯤이면 알 수 있을 것입니다" 하여 환자에게 본의 아니게 실수하지 않도록 해야 한다.

마. 결과 통보

시행한 검사 결과는 가능한 빨리 그리고 자세히 알려주되 검사 결과를 거듭 확인하여 정확하게 알려주어야 한다. 특히 예민하고 까다롭다고 생각되는 환자에게 "오늘 검사한 것은 별 이상이 없습니다"라고 하기보다는, 모든 검사가 정상이었더라도 몇 가지 항목의 내용을 알려주면서 다음과 같이 구체적으로 : "피검사로 혈액, 간, 신장 기능을 검사했는데 빈혈도 없으시고, 간염 수치도 정상이고 간염 항체도 생겨 있어서 안심하셔도 되겠습니다. 혈당도 85 mg/dL로 정상이고 알부민 치도 정상입니다. 다행이십니다." 특수 검사, 복잡한 검사, 오래 기다린 검사, 고가 검사 등은 정식보고서가 나오기 전이라도 결과를 알아서 환자에게 설명을 하되 다만 정식보고서가 나오면 다시 알려드리겠다고 말씀을 드린다. 예를 들어 "어제 하신 MRI 검사 결과를 미리 알아보았는데, 머리뼈나 뇌 자체에 혹(종양, 암)이나, 혈관이 막혔거나, 혈관이 터진 소견이 전혀 없었습니다. 그렇지만 아직 정식 판독이 나오지 않았으므로 정식 판독 결과가 저희가 판단한 것과 다르면 다시 상의 드리겠습니다." "아마 정상일 걸요"나 "그 검사를 하셨나요?" 등의 대답은 환자의 담당의사에 대한 신뢰를 떨어뜨린다.

바. 비뇨기과, 산부인과, 정신과자문

청소년과 기혼자의 성병, 미혼자의 임신이나 산부인과적 문제, 남녀 노소 모두의 정신과 자문 진료는 미리 환자에게 왜 자문 진료가 필요한지 충분히 납득시켜야 한다. 이때도 병실의 다른 사람들에게, 심지어는 환자의 부모나 배우자에게까지도 환자의 동의 없이는 환자의 그러한 문제가 알려지지 않도록 세심히 배려하여야 한다. 같은 병실의 다른 환자들이 민감할 수 있는 전염성 질환(간염, 결핵, 성병 등)과 일반인들이 정신과 환자는 난폭하다는 고정 관념을 갖고 있는 정신 장애의 자문 시는 다른 환자들의 불안도 고려하여 해당 환자나 보호자만이 알도록 조용한 곳에서 따로 이야기해야 한다.

사. 병명이나 병의 경과에 대한 통보

진단이나 병의 경과는 암이나 불치병이 아닌 경우 환자에게 직접 구체적으로 충분히 알려주어야 하고, 또 가족에게는 병간호를 주로 하는 직계 가족 한 사람으로 창구를 일원화하여 병에 관하여 설명해 주는 것이 좋다. 환자가 시어머니이고 간호하는 사람이 며느리일 경우나, 그 반대일 경우나, 또 친정 식구가 간호하는 여자 환자의 병에 관해서 때때로 방문하는 시어머니에게 설명할 때는 둘 사이의 관계가 손상되지 않도록 세심히 신경 써야 한다. 예로, 고된 시집살이를 하고 있는 여자 환자의 신경성의 신체 증상에 대해서 시어머니에게 검사상 이상이 없다 하고 "신경성"이라고 간단히 말해 버리면 일반인들은 흔히 "꾀병"으로 오해해서 환자의 입장은 매우 난처하게 된다. 환자의 치료와 관계가 없는 동료, 병원 직원, 친구나 선 · 후배 등이 어떤 환자에 관해 문의할 때는 왜 알려고 하는지를 물어보고 환자의 동의 없이는 알려줄 수 없다고 분명히 말한다. 특히 정신과의 경우 입원 사실 여부조차 알려주어서는 안 될 때가 있다.

아. 암 또는 불치병의 통보

검사 결과 암이나 회생 가능성이 없음을 환자나 가족에게 알릴 때는 신중해야 한다. 환자가 사전에 담당의사에게 진단에 대해서는 자신에게만 알려달라고 요청한 경우는 환자에게만 알려야 한다. 우리 사회에서는 대개의 경우 환자에게 직접 이야기하기보다는 가족 중 가장 영향력이 있는 사람(예로 남편 혹은 부인이나 성인 자녀)에게 먼저 알려주고 환자에게 누가 말할 것인지 상의하게 된다. 나쁜 소식은 한꺼번에 "폐암인데 말기입니다"와 같이 전달하지 말고 우선 "폐암으로 진단이 되었습니다"로부터 천천히 시간을 두고 자세한 내용을 전달하여 환자와 가족들이 마음의 준비를 할 수 있도록 배려한다. 가족들의 동의를 받아 환자에게 직접 나쁜 소식을 전할 때는 환자가 자신의 감정을 표현할 수 있는 환경을 조성한 후 환자 곁에 앉아서 시간을 들여서 차근차근 설명을 한다. 그리고 "저희 의사들도 최선을 다할 테니 너무 실망하지 마시고 저희와 같이 해결해 가시지요. 기운을 내십시오" 등과 같이 환자에게 용기를 주고 의사가 옆에 있음을 확실히 이야기해 준다.

자. 동료나 병원 직원으로부터 담당환자에 대한 부탁을 받을 경우

동료나 선·후배, 다른 부서의 병원 직원, 병원 고위층으로부터 어떤 환자를 잘 봐 달라는 부탁을 받을 경우, 부탁하는 이유와 부탁하는 사람과 환자와의 관계를 정중히 알아보고, 환자에게 누구누구가 간곡히 부탁하더라는 것을 알려주어 부탁한 사람의 체면도 살려주고, 환자로 하여금 "내가 소홀히 다루어지지는 않겠지!"하는 안도감을 주는 것은 좋다. 그러나, 부탁 받았다는 사실을 다른 환자들은 모르게 환자에게 알려야 하고 같은 방의 다른 환자들이 소외감을 느낄 정도의 불필요한 친절을 보이거나 부탁받은 환자를 지나치게 배려하여 다른 이들의 진료과정에 영향을 주면 안 된다.

차. 보호자와의 시간 약속

중요한 검사나 수술 전 서약서를 받거나, 병에 관하여 상의하기 위해 보호자를 만나고자 할 때는 시간과 장소를 명확히 알려주어야 한다. 그냥 "내일 오전 중에 아드님을 오시도록 하세요"라고 하기보다는 "아드님이 내일 몇 시에 병원에 올 수 있는지요? 가능하다면 내일 오전 10시 20분까지 아드님이 병실로 오시면 제가 그 시간에 이리로 오겠습니다. 혹시 부득이한 일로 그 시간에 오실 수 없다면 미리 알려주십시오. 시간을 다시 정하도록 하겠습니다." 예기치 못한 일로 의사가 약속 시간을 지키지 못할 경우에는 막연히 기다리게 하지 말고 전화나 간호사를 통해 약 몇 분 후(지킬 수 있는 시간)에 갈 터이니 기다려 달라고 환자에게 미리 알려야 한다.

카. 의사 자신이 모르는 것을 환자나 가족들이 물어 올 때

환자나 보호자가 인턴 자신이 잘 모르는 것을 물어 올 때는 아는 척하거나 슬쩍 넘어가지 말고 "그 점은 제가 확실히 모르겠는데, 전공의 선생님께 문의한 뒤 알려 드리겠습니다"하고 알아본 후에 환자에게 알려주어야 한다. 특히 예후에 관해서는 본인이 말하지 말고 전공의나 담당교수에게 환자가 예후에 대해 궁금해 한다고 알려준다.

타. 촌지, 선물, 식사 초대 등의 제의

'부정 청탁 및 금품 등 수수의 금지에 관한 법률'에 따라 환자나 환자 보호자에게 촌지나 선물을 받거나 혹은 식사 등에 응하면 안 된다.

4. 환자 진료와 연관된 이들에 대한 기타 유의 사항과 개인정보 보호

가. 유료 간병인

보호자 대신 환자를 간병하는 간병인의 사기를 올리는 것도 환자의 진료에는 도움을 준다. 열심히 하는 간병인에 대해서는 가급적 보호자가 없는데서 "간병인께서 열심히 환자를 돌봐 주시네요!, 힘드시지요?" 등의 말로 격려를 해드리면 좋다. 간병인이 환자의 상태에 관해서 의사에게 말할 때는 경청하되 간병인이 환자의 상태에 대하여 문의하면 "보호자에게 직접 말씀드릴께요"라고 가볍게 거절한다.

나. 간호조무사, 의료 기사, 행정 및 기술 직원, 자원 봉사자, 청소 용역 직원 등과의 대화

설령 자신보다 어려 보인다 하더라도 반말을 해서는 안 된다. 환자와 보호자들이 있는 데서는 특히 서로 정중하게 대해야 한다. 의사이기 때문에 인격적으로 이들보다 우월하다고 착각하여 은연 중 무시하는 태도를 보이면 안 되며 환자 진료에 동참하는 동료로서 대한다. 업무와 관련하여 불만이 있을 경우 언성부터 높이지 말고, 그쪽에 그럴 만한 이유나 어떤 문제점이 있는지를 먼저 확인하여야 한다. 그럼에도 불구하고 어떤 직원이 환자 진료에 문제가 된다고 생각되면 상급자에게 보고하여 상급자가 적절히 처리하도록 하여야 한다.

다. 동료 인턴, 대학 동기인 전공의

사적인 자리가 아닌 병실, 간호사실, 병실 복도, 승강기 등에서, 비록 가까운 사이라 하더라도 서로 반말을 하거나 큰 소리로 떠드는 등 품위 없는 언행을 해서는 안 된다. 환자와 가족들은 의사들의 행동을 유심히 관찰하며 우리 병원의 수준에 대한 생각을 가지게 된다.

라. 병원 내 공공장소에서의 대화

Station, 처치실, 투약 준비실이나 승강기 등 일반인에게 노출된 곳에서 선배 의사, 간호사와 별난 환자, 보호자나 동료 의료인에 대하여 험담을 하거나 환자의 개인 정보가 노출되는 이야기를 나누어서는 안 된다.

02 병력 청취 및 진찰

• 병력 청취 및 신체검사에 관한 내용은 다음의 참고문헌을 참조한다.

(Harrison's Principles of Internal Medicine, 20th Ed. Cardinal manifestations and presentation of diseases)

1. 병력 청취(의무기록작성법 병력기록 참고)

가. 일반원칙

1) 병력 청취의 가장 중요한 원칙은 환자를 하나의 인격으로 존중하는 마음을 가진다는 점이다. 환자를 이해하고 돕겠다는 태도를 가지고 임해야 한다.
2) 정확성 : 모든 사실을 정확히 구체적으로 기술한다.
3) 완벽성 : 병력은 환자의 문제와 관계되는 모든 사실을 완벽히 포함해야 한다.
4) 병력 청취 중에 메모를 해 두었다가 자료를 재정리하여 환자의 병록지에 기록한다.

나. 주소

1) 환자가 가장 중요하다고 느끼는 증상이나 문제이다.
2) 환자 자신이 표현한 말로 나타낸다.

다. 현 병력

1) 현 병력은 병력 청취 및 진찰의 전 과정 중 가장 중요하고도 어려운 부분이다.
2) 현 병력은 순서대로 논리 정연하게 문법에 맞는 문장으로 기술해야 한다. 단어의 나열보다는 전체문장을 살려서 기술하는 것이 바람직하다.
3) 중요한 증상에 해당하는 전체자료가 현 병력에 포함되어야 한다. 예를 들면 흉통이라는 증상에 대해서는 rheumatic fever를 앓은 과거력, 심장질환의 가족력, 직업에 관한 사회력이 현 병력에 포함될 수 있다.
4) "관련 증상(associated symptom)"을 기재할 수 있다. 즉, 환자가 호소하는 증상의 원인을 감별하기 위해, 도움이 될 수 있는 사항들을 질문하고, 그 증상이 있는지(pertinent positive finding) 혹은 없는지(pertinent negative finding)를 기재한다.

라. 과거력

1) 유아기질환(홍역, 볼거리, rheumatic fever, 성홍열, 결핵 등)
2) 성인질환(가능하면 시기도 함께 기록)
3) 외상
4) 수술력
5) 알레르기

6) 투약기록
7) 예방접종 등

마. 가족력

1) 가계도로 표시해도 되고 아니면 가족을 나열하고 나이, 질환을 기록하고 사망하였으면 사망 시 나이와 사망원인을 기록한다.
2) 환자의 현 병력이 유전질환을 암시하면 그러한 병력을 따로 물어 본다.
3) 모든 환자의 문진 시 가족의 심장질환, 고혈압, 당뇨병, 그리고 악성 종양에 대해 물어보고 기록한다.

바. 사회력

1) 환자의 직업, 사회 · 경제력 상황을 물어보고 기록한다.
2) 음주력과 흡연력을 사용량과 기간을 구체적으로 기록한다.

사. 계통적 문진

계통적 문진은 문진의 완벽을 기하기 위하여 현 병력에서 다루어지지 않은 다른 기관계통의 중요한 장애에 대하여 알아보는 것이다.

1) 전신증상 : 발열, 오한, 체중감소, 어지러움, 쇠약, 피로
2) 두부 : 두통, 시력감소, 청력감소, 복시, 충혈, 이명, 인후통, 설통
3) 호흡기계통 : 기침, 가래, 객혈, 호흡곤란
4) 순환기계통 : 흉통, 심계항진, 부종, 기좌호흡, 심잡음 병력
5) 소화기계통 : 식욕감퇴, 구역, 구토, 설사, 변비, 대변의 변화, 황달, 복통, 토혈, 혈변
6) 비뇨기계통 : 빈뇨, 배뇨통, 혈뇨, 야뇨, 후증, 실금, 배뇨의 시작이 잘 안됨
7) 월경력 : 초경, 폐경, 주기, 기간, 양, 규칙성, 마지막 월경 일자
8) 신경계통 : 기절, 현훈, 마비, 감각이상, 간질성 발작, 우울한 감정
9) 피부계통 : 발진, 두드러기, 멍

2. 신체 검사(의무기록작성법 신체검사기록지 참고)

가. 일반 원칙

1) 입원 신환의 경우 전신의 신체검사를 실시하여야 한다. 병력청취 중 의심이 가는 부분의 검사는 더욱 세심히 실시한다.
2) 신체검사를 시작할 때와 신체검사 부위를 옮길 때 환자에게 미리 알려주어 환자가 불안을 느끼지 않도록 한다.
3) 환자의 신체검사 소견이 빠르게 변할 수 있는 환자의 경우 의무기록에 신체검사 시행시간을 기록한다.

Chapter

03 문제지향식 의무 기록 작성법

의무 기록에는 단순히 의료 정보만 나열해서는 안 된다. 즉, 의무 기록이란 환자를 진료하거나 간호하는 의료인 사이에 정확한 의사 소통 도구로서의 역할을 할 수 있어야 한다. 전통적으로 담당 의사 또는 간호사들이 그날 그날의 일기 형식으로 환자에 대한 의무 기록을 작성하여 왔는데, 만약 그 환자가 장기 입원하면서 여러 가지 문제가 있고, 타과 문제에 관하여 협진을 요청했을 경우, 왕진 온 협진의가 그 두터운 의무 기록을 분석하기가 여간 불편하지 않을 것이다. 이 경우 그 환자의 의무 기록이 문제별로 정리되어 있다면 협진의는 무척 편리할 것이다. 이에 환자의 문제별로 정리하는 문제 지향식 의무 기록(Problem Oriented Medical Record, POMR)을 소개한다.

1. 의무기록의 기능

가. 환자의 진단, 치료 및 그 결과의 기록
나. 환자 진료 팀 사이의 대화 도구
다. 의학 교육 및 연구 자료와 도구
라. 의료비 산정 자료
마. 의료 분쟁 시 참고 자료

2. 문제 지향식 의무 기록의 구성

가. Scientific method → POMR
나. Body of information → Initial database
다. Hypothesis → Problems
라. Experiments → Plans
마. Results → Progress note

3. 기초자료(Initial database)

이는 담당 의사가 환자를 처음으로 대할 때 문진 및 신체 검사 또는 기타 검사를 통하여 얻은 정보를 기록하는 것을 말한다.

가. 병력기록(History)

1) 주소(Chief complaint)

환자가 병원을 찾게 된 이유를 적으며 반드시 환자가 호소하는 내용을 그대로 적는다. 그리고 그 시기(remote or recent onset)를 기록한다.

주소가 두 가지 이상인 경우에는 항목별로 기재할 수도 있다.

예 1. 전신쇠약감
2. 피로감
3. 식욕부진

영문으로 기록할 때는 일반적으로
because of
complaining of
with a history of 등을 사용하여 표시한다.

예 이 50세 남자는 5시간 동안 심한 좌측 흉통이 있어서 본 병원에 보내진 환자이다. This 50 year old male was referred to this hospital because of severe chest pain on the left side for 5 hours.

2) 현 병력(Present illness)

- 환자의 병력을 시간대로 기록한다. 이때 ㅇㅇ년 ㅇㅇ월이란 표현보다는 입원 ㅇㅇ개월 전이란 표현을 사용하도록 권장한다.
- 환자의 증상을 자세히 기록한다. 예를 들어 복통의 경우 그 기간, 위치, 심한 정도, 악화 요인, 완화 요인 등을 기록한다. 환자의 현 병력을 청취하는 동안 대개의 진단이 내려짐을 명심해야 한다.
- 또한 환자가 호소하는 증상 외에도 관련이 있는 일반 증상(associated symptom)을 묻고 그 내용은 여기에 기록한다.
- 외부 병원에서의 검사 결과는 여기에 기술한다.

예 본 환자는 chronic non-productive cough 때문에 본 병원에 소개되어 왔다. 과거 6개월 동안 마른 기침이 있었고, 이것이 흡연과 관계있다고 생각하였다. 담배를 끊었으나 기침은 낫지 않았다. 환자는 개인병원에 가서 chest X-ray를 촬영하였던 바 오른쪽 폐에 이상소견이 발견되어 폐질환에 대한 확실한 진단을 위해서 본 병원에 왔다.

3) 과거력(Past history)

- Past Illness : 과거에 앓았던 질병의 요약, 특히 전염성 질환과 후유증 여부, 예방접종(immunization), 알레르기, 약물에 대한 과민반응, 부인의 경우는 임신, 유산, 분만 수 등을 기록한다.
- Operations, injuries, accident, 병원 입원 : 과거 입원이 있을 때는 old chart를 참조하여 세밀한 내용을 기록한다.
- Birth and early development : 소아인 경우 부모에게 물어서 출생(체중포함),

feeding, 성장, 발달과정을 기술한다.

4) 가족력(Family history)

부모의 연령, 건강상태 및 과거 신체 또는 정신질환 유무, 부모 사망 시에는 사망원인, 유전성 질환을 의심할 때 가계(조부모, 사촌포함)를 작성, 형제자매의 건강상태, 전염성 또는 유전성 질환 유무를 기록한다.

5) 사회력(Personal and Social history)

- Marital status : single, married, separated, divorced, widowed
- Occupation : 직업성 질환을 진단하는데 필요하기 때문에 간단히 '회사원'이라고 쓰지말고 더욱 구체적으로 실제로 하고 있는 일을 알 수 있도록 기록해야 한다.
- Drugs, medication, habits : 커피, 술, 담배의 습관, laxatives, 결핵약 등 항시 사용하는 약의 복용여부, 특히 정신과에서 사용하는 약물여부를 기록한다.

6) 계통문진(Review of systems)

Physical examination 하기 전에 환자나 보호자를 통하여 환자의 symptom을 묻고 기록한다. system review가 중요시되는 이유는 physical finding으로 발견할 수 없는 중요한 임상증상을 찾아내어 확진하는 데 감별진단의 올바른 방향을 제시해 준다는 점이다.

7) 기타

때로는 의식불명상태로 앰불런스로 병원에 오는 경우가 있다. 이와 같은 경우 병력을 얻지 못했을 때는 다음과 같이 그 당시 환자상태를 기록한다.

예 본 환자는 앰불런스로 응급실에 운반되어 왔다. 본 환자는 의식 불명상태로 병원에 운반되어 왔으므로 병력을 얻을 수가 없었다.

This patient was brought into emergency room by an ambulance. This patient was in an unconscious state when he was brought into the hospital and was unable to give a medical history.

환자를 데리고 온 친구나 친척으로부터 병력을 알아낸 경우에는 그 사실을 먼저 밝히고 진술내용을 기록해야 한다.

예 아래의 병력은 환자의 가족(또는 친구)으로부터 얻은 것이다.

나. 신체검사 기록지(Physical examination)

병력을 알아낸 후 신체의 각 부분을 세밀히 조사하여 발견된 사항을 기록하는 것으로 입원 후 24시간 이내에 기록해야 한다.

1) Vital signs : Weight, height, temperature, pulse, respiration, blood pressure
2) General inspection :
   - Posture
   - Constitution, nutritional state
   - Severity and acuteness of illness
   - Emotional state in reaction to illness
3) Skin : Complexion, texture, turgor, pigmentation, eruption, lesions
4) Head : Skull and scalp; configuration, scars
5) Eyes :
   - Lids : Edema, ptosis, width of palpebral fissures
   - Sclera : Jaundice, hemorrhage
   - Conjunctivae : Pallor, injection, petechiae
   - Cornea : Scars, ulceration, arcus senilis
   - Pupils : Size, shape, equality, reaction to light and accommodation
   - Vision : Acuity, visual fields by confrontation
   - Ophthalmoscopic : Optic disks, vessels, exudate, hemorrhage
6) Ears :
   - External : Tophi
   - Internal : Otoscopic examination, drum
   - Auditory acuity
7) Nose : Shape, septum-deviation, perforation, turbinates, congestion, discharge, polyps
8) Mouth and Throat :
   - Lips : Symmetry, cyanosis, cheilitis, herpes
   - Pharynx & tonsils
     Mucous membrane & gingivae : pallor, ulceration, pigmentation
   - Tongue : color, papillary atrophy, ulceration, deviation
   - Teeth : caries, missing teeth, dental repair
9) Neck :
   - Blood vessels : engorgement of veins, abnormal pulsations, scars
   - Thyroid : enlarged, nodular, bruit
   - Trachea : position, midline or deviated, tracheal tug
   - Lymph nodes : anterior and posterior cervical, pre-and post auricular, supraclavicular
10) Chest and Lungs :
   - General inspection : contour, symmetry, expansion, equality of expansion,

breathing rate and rhythm

- Palpation : tactile fremitus
- Percussion : compare symmetrical areas
- Auscultation : character and intensity of breath sounds, relative duration of inspiration and expiration, wheezing, crackels, friction rub
- Diaphragm : determine level and excursion

11) Heart :
- Inspection : point of maximal impulse, abnormal pulsations
- Palpation : point of maximal impulse, thrills, pulse rate, rhythm, volume, equality, vessel wall
- Percussion : retromanubrial dullness, right and left borders of heart
- Auscultation : heart sounds-intensity, A2, P2, character of cardiac rhythm; murmurs, location, where loudest, duration, systolic or diastolic; effect of position change upon murmur

12) Breasts : symmetry, nipple, ulceration, secretion, pigmentation, areola, tenderness, masses, axillary lymph nodes

13) Abdomen :
- Inspection : contour, scars, dilated veins, peristalsis
- Palpation : distention, rigidity, tenderness, masses, liver, spleen, kidneys, bladder
- Percussion : shifting dullness, tympany, fluid wave, liver, splenic, or other dullness
- Hernia : femoral, inguinal
- Lymph nodes : inguinal

14) Genitalia :
- Male : discharge, penile lesions or scars, hydrocele, testicular atrophy, or masses
- Female : inspection of external genitalia, pelvic examination, inspection of perineum, cervix, bimanual examination of uterus and adnexa

15) Extremities :
- Upper : hands-color of palms, moisture of palms, clubbing of fingers, cyanosis of nails, joint swelling or deformity, shoulder, elbow
- Lower : mobility or deformity of joints, color and temperature of feet, posterior tibial and dorsalis pedis arterial pulsation, edema, varicose veins

16) Back and Spine : mobility, curvature, vertebral tenderness to percussion

17) Nervous System :

- Deep tendon reflexes : biceps, triceps, radialis, patellar, Achilles, Babinski
- Cranial nerves
- Sensory examination

18) Rectum : sphincter tone, hemorrhoids, fissure, fistulae, masses, prostate

다. 초기검사 자료(Initial laboratory data)

4. 문제(Problem)

가. 정의

의료 행위를 필요로 하는 것 외에도 환자에게 신체적 또는 정신적으로 영향을 줄 수 있는 것은 모두 '문제'가 될 수 있다.

나. 문제 목록의 기능

1) 일사불란한 환자 진료를 위한 참조표가 된다.
2) 환자의 병력을 한눈에 볼 수 있게 하며 혹시 문제들 간에 연관성이 있는지를 보여 준다.
3) 의무 기록의 목차 역할을 한다.
4) 환자의 문제들이 최초 상황에서 어떻게 진행되었는지를 보여 준다.

다. 문제의 설정

1) '문제'로서는 환자의 증상, 비정상 신체 검사 내용, 비정상 검사 내용, 증후군, 원인적 진단 등 여러 단계의 내용을 기술할 수 있으나 그 당시 의사의 수준, 검사 내용 등에 따라 가능하면 가장 높은 단계의 내용으로 기술한다. 그리고 문제는 번호를 붙인다.

   예 #1. Dyspnea on exertion
   #1. Congestive heart failure
   #1. Mitral stenoinsufficiency
   #1. Rheumatic valvular heart disease

2) 한번 문제로 설정되면 좀 더 높은 단계로 변화될 수 있겠지만 차후에 그 문제 번호를 없앨 수는 없다.
3) 이미 몇 개의 '문제'가 있었던 환자의 입원 시 #1부터 다시 문제를 설정해서는 안 된다. 즉 새로운 번호를 부여해야 한다.
4) 환자의 질환 외에도 의사의 환자 진료에서 참고가 되는 경우 이를 '문제'로 설정하여 항상 의사가 기억하게끔 할 수 있다.

   예 #3. Family conflict

#4. Heavy smoker

#5. Incomplete data base

5) 과거의 '문제' 중 해결된 것은 문제 목록 중 'Problem resolved' 칸에 다음과 같은 요령으로 기술한다.

예 #6. H/O Typhoid fever

#7. S/P Appendectomy

6) 일시적 문제(Temporary problem)

입원 중 잠깐 발생한 사소한 문제의 경우 #A, #B, #C 등의 기호를 사용하여 기술한다.

라. 문제 목록은 항상 의무 기록의 처음에 위치하도록 한다.

문제 목록지 중 'Date onset' 칸에는 '문제'의 실제 발생일을 기록하고 'Date entered' 칸에는 그 '문제'를 문제 목록지에 최초로 적은 날을 기록한다.

5. 초기계획(Initial Plan)

가. 각 '문제'에 대한 최초의 진료 계획을 기술하는 것을 말한다.

나. 환자에 대한 진단, 치료, 교육 그리고 추적 계획들을 기술한다.

다. 작성 요령

1) '문제' 번호와 제목

2) 치료의 목표 : 진단, 치료, 그리고 환자 교육

3) 각 목표에 대해서 취해야 하는 행위

라. 여기서 기술된 내용은 반드시 처방(order)에 포함되어 있어야 한다.

6. 경과기록(Progress Note)

입원 시의 상태와 입원기간 동안 환자의 상태변화 및 검사, 치료과정을 발생순으로 기록하여 환자의 임상과정을 자세히, 분명하게 파악할 수 있어야 한다.

환자의 상태에 따라 수시로, 매시간 또는 매일 기록해야 하며, 특히 수술 받은 환자는 수술 후 환자의 상태, 수술부위의 상태 등을 정확히 기록해야 한다. 모든 경과기록에는 날짜와 기록자의 서명이 반드시 있어야 한다.

S	Subjective information	환자 또는 보호자가 제공하는 주관적 정보로서, present complaint, symptomes, family & social history, past history 등이 포함된다.
O	Objective information	의사나 간호사가 새로 얻은 객관적 소견 또는 검사소견으로서 physical findings, physiological data, lab data 등이 포함된다.
A	Assessment	의사의 판단, 진단 또는 예후에 대한 전망으로서 재래의 diagnosis, present status of problem이 여기에 속한다.
P	Plan	향후 진단계획, 치료지침, 환자에 대한 교육 및 추적계획으로 기존에 사용해 오던 therapy(medication, procedures), investigation(lab test), identify, rule out, patient education이 포함된다.

내용 기술방법은 아래표의 네 가지 항목을 따라한다.

7. 문제 목록을 수정하거나 새로운 '문제'를 첨가하는 방법

가. 진료 도중 새로운 '문제'가 발생하면 즉시 새로운 번호를 부여하면서 문제 목록에 추가한다.

나. '문제'를 업데이트 할 때에는 그 내용을 지우지 않고 다음과 같은 방법을 사용한다.

예 #1. Dyspnea on exertion 97/02/08 〉 Congestive heart failure

다. 최초 여러 개의 '문제'로 처리했으나 나중에 하나의 문제로 통합이 가능한 경우 다음과 같은 방법으로 수정한다.

예 #1. Jaundice 97/02/08 > Liver cirrhosis
#2. Hepatosplenomegaly 97/02/08 > See #1
#3. Ascites 97/02/08 > See #1

이때 #2, #3은 비록 #1에 통합되었으나 다시 사용할 수 없다.

라. 최초 하나의 문제로 통합할 수 있더라도 진료에 중요하다고 판단되는 경우 담당 의사가 잊지 않도록 새로운 문제로 설정할 수 있다.

예 #1. Liver cirrhosis
#2. Ascites secondary to #1

마. '문제'의 반복되는 수정으로 문제 목록의 칸이 모자라는 경우 아래 빈칸에 다시 기술하여도 된다. 단, '문제'의 번호가 바뀌면 안 된다.

예 #3. FP chemotherapy 97/02/08 > 2nd FP chemotherapy
#4. Pneumonia
#5. Urinary tract infection
#3. 97/03/08 > 3rd FP chemotherapy

8. 문제 지향식 퇴원 요약

가. 우선 입원 기간 중 다루어진 문제명을 나열한다.

나. 문제별로 그대로 양식으로 기술한다.

예 #2. Asthma
#4. Pneumonia
#2. 문제명
S(Subjective) : 입원 당시 환자가 호소한 증상
O(Objective) : 입원 당시 담당의사가 실시한 신체 검사 및 그 외 검사 내용
H(Hospital course) : 입원 도중의 진행과정
P(Plan) : 향후 계획

9. 의무기록에 포함되어야 하는 기록들

가. Admission note

환자 입원 즉시 입원 당시 환자의 상태, 입원 목적, 치료 및 진단계획 등을 기록하는 것으로 전공의가 작성한다.

나. 경과기록지(Day to day note)

환자의 상태 변화, 치료내용 및 결과, 합병증 혹은 부작용 유무 및 이에 대한 진단, 치료 계획 등을 매일 기록하는데, 경한 환자에게는 1일에 1회 기록하나, 중환자는 2시간마다 기록해야 하는 경우도 있다.

다. Brief operation note

수술 후 즉시 수술장에서 간단하게 수술 전, 후 진단명, 수술명, 마취명, 수술의사명, 수술내용, 수술 후 상태, drain 유무 등을 간략하게 기록한다.

라. Transfer in and out note

전과기록은 환자가 다른 과로 전과할 때 보내는 과와 받는 과에서 환자의 상태, 진단명, 전과목적 등을 간략하게 기술한다.

마. 특수검사 및 치료에 관한 기록

Endoscopy, Angiogram, Spinal tapping, 동위원소검사, 복강경검사, biopsy, aspiration, cardiac catheterization, tomogram, chemotherapy, radiotherapy, EMG, sonogram, ERCP, PTC, scan, C-T scan, peritoneal lavage, 기타 minor op 등에 관한 기록을 말하며, 이의 시행장소, 시간, 시행자, 어려움, 합병증, 결과 등을 기록한다.

바. Staff's progress note

Staff이 직접 환자의 경과에 대하여 기록하기도 하고, 전공의가 기록한 내용에 첨가할 내용이 있으면 첨가 기록하기도 하며, 가능한 한 자주 기록하여 전공의를 교육하도록 한다.

사. Discharge note(Final note)

퇴원 날짜, 퇴원 당시의 상태, 퇴원 후 주의 사항, follow-up 등에 관하여 기록한다.

아. Expire note

환자가 사망하였을 경우 사망시간, 임종에 이르기까지의 경과, 사망의 객관적 증거, 사망원인, 부검여부 등을 기록하며 사망을 선언한 의사가 기록한다.

Chapter

04 의사지시기록 작성법

1. 일반원칙 및 내용

가. 일반원칙

1) 모든 지시기록은 명료하게, 완벽하게, 그리고 체계적으로 작성되어야 한다. 지시기록은 누구나 쉽게 읽을 수 있도록 작성해야 한다.
2) 입원 신환의 지시기록은 입원 후 가능한 대로 신속히 작성되어야 한다.
3) 지시기록 작성 시 날짜와 시각을 명기해야 한다.
4) 지시 사항에 변화가 있을 때는 이전의 지시기록은 취소되어야 하고 이후 새로운 지시기록을 써야 한다.

나. 내용

1) 입원 시 진단, 환자상태
2) Allergies
3) Vital sign
4) 식사(식이)
5) 허용활동 정도
6) Specific nursing instruction : intake & output, daily weight, 격리 여부 등
7) IV fluids
8) Medications
9) Laboratory tests
10) 타과 의뢰

2. 내과 order 체계

가. Order의 일반원칙

1) Admission orders
   가) Written promptly after evaluation of the patient
   나) Date, time and legible signature
   다) Clear, concise, organized and legible
2) Content and organization of admission orders
   가) Admitting diagnosis, location, and physician responsible for the patient
   나) Diagnosis pertinent to nursing care
   다) Condition of patient
   라) Vital sign : type(T, HR, RR, BP), frequency, and parameters for notification of the physician(e.g systolic BP <90) should be specified.

마) Activity limitations

바) Allergies, sensitivities, and previous drug reactions

사) Nursing instruction(e.g Foley catheter to gravity drainage, wound care, daily weights)

아) Diet

자) Intravenous fluids including composition and rate

차) Sedatives, analgesics, and other per request medications

카) Medications, including dose, frequency, and route of administration

타) Laboratory tests and radiographic studies

3) Orders should be evaluated frequently when changing an order, the older order must be specifically canceled.

4) Order for medications to be taken as needed(prn) require careful consideration to avoid adverse drug interactions.

나. Admission Order

1) General

가) Vital sign(Check V/S 8 hr or 4 hr)

나) Activity limitation(bed rest or ward ambulation)

다) Diet(regular diet, soft diet, or therapeutic diet, etc)

라) Nursing instruction(check height, body weight, I/O check, or wound dressing, etc)

2) Laboratory

가) Admission routine : CBC, chemical battery, electrolyte(Na^+, K^+, Cl^-, CO_2 content), BUN, phosphorus, coagulation battery(PT, aPTT), routine stool exam, urinalysis, VDRL, HBsAg/Ab, EKG, & chest X-ray

나) Special study : 임상 병리, 핵의학, 방사선, 진단 병리, 내시경 검사, 폐기능 검사, 심장 검사 등

3) Medication

- Intravenous fluids including composition and rate
- Medication including dose, frequency, and route of administration
- Sedatives, analgesics, and other per request medications

4) 타과 의뢰

5) 수혈

6) 기타

3. 소아과 order 체계

1) 기본처방

가) Vital sign
나) Patient Activity
다) Diet
라) Body Weight, Height, 머리둘레, 가슴둘레, 복부둘레
마) I/O

2) 약/주사 처방

가능한 한 IV, IM, PO 순으로

3) 검사처방

4) Consult

5) Comment

가능한 한, 이 난에 환자처치에 대한 사항들을 구체적으로 기록한다.

4. 일반외과 order 체계

가. 기본원칙

1) 수술 전 8시간 NPO 및 bowel preparation을 원칙으로 하지만 개복수술이 아닐 경우 NPO로만 가능하다. 단, colorectal cancer는 수술 1일 전에 bowel preparation 시작한다.
2) 수술 부위에 따라 적절한 antibiotics를 사용한다.
3) 기저질환이 있는 경우 special study 필요하다.
   예 MI, CHF : thallium scan, echocardigram, pulmonary function test
4) 과별 지침에 따라 차이는 있으나 최근 경향은 gas out 여부와 관계없이 조기에 식이를 진행하는 추세이다. 예를 들어 대장항문외과 elective colon surgery의 경우 수술

6시간 후 SOW, POD #2일 LD, POD #3 SD 진행이 가능하다. 그러나 응급 수술, 수술 전 장폐색 여부, 장문합 누출 고위험 환자 등의 수술장 소견에 따라 diet의 진행은 surgeon의 판단과 결정에 따라 다를 수 있다.

5) Major op.후 필요에 따라 추적 computed tomography 등 evaluation할 수 있다.
6) 수술의 예상되는 출혈량 등을 고려하여 혈액형 검사, cross matching, antibody screening을 시행하고 필요에 따라 pRBC와 FFP 등의 수혈제제를 준비한다.
7) NPO 시 fluid electrolyte 등 I/O를 충분히 고려하여야 하며, 이때 fever 유무, op.의 시간 및 크기, 체중 등을 고려하여 세심한 order가 필요하다.
8) Major op. 후 꼭 Lab. 특히 Hb, electrolyte 등을 추적 · 검사하여, 적절한 조치를 취해야 한다.
9) skin preparation : 수술부위를 고려한다.

나. 주요 질환별 중점사항

1) Breast Ca.

가) 수술 전 : Mammography, breast US, CA15-3, 필요시 bone scan, chest,abd/pelvic CT, PET-CT 등

나) 수술 위한 procedure : 감시 림프절 생검술 시행 여부, sono/mmg needle localiation 필요 여부 확인

다) 수술 후 : Stage, estrogen receptor, progesterone receptor, menstruation 유무 등에 따라 chemotherapy 또는 hormonal Tx 결정

2) Thyroid Ca.

가) Thyroid function test, thyroid US, thyroid scan, 필요시 aspiration cytology

나) Hyperthyroidism은 수술 전 Lugol solution 투여

다) 수술 후 ionized Ca/total-Ca, hoarseness, 특히 수술 후 출혈에 각별한 주의 요함

3) Stomach Ca.

가) CT(2개월 이내), Gastrofibroscope(GFS), endoscopic biopsy, tumor marker (CEA, CA19-9, CA72-4 중 2개 항목)

나) 개복 수술의 경우 gas out 또는 active bowel movement가 있으면 시작하며, 복강경 수술은 POD #1 저녁부터 LD를 시작한다.

4) Colorectal Ca.

가) CT, Colonofiberscope(CFS), CEA, MR(rectal cancer)

나) Gas out 여부와 관계없이 조기에 식이를 진행하고, 문합부 누출의 위험이 높은 경우 장루를 형성한다.

5) Hepatoma와 Biliary Ca.

가) CT, Liver MRI, GFS, indocyanine green(ICG), AFP, CA19-9, CEA, HBV viral markers, angiogram, ERCP 등이 경우에 따라 필요하다.

나) Transarterial chemoembolization(TACE), portal vein embolization(PVE), PTBD 등이 필요하기도 하다.

다) 일부 환자들의 경우 central total parental nutrition(TPN)과 ICU care를 요한다.

5. 산부인과 order 체계

1) Normal delivery

가) Antepartum

(1) Check fetal heart tone(FHT) & labor pain

(2) Perineal skin preparation

(3) Soaf-saline(S-S) enema or YAL-enema

(4) Send the patient to delivery floor

(5) Delivery floor(DF) : OB sonography, nonstress test(NST), fetal accustic stress test(FAST)

나) Postpartum

(1) Check HOF(Height of fundus)

(2) Check vaginal bleeding

(3) Check self voiding 4 h after delivery

(4) Sitz bath

(5) Breast binder

다) 입원 당시와 분만 후 하루째(PPD#1) Lab.을 시행한다.

라) 경산부가 출산이 급박해서 온 경우
S-S enema, OB sono., NST, FAST 등을 생략한다.

마) 정맥 주사는 분만 당일까지 처방한다.
단, 열상이 있는 경우 필요하다고 판단될 때까지 정맥 주사할 수 있다.

바) 출산 후 이틀째(PPD#2) 퇴원을 원칙으로 한다.

2) Cesarean section

가) 타과 abd. surgery와 유사

나) POD#1 foley 카테터 제거
POD#2 식이 시작
POD#2 & POD#4 follow up lab. 시행

다) 별 문제가 없는 경우

Skin incision에 따라 POD#5 또는 POD#6째 퇴원시킨다.

(예 : Low midline incision-POD#6, Pfannenstiel incision-POD#5)

3) Total abdominal hysterectomy(TAH) & Explo-lapa.

Cesarean section과 유사하다.

4) Vaginal operation(예 : VH, vulva surgery)

가) Preop. order로 perineal skin preparation과 S-S enema 시행한다.

나) Op. position은 lithotomy로 한다.

다) Mold는 POD#1에 제거

POD#4에 bladder exercise

POD#5에 foley 카테터 제거

POD#6에 퇴원

5) Gynecological oncology

가) Baseline study

(1) Cervical cancer는 Chest PA, IVP, cystoscopy, sigmoidoscopy, colon study, audiometry, MRI 등 예약

(2) Ovary cancer는 CT, colon study, sigmoidoscopy, audiometry 등 예약

나) Radical hysterectomy

(1) Preop. order

(가) Preop#1 점심 liquid diet → 저녁 NPO

(나) S-S enema(×3) 시행

(다) 수술당일 lower extremity에 elastic bandage 감고, L-tube insertion.

(2) Postop. order

(가) Keep foley for 2 wks

(나) Hemo-vac과 L-tube check

(다) Cholinergic drug

(3) Chemotherapy

Chemotherapy 시행 전 CBC, chemical battery, U/A, chest PA, EKG 등 시행

6. 정형외과 order 체계

가. Order의 일반 원칙

1) Admission order

수술 및 마취에 필요한 모든 검사를 포함하도록 한다.

가) 기본검사 : 일반혈액 검사, 전해질 검사, 일반화학 검사, 혈액응고 검사, 혈청 검사, 요 검사, 심전도, 흉부 단순촬영

나) 추가검사 : 동맥혈 검사, 폐기능 검사, 심초음파 검사, 폐관류 주사 검사, 심장 동위 원소 촬영 및 전신마취에 영향을 줄 수 있는 환자의 medical problem에 대해 추가 검사를 실시한다.

* 환자의 침상에서의 자세, 기동가능 정도 등도 지정하도록 한다.

* 수술 전에 필요한 방사선 검사 등을 검토 후 필요한 것을 찍는다.

예 인공관절 치환술 : scannogram

Spine : MRI, CT myelogram, EMG/NCV

2) Preop. order

금식하며 수액제를 공급하여야 하고 필요에 따라 예방적 항생제를 투여하여야 한다. Skin prep, foley insertion, 혈액제제 요청 등도 상황에 맞게 시행한다.

3) Postop. order

(1) 활력 징후에 주의하며 특히 술 후 호흡기 관리에 신경써야 한다.

(2) 술부 원위의 감각, 혈액 순환, 운동가능 여부도 체크될 수 있게 한다.

(3)) 환자의 술 후 안정자세, 기동가능 정도를 언급해야 한다.

(4) 식이, 항생제 투여 등도 항상 고려한다.

4) 기타

(1) 술 후 적절한 시기에 운동요법 등을 고려한다.

(2) 경구 복용 약제 등도 적절히 사용하며, 모든 약제 사용은 그 부작용에 주의한다.

나. 부서별 order 차이점

1) Knee part

TKRA 등의 경우 postop. bleeding이 의외로 많을 수 있으므로 혈액제제의 준비에 신경을 쓴다.

2) Shoulder part

Shoulder immobilizer를 준비하면 유용한 경우가 많다.

Arthroscopic surgery 시 epinephrine을 준비시킨다.

3) Spine part

수술 후 bed rest와 연관된 order가 특히 중요하다.

4) Hand part

소아의 경우 약물용량을 주의하며 될 수 있는 한 필요 없는 medication을 줄인다.

5) Fracture part

Bone graft의 가능성을 염두에 두고 skin prep. 등의 order를 내린다.

7. 신경외과 order 체계

가. 기본원칙

1) Pre-op evaluation

예 Brain tumor : CT, MRI

Epilepsy : MRI(TLE), Wada test, SPECT, PET, EEG, ictal monitoring

Aneurysm : CT, MR-Angiography, 4 vessel Angiography

Spine : CT, MRI, Myelography, Lung perfusion scan, Deep vein thrombosis study

2) 수술에 따른 적절한 항생제 및 용량을 사용한다.
3) Underlying disease가 있는 경우는 special study를 시행한다.

예 hypertention : Echo, thallum scan

ENT, Endo, OPH 등 preop로 각과 preop로 각과 evaluation

4) Major operation(craniotomy, spine fusion) 환자는 NSICU에서 intersive care 시행한다.
5) Major op후 필요에 따라(환자상태 의식, 신경학적 검사) F/U CT, MR 시행한다.
6) OP의 예상되는 출혈량 등을 고려하여 꼭 blood prepare한다.
7) Major op 후 꼭 lab 등을 추적하여 적절한 조치를 취해야 한다.
8) Post-op care : 신경학적 검진을 수시로 시행, 상태 변화 시 medical problem과 감별한다. 필요시 적절한 검사를 시행한다. CT, MRI, 핵의학 검사.

나. 기타

1) Pituitary adenoma 환자에서는 수술 전에 hormone state, opthalmology evaluation을 하고 수술 후에 I/O check, electrolyte, USG 등을 check 하고 volume replace를 한다.
2) Subarachnoid hemorrhage(SAH) 환자는 수술 전에 absolute bed rest, angiography

등을 시행하고 analgesics로 rebleeding을 방지하며 수술 후에는 triple H therapy (hypertensive, hypervolemic, hydration)를 시행하여 vasospasm을 방지한다.

3) Hypertensive intracerebral hemorrhage(ICH), intraventricular hemorrhage (IVH) 환자에서는 응급으로 mannitol, hyperventilation, hemorrhage evacuation, extraventricular drainage(EVD) 등으로 intracranial pressure(ICP) control을 하며 mannitol 사용 시에는 electrolyte, urine osmol, BUN, creatinine 등을 추적한다.

4) 뇌부종이 있는 환자에서 Glasgow coma scale(GCS) score 7 이하인 환자에서는 ICP monitoring을 원칙으로 한다.

5) Angiography, myelography, gamma knife radiosurgery, stereotactic biopsy 등은 local anesthesia를 원칙으로 준비하고 수술 후에는 early feeding을 한다.

6) Arteriovenous malformation(AVM), carotid carvenous fistula(CCF), Dural arterovenous fistula(AVF), aneurysm 등의 환자에서 embolization을 시행하는 경우는 local anesthesia를 원칙으로 준비하고 Foley cath. insertion을 준비하며, 시술 후에는 경우에 따라 hydration, heparinization을 시행한다.

7) Brain lesion 환자에서 술 후에 seizure의 가능성이 있는 환자에게 있어서 술 전에 prophylactic anticonvulsant를 사용하며 postop.에도 일정기간 동안 지속적으로 사용한다.

8) Lumbar HNP 환자는 immediate postop.에 sips of water(S.O.W.) 하고 voiding difficulty가 있을 경우 sit up 하여 voiding을 시도한다.

9) Intramedullary spine lesion 환자는 postop.에 prone position을 원칙으로 하며, instrumentation과 함께 POD#5까지 IV antibiotics를 사용한다.

Chapter

05 의무기록 관리

1. 의무기록의 정의 및 중요성

의무기록이란 환자의 질병에 관계되는 모든 사항과 환자에게 시행한 검사, 치료 내용 및 그 결과에 관한 사항을 기록한 문서로서 환자에게 내려진 진단과 치료과정의 타당성 및 그 결과를 입증할 수 있는 정확하고 완전한 내용으로 기록되어야 한다.

의무기록은 진료자료의 통계학적 집계와 환자를 올바르게 파악하고 의사와 환자 간 또는 치료자들 간 의사소통을 하는데 정확하고 필수적인 정보를 제공할 수 있게 하는 필수 도구이며 기본적인 자료이다. 따라서 내용이 충분하지 못하고 부정확한 의무기록일 경우에는 올바른 진료를 방해하고, 환자 진단이나 진료에서 중요시해야 할 문제들을 소홀히 다루게 하는 큰 요인이 될 수 있다.

또한 의무기록은 의학연구를 하는 데 필요한 중요한 임상자료로 활용되고 있고 법적문제가 발생했을 때 병원, 의사, 그리고 환자를 보호해 주는 증거자료일 뿐만 아니라, 의료의 질을 검토하고 평가하는 데에도 기본 자료로 쓰이는 의료정보의 총체이다. 그러므로 의무기록의 중요성을 충분히 인식하고 의무기록 작성법을 올바르게 익혀서 실제 이용에 차질이 없도록 해야 한다. 의무기록에는 병원에서 정한 표준 약어/기호를 사용하여야 하며, 금지 약어/기호는 사용하여서는 안 된다.

2. 의무기록 작성 기본 원칙과 필수 내용

가. 문제목록(Problem List)

의료 행위를 위해 필요로 하는 것 외에 환자에게 신체적 또는 정신적으로 영향을 줄 수 있는 것은 모두 '문제'가 될 수 있다. '문제'로서는 환자의 증상, 비정상 신체검사 내용, 비정상 검사 내용, 증후군, 원인적 진단 등 여러 단계의 내용을 기술할 수 있으나 그 당시 의사의 수준, 검사 내용 등에 따라 가능하면 가장 높은 단계의 내용으로 기술한다. 그리고 문제들에 대해서는 번호를 부여하여 목록으로 작성한다.

1) 문제 목록의 기능

(1) 일사불란한 환자 진료를 위한 참조표가 된다.
(2) 환자의 병력을 한눈에 볼 수 있게 하며 문제들 상호간에 연관성이 있는지를 보여준다.
(3) 의무기록의 목차 역할을 한다.
(4) 환자의 문제들이 최초 상황에서 어떻게 진행되었는지를 보여준다.

나. 퇴원요약지(Discharge Summary)

차트의 맨 앞에 오는 서식으로 face sheet라고 하는 퇴원요약지는 짧은 시간 안에 환자의 병력을 알게 하여 연계성 있는 진료를 제공하는 데에 중요한 참고자료가 된다. 최종적으로 내려진 모든 진단명과 수술, 처치명 등은 약자가 아닌 full term의 정식 의학용어를 사용하며, 국제질병분류(International Classification of Diseases, WHO)에 맞는 용어로 기록하여야 한다.

두 가지 이상의 진단이 내려졌을 경우 주 진단명(principal diagnosis)과 기타 진단명을 구별하여 기재하여야 한다. 주 진단명이라 함은 검사 후 밝혀진 최종 진단으로 병원 치료를 필요로 하게 만든 가장 중요한 병태를 말한다. 기타 진단명은 입원기간 중에 발생했거나(합병증) 입원 당시부터 주진단과 함께 가지고 있던 병태(유병증)로써 치료나 재원기간에 영향을 준 병태를 말한다.

수술/처치명 기재에서도 주 수술명과 기타 처치명을 구별하여야 한다.

예	
주 진단	Adenocarcinoma of stomach, pylorus
기타 진단	Metastasis to regional lymph nodes
	Acute urticaria
주 수술명	Subtotal gastrectomy with gastrojejunostomy
기타 처치명	Fibergastroscopy with biopsy

주증상(입원 동기), 주진단/기타 진단, 수술/처치, 주요경과/검사결과, 퇴원 시 상태, 퇴원약 포함 주요약물, 치료 계획, 작성자 서명, 주치의 서명 등을 간단 명료하게 기록하여 입원기간 동안의 치료경과를 한눈에 알 수 있게 하여야 하며, 환자 퇴원 전에 작성한다

다. 입원 초진기록(Admission Note)

입원 초진기록은 입원 후 24시간 이내에 작성하며, 평가내용과 수준은 환자 상태나 환자의 진료요구, 혹은 담당 의료진의 전문적인 판단에 따라 달라질 수 있다.

1) 주 증상 또는 입원 동기
   환자가 병원을 찾게 된 이유를 적으며 반드시 환자가 호소하는 내용을 그대로 적는다. 그리고 그 시기(remote or recent onset)를 기록한다.
2) 현 병력
   환자의 병력을 시간대로 기록하며 환자의 증상을 자세히 기록한다.
3) 과거력
4) 신체각계 조사(ROS)
   환자의 주관적인 증상 확인을 위하여 실시하며, 진단의 실마리를 주고 신체검진의 방향과 범위를 정한다.
5) 신체검진
   병력을 알아낸 후 신체의 각 부분을 세밀히 조사하여 발견된 사항을 기록한다
6) 추정진단
7) 치료계획

8) 퇴원계획
9) 작성자 서명

라. 경과기록(Progress Note)

입원 시 상태와 입원기간 동안 환자의 상태변화 및 검사, 치료과정을 발생 순으로 기록하여 환자의 임상과정을 자세히 그리고 분명하게 파악할 수 있도록 하여야 한다.

경과기록은 매일 작성하는 것을 원칙으로 하고 필요시 SOAP 형식에 따른다.

S	Subjective information	환자나 또는 보호자가 제공하는 주관적 정보로서, present complaint, symptomes, family & social history, past history 등이 포함된다.
O	Objective information	의사나 간호사가 새로 얻은 객관적 소견 또는 검사소견으로서 physical findings, physiological data, lab data 등이 포함된다.
A	Assessment	의사의 판단, 진단 또는 예후에 대한 전망으로 diagnosis, present status of problem이 여기에 속한다.
P	Plan	향후 진단계획, 치료지침, 환자에 대한 교육 및 추적계획으로 기존에 사용해 오던 therapy(medication, procedures), investigation(lab test), identify, rule out, patient education이 포함된다.

경과기록에 특수 검사 및 처치 결과, 수술 및 침습적 시술 후 환자 상태 변화 등 그 내용을 작성하고 적절한 환자 재평가를 통해 치료계획이 수정되고 작성된다.

재평가 결과 퇴원 결정 시, 퇴원일 또는 추후 관리사항을 포함한 퇴원계획을 수립 혹은 보완하고 기록한다 .

수술(고위험시술) 환자의 평가 및 치료계획은 수술(시술) 전 진단명과 수술(시술)명을 포함한 수술(시술)치료계획을 수술(시술)실 입실 전에 작성하며, 수술(시술) 후 24시간 이내 수술(시술) 후의 상태와 수술(시술) 후 발생하거나 발생 가능한 합병증, 검사결과, 주의관찰 사항 등을 평가하고 경과기록에 작성한다.

마. 재평가 기록

의사는 추가적인 치료계획의 필요성을 평가하기 위해 30일마다 초기평가에 준하는 의학적 재평가를 수행하고 재평가 기록지에 주 증상, 현 병력, 신체각계 조사, 신체검진, 진단 및 치료계획을 작성한다.

바. 전출/전입 기록 (Transfer out/in Note)

전출 기록은 전과 전까지, 전입 기록은 전과 후 24시간 이내에 작성하며, 환자기본 정보, 입원사유, 경과 및 특이소견, 수술 및 시술, 투약내용, 전과 시 환자상태, 전과사유/치료계획 등을 기록한다.

사. 인수/인계 기록(On/Off Duty Note)

의사는 전동, 진료과 내 주치의와 담당 전공의가 함께 변경되는 경우 근무 순환, 휴가 등으로 인한 근무 교대 시, 환자 정보 공유를 위해 인수/인계기록(On/Off Duty Note)을 작성한다. 인수/인계 기록(On/Off Duty Note)에는 인계시점의 환자의 건강상태, 제공되는 진료내용 요약, 진료 경과에 대한 내용을 포함해야 한다.

아. 사망기록(Expire note)

환자 사망 시 사망 일시, 사인을 포함하여 기록한다.

자. 동의서

특수 검사나 처치 또는 수술을 시행하고자 할 때는 그 내용을 환자 혹은 그 대리인이 충분히 이해할 수 있도록 설명한 후 동의를 얻어야 하고, 동의서는 해당 의료 행위를 하기 전에 작성되며, 주요 진료동의서는 다음 각 호의 내용을 포함하여 작성한다.

1) 환자의 인적 사항(병원등록번호, 연령, 성별, 이름)
2) 진단명 및 수술명/시술명/검사명
3) 주치의 및 시행자(집도의, 마취의 등)
4) 환자상태(과거력 및 현재상태)
5) 해당 의료행위의 목적 및 장 · 단점
6) 해당 의료행위의 과정 및 방법
7) 해당 의료행위 중 발생 가능한 문제점
8) 해당 의료행위 후 발생 가능한 합병증 및 회복과 관련된 문제점
9) 제안된 의료행위를 하지 않을 경우의 예후
10) 제안된 의료행위 이외의 가능한 다른 방법
11) 수술 및 마취/수혈 전후 환자가 준수하여야 할 사항
12) 동의서 작성 일시
13) 환자나 대리인의 이름 및 서명
14) 대리인 서명 사유
15) 설명 의사의 이름 및 서명

차. 수술기록지(Operation Record)

수술실에서 시행된 모든 수술 및 처치에 대하여(마취 종류 불문) 수술기록지나 Brief operation note를 수술실 퇴실 전에 작성하여야 한다. 단, Brief operation note를 작성한 경우 정규 수술기록은 수술 후 48시간 이내 작성하여야 한다.

수술기록은 다음의 내용을 포함한다.

1) 환자의 인적사항
2) 수술 전후의 진단명
3) 수술 집도의/보조의 이름
4) 수술명
5) 검체를 위해 채취된 조직표본검체
6) 출혈 정도
7) 수술일자, 시간
8) 마취방법
9) 수술 소견/수술 과정
10) 작성자 서명/집도의 서명

카. 고위험 침습적 시술기록

고위험 침습적 시술기록은 시술에 참여한 의사가 시술 후 시술실 퇴실 전까지 작성한다.

1) 시술명
2) 집도의/보조의 이름
3) 시술 후 진단명
4) 검사를 위해 채취한 조직표본 검체
5) 출혈 정도
6) 기타 특이사항
7) 작성 일시 및 작성자 서명

타. 마취기록(Anesthesia Record)

1) 환자의 병원등록번호, 환자명, 연령
2) 마취과적 신체상태 분류(ASA Class)
3) 마취방법
4) 마취제
5) 마취기간
6) 지속적인 활력징후
7) 마취의/마취간호사/작성자 서명

파. 회복실 퇴실평가 기록

환자의 회복 정도에 대한 평가는 사지의 운동 정도에 의한 반사능력, 호흡, 순환, 의식 및 피부 색깔을 평가하는 PAR Score(Post Anesthetic Recovery)를 이용하며 환자 입실 시, 입실 후 30분, 퇴실 시 평가하여 기록한다.

하. 타과 회신서

비응급의 경우 회신과는 휴일 및 주말을 제외한 근무일을 기준으로 익일 자정까지 회신하도록 한다. 응급 타과의뢰의 경우 회신과는 휴일 및 주말에 상관없이 익일 자정까지 회신하도록 한다.

1) 의뢰 진료과
2) 의뢰 일자
3) 의뢰 내용
4) 의뢰 받은 진료과
5) 사유(응급/정규/퇴원/Pre OP)
6) 상병명
7) 상병 관련 유무
8) 회신 날짜
9) 회신 내용
10) 회신 의사

기타1. 의사의 지시 기록지(Doctor's Order)

1) 환자의 치료를 위한 모든 처방(전문의약품, 일반의약품 포함)은 병원에서 승인하고 처방 권한이 부여된 의사, 치과의사만 시행한다.
2) 모든 처방(처방 입력, 처방 변경, 처방 취소)은 Asan Medical Center Information System(AMIS)을 통하여 입력하며 관련 부서에 자동 전달된다.
3) 구두/전화 지시는 환자에게 즉시 처방하여 수행해야 하나 전산 처방을 할 수 없는 경우에만 할 수 있다.

기타2. 응급실 기록지(Emergency Room Record)

1) 질병이나 상해에 대한 병력 및 도착 시 상황(내원 경위, 내원 수단 및 동반자, 사고 발생 장소, 시간 및 내원 도중의 응급처치 내용 등)
2) 신체진찰 소견(Physical findings)
3) 검사 소견
4) 진단명
5) 치료내용과 앞으로의 치료에 대한 지시사항
6) 진료 의사의 서명
7) 간호에 관한 사항, 기록 일시 및 서명
8) 퇴원 시 상태 및 치료 계획

기타3. 간호사 기록지(Nursing Record)

1) 간호사에 의하여 시행된 모든 간호사항과 관찰사항을 자세히 기록
2) 특수검사나 치료 시행 사실 및 시행자 이름
3) 활력 수치
4) 투약 상황
5) 수액 투여량과 배설량
6) 기록 일시 및 기록한 간호사의 서명

기타4. 이송 기록지(Transfer Sheet)

우리나라 의료법 제21조에 의하면 의료인은 응급환자를 다른 의료기관에 이송하는 경우에는 지체 없이 내원 당시 작성된 진료기록의 사본 등을 송부하도록 규정되어 있다.

이송 기록지에는 환자의 시간적, 경제적 손실을 막고 불필요한 반복검사를 피하는 동시에 연계성 있는 진료를 제공하기 위하여, 본원에서 행한 환자의 질병, 검사 및 치료과정을 간단명료하게 요약한 내용을 기록한다.

첨부) 의무기록 작성 기준

서식명	작성시한	필수 작성내용	세부 내용
입 · 퇴원 요약	퇴원 전	1) 주증상(입원사유) 2) 주진단/기타진단 3) 수술/처치 4) 주요경과/검사결과 5) 퇴원 시 상태, 퇴원형태 6) 치료계획(추후관리계획) 7) 퇴원약 포함 주요약물 8) 작성자/주치의 서명	• 주진단 : 입원하게 된 주원인이 되는 진단으로 진료 후 최종적으로 밝혀진 진단 기재 • 주요경과/검사결과 : 입원기간 동안 시행된 검사 중 주진단을 결정하기 위한 주요 검사결과를 포함하여 입원 경과(Hospital Course) 작성
Admission Note 단기기록	입원시점 24시간 이내	1) 주증상(C.C) 2) 현병력(P.I) 3) 과거력(P.H) 4) 신체각계조사(ROS) 5) 신체검진(P.E) 6) 추정진단(Assessment) 7) 치료계획(Plan) 8) 퇴원계획 9) 작성자 서명	• 주증상(C.C) : 환자가 가장 불편하다고 호소하는 증상으로 환자가 진술한 그대로 기재 • 신체각계조사(ROS) : 환자의 주관적인 증상 확인을 위하여 실시하며, 진단의 실마리를 주고 신체조사(PE)의 방향과 범위를 정함 • 단기기록 : 단기입원을 계획한 환자에게 적용하는 서식으로 Admission note 내용과 주요경과를 추가한 단기기록 서식 사용
경과기록	당일	1) 특수검사 및 처치결과 2) 상태변화 및 침습적 시술 후 상태 3) 치료계획	• 특수검사 및 처치 : 생검, 천자, 내시경, 특수방사선 • 매일 subject(또는 object)와 plan 기재
	수술(시술)실 입실 전	1) 수술(시술) 전 진단명 2) 수술(시술) 치료계획 (수술(시술)명 포함)	• 여러 번 수술(시술) 시행 시 매번 기재
	수술(시술)후 24시간 이내	1) 수술(시술) 후 환자상태 2) 치료계획 3) 합병증, 검사결과, 주의관찰 사항	• 여러 번 수술(시술) 시행 시 매번 기재
On/Off duty note	당일	1) 문제목록 2) 현병력 3) 경과 4) 수술 5) assessment 6) plan	• 근무 교대 당일 on/off duty note 작성
재평가 기록	당일	1) 주증상 2) 현병력 3) 신체각계조사 4) 신체검진 5) 진단 및 치료계획	• 재원일수 30일 이상인 환자 대상 • 해당일이 전과일인 경우 전입과 주치의가 작성
전출/전입 기록	전출기록 : 전출전 전입기록 : 24시간 이내	1) 진단명 2) 입원사유 3) 경과 및 특이소견 4) 수술 및 시술 5) 투약내용 6) 전출/전입 시 환자상태 7) 전과사유/치료계획	• 전출기록과 전입기록을 모두 작성해야 하는 경우 – 진료과 변경 – 분과 안에서 전과
고위험 침습적 시술 기록	시술실 퇴실 전	1) 시술명 2) 집도의/보조의 이름 3) 시술 전/후 진단명 4) 조직표본검체 5) 출혈 정도 6) 기타 특이사항 7) 작성 일시 및 작성자 서명	• 고위험 침습적 시술 대상에 한하여 작성 – 심장 및 심혈관, 영상의학과, 내시경적 관련 시술 등 • 검사결과와 별도로 고위험 침습적 시술 기록 반드시 작성

<table>
<tr><th>서식명</th><th>작성시한</th><th colspan="2">필수 작성내용</th><th>세부 내용</th></tr>
<tr><td rowspan="2">수술기록</td><td rowspan="2">수술실 퇴실 전</td><td>Brief op note</td><td>1) 수술 전후 진단명
2) 수술명
3) 조직표본검체
4) 출혈 정도
5) 수술 중 특이 사항</td><td rowspan="2">• Brief op note 작성 시 정규 수술기록은 수술실 퇴실 후 48시간 이내 작성
• 출혈정도(EBL) : 마취기록, 수술기록, Brief op note가 일치하도록 기재
• 조직표본검체(Biopsy) : Brief op note, 수술기록이 일치하도록 기재</td></tr>
<tr><td>수술기록</td><td>1) 수술 전후 진단명
2) 수술명 3) 수술일자
4) 집도의 5) 마취방법
6) 조직표본검체
7) 출혈 정도
8) 수술 소견 및 과정
9) 작성자/집도의 서명</td></tr>
<tr><td>마취 전 평가 기록</td><td>수술시작 전</td><td colspan="2">1) 환자의 병력
2) 신체계측, 검사결과 요약
3) 마취관련 과거력
4) 마취과적 신체상태 분류(ASA class)
5) 마취진료계획</td><td>• 정규/응급 모든 수술 작성 (국소마취 제외)
• 예정 수술일, 수술명, 몸무게 기재</td></tr>
<tr><td>마취 기록</td><td>수술시작 전</td><td colspan="2">1) 마취과적 신체상태 분류(ASA class)
2) 마취방법
3) 마취제
4) 마취기간
5) 활력징후
6) 마취의 성명</td><td>• 농도가 변화된 시점마다 변화된 농도(비율) 기록
• 정맥마취제의 경우 TCI한 경우 목표 농도 기록
• 1시간마다 용량 기재 (마취과 협의된 사항)</td></tr>
<tr><td>동의서</td><td>의료행위 전</td><td colspan="2">1) 환자의 인적사항 (등록번호, 연령, 성별, 이름)
2) 진단명 및 수술명/시술명/검사명
3) 주치의 및 시행자(집도의, 마취의 등)
4) 환자상태(기왕력 및 현재상태)
5) 목적 및 장단점
6) 과정 및 방법(소요시간, 성공가능성, 방법 변경 및 범위추가 가능성)
7) 시행 중 발생 가능한 문제점
8) 시행 후 발생 가능한 합병증 및 회복 관련 문제점
9) 제안된 수술/시술을 하지 않을 경우의 예후
10) 이외의 가능한 다른 방법
11) 동의서 작성일
12) 환자/대리인 이름 및 서명 (대리인 서명 사유)
13) 설명 의료진의 이름 및 서명</td><td>• 수술 및 마취 동의서
• 고위험 시술 및 검사 동의서
① 생검 : 간, 신장, 폐
② 심혈관 시술 및 검사
③ 주요 혈관을 이용한 조영술 및 중재적 시술
④ 치료적 소화기내시경 시술
⑤ 기관지내시경 검사 및 시술
⑥ 중심정맥관 삽입
⑦ 흉관 삽입
⑧ 기관내관 삽관
⑨ 기계적 심폐보조장치 적용 (IABP, ECMO, VAD)
⑩ 고주파 열치료
⑪ CRRT, 혈액투석, 복막투석
⑫ 방사선 요법
⑬ 정신건강의학과 특수 치료 (전기충격요법, 인슐린 혼수요법 등)
• 진정동의서, 수혈동의서, 고위험약물치료 동의서(신생아) 중 환자실 동의서, 조영제 사용 동의서, 법률상 요구되는 동의서
• 요청서</td></tr>
</table>

Chapter 06 병원감염관리

1. 소독제

가. Alcohol

1) 제품명 : 소독용 에탄올®(소독액), Purell®(손소독제)
2) 미생물의 단백질을 변성시킨다.
3) 살균 범위
   - 60~90% 사이 효과가 가장 높다.
   - 세균뿐 아니라 결핵균, 곰팡이, 바이러스에 대한 살균력이 신속하나 아포에 대한 살균력은 떨어진다.
4) 사용범위 및 주의 사항
   - 일반적으로 주사 전 피부 소독, 손소독에 사용한다.
   - 인화성 물질로 서늘하고 환기가 잘 되는 곳에 보관해야 한다.
   - 쉽게 증발된다.

나. Chlorhexidine gluconate

1) 제품명 : Microshield®, Avagard®, 헥시탄 0.5%®, 헥시-알액 2%®
2) 세포막에 결합하여 살균 효과를 낸다.
3) 살균 범위
   - 피부에 존재하는 그람양성균에 소독력이 높다.
4) 주의 사항
   - 이독성과 안독성을 유발할 수 있다.
   - 피부의 자극이 적고 피부에 잔재 효과가 있다.
   - 생후 2개월 미만 신생아에게 사용하는 것에 대해서는 논란이 있다.
5) 사용범위
   - 외과적 손소독 : 4% chlorhexidine(Microshield 4®), 1% chlorhexidine과 61% alcohol 혼합(Avagard®)
   - 피부 소독: 2% chlorhexidine과 alcohol 혼합 제제(헥시-알액 2%®) 중심정맥관 삽입 및 소독에 사용

다. Povidone-iodine

1) 제품명 : 베타딘액®
2) 단백질, 핵산 구조의 합성을 방해한다.
3) 살균 범위
   - 그람양성균, 그람음성균, 결핵균, 진균, 바이러스에 모두 효과적이고 일부 세균의 아포에도 작용한다.

4) 주의 사항
- 요오드 과민증 환자, 갑상선기능이상 환자, 신부전 환자에게 주의를 요한다.
- 고무나 플라스틱 제품 손상, 착색시킨다.
- 얼굴 부위 소독은 가능한 지양한다.

5) 사용 범위
- 일반적으로 피부소독 또는 손소독에 사용한다.

라. Quaternary ammonium compounds

1) 제품명 : 애니오설프 프리미엄®, ED wipes®, Cavicide®
2) 에너지 생성 효소 불활성화, 효소단백질 변형, 세포막의 파괴로 소독작용을 한다.
3) 살균 범위
- 세균, 지방 친화성 바이러스, 곰팡이에 유효하다.
- 결핵균에 대한 살균력은 제품에 따라 다르다.

4) 사용범위 및 주의 사항
- 피부 소독제로의 사용은 권장하지 않는다.
- 의료 환경의 바닥이나 가구, 벽 등의 청소용 환경 소독제로 광범위하게 사용되며 환경 소독용 wipes에 폭넓게 사용된다.

마. Chlorine(Sodium hypochlorite)

1) 제품명 : 락스®
2) 세포나 단백질 변성, 핵산을 불활성화시켜 소독작용을 한다.
3) 살균 범위
- 소독제의 농도에 따라 소독 효과가 달라진다.
- 유기물질이 없는 상태에서 일반 세균은 1 ppm 미만에서, 마이코플라즈마는 25 ppm에서 수 초 안에, 결핵균은 1,000 ppm에서 사멸된다.

4) 사용범위 및 주의 사항
- 가격이 저렴하고 살균효과가 신속한 것이 장점이다.
- 부식성이 있으므로 금속류에 사용이 제한된다.
- 세탁물, 감염성 의료폐기물, 치과기기, 수치료 욕조, 혈액투석에 사용되는 물이나 기계 소독에도 사용가능하다.
- 유기물에 의해 소독력이 급격히 상실된다.

표 1. 원내 사용 손소독제

구분	성분명	상품명	형태/색	유효기간		사진
				밀봉 시	개봉 시	
물과 함께 사용	4% Chlorhexidine gluconate	Microshield 4	용액/분홍색	유통기한까지	유통기한까지	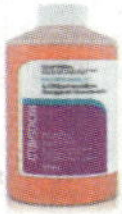
		Hexidine Scrub	스펀지 • 브러시/분홍색	유통기한까지	일회용	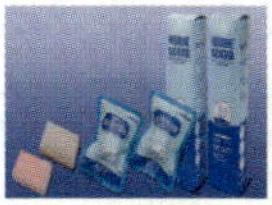
	2% Chlorhexidine gluconate	Avagard 9272	용액/분홍색	유통기한까지	유통기한까지	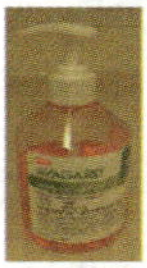
	Povidone iodine	Povidone Iodine Scrub	스펀지 • 브러시/황갈색	유통기한까지	일회용	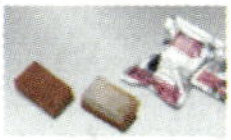
물 없이 사용	70% Ethyl alcohol	Purell	젤/무색	유통기한까지	유통기한까지	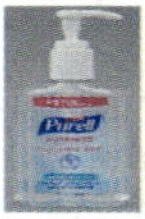
		Avagard D	로션/흰색	유통기한까지	유통기한까지	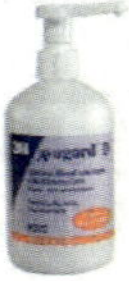
	45% Ethanol + 18% Propanol	Softaman	용액/무색	유통기한까지	유통기한까지	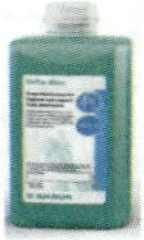
	1% Chlorhexidine gluconate + 61% Ethyl alcohol	Avagard Surgical	로션/흰색	유통기한까지	유통기한까지	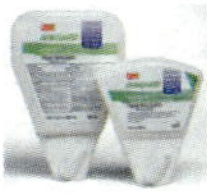

표 2. 원내 피부 적용 소독제

상품명	성 분	용 도	유효기간			사진
			밀봉 시	개봉 시	희석 후	
베타딘액	10% Povidone iodine	수술 전 피부나 정맥주사부위, 창상 소독	유통기한까지	3개월	–	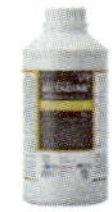
베타딘 세정액	7.5% Povidone iodine	수술 전 피부 소독	유통기한까지	유통기한까지	–	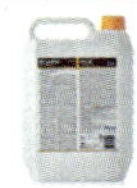
소독용 에탄올	83% Ethyl alcohol	정맥주사부위 소독	유통기한까지	1주	–	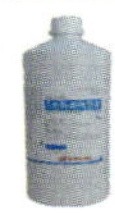
헥시탄 0.5%	Chlorhexidine gluconate	요로카테터 삽입	유통기한까지	24시간	–	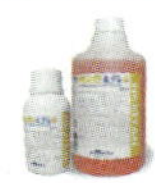
클로르헥시딘 0.05%	Chlorhexidine gluconate	구강 함수, 안면 소독	유통기한까지	24시간	–	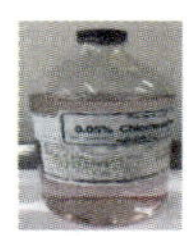
클로르헥시딘 0.02%	Chlorhexidine gluconate	점막 소독, 구강 세척 등	해당 부서 조제		24시간	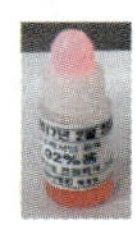 *제제가 맑은 분홍색으로 유사함. 용도별로 주의 사용.
헥시-알액 2%	2% Chlorhexidine gluconate와 ethanol 혼합	수술 전, 중심정맥관/말초동맥관 삽입 및 드레싱 전, 혈액 배양 전 피부 소독	유통기한까지	4주	–	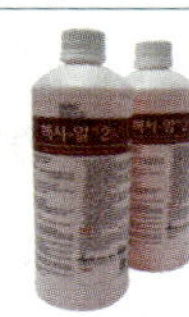

상품명	성 분	용 도	유효기간			사진
			밀봉 시	개봉 시	희석 후	
과산화수소	3% H_2O_2	창상 부위 세척	유통 기한 까지	1개월	–	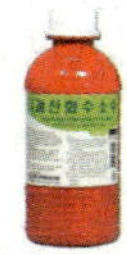
그린 헥시딘액 5%	Chlorhexidine gluconate	2% 클로르헥시딘으로 희석하여 목욕 간호	유통 기한 까지	1개월	24 시간	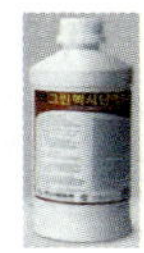

2. 감염예방을 위한 창상/드레싱 지침

1) 드레싱 전 반드시 손을 씻는다.
2) 상처와 접촉하는 모든 용액과 물품은 멸균된 것이어야 한다.
3) 멸균 드레싱 세트는 드레싱 직전에 열어서 사용해야 하나, 소독솜을 미리 넣어야 하는 경우 포장내면이 오염되지 않도록 주의하며 다시 덮어서 운반한다.
4) 드레싱 시에는 멸균장갑을 착용하거나 멸균겸자(forceps)를 이용한 'no touch technique'을 이용한다. 새로운 창상, 분비물이 있는 창상, 봉합되지 않은 창상, 감염이 있는 창상일 경우에는 반드시 멸균된 장갑을 착용한다.
5) 드레싱 제거 시에는 청결장갑을 착용하며, 제거된 드레싱은 제거한 장갑과 함께 폐기하고, 새로운 드레싱 적용 전 손위생 후 멸균장갑을 착용한다.
6) 상처를 소독제로 닦기 전에 먼저 삼출물, 괴사조직, 조직파편(debris) 등을 제거하여 청결히 한다.
7) 소독제 사용 시 멸균 겸자의 끝을 가장 낮게 유지하며, 소독솜 하나로 한 번씩 닦고 버린다. 청결한 부위에서 오염된 부위의 순으로 닦아주며, 청결한 창상이나 배농관(drain tube) 부위는 중심에서부터 나선형으로 닦아준다. 절개부위와 배농관이 모두 있는 경우에는 절개부위를 먼저 드레싱한다.
8) 소독제는 마를 때까지 건조시킨다. 소독제로 닦아주는 부위는 드레싱이 덮이게 될 부위보다 넓어야 한다.
9) 드레싱 세트는 환자마다 별도로 사용하며, 한 환자에게 사용할 때에도 부위가 다르면 각각 사용한다.
10) 여러 부위를 함께 드레싱하게 되는 경우에는 청결한 창상을 먼저 드레싱한다(예 : 중심정맥카테터 삽입부위 → 기관절개 부위).

11) 드레싱 부위가 넓거나 분비물이 많아 노출이 우려되는 경우 마스크와 가운을 착용한다.
12) 드레싱이 젖었거나 감염이 우려되는 경우 반드시 교환하고 감염여부를 관찰하며, 배농관이 있는 경우 감염이 있거나 의심되면 배양검사를 의뢰한다.
13) 드레싱 후 장갑을 벗고 손위생을 한다.
14) 드레싱 시 손위생 적용 시점
손위생 → 물품 준비 → 손위생 → 청결장갑 착용 후 기존 드레싱 제거 → 손위생 → 멸균장갑 착용 → 드레싱 시행 → 손위생

3. 중심정맥 카테터 감염관리

1) 중심정맥 카테터 삽입 전 · 후, 조작하는 경우 손위생을 한다.
2) 카테터는 꼭 필요한 기간만 유지하고 더 이상 필요하지 않으면 즉시 제거한다.
3) 카테터 삽입 및 교환에 이용되는 모든 기구는 멸균된 것이어야 하며 무균적인 방법으로 시술한다. 삽입 시술에 직접 참여하는 시술자와 보조자는 모자, 마스크, 멸균가운, 멸균장갑을 착용하고 멸균 방포로 환자의 전신을 덮어 최대 멸균 방어주의(Maximal Sterile Barrier Precautions)를 준수한다.
4) 삽입 시나 드레싱 교환 시 삽입부위 피부는 드레싱이 덮이게 될 부위보다 넓게 알코올이 함유된 2% 농도의 클로르헥시딘(2% 헥시-알액®)으로 소독한다. 단, 클로르헥시딘을 사용할 수 없는 경우에는 Povidone iodine(Betadine®) 또는 70% 이상의 알코올을 사용한다.
5) 카테터 삽입부위에는 멸균 거즈나 멸균 투명 반투과성 드레싱을 적용한다. 환자가 땀을 많이 흘리거나 카테터 부위에 출혈이 있거나 삼출물이 새어나오면 문제가 해결될 때까지 거즈 드레싱을 적용한다. 거즈 드레싱은 2일마다, 투명필름 드레싱은 7일마다 교환하되, 드레싱이 젖거나 헐거워지거나 보기에 오염되어 있으면 드레싱을 교환한다.
6) 일반적인 혈류감염 예방법을 수행하였음에도 중심정맥관 관련 혈류감염률이 높은 경우 생후 2개월 이상 환자에게 CHG tegaderm®(Chlorhexidine-impregnated dressing)을 이용한 드레싱을 적용할 수 있다.
7) 장기간(1~3개월 이상) 중심정맥 카테터가 필요한 경우에는 tunneled catheter, chemo port, peripherally inserted central catheter(PICC) 등을 사용할 수 있다.
8) Guidewire를 이용한 정기적인 카테터 교환은 감염예방의 효과가 없으므로 실시하지 않으나, 감염의 증거가 없으나 제대로 작동하지 않는 카테터의 교체 시 guidewire를 이용할 수 있다.
9) 중심정맥관을 통해 혈액 검사 등이 필요하여 허브(또는 허브와 연결된 Port, Injection cap 등)를 조작해야 하는 경우 일회용 알코올 패드(멸균탑알콜스왑에이®)를 이용하

여 6회 이상 쥐어짜듯 돌려 소독한다.

10) 수시로 감염여부를 확인하며 카테터와 관련하여 감염이 의심되는 경우 제거를 한다.

4. 의료 관련 폐렴의 예방과 관리지침

가. 수술로 인한 폐렴의 예방

1) 수술 전에 수술 후 조기보행 및 운동과 심호흡에 대해 교육한다.

나. 손위생

호흡기 분비물이나 이에 오염된 물품에 접촉 시 장갑을 착용하고 같은 환자에서 오염된 부위 접촉 후 호흡기나 호흡기 장치를 다룰 때에는 오염된 장갑을 벗고 손위생을 한 후에 새 장갑으로 교체한다.

다. 장비 및 기구 관리

1) 인공호흡기

인공호흡기 회로를 불필요하게 분리하지 않는다.

인공호흡기의 회로(튜브, 밸브, 부속 가습기 등)는 눈에 보이는 오염이 있는 경우에 즉시 교환하고, 일회용 튜브는 제조사의 권장사항에 따라 교체한다.

인공호흡기 튜브에 고이는 응축수는 환자 쪽으로 역류하지 않게 한다. 응축수를 버릴 때에는 청결 장갑을 착용하고, 장갑을 벗은 후 손위생을 시행한다.

2) 호흡장비

비강 캐뉼라, 산소 마스크 등 산소 흡입 물품은 한 환자에게 사용 중에 주기적으로 교환할 필요는 없으며 눈에 보이는 오염물이 묻거나 기능을 하지 않는 경우 교환한다.

앰부백(Ambu bag)은 환자별로 멸균 또는 높은 수준의 소독을 시행하여 사용하며, 눈에 보이는 오염물이 묻거나 제대로 기능하지 않는 경우에 교환한다.

3) 소량 투약 분무기(Nebulizer)

멸균된 분무용 용액을 사용하고 무균으로 투여한다.

분무되는 약제는 가능한 한 일회용 제제를 사용한다. 다회 사용 제제는 제조사의 지침에 따라 조작, 보관, 조제한다.

라. 기관절개 환자의 관리

1) 기관절개술을 시행할 때에는 무균술(손위생, 모자, 마스크, 멸균 장갑, 멸균 가운, 멸균 방포 사용)을 준수한다.

2) 기관절개용 튜브를 교체할 때는 가운과 멸균 장갑을 착용하고 무균적으로 교체한다.
3) 기관절개용 튜브 삽입 및 절개부위의 감염상태(발적, 부종, 삼출물, 열감, 출혈 등)를 하루에 1회 이상 확인한다.

마. 기도분비물의 흡입(Suction)

1) 흡인 전에 손위생을 하고 장갑을 착용하며, 흡인 후에는 장갑을 벗고 손위생을 한다.
2) 구강 및 비상 흡인 시 청결 장갑을 착용하고, 기관 흡인 시 손으로 직접 흡인하는 경우에는 멸균 장갑(멸균 비닐장갑)을 착용한다. 폐쇄형 기관 흡인 카테터를 이용하는 경우에는 청결장갑을 착용할 수 있다.
3) 멸균증류수 혹은 생리식염수를 사용하며 사용 후 남은 것은 즉시 버린다.
4) 개방형 흡인시스템을 사용하는 경우에는 매회 흡인 시 일회용 멸균 카테터를 사용하고 사용한 카테터는 즉시 버린다. 폐쇄형 흡인시스템을 사용하는 경우에는 In line suction catheter를 주기적으로 교체한다.

바. 흡인(Aspiration)의 예방

1) 가능한 한 비침습적 인공호흡기를 사용한다.
2) 기관 내 삽관이 필요한 경우라면 이에 해당하는 무균술(손위생, 장갑, 마스크, 보호안경 등의 개인보호구 착용)을 준수한다.
3) 기관 내 삽관 삽입부위의 삽입 깊이를 하루에 1회 이상 확인한다.
4) 금기가 아니라면 부비동염(Sinusitis)의 합병증을 줄이기 위해 경비강(Nasotracheal) 인공기도 삽관보다는 경구강(Orotracheal) 인공기도 삽관을 한다.
5) 인공기도의 성문하 흡인(Subglottic suction)이 가능한 경우에는 이를 적용한다.
6) Minimal Occlusion Volume 방법이나 Minimal Leak Technique을 이용하여 적절한 기관 내 커프(Endotracheal cuff) 압력을 유지하고 하루에 1회 이상 확인한다.
7) 인공기도 삽관, 기관 절개관, 장관 영양 튜브는 불필요한 경우에 가능한 한 빨리 제거한다.
8) 금기사항이 아니라면, 성인의 경우 상체거상 30~45°, 소아의 경우 15~30°, 신생아는 15° 상체거상을 유지한다.
9) 침습적 인공호흡기를 적용하고 있는 환자에게 Chlorhexidine Gluconate 용액(헥사메딘 액®)으로 하루에 1회 이상 oral care를 시행한다. 단, 18세 미만의 환자는 생리식염수를 이용한다.

5. 요로감염 예방관리 지침

1) 유치도뇨관 삽입

가) 유치도뇨관은 적응증에 해당되는 환자에게 삽입하며 필요한 기간 동안만 유지

한다.

나) 손위생을 시행한 후 물품을 준비하고 요도구 손상을 최소화하기 위해 가능한 한 작은 크기의 카테터를 선택한다.

다) 시술 동안 멸균물품을 이용하여 무균적으로 삽입하며 시술 영역이 오염되지 않게 유지한다.

라) 유치도뇨관 삽입 전 0.5% Chlorhexidine 솜으로 회음부를 닦고, 유치도뇨관 끝이 피부나 다른 물품에 닿아 오염되지 않도록 주의해서 삽입한다.

마) 유치도뇨관은 움직이거나 당겨지지 않도록 적절하게 고정한다.

2) 유치도뇨관 관리

가) 유치도뇨관 또는 삽입부위와 관련된 행위 전에 손위생을 시행하고 장갑을 착용한다. 장갑을 벗은 후 손위생을 바로 시행한다.

나) 유치도뇨관과 소변백은 항상 폐쇄 상태를 유지한다. 폐쇄배액 체계가 깨졌다면 멸균물품을 이용하여 도뇨관을 다시 삽입한다.

다) 소변의 관류가 막히지 않도록 도뇨관이나 배액관이 꼬이지 않게 관리하며, 소변백에서 소변이 넘치지 않게 한다.

라) 배액관은 항상 방광보다 아래에 위치하도록 하고, 바닥에 닿지 않도록 한다.

마) 체위 변경에 따라 소변이 역류하는 것을 예방하기 위해 체위 변경 시에는 배액관을 잠그고 소변백을 체위 방향에 맞게 옮긴다.

바) 유치도뇨관은 주기적으로 교환하지 않고 다음과 같은 상황이 발생하면 도뇨관을 교환한다.

- 요로감염 증상이 있는 경우
- 도뇨관이 막힌 경우
- 도뇨관의 폐쇄시스템이 깨진 경우

사) 유치도뇨관을 가진 경우, 요도구 외부를 생리식염수 또는 비눗물을 이용하여 1일 1회 이상 세척한다.

6. 환자 격리지침

가. 격리 종류

1) 표준주의 : 모든 환자에게 적용

2) 전파경로별 주의 : 접촉주의, 공기주의, 비말주의

3) 보호주의

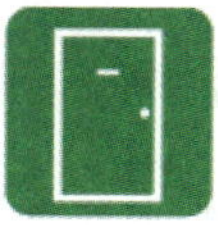

1) 마스크 : 병실에 입실 시 또는 환자 영역으로 들어갈 때 외과용 마스크 착용
2) 병실 문은 항상 닫도록 유지

나. 표준주의(Standard precautions)

1) 장갑 : 혈액, 다른 잠재적 감염성 물질, 점막, 손상이 있는 피부와 접촉할 가능성이 예상되는 경우 착용
2) 마스크, 눈 보호장구 : 혈액이나 체액이 튀거나 분사될 가능성이 있는 처치를 수행할 때(특히, 응급실 등에서 환자의 기저질환을 모르고 심폐소생술 등의 행위를 시행하는 경우) 눈, 코, 입의 점막을 보호하기 위하여 착용, 손상/오염되는 경우, 즉시 새것으로 교체
3) 가운이나 앞치마 : 혈액이나 체액으로 피부나 복장이 오염될 가능성이 있는 경우 착용

다. 공기주의(Airborne precautions)

1) 적용사례 : 활동성 호흡기 결핵, 수두(파종성 대상포진 포함), 홍역 등
2) 방법
   가) 병실 : 음압격리실(공기압은 -2.5 Pa 이하 또는 -0.25 mmH_2O 이하 유지)을 사용하고 제공이 불가능한 경우 1인실에 격리한 후 준비되면 즉시 이동시킨다. 격리실 문은 항상 닫아 둔다.
   나) 보호구 : 공기주의 환자 병실에 입실 시 N95 마스크를 착용한다.
   다) 환자이송 : 반드시 필요한 경우에만 이동하고 환자는 이동 중 외과용 마스크를 착용한다.
3) 환경 관리
   가) 환자 퇴실 후 공기가 완전히 교환된 뒤 다음 환자를 입실시킨다. 공기가 완전히 교환되는데 필요한 시간은 음압격리실, 수술장, 내시경실, 기관지내시경실은 30분, 중환자실과 병동은 1시간이다.
   나) 검사는 전파력이 없다고 판단될 때까지 가능한 한 연기하나, 부득이하게 검사가 필요한 경우에는 가급적 마지막 스케줄로 진행한다.

다) 병실은 매일 4급 암모니움 화합물(400배 희석한 애니오설프 프리미엄® 또는 ED wipes®) 등 환경 소독제로 닦고 결핵균(Mycobacterium Tuberculosis)이 분리되는 환자의 병실은 Sodium Hybochlorite(50배 희석 락스®)로 소독한다.

라. 비말주의(Droplet Precautions)

1) 적용사례 : 호흡기 바이러스(세부 사항은 「격리 및 보호격리 규정」 중 별첨 제10호 '호흡기 바이러스 감염관리 지침' 참고), 수막알균 수막염, 백일해 등
2) 격리병실 배치
   가) 1인실을 사용하거나 코호트 격리를 한다.
   나) 코호트 격리가 불가능한 경우 다인실에 배치하나, 환자 사이 거리는 1 m 이상 유지하고 커튼을 치도록 한다.
   다) 가능한 한 면역저하 환자와 동실하지 않는다.
3) 보호구
   가) 병실에 입실 시 또는 환자 영역으로 들어갈 때 외과용 마스크를 착용한다.
   나) 호흡기 분비물이 묻은 휴지나 손수건 등을 만질 때는 장갑을 착용한다.
4) 환자 이송
   가) 반드시 필요한 경우에만 이동한다.
   나) 이동 중에 환자는 외과용 마스크를 착용한다.
5) 환경 관리
   가) 접촉이 빈번한 환경 표면 및 장비는 4급 암모니움 화합물(400배 희석한 애니오설프 프리미엄® 또는 ED wipes®) 등 환경 소독제로 매일 소독한다.

마. 접촉주의(Contact Precautions)

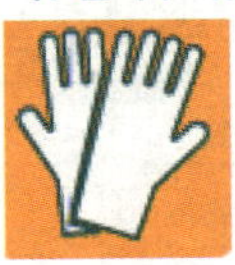

1) 적용사례 : 다제내성균, 옴(scabies), 파라인플루엔자 등
2) 격리병실 배치
   가) 1인실을 사용하거나 코호트 격리를 한다.
   나) 코호트 격리가 불가능한 경우에는 다인실에 배치하나, 가능한 한 감염 또는 전파 위험이 높은 환자와 동실하지 않고 환자마다 보호장구를 교체 및 손위생을

시행한다.

3) 보호구

가) 장갑 : 환자나 환자 주변 환경과 접촉 전 착용하고 장갑을 벗은 후 손위생 시행, 다른 환자를 접촉할 때에는 장갑 교환

나) 가운 : 환자나 환경/기구와 직접 접촉이 예상될 경우 착용하고 가운을 벗은 후 손위생을 하고 가운이 환경에 닿지 않도록 주의, 다른 환자를 접촉할 때에는 가운을 교체

4) 환자이송

가) 필요한 경우에만 이동한다.

나) 이동 중 환자의 균 집락 부위나 감염된 부위를 드레싱이나 린넨으로 덮어 개방되지 않도록 한다.

다) 격리 정보는 전산 Alert 정보 프로그램을 통해 확인할 수 있다.

5) 환경관리

가) 접촉이 빈번한 환경 표면 및 장비는 4급 암모니움 화합물(400배 희석한 애니오설프 프리미엄® 또는 ED wipes®) 등 환경 소독제로 매일 소독한다.

바. 접촉주의+(Contact Precautions+)

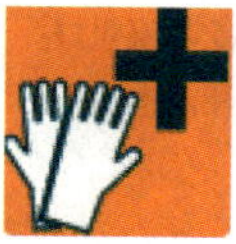

1) 적용사례 : Clostridium difficile이 분리(Toxin에서 양성이거나 미생물 배양검사 결과 박테리아 분리)되거나 Norovirus 검사 결과 양성이면서 증상(예 : 설사)이 있는 환자에게 적용한다.

2) 절차 : 접촉주의의 격리 방법을 준수하고 손위생과 환경 청소는 아래를 따른다.

가) 손위생은 물과 비누(혹은 손 소독제)로 시행한다.

나) 접촉이 빈번한 환경 표면 및 장비는 매일 Sodium Hypochlorite[50배 희석(유행 시 10배 희석) 락스]로 세척 및 소독한다.

7. 의료진의 감염예방(노출질환 중심)

1) 자상사고 주의 : 주사기 등을 사용 후 바로 손상성 폐기물 용기에 폐기한다. 채혈이 끝나고 주사기에 주사기 뚜껑을 다시 끼우지 않도록 한다(Recapping 금지). 만약 주사기 뚜껑을 다시 끼워야 할 상황이라면 한 손으로 뚜껑을 씌우거나, forceps과 같은 기구를 사용한다.

2) 혈액이나 체액에 노출되었을 때에는 반드시 보고하고 직원의무실에서 적절한 조치를 시행 받아야 한다. 조치사항은 아래를 따른다.

가) 찔리거나 베인 직원은 사고 즉시 그 부위를 물과 비누로 씻어내고 피부에 소독제를 사용하거나 부위를 문질러 씻거나 비비지 않는다.

나) 점막이나 눈에 혈액 또는 체액이 노출된 경우 Eyewash Station에서 세척하도록 한다.

다) 야간이나 휴일 사고 발생 시 HIV(Human Immunodeficiency Virus) 환자에게 노출된 경우, B형간염 항체 음성인 직원이 B형간염 환자에게 노출된 경우에는 응급실을 방문하여 선조치한다.

라) 혈액 또는 체액 노출사고 후 감염예방조치에 대한 세부 내용은「직원건강과 직원안전관리 규정」중 별첨 제2호 '감염노출 시 전파경로에 따른 관리절차'를 참고한다.

(ㄱ) 직원 안전 사고 발생 시

- 평일 주간(8:30~17:30) : 직원의무실(T.6063)로 보고
- 평일 야간 (17:30~익일 8:30) 또는 공휴일 : 응급실에 방문하여 선 조치 후, 직원의무실로 사후 보고

Chapter

07 의료분쟁

1. 용어 정의

가. 의료사고(Medical Accident)

의료사고란 "환자가 의료인한테 의료서비스를 제공 받음으로써 생긴 예상하지 못한 나쁜 결과" 또는 "본래의 의료행위가 개시되어 종료되기까지의 과정이나 그 종료 후에 당해 의료행위로 인하여 뜻밖에 일어난 원치 않았던 불상사"로 누구의 잘못이라는 평가를 전혀 내포하지 않은, 단지 예기하지 못하였던 원치 않은 결과라는 뜻으로 사용되는 '가치 중립적' 용어이다.

나. 의료분쟁(Medical Dispute)

"의료사고를 주 원인으로 한 의료인과 환자 측의 다툼"으로 의료인이 의료행위에서 업무상 요구되는 주의의무를 게을리하여 그 결과 환자의 증상이 악화되거나 사망하게 되었다고 의료과오를 환자 측에서 주장하는 것에서 시작한다.

다. 의료과오 또는 의료과실(Malpractice)

"의료에서 일정한 사실을 인식할 수 있었는데도 부주의로 인식하지 못한 것" 또는 "의료에서 생긴 판단 및 시술의 잘못", "잘못된 의료행위에 대하여 법적으로 비난할 수 있는 요소"로 의료과실의 중심되는 요소는 주의의무 위반이다.

2. 의료분쟁 실태

의료사고 또는 분쟁의 전반적인 실태를 나타낼 수 있는 자료는 없다. 다만 몇 가지 자료로 의료분쟁의 실태를 미루어 생각할 수 있다. 법원은 1989. 9.1.부터 손해배상청구사건인 민사의료소송에 대하여 損害賠償(醫)로 구분하여 접수, 배당하고 있다(그림 1). 제1심 법원에 접수된 의료과오 소송의 집계로서 소액사건은 제외된 단독, 합의부 사건을 합하여 발표하고 있으며, 항소심 접수 현황도 이와 비슷한 증가 양상을 보여준다. 2006년 이후 전체 의료손해배상 소송 건수는 일정한 발생을 유지하고 있다(대법원, 사법연감 1990~2009년 참조). 한국소비자보호원에 접수된 의료분쟁의 건수는 2000년 450건, 2002년 727건, 2005년 1,093건, 2006년 1,156건으로 증가하고 있다. 그 외 부수적인 자료로서 대한의학협회가 1991년, 1983년, 1987년에 전국의 개원의를 대상으로 의료분쟁의 경험을 조사한 바에 따르면, 응답자의 각각 66.0%, 47.1%, 53.9%가 의료분쟁을 경험하였다. 또 의협공제회의 자료에 따르면 1981년 11월부터 1989년 10월까지 8년 동안 연평균 6.9%의 가입자가 의료분쟁을 경험하였다.

3. 의료분쟁의 발생 과정과 증가 요인

의료분쟁이 발생하는 과정을 요약하면 그림 1과 같다.

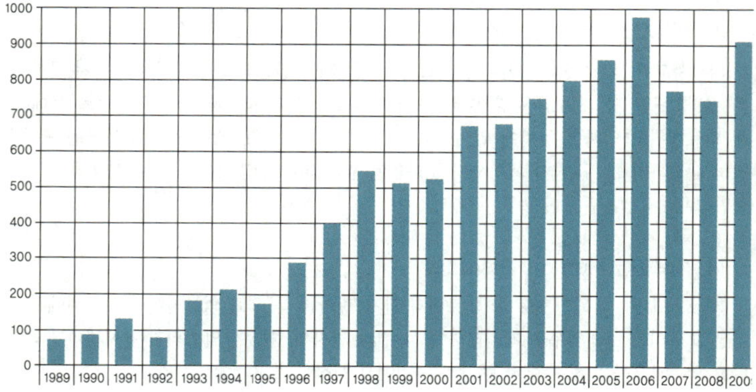

그림 1. 의료분쟁 발생건수.

가. 의료 행위의 특성

1) 의료행위의 개념

의료법 제12조에 "의료인이 행하는 의료, 조산, 간호 등 의료기술의 시행"을 의료행위라고 한다고 규정하고 있고, 의료법 제27조 [무면허 의료행위 금지 등]에 의하면 의료인이 아니면 의료행위를 할 수 없고 의료인도 면허된 이외의 의료행위를 할 수 없다고 규정되어 있다. 대법원은 의료법상의 무면허 의료행위와 보건범죄단속에관한특별조치법상의 부정의료업자의 처벌을 하면서 과거에는 미용성형수술에 대하여 의료행위성을 부정하면서 의료행위를 병의 예방과 치료에 국한된 행위로 보았다. 하지만 이후 '의사가 의학적 지식과 기술을 가지고 행하지 않으면 인체에 위해를 미칠 우려가 있는 행위'를 의미한다고 하면서 미용성형수술의 의료행위성을 인정하고 있다.

의료행위는 그것이 투약이든 수술이든 생체에 특정 상해를 주게 된다. 즉, 의료행위는 본질적으로 「신체에 대한 침습(侵襲, Eingriff in den Körper) 행위」이다. 일반인이라면 이런 행위 자체가 형법상의 범죄나 민법상의 불법행위로 평가된다. 그러나 의사가 일정한 요건에 따라 이런 행위를 하게 되면 정당한 일로 인정된다.

2) 의료행위의 적법성

의료행위가 정당한 업무행위로 평가받으려면, ① 치료 목적으로, ② 환자의 동의를 얻어, ③ 의학적으로 적응되고 의술적으로 적절한 것이어야 한다.

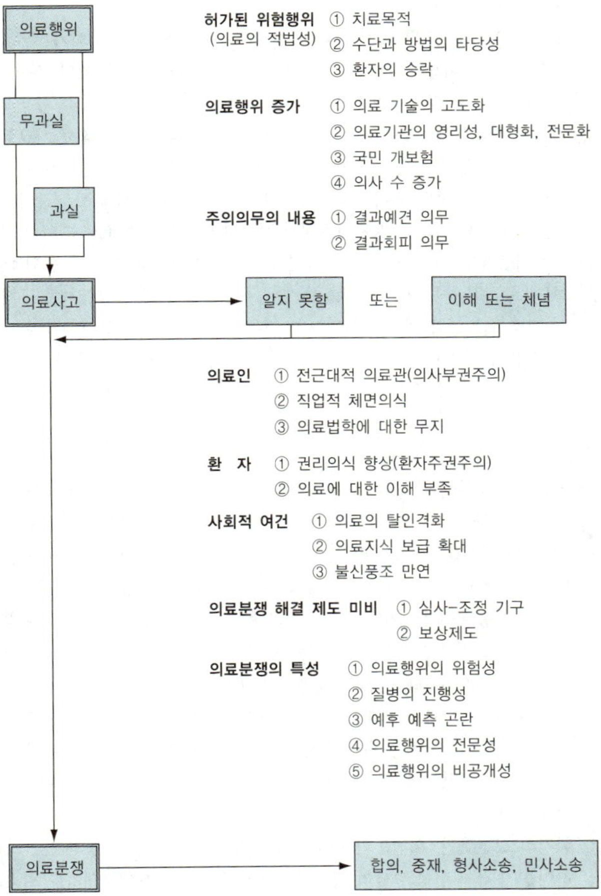

그림 2. 의료사고와 의료분쟁 발생 기전

가) 치료 목적

의료행위는 상병의 예방, 진단, 치료라는 의학의 근본이념의 실현을 목표로 하므로, 주관적으로 이와 같은 넓은 의미의 치료 목적이 있어야 한다.

나) 환자의 동의

정도의 차이는 있지만 의료행위는 항상 위험을 수반하므로 환자는 의료행위에 대해 바르게 이해하고, 스스로 결정을 내릴 수 있으며, 현재의 증상, 그 정도 방치하면 얻게 될 불이익과 치료를 하면 얻을 이익, 예상할 수 있는 합병증과 같은 사항에 대한 설명을 들을 수 있다. 과거에는 질병에 대한 치료의 목적이 정당하고 방법이 타당하다면 의료행위는 전적으로 의사의 전권(專權)이라고 생각하였으나 국민의 권리의식이 높아지면서 환자가 주체적으로 참여하게 되었다. 따라서 환자의 동의는 의료행위 정당화의 적극적 요소로 되었다.

환자의 동의라 함은 현실적으로 명시되는 것뿐 아니라 묵시적 동의(默示的 同意)나 추정적 승락(推定的 承諾)도 가능하다. 또 긴급한 상황처럼 구체적 사정에 따라 설명이나 동의가 불가능한 경우에는 의술의 준칙에 따라 환자의 생명과 건강에 가장 이익이 되는 조치를 취하였다면 환자의 동의를 받은 것으로 봐야 한다.

다) 의학적 적응성과 의술적 적정성

의료행위는 본질적으로 위험을 수반하므로 그 시술이 환자의 생명과 건강을 유지하기 위하여 필요한 경우가 아니면 이를 사용할 수 없다. 이를 의학적 적응성(medical indication)이라 한다. 또 의료행위에는 의학적으로 승인된 방법에 따라 시행해야 하는 의술적 적정성(medical righteousness)이 요구된다. 의술적 적정성을 평가할 때에는 그 당시와 환경의 의료 수준에 적합하여야 한다.

시기적으로 의료 수준이 형성되는 과정을 보면, 처음에 실험적인 단계에서 어떤 의료행위가 발표되면 몇몇 전문가들에 의해 추시(追試)하는 단계를 거친다. 이렇게 하여 그 효과에 대한 평가가 이루어지면 비로소 의료에 널리 이용되는 일반화가 된다. 이를 쉽게 설명하면 연구실험의 결과를 학회지 같은 전문적인 학술지에 보고하여 추시 단계에 이르고 그 내용이 교과서에 실리면 일반적이라 할 수 있다.

환경적으로 보면, 일반의와 전문의의 능력이 다른 것은 자명하므로 각각에 대하여 의술적 적정성은 달리 평가되어야 한다. 또 같은 전문의라도 최소한의 시설을 갖춘 개인 의원에 종사하는 의사와 좋은 시설과 인력을 갖춘 대학병원에서 근무하는 전문의에게 요구되는 적정성은 달라져야 한다.

나. 의료분쟁의 증가 원인

1) 의사환자 관계의 변화에 기인한다. 과거의 의사환자 관계는 시혜자와 수혜자의 입장과 같은 수직적 관계였다. 온정적 간섭주의(Paternalism)에 기초하여 환자의 병이 치료되기만 하면, 또는 치료에 실패하더라도 의사가 치료 목적을 가지고 한 행위라면 적법하다고 하였다. 이에 대한 반성으로 환자의 자율성(Autonomy)을 존중하게 되

었고, 환자의 동의 없는 의료행위를 전단적 의료행위로서 불법화하였다. 또한 병에 대한 정보에 대하여 환자들의 접근성이 높아지면서, 의사가 독점적으로 보유하고 있던, 의학지식이 일반인들에게도 재분배되었다. 이러한 변화는 의사환자 관계를 수직적인 것에서 좀 더 수평적인 것으로 변화를 가져왔다. 법적으로는 설명의무 위반을 원인으로 한 소송 형태가 발달하게 되었다.

2) 의료행위의 절대적 증가에 의한다. 복지국가의 이념에 기초하여 전국민의료보험이 실시되었고, 의료수요가 증가하였고, 이에 비례하여 의료사고가 증가하였다. 그러므로 그로 인한 의료분쟁이 증가하게 되는 것은 당연하다고 할 수 있다.

3) 의료의 전문화와 의료기관의 대형화에 따라서 의사와 환자는 인간적인 신뢰관계를 형성하지 못한 상태에서 의료관계를 형성하게 된다. 자신을 개인적인 사정도 잘 알고 자신의 고민을 잘 들어 주던 동네 의사가 아닌 낯선 의사가 가득 찬 대형병원에서 치료를 받게 되면 환자들은 소외감을 느끼기 쉽다. 이런 상황에서는 조그마한 실수에 대해서도 환자가 엄격한 태도를 보이게 된다. 또한 의사의 충고에 반한 퇴원(Discharge against medical advice, DAMA)과 같은 문제, 임종과 연장 치료의 지속 여부와 같은 문제가 많이 발생하게 된다.[1]

4) 의료분쟁을 통하여 경제적 보상을 받는 사례가 나타나면서, 환자들은 의료진의 작은 실수에 대해서도 문제를 삼으려는 동기가 나타나게 된다.[2]

5) 의료분쟁은 의사와 환자관계에 영향을 미치게 된다. 의사는 의료분쟁을 염려하여 적극적인 진료를 하지 못하고, 방어적인 진료를 하게 되는데, 그 대표적인 예가 소극적 진료와 과잉진료이다. 첫째, 소극적 진료는 분쟁의 소지가 보이는 환자를 회피하는 것으로서, 환자의 상태가 약간만 중하다고 판단되거나, 환자가 조금만 까다롭게 굴어도 자기가 진료하지 않고 다른 병원 대개는 상급 병원으로 전원시키는 것을 말한다. 분쟁의 해결을 위한 비용이 상당해짐에 따라서 의사들은 경제적으로 이익이 남는 의료만을 하려고 하며, 위험이 있다고 보여지는 의료는 회피하는 것이다. 의료분쟁이 많이 발생하는 전문 과목의 지원자 기피 현상과 분쟁을 일으킨 관련 의료인의 고용기피 역시 위험을 피하려는 소극적 행위의 하나로 볼 수 있다. 둘째, 과잉진료는 의사들이 자신을 방어하기 위하여 통상 진단을 위하여 필요로 하는 검사 외에 불필요한 검사 등을 추가하게 되는 것을 말한다. 이것은 상급의료기관에서 흔히 나타나는 문제로서 병원의 수입증가를 가져오는 부수적인 측면도 있다. 의료분쟁의 증가는 의사환자 관계를 왜곡시키고 결국 사회적 비용을 증가하게 한다.[3]

---

1 의사에 의한 안락사를 일정한 요건에서 비범죄화하고 있는 네덜란드의 제도가 성공한 이유 중 하나가 신뢰할 수 있는 의사(주치의)가 있다는 점이다.

2 미국의 경우 징벌적 손해배상을 인정하기 때문에 손해배상액수가 매우 높으며, 변호사 비용을 완전한 승소사례금(contingent fee)으로 하기 때문에 의료소송을 수행하는 데 환자들은 거의 비용이 들지 않는다.

3 미국의 경우 의료소송에 의한 배상 액수의 규모 증대와 이를 대비한 배상보험액수의 증가로 의료 위기(Medical liability crisis)가 발생하였다. 1970년대 이전은 보험료가 저렴하였으나 의료사고의 증가로 인하여 1978년 보험회사들이 적자를 이유로 철수(1차 파동), 이후 보험료 인상을 통하여 보험회사들이 다시 들어왔으나 이후 10 배 이상의 보험료 인상을 이유로 의사들이 파업(2차 파동)을 하게 된다. 2003년 1월에 미국의 웨스트버지니아에

사회적으로 이를 적절하게 해결하는 방법을 찾아야 할 때라고 본다.[4]

4. 의료분쟁의 해결

가. 분쟁 해결의 이상적 목표

의료분쟁의 해결이 지향하는 이상(理想)은 대개 다음과 같다.

1) 환자 이익의 보호 : 환자를 의료사고의 위험으로부터 보호하고, 일단 의료사고가 발생한 때에는 환자의 피해를 최대로 전보(塡補)하여 구제한다.
2) 의료 측 이익의 보호 : 건전한 의료의 자유를 보장하고 의료인의 명예를 보전하며 경제적 압박을 방지한다.
3) 사회적 손실의 예방 : 의료사고의 원인이 무엇이든, 책임귀속의 주체가 누구이든 간에 의료사고로 인한 손실은 궁극적으로 불행한 사회적 손실이므로 이를 방지한다.
4) 대결적 분쟁의 극복 : 일단 의료사고가 발생한 경우에는 당사자가 적대적 분쟁 양상으로 대결하지 않고 상호 이해와 양보 및 정의 관념으로 문제를 평화롭게 해결할 수 있도록 한다.

나. 분쟁 해결의 상황

의료분쟁의 해결에는 여러 가지 방법이 있다. 또 분쟁의 대상인 사실의 내용에 따라 다르다. 분쟁의 원인이 단순히 감정적인 것이라면 쌍방의 대화를 통하여 해결할 수도 있고 제삼자가 중개하여 해결되기도 한다. 의료 측에 객관적으로 분명한 과실이 있는 경우에는 다툼의 여지가 거의 없어 일찍 해결된다. 합의에 따라 의사는 손해배상금을 지불하고 환자 측은 앞으로 청구권을 포기하기로 약속함으로써 분쟁을 마칠 수도 있다. 문제가 되는 것은 의료사고가 발생하였으나 의료수준, 의료 환경, 환자의 병세와 진행상태, 환자의 체질적 요인 등 여러 가지 요인이 복잡하게 관련되어 쉽게 인과관계나 과실을 추정하기 어려운 경우이다. 대부분의 의료분쟁에서 의료 측이나 환자 측이 서로 납득하지 않아 해결은 매우 어렵다. 따라서 이러한 경우에는 사법적 판단이 필요하기도 하다.

대한의사협회에서 발표한 의료분쟁의 처리 유형은 표 1, 표 2와 같다. 아직 우리나라에서는 당사자 사이의 합의에 의해 해결하는 비율이 높으며, 사법적인 해결로는 다른 나라에서는 거의 볼 수 없는 형사소송의 비율이 높은 것은 주의할 만하다.

서 적어도 4개 병원에서 39명이상의 외과의사들이 의료과오 소송에 대비하여 지급하는 보험료가 비싸다는 이유로 파업하는 것이 보도되었다.(accessed at 2004. 2. 4. http://edition.cnn.com/2003/HEALTH/01/01/medical.malpractice/).

4 표류중인 의료분쟁조정법의 입법도 이러한 시도 중 하나이다.

표 1. 의료분쟁 처리 유형(1987)

구분	응답수	비율
자체 해결	1,599	62.4
의학협회 개입	270	10.5
경찰에서 해결	185	7.2
검찰에서 해결	355	13.9
법원에서 해결	153	6.0

자료 : 대한의학협회, 개원의를 위한 설문조사 분석 통계 현황

의료 측이 환자 측의 비합리적인(폭력적인) 요구, 분쟁이 해결되기까지 장기간의 재판, 비용 부담, 정신적 부담 때문에 안이하게 환자 측이 원하는 금전 배상을 쉽게 승낙한다면, 비록 분쟁은 일찍 끝낼 수 있어 당해 의사는 편할지도 모르겠으나 필요 이상의 경제적 손실을 감수하여야 한다. 분쟁에서 비합리적임에도 불구하고 폭력적인 수단을 사용하면 더 많은 배상을 받을 수 있다는 의식을 퍼뜨려 의료분쟁을 합리적인 방법보다는 비합리적인 방법으로 해결하도록 유도하는 결과를 낳게 되며, 더 나아가 사회의 정의나 도덕을 유지하기 어려운 상황을 유도하게 된다. 의료 측에는 방어의료 또는 의료위축의 결과를 낳아 결국 국민의 건강한 생활이나 공중 보건 분야에 영향을 주게 된다. 의료분쟁에서 중요하게 고려해야 할 것 중에는 의료위축이나 부단히 진보하는 의학의 발전 저해는 방지하여야 한다는 점이다.

표 2. 의료분쟁의 처리 현황

	건 수	비 율	유죄, 유책, 유처분	무죄, 무책, 무처분	계류중
형사	425	29.5	40 (9.4%)	366 (86.1%)	19 (4.5%)
민사	82	5.6	15 (18.3%)	61 (74.4%)	6 (7.3%)
행정처분	100	6.9	16 (16.0%)	65 (65.0%)	19 (19.0%)
합의화해	649	45.0			
기타	184	12.7			

자료 : 대한의학협회(1981) : 의료분쟁실태조사

분쟁의 해결 방법은 소송에 의한 방법과 소송외적 방법이 있다. 소송에는 형사소송과 민사소송이 있고 소송외적으로는 화해(합의), 조정 등이 있다. 1982년부터 1988년까지 대한의학협회 공제회에 접수된 1,977건의 의료분쟁의 유형별 현황은 표 3과 같다.

표 3. 의료분쟁의 처리 유형(1982~1988)

	건수	비율
형사	489	24.7
민사	46	2.3
행정처분	41	2.1
합의화해	1,401	70.9
합계	1,977	100.0

자료 : 의협공제회 업무처리분석(1989.12.)

다. 분쟁 해결의 방법

1) 형사소송

의료사고가 형사사건으로 기소되는 예는 매우 적다(표 4). 검찰에서 1987~1989년의 3년 동안 업무상과실치상으로 접수한 의료과오 사건 413건과 업무상과실치사 사건 409건 중에 기소율은 각각 6.7%와 9.1%로 일반적인 업무상과실치사상 사건의 기소율 48.3%(1989년)에 비하여 현저하게 낮다. 특히 수사의 결과 「혐의 없음」으로 판단된 것이 약 80%로 다른 업무상과실치사상 사건의 무혐의율 36.2%(1989년)에 비하여 뚜렷이 높다. 기소한 사건 가운데 공판을 구하기보다는 약식기소가 많으며, 무죄율도 6.2%로 높은 편이며, 유죄 판결 중에도 벌금형이 대부분이다. 이와 같은 현상은 ① 의료과오에 대한 입증의 곤란성과 ② 의료분쟁의 고소 남발에 기인하는 것으로 분석된다.

표 4. 의료분쟁의 형사사건 무혐의율과 기소율

	업과상	업과사	기타
무혐의율	82.60%	78.70%	36.2%
기소율	6.70%	9.10%	48.3%

자료 : 윤석정 '의료과오사범의 실태와 대책', 제6회 형사정책세미나, 법무연수원(1990. 6. 15)

형사소송에서 의료과오에 대한 입증은 중요하다. 형사소송은 범죄에 대한 형벌적 제재가 가해진다. 따라서 그 대상이 되는 사실은 손해배상을 청구 원인으로 하는 민사소송보다 비난성이 강하고 책임이 무겁다. 그러므로 「범죄의 사실은 증거에 의하여야 한다(형사소송법 제307조)」는 규정에 입각하여 분명한 증거가 없으면 범죄의 사실을 입증하기는 어렵다. 특히 의료과오(에 의한 업무상과실치사상) 사건의 경우에는 전문적인 지식과 경험이 필요하므로 그러하다.

의료과오에 대한 소송이 미국이나 일본에서는 민사소송이 주종을 이루나 우리나라에서는 대법원 판결에 의하면 형사소송이 민사소송의 2배에 이르고, 고소나 고발한 예까지 포함하면 10배 이상에 이른다. 의료분쟁이 쉽게 형사사건이 되고 고소를 남발하는 것은 환자 측이 민사소송으로서는 져야 할 경제적 · 법률적 부담이 크며, 화해에서 유리한 입장을 갖기 위하여 의사에 대한 위협 수단으로 이용하기 때문인 것으로 판단된다. 실제로 형사 소송의 결과 의료인이 유죄 판결을 받더라도 감정적인 것 외에 환자 측에 대한 실익은 없다.

2) 민사소송

형사소송과는 달리 의료인이 유책 판결을 받으면 환자 측은 강제성을 띤 손해배상을 받을 수 있는 이익이 있으나 역시 의료행위의 특성으로 인하여 심리가 어렵고, 장시간이 걸리며, 전문적인 지식이 필요하므로 전문 법률가인 변호사에 의뢰하는 예가 대부분이다. 따라서 승소할 가능성도 불확실한데다가 우선 경제적인 부담을 지는 것 때문에 기피하는 예가 많다. 또 불법행위에 의한 손해배상일 경우에 자칫 입증 책임이 원고에 돌아오는 수가 있다. 소송이 의료분쟁에 그다지 성공적으로 이용되지 못한 이유를 살펴보면,

가) 과실책임주의의 현행 법제도에서 책임 요건으로 요구되는 과실과 인과관계의 판단기준이 반드시 명백하다고 할 수 없는 점이 있으며, 아울러 그 기준이 명백히 전제되어 있더라도 당해 사안에서 그 존부 입증이 너무 어려운 경우가 있다(證據資料의 散逸과 滅失, 의료 과정의 密室性, 鑑定에서 이른바 沈默의 共謀 등).

나) 변론주의 및 자유심증주의의 소송법제에서 당사자의 능력 부족 때문에 다른 사안보다도 정상적인 소송 수행을 기대하기 어려우며, 아울러 법관의 비전문성으로 말미암아 법관의 최종적 판단에 의문의 여지가 있다.

다) 소송 과정의 장기화로 인해 부차적인 손실이 크다.

라) 분쟁 해결 과정이 공개되므로 당사자의 명예나 신뢰도가 폄하된다.

마) 소송에서 얻은 결론의 당부와 상관없이 분쟁의 완전 해소는 기대하기 어렵다.

바) 소송외적으로는 양 당사자의 지나친 이기주의 또는 법관념과 법개념에 관한 이해부족도 불만을 깊게 만드는 요인이 된다.

민사소송이 의료분쟁의 일반적인 해결 방법이 되려면 민사소송이 주된 해결방법인 미국처럼 의료분쟁에 전문화된 변호사가 많이 배출되어야 하며, 입장이 다양한 전문가가 많아야 할 것으로 생각된다.

라. 분쟁 해결을 위한 제안

의료분쟁을 해결하기 위한 방법이 없는 것은 아니나, 작금 우리나라에서 의료분쟁이 심각한 문제를 일으키는 것은 여러 제도들이 제대로 실효를 보지 못하기 때문이다. 의료분쟁의 완전한 해결은 기대하기 어렵다 하더라도, ① 국민들의 의료에 대한 권리의 보장과 손실의 보상, ② 정당한 의료행위 보호를 위하여 다음의 것들이 필요하다고 생각된다.

1) 의료사고에 대한 감정 기구

의료사고에 의한 분쟁에서 가장 큰 어려운 점은 의료사고에 의료인의 과오가 개입되었

는지, 개입되었다면 결과에 관여한 정도는 얼마인지를 감정하는 일이다. 불만의 큰 원인은 의료인 측과 환자 측이 서로 의료인의 과실의 여부 및 관여도에 대한 생각의 차이이다. 양측을 대표하는 전문가(의료인, 법률가 또는 둘 다)가 참여하는 중립적이고 전문적인 감정인으로 구성된 기구(또는 위원회)가 만들어지고, 이 기구가 의료사고에 대한 공정하고 전문적인 감정을 할 수 있다면 적어도 서로 책임을 전가하는 문제는 해결할 수 있다. 다만 공정하고 전문적인 감정이라도 감정에 대한 권위나 강제성이 결여되면 아무도 믿지 않으므로 소송에 붙이더라도 반드시 이 기구를 통하도록 하는 조정전치주의처럼 그 감정을 신뢰할 수 있는 제도적 보장이 있어야 한다.

이러한 기구에서 의료사고의 인과관계뿐 아니라 의료사고의 결과 발생한 신체적(기능적) 또는 정신적 손실을 평가하여 보상의 기준을 정하는 것도 고려할 수 있다.

2) 보상 제도

의료사고의 원인 가운데에는 의료행위 자체의 특성 때문에 의료 측 과실이 없는 사고도 있다. 즉, 무과실사고라 하는 부분도 보상할 수 있는 제도도 있어야 한다. 이는 무과실사고라도 피해자가 받은 손실은 매우 크므로 사회보장적인 측면에서 국가적인 제도로 설치되어야 한다.

의료 측 과실이 있다면 과실이 있는 만큼 의료 측은 피해에 대한 배상을 하여야 한다. 배상의 액수는 당해 의료인이 모두 부담하기에는 클 경우가 있으므로 보험제도, 공제회 또는 기금 등의 제도가 고려된다. 이들 제도가 이미 시행되었거나 시행되고 있으나 개선이 필요하다. 이를테면 보상의 한도액이 너무 적거나, 지불이 너무 늦게 이루어진다거나 하는 등이다.

의료분쟁이 완전히 없어질 수는 없으나 일단 발생한 사고에 대하여 공정하고 전문적인 감정이 있고, 피해에 대한 보상이나 배상이 적절하고 신속하게 이루어진다면 국민들의 권익 보장과 의료인의 보호를 꾀할 수 있으리라 믿는다. 현재 보건사회부는 의료분쟁조정법(안)을 만들어 입법화를 추진하고 있다. 이 법에서는 의료분쟁은 소송 전에 의료분쟁조정위원회에서 조정 받도록 하였으며, 조정되지 못한 사건은 소송을 제기할 수 있게 하였다. 의료분쟁조정위원회에서 사건을 판단하며, 그 결과에 따라 의료인이 강제로 가입하게 되어 있는 책임보험에서 보상(배상) 받도록 하였다. 의료인 측은 정당한 의료행위를 보장하기 위하여 의료사고 피해자나 그 가족의 난동을 금지하고 제3자가 개입하지 못하도록 하며, 고의나 중과실이 아니면 의료인이 형사적 처벌을 받지 않도록 명문화하기를 요구하고 있다.

마. 의료분쟁조정법 제정의 쟁점

1) 의료를 시행하면서 의료사고가 발생하는 것은 필연적인 것이다. 이러한 문제로 인하여 발생한 분쟁을 해결하는 전통적인 방법은 법원의 재판을 통하는 것이다. 재판을 통하지 않는 재판외 해결 방법은 사법상의 화해, 조정, 중재 등을 통하여 분쟁 당사자 자체가 민사적 해결을 하는 것이 있다. 그러나 이러한 해결 방법 외에 의료

분쟁의 효율적으로 해결할 수 있는 방법을 찾게 되었고, 이 문제를 해결하기 위하여 의료사고 피해구제 및 의료분쟁 조정 등에 관한 법률(약칭 : 의료분쟁조정법)이 2012년 제정되었다.

◇ 제정이유

의료사고가 발생한 경우 피해구제를 받을 수 있는 법적 제도가 부족하고, 강제 집행력을 지닌 조정기구나 수단이 없어 보건의료인과 환자 측의 대립과 갈등으로 많은 사회적 문제가 발생하고 있는바, 의료분쟁을 신속 · 공정하고 효율적으로 해결하기 위한 한국의료분쟁조정중재원을 설립하고, 보건의료인이 업무상과실치상죄를 범한 경우에도 조정이 성립하거나 조정절차 중 합의로 조정조서가 작성된 경우에는 피해자의 명시한 의사에 반하여 공소를 제기할 수 없도록 하며, 의료사고로 인한 피해자의 미지급금에 대하여 한국의료분쟁조정중재원이 손해배상금을 대신 지불하는 제도를 마련하는 등 의료사고로 인한 피해를 신속 · 공정하게 구제하고 보건의료인에게 안정적인 진료환경을 조성하려는 것임.

[2012년 제정]

◇ 주요내용

가. 의료사고를 보건의료인이 환자에 대하여 실시하는 진단 · 검사 · 치료 · 의약품의 처방 및 조제 등의 행위로 인하여 사람의 생명 · 신체 및 재산에 대하여 피해가 발생한 경우로 정의함(안 제2조제1호).

나. 대한민국 국민이 아닌 자도 보건의료기관에 대하여 의료사고로 인한 손해배상을 구하는 경우에도 이 법을 적용하도록 규정하여 외국인에 대하여도 적용함(안 제3조).

다. 의료분쟁을 신속 · 공정하고 효율적으로 해결하기 위하여 특수법인 형태로 한국의료분쟁조정중재원(이하 "조정중재원"이라 한다)을 설립함(안 제6조).

라. 의료분쟁을 조정하거나 중재하기 위하여 조정중재원에 의료분쟁조정위원회를 설치함(안 제19조제1항).

마. 조정위원회의 업무를 효율적으로 수행하기 위하여 5명의 조정위원으로 구성된 분야별, 대상별 또는 지역별 조정부를 둘 수 있도록 하고, 조정부는 조정신청일부터 90일 이내에 조정을 결정하도록 규정함(안 제23조 및 제33조).

바. 의료분쟁의 신속 · 공정한 해결을 지원하기 위하여 조정중재원에 의료사고감정단을 설치함(안 제25조제1항).

사. 조정부가 조정결정을 하는 경우 환자의 손해, 보건의료기관개설자 및 보건의료인의 과실 정도, 환자의 귀책사유 등을 고려하여 손해배상액을 결정하도록 함(안 제35조).

아. 이 법에 따른 조정절차를 거치지 아니하고도 법원에 의료분쟁에 관한 소송을 제기할 수 있도록 함(안 제40조).

자. 보건의료인단체 및 보건의료기관단체는 의료사고에 대한 배상을 목적으로 하는

의료배상공제조합을 보건복지부장관의 인가를 받아 설립 · 운영할 수 있도록 함(안 제45조제1항).

차. 국가가 보건의료인이 충분한 주의의무를 다하였음에도 불구하고 불가항력적으로 발생하였다고 의료사고보상심의위원회에서 결정한 의료사고에 대하여 예산의 범위 안에서 보상하도록 함(안 제46조).

카. 조정이 성립되거나 중재판정이 내려진 경우에 해당함에도 불구하고 피해자가 손해배상금을 지급받지 못한 경우 조정중재원이 미지급금을 피해자에게 대신 지급하고 보건의료기관개설자 또는 보건의료인에게 구상할 수 있도록 대불제도를 운영함(안 제47조).

타. 보건의료인이 업무상과실치상죄를 범한 경우에도 조정이 성립하거나 조정절차 중 합의로 조정조서가 작성된 경우에는 피해자의 명시한 의사에 반하여 공소를 제기할 수 없도록 함(안 제51조).

[2016년 일부개정]

◇ 개정이유

현행법은 보다 원만한 의료분쟁의 해결을 도모하기 위해 2012년 4월 8일 시행되었으며, 의료분쟁에 대한 조정중재 신청건수는 2013년에 1,398건, 2014년에 1,895건, 2015년 1,691건으로 매년 증가하고 있음. 그러나 증가하는 신청건수에도 불구하고 2015년 현재 조정중재 개시율은 평균 43%에 불과하여 조정중재제도의 운영 효율성을 제고하기 위한 방안 마련이 시급한 실정이며, 이 외 동 제도의 운영상 미비점을 개선함으로써 의료사고로 인한 피해를 보다 신속 · 공정하게 구제하고 보건의료인의 안정적인 진료환경을 조성할 필요가 있음.

따라서 조정신청의 대상인 의료사고가 사망 또는 1개월 이상의 의식불명 등에 해당하는 경우 피신청인의 동의 여부와 무관히 조정절차를 개시하도록 하고, 조정위원의 제척사유를 완화하여 조정위원 선정을 보다 원활히 하며, 당사자의 과실 없이 절차가 지연되는 경우에는 조정처리 기간에 불산입하도록 하고, 불가항력에 의한 의료사고 보상의 경우 관계기관에 자료를 요구할 수 있는 법적 근거를 마련하며, 손해배상금 대불 청구대상을 국내 법원의 확정판결로 한정하여 재원의 안정적 운영기반을 확보하는 등의 사항을 개선하고자 한다.

[쟁점]

의료분쟁조정법을 제정할 당시에 의료계와 정부가 논의하였던 쟁점에 대한 설명이다. 다음은 의료분쟁조정법안(1996)에 의한 의료분쟁조정법의 기본적인 입법 방향이다.

1) 조정 전치주의

가) 동법안 제13조 '의료분쟁에 관한 소는 이 법에 의한 조정 절차를 거치지 아니하면 제기할 수 없다'. 제24조 '조정의 효력은 민법에 의해 화해가 성립한 것으

로 본다.'라고 하고 있다. 민사상의 손해배상에 대하여 의료분쟁조정법상의 조정을 거치지 아니하면 소를 제기할 수 없도록 한 것이다.

나) 이 조항의 문제점 조정을 강제할 수 없는 상황에서 의료 사고의 피해자(원고)가 조정을 원치 않을 경우에는 실효성이 떨어진다는 것이다. 이러한 비판은 재판외 분쟁해결방법(Alternative dispute resolution, ADS)에 대한 일반적인 비판이기도 하다. 민사사건에 대한 재판외 분쟁해결 방식을 반드시 거치도록 하는 것은 결국 환자로 하여금 불필요한 분쟁해결 방식을 강제하는 것이며, 시간과 돈을 더 들도록 한다는 것이다.

2) 형사 처벌의 특례

가) 반의사불법죄 및 공소 제기 면제

(1) 동법안 제36조제2항에 의하면 과실치상죄, 중과실치상죄에 대하여 책임공제에 가입할 경우 피해자의 명시적인 의사에 반하여 공소를 제기할 수 없다. 제3항에 의하면 업무상과실치상죄, 중과실치상죄에 대하여 종합공제에 가입할 경우 공소를 제기할 수 없다.

(2) 다만 의학적으로 인정되지 아니하거나 사회상규에 위배되는 의료행위를 한 경우, 무자격자로 하여금 의료행위를 하게 하거나 면허된 외의 의료 행위를 하게 한 경우, 약제에 대한 필수적인 과민반응검사를 하지 아니하고 약제를 투여한 경우, 처방과 다른 약제를 사용한 경우, 혈액형이 적합하지 아니한 혈액을 수혈한 경우, 수술 또는 치료 과정에서 환자 또는 수술 부위를 혼동한 경우, 유효기간이 경과하거나 변질된 의약품을 사용한 경우, 수술 가위, 거즈, 바늘, 수술용 장갑, 기타 기구 등 이물질을 체내에 잔류시킨 경우에는 위의 특례 적용을 받을 수 없는 것으로 하고 있다.

나) 법적인 문제

(1) 의료 행위에 대해서만 이러한 특례를 인정하여야 할 이유가 적다는 것이다. 다른 전문 분야 역시 그 분야와 관련된 사고는 필연적으로 발생한다는 것이다. 그러므로 다른 전문 분야와 의료를 다르게 볼 필요가 없다는 것이다.

(2) 이러한 처벌 특례조항은 현재 '교통사고처리특례법'에서 존재하고 있는 것인데, 의료분쟁조정법은 이에 기초한 것이다. 교통사고처리 특례법에 대해서는 형사 처벌의 특례를 인정하는 것 때문에, 운전자가 과속과 난폭 운전을 하게 되고, 교통사고에 주의를 기울이지 않기 때문에 우리나라의 교통사고 발생률이 다른 나라에 비하여 매우 높다는 것처럼 의료 사고에 이러한 형사 면책을 인정하면, 의료진들이 환자를 치료할 때 태만할 수 있다는 비판이 있다.

Chapter

08 진단서 작성 지침

1. 진단서란?

사람의 신체를 검사하여 생명이나 심신에 관하여 의학적으로 판단하고 인체에 적정한 대응 조치를 시행하는 것은 의사의 의무이자 권한이다. 한편, 사회생활에서 생명이나 심신의 상태는 각종 법적 권익과 밀접한 관계가 있다. 따라서 환자가 사람의 신체에 관하여 각종 증명을 요구하면 의사는 이에 응하여 자신의 의견이나 판단을 문서로 작성하여 교부하는데, 이를 의료문서(Medical Documents, 이하 진단서라 한다)라 한다. 요컨대 진단서는 의사가 다른 사람을 진찰 또는 검사한 결과를 종합하여 생명이나 건강의 상태를 증명하기 위하여 작성한 의학적인 판단서이다.

진단서는 의사 개인이 발행하는 사문서(私文書)이나 사회적으로나 법적으로는 공문서(公文書)의 가치를 지닌다. 예컨대 사람의 법적 권리는 출생 신고로 시작해 사망 신고로 끝난다. 즉, 출생증명서와 사망진단서로써 비로소 사회적으로 그 사실을 인정하게 된다. 동시에 이러한 문서는 사인통계를 비롯한 여러 통계의 기초 자료가 되어 우리나라뿐 아니라 세계적인 보건통계에 중요한 역할을 한다. 또한 취직이나 취업에 필요한 건강의 증명, 생명보험금의 청구, 상해사건의 손해배상 청구, 병역 문제, 운전면허 등 각종 면허 신청 또는 결근, 결석 등 법적이나 관습적으로 의사의 진단서는 매우 넓게 쓰이고 있다. 이렇게 의사의 진단서는 사회생활 여러 곳에서 중요하게 쓰이므로 공문서와 같은 가치를 가진다.

따라서 의사는 환자의 진료 외에도 진단서의 중요성을 인식하고 바르게 교부하여 피해자 없도록 노력해야 한다. 그러나 의료와 관련된 불만 또는 분쟁 가운데에 진단서를 둘러싼 일이 적지 않으며, 그 때문에 의료인은 사회적으로 물의를 일으키거나 불신을 받기도 한다.

표 1. 의료문서(진단서)의 종류

1) 건강진단서(I), 건강진단서(II)	4) 사망진단서 및 시체검안서
2) 진단서	5) 출생증명서
(1) (일반)진단서	6) 사산증명서 및 사태증명서
(2) (병사용, 공무원 요양용, 각종 보험용) 진단서	7) 소견서
3) 상해진단서	8) 감정서(신체감정서, 후유장해진단서 등)

2. 의료문서 작성에 관련된 의무

가. 진단서 교부 의무

의료법 제17조 (진단서 등)

③ 의사 · 치과의사 또는 한의사는 자신이 진찰하거나 검안한 자에 대한 진단서 · 검안서 또는 증명서 교부를 요구받은 때에는 정당한 사유 없이 거부하지 못한다.

④ 의사 · 한의사 또는 조산사는 자신이 조산(조산)한 것에 대한 출생 · 사망 또는 사산

증명서 교부를 요구받은 때에는 정당한 사유 없이 거부하지 못한다.

제90조 (벌칙) 제17조제3항 · 제4항을 위반한 자는 300만 원 이하의 벌금에 처한다.

(출처 : 의료법 제09932호 2010.1.18)

국민의 일상 생활에서 의사가 발행하는 진단서나 증명서가 첨부되어야 하는 경우가 날로 늘어가고 있다. 이때에 의사의 증명이 없으면 국민들의 활동에 많은 제약이 따르게 된다. 따라서 이를 방지하기 위하여 만든 조항이다. 이를 어길 경우에는 300만 원 이하의 벌금형을 받을 수 있다(의료법 제90조). 다만 '정당한 이유'가 있으면 교부하지 않아도 되는데 이를테면 본인이 직접 또는 적법한 대리인이 요구하는 것이 아닌 경우(예컨대 환자의 동의서가 없는 보험회사 직원), 범죄에 이용될 것이 명백한 경우, 또는 환자에게 알리는 것이 환자에게 해로운 경우 등이다.

나. 무진찰 진단서 교부 금지

의료법 제17조 (진단서 등)

① 의료업에 종사하고 직접 진찰하거나 검안(검안)한 의사[이하 이 항에서는 검안서에 한하여 검시(검시)업무를 담당하는 국가기관에 종사하는 의사를 포함한다], 치과의사, 한의사가 아니면 진단서 · 검안서 · 증명서 또는 처방전[의사나 치과의사가 「전자서명법」에 따른 전자서명이 기재된 전자문서 형태로 작성한 처방전(이하 "전자처방전"이라 한다)을 포함한다. 이하 같다]을 작성하여 환자(환자가 사망한 경우에는 배우자, 직계존비속 또는 배우자의 직계존속을 말한다) 또는 「형사소송법」 제222조제1항에 따라 검시(검시)를 하는 지방검찰청검사(검안서에 한한다)에게 교부하거나 발송(전자처방전에 한한다)하지 못한다. 다만, 진료 중이던 환자가 최종 진료 시부터 48시간 이내에 사망한 경우에는 다시 진료하지 아니하더라도 진단서나 증명서를 내줄 수 있으며, 환자 또는 사망자를 직접 진찰하거나 검안한 의사 · 치과의사 또는 한의사가 부득이한 사유로 진단서 · 검안서 또는 증명서를 내줄 수 없으면 같은 의료기관에 종사하는 다른 의사 · 치과의사 또는 한의사가 환자의 진료기록부 등에 따라 내줄 수 있다.〈개정 2009.1.30〉

② 의료업에 종사하고 직접 조산한 의사 · 한의사 또는 조산사가 아니면 출생 · 사망 또는 사산 증명서를 내주지 못한다. 다만, 직접 조산한 의사 · 한의사 또는 조산사가 부득이한 사유로 증명서를 내줄 수 없으면 같은 의료기관에 종사하는 다른 의사 · 한의사 또는 조산사가 진료기록부 등에 따라 증명서를 내줄 수 있다.

제89조 (벌칙) 제17조제1항을 위반한 자는 1년 이하의 징역이나 500만 원 이하의 벌금에 처한다.

의사가 직접 진찰 또는 검안하지 않고서는 증명서를 발부할 수 없다는 것은 당연하다. 그리고 의사는 환자의 신원을 적당한 증명서로 확인해야 한다.

마지막 진료한 때로부터 48시간 이내에 사망한 경우에는 다시 진찰하지 않아도 사망진단서를 교부할 수 있다고 규정되어 있는데, 이는 마지막 진료한 때에 질병의 예후로 보아 48시간 이내에 사망할 수 있을 것이라고 추정한 환자가 예상대로 사망한 경우에 다시 진찰하지 않아도 사망진단서를 교부할 수 있다는 내용이지, 만일 그 예후로 보아 48시간 이내에 사망할 것으로 생각하지 않은 환자가 사망한 경우에도 교부할 수 있다는 의미는 아니다. 따라서 후자의 경우에는 반드시 검안한 후에 시체검안서를 발부한다. 환자를 진찰한 의사가 부득이 진단서를 교부할 수 없을 때에는 같은 의료기관에 종사하는 의사가 진료기록부에 의거하여 이를 발급할 수 있다.

다. 허위진단서 작성 금지

형법 제233조 (허위진단서 등의 작성) 의사, 한의사, 치과의사 또는 조산사가 진단서, 검안서 또는 생사에 관한 증명서를 허위로 작성한 때에는 3년 이하의 징역이나 금고, 7년 이하의 자격정지 또는 3천만 원 이하의 벌금에 처한다.

허위가 성립하려면 행위자 자신이 허위의 사실—진실에 반한다는 것—을 인식하면서 작성하여야 한다. 다시 말해 의사가 자기의 인식 · 판단이 진단서에 기재한 내용과 일치하지 않는다는 것을 인식하고도 일부러 진실이 아닌 내용을 기재하는 경우에 해당하고, 의사가 주관적으로 진료를 소홀히 한다던가 착오를 일으켜 오진한 결과로 객관적으로는 진실에 반하는 진단서를 작성하였다면 허위의 인식이 없는 것이므로 이 죄는 성립하지 않는다(대법원 판결 76.2.10. 75도1888).

라. 비밀 유지의 의무

의료법 제19조 (비밀 누설 금지) 의료인은 이 법이나 다른 법령에 특별히 규정된 경우 외에는 의료 · 조산 또는 간호를 하면서 알게 된 다른 사람의 비밀을 누설하거나 발표하지 못한다.

제88조 (벌칙) 제19조를 위반한 자는 3년 이하의 징역이나 1천만 원 이하의 벌금에 처한다. 다만, 공소는 고소가 있어야 한다.

형법 제317조 (업무상비밀누설) ① 의사, 한의사, 치과의사, 약제사, 약종상, 조산사, 변호사, 변리사, 공인회계사, 공증인, 대서업자나 그 직무상 보조자 또는 차등의 직에 있던 자가 그 업무처리 중 지득한 타인의 비밀을 누설한 때에는 3년 이하의 징역이나 금고, 10년 이하의 자격정지 또는 700만 원 이하의 벌금에 처한다.

업무로 알게 된 비밀이란 본인이 직접 이야기하거나 은연 중에 알게 되었거나, 진료의 과정에서 알게 되었건 불문한다. 그리고 비밀이란 본인이 비밀로 할 것으로 원하는 사항이거나, 일반적으로 비밀로 하려는 사항 모두를 포함하며, 일반에게 알려지지 않은 사항을 의미한다. 누설은 비밀의 사항을 말로 알리거나, 문서로 알리거나 또는 의무기록을 보이거나 하는 등 방법은 따지지 않는다.

마. 기록 보존의 의무

진단서는 항상 분쟁의 소지를 지니고 있으므로 그 부본은 진료기록부와 별도로 구분하여 잘 보관하여야 한다. 의료법 시행규칙 제15조제9호에 따라 보존 기간은 3년이지만 가능한 오래 보관하도록 한다.

3. 의료문서 작성

가. 건강진단서(Health certificates)

건강진단서는 주로 취업, 입학, 해외여행 등에 쓰이는 의학적으로 건강하다는 것을 증명하는 서류이다. 따라서 건강하다는 정도나 기준이 각 직종이나 목적에 따라 다를 수 있으므로 건강진단서를 발부할 때에는 용도를 잘 알아서 상응하는 진찰과 검사 항목을 선택하여야 한다. 건강진단서(I)는 주로 자격의 취득에 필요한 증명서로 (예컨대, 의료인의 결격 사유, 의료법 제8조, 별첨 서식 1) 진찰만으로 건강하다는 것을 증명하는 간단한 건강진단서이며, 건강진단서(II)는 각 과에서 진찰 또는 검사한 소견을 종합한 비교적 세밀한 건강진단서로 공무원채용신체검사규정[별](별첨 서식 2)에 해당한다.

나. 진단서(Medical certificates for disease)

질병에 관한 진단서는 의료법 제17조제1항에 의거하여 의료법 시행규칙 제9조제1항에 따른 기재 사항을 기록한다. 즉, 1. 환자의 주소 · 성명 및 주민등록번호, 2. 병명, 3. 발병연월일, 4. 향후 치료에 대한 소견, 5. 진단연월일, 6. 의료기관의 명칭 · 소재지, 진찰한 의사 · 치과의사 또는 한의사의 성명 · 면허자격 · 면허번호를 기재하여야 하고 서명 · 날인하여야 한다.

(일반) 진단서는 특별한 요구가 없는 경우에 두루 사용되며 주로 질병 상태에 관한 의학적 판단을 기재하는 경우에 쓰인다. 법으로 정한 서식은 없으나 의료계에서는 스스로 정한 서식에 기재하도록 하고 있다. 진단서 가운데 '병사용, 공무원 요양용, 각종 보험용 진단서'는 공무원연금법 시행령 등에 의하여 사진을 부착하여 개인을 확인하고 치료기간을 명시하도록 하였다.

질병에 관한 진단서 발행에서 가장 중요한 사항은 병명이다. 의료법 시행규칙 제12조제3항에서 병명은 한국표준질병사인분류표를 따르도록 하였는데, 이 표는 세계보건기구(WHO)에서 정한 International Classification of Diseases(ICD)를 번역하여 사용하고 있다. 특히 vital statics의 하나인 사망 통계에 가장 중요한 자료인 사망진단서에서는 사인분류표에 있는 진단명을 기재하여야 한다.

진단명을 결정하는 데는 반드시 증상(simptom), 징후(sign) 또는 검사 결과와 같은 의학적인 근거가 있어야 하며, 근거와 진단명 사이에는 객관적으로 타당한 상관관계가 있어야 한다. 진단서를 발급하는 의사는 관계가 있다고 생각하였더라도 일반적으로 인정되지 않는 것이면 고의로 진단을 잘못한, 즉 허위진단서를 작성한 것으로 해석될 수도 있다. 진단명의 근거들을 진단서에 기재하지는 않으나 진료기록(병록지)에는 기재하여 나중에 근거를 밝힐 필요가 있는 경우에 대비하여야 한다. 한편 병인, 외인 또는 형태학적 개념에 의한 진단명은 '최종' 진단이며, 증상이나 징후 외에 여러 가지 검사의 결과(예컨대 미생물학적 검사, 생화학적 검사, 조직병리학적 검사, 방사선과 검사, 혈액학적 검사, 혈청학적 검사, 심전도, 뇌파 검사, 내시경 검사 등)가 그 근거가 된다. 다만 임상적인 증상이나 징후만 가지고 의사의 재량에 의해 결정된 진단명은 기능적 개념에 의한 진단이며 따라서 '임상적' 진단이 된다. 이를 바탕으로 형태학적 진단명을 쓰고자 한다면 진단명 뒤에 "(추정)" 또는 "(의증)"이라고 덧붙이는 것이 좋다. 이는 더 정확한 방법으로 다른 진단이 밝혀진다면 자신의 판단을 양보하겠다는 의미로 해석된다.

다. 상해진단서

최근에 각종 교통사고, 산업재해와 함께 인체 손상과 인간 권리의 침해 등에 상해진단서를 요구하는 경우가 많아졌으며, 수사당국이나 법은 상해진단서에 의하여 상해의 정도를 평가하므로 형사나 민사의 문제를 해결하는 입증자료로 쓰고 있다. 따라서 상해진단서는 모두 분쟁의 씨를 안고 있다고 할 수 있다. 그러므로 현실적인 사실 또는 사실을 근거로 추정한 상해가 아닌 것은 기재해서는 안되며, 될 수 있는 대로 쉬운 말로 구체적으로 표현해야 한다. 상해진단서를 이용하는 사람은 소송당사자, 수사관, 검사, 법관처럼 의학을 잘 알지 못하는 사람들이기 때문이다.

한편, 상해진단서의 무용론이 일고 있다. 즉, 상해의 사실을 (일반)진단서로 기재하지 못할 것이 없고, 법률적으로 (일반)진단서도 상해진단서와 같은 효력을 가지며, 단지 진단서 발급 비용의 차이 외에는 다른 점이 없다는 것이다. 특히 상해진단서의 '치료 기간'이 무분별하게 상해의 경중을 따지는 점수로 쓰이고 있다는 점에서 상해진단서의 개선 또는 폐지를 거론하는 것이다. 어쨌든 상해진단서는 현존하므로 의사는 주의깊게 작성하여 교부해야 한다.

의료법 시행규칙 제9조 [진단서의 기재 사항] 제2항에 따라 상해진단서에는 일반진단서 기재 사항 외에 다음의 사항을 더 기재하도록 되어있다. 즉, 1. 상해의 원인 또는 추정되는 상해 원인, 2. 상해의 부위 및 정도, 3. 치료 기간, 4. 입원의 필요 여부, 5. 외과적 수술 여부, 6. 병발증의 발생 가능 여부, 7. 통상 활동의 가능 여부, 8. 식사의 가능 여부, 9. 상해에 대한 소견을 기재하여야 한다. 법에서 따로 서식을 결정한 것은 없다. 상해(손상)의 명칭은 역시 한국표준질병사인분류표에 따라야 한다.

1) 상해(傷害)와 손상(損傷)

상해란 손상(損傷, injury)의 법률적 개념이다. 의학적으로 손상은 '외부적인 원인(물리적 또는 화학적)이 인체에 작용하여 생긴 형태적 변화나 기능적 장애'이라 하여 주로 이루어진 결과를 일컫는데 비하여, 상해는 사람 신체의 완전성 그 자체를 보호하려는 법률 취지에 따라 신체의 생리적 기능에 장애를 주는 경우는 물론 일상생활에 장애를 주는 체구와 외모의 현저한 변화도 상해라 보호받을 권익의 침해라는 의미가 더 크다. 엄격하게 구별하자면 보호법익을 침해한 손상을 비로소 법률적으로 상해라 할 수 있다. 따라서 비슷한 내용이지만, 의학적으로는 손상일지라도 머리카락 몇 가닥 뽑은 정도는 상해가 될 수 없고, 의학적으로 손상이라 할 수 없지만 여자의 머리를 깎아버린 것은 상해가 될 수 있다. 또 예컨대 뼈가 부러졌다면 큰 손상이므로(보기에 따라서는) 당연히 상해일 터인데도, 자신의 실수로 생긴 손상에는 현실적으로 상해진단서 발급을 원하지는 않으므로, 결국 「가해자가 있는 손상」을 상해라는 말도 성립한다.

이와 같은 의미로 보면 상해진단서는 단순히 의학적으로 손상을 증명하는 문서가 아니라 법률적인 상해를 증명하는 문서가 되며, 의학적으로 증명한 손상은 법률적으로 폭행, 상해, 과실, 치사, 살인 등의 여러 개념으로 이용될 수 있다.

이처럼 상해진단서는 단순히 의학적으로 손상을 증명하는 문서가 아니라 법률적인 상해를 증명하는 문서일진데, 상해진단서를 발급하는 의사는 손상을 그대로 상해로 혼동하여 [상해진단서]가 아닌 [손상 진단서]를 발급하는 수가 있다. 예컨대 스스로 넘어져서 팔이 부러졌다면, 큰 손상이다. 그러나 자신의 실수로 부러진 팔은 법률적으로 [상해]라 할 까닭이 없으므로, [상해진단서]가 필요한 상황은 아니다. 손상(부러진 팔)을 증명하려면 일반 진단서로도 충분하다. 이런 상황에서도 진찰한 의사에게 상해진단서 발급을 요구하면 의사는 상해진단서를 발급한다. 이렇게 발급 받은 상해진단서는 마치 다른 사람의 가해로 생긴 [상해]를 의사가 증명한 것처럼 보인다. 요컨대 의사는 손상의 원인이나 인과관계를 고려하지 않을 뿐더러 그런 의무도 없이 다만 손상만을 판단하여 기록하는데, 그 손상을 증명하는 상해진단서는 마치 다른 사람의 가해를 증명한 것처럼 보이기 쉽다. 이렇게 [상해진단서]는 그 개념부터 적절하지 않다. 그러나 손상의 원인이 가해인지 여부는 수사로 밝힐 터이니 의사는 손상에 대한 증명서로 [상해진단서]를 발급하여도 상관없다면, 그대로 넘길 수도 있다. 다만 의사가 발급하는 상해진단서가 '손상'을 증명하는 것이지 '상해'를 증명하는 것은 아님을 전제로 해야 한다. 그리고 '손상'을 증명한다면 굳이 상해진단서를 빌리지 않더라도 [진단서]로 그 내용을 충분히 기재할 수 있고, 또 법률적으로 같은 효력을 가지므로 [상해진단서]는 필요 없다(단 같은 내용일지라도 발급 비용은 크게 다르다. 진단서 발급 비용이 3만 원 이하라면, 상해진단서는 10만 원이다).

(이 글에서도 일부에서 손상과 상해를 혼동해서 사용한다.)

2) 치료 기간

상해진단서에 「치료기간」이 없으면 상해진단서로서 효력이 없다는 말이 있다. 이는 상해진단서를 활용하는 법관, 검사, 수사관들은 의학적 지식이 없으므로 상해의 크고 작음을 치료기간의 길고 짧음으로 판단하기 때문이다. 잘못된 기준인 것은 분명하다. 그러나 현실적으로 3주 이상의 치료기간이 필요한 상해면 구속 수사를 원칙으로 한다던가, 치료기간 1주에 합의금 얼마씩으로 한다든가 하여 치료기간은 상해진단서에 상해진단명보다 더 중요하게 쓰인다.

이와 같이 중요한「치료기간」을 정하기는 매우 어렵다. 극단적인 예로 생명의 위험이 많은 '외상성 비장 파열'(4주)이 생명의 위험이 적은 '콜레골절'(약 6주)보다 치료기간이 짧다. 따라서 비장 파열은 팔의 골절보다 경한 상해로 평가하게 된다. 더욱이 이(치아)가 부러지면 6~12주의 치료기간이 필요하다는 진단서에는 놀랄 수밖에 없다. 또 같은 손상이라도 치료방법에 따라 치료기간은 다르고, 환자의 나이나 영양상태에 따라 치료기간은 다르다. 그 외에도 치료가 완료되는 기준을 적극적인 치료가 끝나는 시기, 치료는 끝났지만 치유되는 기간, 성형수술과 같은 보완적 치료 기간, 재취업할 수 있는 시기 가운데 어느 시기로 할 것인지에 따라 달라진다.

그러나 상해진단서의「치료기간」이 의학적으로 치료를 하는 기간이 아니라「상해의 경중」을 판단하는 기준인 점을 이해한다면, 기왕의 기준에 따라 단순하게 결정할 수도 있다. 그렇지만「치료기간」을「상해의 경중」으로 쓰면서도 원래 의학적인 치료 기간으로 이해하는 경우도 있어 상해진단서를 작성하는 의사들은 더 어려움을 겪고 있다. 이와 같은 관행이 쓰이게 된 데에는 간단하게 상해의 경중을 판단할 수 있는 기준을 의학 또는 의료계에서 제시하지 않은 원인도 있다.

「치료기간」은 불합리하지만 현실적으로는「상해의 경중」을 따지는 기준으로 이용되므로 주의하여 기재하여야 한다. 치료기간의 기재 방법은 뒤에서 더 설명하기로 한다.

3) 상해진단서 작성

가) 환자의 주소, 성명 및 주민등록번호

이는 환자의 신원 확인에 해당하며, 확인의 책임은 진단서를 작성하는 의사의 책임이다. 일반적으로 주민등록증과 같은 증명서와 대조하거나 보호자한테 확인한다. 그러나 주민등록에 있는 주소와 실제 주소가 다르면 될 수 있는 대로 실제 주소를 기록한다. 특히 유흥업소 종사자인 경우에는 주민등록증과 다를 수 있고, 또 다른 사람일 수 있으므로 본인 여부 확인에 세심한 주의가 필요하다.

나) 진단명의 명칭

의료법시행규칙에서는 한국표준질병사인분류표를 따르도록 하였다. 또 대한의사협회에서는 의학용어집에 있는 용어를 진단서 등에 사용하도록 권장하고 있다. 때로 두 자료가 같은 상병을 달리 표현하고 있는데, 앞으로는 두 자료의 상병명이 일치되어야 할 것으로 본다.

다) 상해연월일과 진단연월일

상해연월일, 진단연월일 및 진단서 발급일이 같은 날일 때가 많으나, 상해연월일과 진단연월일이 다른 경우가 있고, 이 때문에 의사가 어려움을 겪기도 한다. 시일이 경과한 외상으로 상해연월일이 불분명할 때에는 손상을 관찰한 소견이나 X-ray 검사 결과로 보아 의학적으로 규명이 가능한 방법으로 추정하고

이 소견을 중심으로 타당성 있는 진단서를 작성해야 한다.

라) 상해의 원인

의사가 상해의 원인을 분명하게 밝힐 수 없는 경우가 많다. 따라서 대부분의 상해 원인은 환자의 진술에 따라 기재하게 되는데, 환자의 진술에 의한 것임을 기재하는 것이 좋다. 예컨대 주먹으로 얼굴을 맞고 넘어지면서 의자 모서리에 부딪쳐 늑골 골절이 있다면, "주먹으로 얼굴을 맞고 넘어지면서 의자에 가슴을 부딪쳤다고 함(환자의 말)"이라고 기재하면 된다. 물론 의사의 독자적인 판단에 따라 상해의 원인을 알 수 있으면 상해진단서로서 훌륭한 증명력을 갖는다.

마) 증상

(1) 상해 부위 : 가벼운 표피박탈이라도 법의학적으로는 외력이 작용한 물체의 종류와 작용 방법을 추정하는 데 매우 중요하므로 손상 부위는 빠트리지 않고 기록하여야 하며, 가능하면 진료기록부에 그림을 그려 두거나 칼라 사진을 찍어 두면 훌륭한 증거 자료가 될 수 있다.

(2) 상해 정도 : 환자가 호소하는 증상은 객관적인 소견이 아니므로 반드시 객관적인 소견을 기재해야 한다. 피해자의 상해 정도는 가해자에 대한 처벌이나 피해보상과도 직접적인 관계가 있기 때문에 자세하고 구체적으로 기록한다.

바) 상해에 대한 소견

(1) 진료 경과 의견 : 상해에 대한 예후를 기재하는 것으로 "양호", "양호할 것으로 생각함"이라고 기재하거나, 예후가 나쁠 것으로 판단하면 구체적으로 그 이유를 기재한다.

(2) 외과적 수술 여부 : 외과적 처치를 시행하였으면 그 내용을 기재한다.

(3) 입원 여부 : "입원 치료" 또는 "통원 치료"라고 기재하며, 입원 치료가 필요한 이유를 기재하면 더 좋다.

(4) 통상 활동 가능 여부 : "가능" 또는 "격무는 피해야 함" 따위로 기재하며, 불가능하다면 그 이유를 기재하면 좋다.

(5) 식사 가능 여부 : "가능", "유동식을 권함" 또는 불가능한 경우에 그 이유를 기재한다.

사) 예상 치료 기간

위에서 설명한 것처럼 치료 기간은 상해진단서에서 가장 중요하다. 현실적으로는 불합리하지만 상해의 경중을 따지는 기준으로 이용되므로 매우 주의하여 기재하여야 한다.

(1) 치료기간과 치유기간 : 치료기간이란 의사가 적극적으로 의학적 지식과 기

술, 의약품 및 시설을 사용하여 질병이나 손상이 있던 환자를 건강한 원래 상태로 회복하거나, 병적인 상태가 고정되도록 하는 데 소요되는 기일이며 가료기간(加療期間)과 같은 의미이고, 의사의 치료가 없어도 손상이 회복되는 치유기간(治癒期間)과는 다르다. 일반적으로 치유기간은 치료기간보다 길다. 또 의학이 발전하면서 물리치료처럼 치유기간을 줄이고 기능회복을 돕는 치료나, 성형 수술이나 보철물 설치처럼 보완적인 치료는 상해 자체의 「치료기간」으로 고려하지 않는다. 의학적으로 보아 멍든 상태(좌상)에 특별한 치료는 없고 저절로 낫는 것이므로 「치료기간」을 적을 수 없는데, 흔히 "치료기간; 1주"라는 상해진단서가 발급된다. 또 '콜레골절'에서 「치료기간」이 6주라 함은 석고로 고정하는 기간이고 그 후에도 치료를 하는데도 석고 고정 기간만을 「치료기간」이라고 적는다. 이는 통용하고 있는 '치료기간'이 지니고 있는 근본적인 모순이다.

(2) 치료기간의 시점 : 원칙으로 보아 치료기간의 시점은 상해를 받은 날이어야 한다. 따라서 상해연월일이 진단연월일이면 문제가 없으나, 손상을 받고 일정 기간이 경과한 다음에 상해진단서를 발급받고자 하는 경우도 있다. 경우에 따라서는 조작이나 허위가 개입할 수 있으므로 진단연월일로부터 치료기간을 계산한다. 「치료기간」은 치료를 시작하는 때부터 완료하는 때까지를 의미하므로 '초진연월일'부터 치료를 시작하는 것으로 보기 때문이다. 예컨대 손바닥뼈(metacarpal bone)가 부러졌는데(일반적으로 고정기간이 5주이므로 치료기간도 5주에 해당함), 다른 의료기관에서 치료를 받다가 부러진지 2주가 지나서 다른 의료기관을 찾아 상해진단서 발급을 요청하였다면, X-ray 등이나 다른 이학적 소견으로 2주 전에 발생한 손상임을 알 수 있더라도, 치료기간은 3주(고정기간 5주에서 경과 기간 2주를 뺀 기간)를 기재한다. 이렇게 기재하면 상해진단서를 작성한 의사에게는 문제가 없지만, 상해를 입은 환자는 「치료기간」이 짧아지므로 권리 행사에 손해를 보게 된다. 따라서 치료 기간 뒤에 "원래 이 상해는 전치 5주의 기간을 요하는 상해임"이라고 덧붙이면, 가해자로부터 환자를 보지도 않은 상태에서 허위진단서를 발급하였다는 비난이나, 피해자로부터 터무니없이 치료기간을 짧게 기재하였다는 비난을 피할 수 있다. 이는 현실적으로 치료기간을 "상해일로부터 5주"라고 적는 것과 다르지 않으나 가해자 측이 문제를 삼으면, '치료기간'을 문자 그대로 해석한 결과에 따라 분쟁의 소지가 될 수 있기 때문이다.

(3) 치료기간의 완료 : 일반적으로 치료기간의 기준은 전치(全治)이다. 완전히 회복되었다고 할 때에는 형태적으로나 기능적으로 원래의 상태로 돌아왔음(完治)을 의미하지만 근육세포나 신경세포처럼 재생이 불가능한 세포도 있고, 장기를 절제할 수도 있으며, 재생 가능한 피부에 흉터가 남는 것처럼 원래의 형태로 돌아오는 것이 불가능한 경우가 있다. 따라서 치료가 끝나는

것은 손상과 관련된 형태나 기능이 회복될 대로 회복되어 원래대로 돌아오거나 또는 더 낫거나 나빠지지 않아 고정되는 시기까지를 의미한다. 물론 크든 작든 영구적으로 형태적 또는 기능적 장애를 남기는 경우에는 그 사항을 기재하되 장애는 고정된 상태이므로 상해 자체의 치료는 완료된 것으로 본다. 따라서 일단 손상 자체의 치료가 끝나는 기간까지를 「치료기간」으로 하고, 그 후에 물리치료를 받는 기간, 성형수술을 하는 기간, 치아 보철물을 설치하는 기간 등은 「치료기간」과는 무관하다. 또 예컨대 장기 적출이나 사지 절단, 뇌 손상 후에 생긴 간질처럼 상해의 결과로 생긴 장애의 치료도 「치료기간」에 고려하지 않는다. 그리고 현실적으로는 학회, 의료 단체에서 작성한 「치료기간」을 기재하는 것이 바람직하다.

(4) 치료기간과 치료 방법 : 치료기간은 단순한 예측이므로 실제와 얼마든지 다를 수 있다. 특히 환자의 나이, 치료 방법, 합병증의 유무 등에 의해 달라진다. 따라서 치료 방법에 따라 치료기간은 얼마든지 다를 수 있다. 특정한 손상이 있을 경우에 어느 기간 동안 치료하여야 한다는 것은 일반적인 기준을 따라야 한다. 이를테면 교과서의 기준이나 각 학회나 단체에서 정한 기준을 따르는 것이 좋다. 그리하여 실제로는 치료하는 기간이 더 길거나 짧더라도 상해진단서의 「치료기간」이 갖는 의미, 즉 의료인이 아닌 사람들이 상해의 경중을 따지는 기준으로 사용할 수 있게 된다. 많은 모순이 있지만 상해진단서의 「치료기간」이 의료인이 치료하는 기간이기보다는 「상해의 경중」을 따지는 '점수'이기 때문이다(이 부분에 대하여 의료인 측의 정리가 있어야 할 것으로 본다). 그리고 당연한 것으로 의사의 치료 없이 또는 치료 후에 다만 안정하는 것으로 자연 회복되는 경우에 치유기간을 혼용하여 사용하면 「치료기간」으로 「상해의 경중」을 가리는 사람들에게 큰 혼동을 주게 된다. 그러므로 「치료기간」에 가능하면 치료방법을 병기하고, 안정이 필요한 일수는 기재하지 않는 것이 타당하다.

(5) 추가 진단과 재진단 : 추가 진단이란 같은 상해에 대하여 「치료기간」이 달라질 만한 추가 소견이 발견되는 경우에 해당하며, 재진단이란 같은 사람에서 처음 진단에서는 발견하지 못한 다른 상해가 발견되었을 때를 말한다. 예컨대 가슴을 맞아 처음에는 단순한 좌상으로 "치료기간 : 1주"로 하였으나 나중에 X-ray에서 늑골의 선상 골절을 발견하였다면, "치료기간 : 4주(수상 후)"로 추가 진단할 수 있다. 그러나 처음에는 발견하지 못한 가슴의 손상에서 나중에 늑골 골절이 발견되었다면 늑골 골절은 재진단명이 된다.

(6) 중복 상해 : 여러 상해가 있을 때에는 원칙적으로 가장 치료 기간이 긴 상해를 기준으로 「치료기간」을 기재한다. 이도 「치료기간」이 가진 문제점이다. 「상해의 경중」으로 본다면 몸 여러 곳에 멍이 든 것이나 한 군데 멍이 든 것이 같을 수 없는데, 「치료기간」을 치료하는 기간으로 보면 멍 여러 개나

하나는 같기 때문이다. 또 여러 전문과가 개입하는 경우에도 주치하는 과에서 해당 전문과의 소견서를 바탕으로 일괄 작성함으로써 한 사람의 상해에 대하여 여러 상해진단서가 발급되지 않도록 한다. 만약 의원급에서 다른 과의 진료가 필요한 상황이라면 상해진단서에 다른 과의 진료 또는 진단이 필요하다는 점을 명기한다. 예컨대 "치과적 문제는 포함하지 않음"이라든가, "정형외과적 상해만을 진단하였음"이라고 기재한다.

아) 향후 치료 의견

예정된 치료 방법에 대하여 구체적 치료법을 기재한다.

자) 병발증 발생 가능 여부

"가능성 적음"이라든가 "(기간) 뒤에 재진을 요함"이라고 기재하고 환자에게 충분한 설명을 한다.

차) 발행일, 병의원주소, 병의원명, 전화번호, 면허번호와 의사 성명

모든 사항을 타자기로 작성하거나 복사하더라도 의사 성명은 반드시 자필로 쓰고 날인하여, 도용하거나 하는 일이 없도록 한다. 또 상해진단서에 기재하지 않은 난은 사선을 긋거나 하여 다른 사람이 함부로 적어 넣지 못하도록 한다.

라. 사망진단서와 시체검안서

사망을 증명하는 사망진단서나 시체검안서를 발부하는 목적은 두 가지이다. 첫째, 한 개인의 사망을 증명하는 일이다. 사망진단서로 동회나 면사무소나 구청에서 사망신고를 하면 비로소 「법률적 사망」이 인정되어 개인의 법률적, 사회적인 의무와 권리가 모두 없어진다. 또 사망신고를 하기 전이라도 매장이나 화장을 하려면 사망진단서가 있어야 한다. 그 외에도 상속, 보험 등의 처리에도 의사의 '사망 진단'이 필요하기는 마찬가지이다. 둘째, 사망진단서는 사망원인 통계의 자료가 된다. 이 일은 개인적으로는 그리 중요하지 않으나 나라나 사회에서는 아주 중요한 자료로서 국민보건이나 건강관리를 위한 보건정책을 비롯하여 여러 가지 정책 수립에 기초가 된다. 물론 세계보건통계에도 이용된다.

실제로 개인의 사망을 증명하는 일에는 사망원인이나 사망의 종류보다는 사망한 사람의 이름, 주민등록번호, 주소와 같은 것이 더 중요하고, 통계 자료로는 사망원인이나 사망의 종류가 더 중요하다. 물론 아주 드물게 쓰이는 보험 관련 문제나 수사와 관련된 문제에서는 사망원인을 중요하게 본다. 이런 전제로 사망진단서(시체검안서)를 작성하는 원칙을 설명하기로 한다.

1) 사망진단서와 시체검안서 서식

사망진단서와 시체검안서는 같은 서식에 기재한다. 그리고 상해진단서나 (일반)진단서와는 달리 사망진단서와 시체검안서는 의료법시행규칙에서 정한 서식에 따라야 한다(의료법시행규칙 제13조, 별지 7호 서식).[1] 따라서 사망진단서를 발부할 때는 「(시체검안서)」를 두 줄로 지우고 날인하며, 시체검안서를 발부할 때는 「사망진단서」를 두 줄로 지우고 날인하여 사용한다. 맨 아래 '위와 같이 진단(검안)함.'도 같다.

의료법에서 사망진단서와 시체검안서를 구별하면서도 그 구별한 의미를 제대로 살리지는 못한다. 오히려 두 서식 사이에는 차이가 없으므로 구별하지 않아도 상관없을 정도이다. 원칙적으로 사망진단서는 의사가 환자를 진료하였고 그 환자가 사망한 원인이 바로 의사가 알고있는 질병 때문일 때(즉 병사일 때) 작성하는 사망증명서이어야 하고, 시체검안서는 의사가 사망의 원인을 알 수 없거나 또는 사망의 원인을 알더라도 외인사이므로 특별하게 다루어야 할 죽음(예컨대 수사를 받아야 할 죽음)일 때 작성하는 증명서이어야 한다.

그런데 우리 의료법에서는 사망진단서와 시체검안서를 같은 서식에 작성하도록 하면서, 그 차이는 다만 의사가 진료하였거나 진료한지 48시간이 경과하지 않은 죽음일 경우에는 사망진단서를 교부하도록 하였을 뿐이다. 예를 들어 아무리 의사가 사망한 원인을 충분히 알 수 있어도 (예컨대 말기 암 환자가 집에서 임종하기를 원하여 퇴원하였어도) 48시간이 지나서 사망하였다면 사망진단서를 발급할 수 없다. 이때에 이런 사실을 모르는 가족들은 당연히 진료하였던 의료기관을 찾아 사망진단서 교부를 요구하는데, 원칙적으로는 그 주검을 의사가 다시 직접 검안한 후에 시체검안서를 발급해야 한다. 그러나 의료기관과 사망한 장소가 멀면 당해 의사가 다시 검안하기 어려워서 시체검안서 교부를 꺼리거나 심지어 거부하기도 한다. 그리하여 유가족은 다시 가까운 곳에 있는 의사에게 부탁하여 검안한 뒤에 그로부터 시체검안서를 발급 받아야 하거나 또는 당해 의사가 직접 검안하지 않고 (법을 어기면서) 시체검안서를 발급하기도 한다. 더욱이 멀쩡하게 의사가 있는데도 인우증명서를 사용하도록 권하기도 한다.

어쨌거나 이처럼 사망진단서나 시체검안서를 교부 받기 어려우므로 우리나라에서는 사망신고(결국 사망원인 통계)에 의사의 진단이 차지하는 비율이 매우 낮다. 앞으로 법을 개정해서라도 고쳐야 할 부분이다.

2) 사망자의 확인

「성명」, 「성별」, 「주민등록번호」, 「실제 생년월일」, 「직업」, 「본적」, 「주소」 등은 사망한 사람의 확인에 해당하므로 확인된 대로 기재한다. 알 수 없는 부분은 아는 대로

1 의료법 시행규칙에서 서식을 정한 증명서로는 사망진단서(시체검안서), 출생증명서, 사산(사태)증명서가 있다.

만 기재한다. 예컨대 달리 확인할 방법이 없는 변사체에 대하여 “불상” 또는 “알 수 없음”이라고 기재하거나, 같이 온 사람이 그냥 “용팔이”라고 부른다고 한다면, “용팔이(속명)”라고 기재하면 된다. 또 신원을 알 수 없는 사람이 여럿이면 “불상①”, “불상②” 하여도 되지만, 의료기관 안에서는 반드시 누가 누구인지 구별할 수 있도록 하여야 한다. 변사자의 확인은 의사의 책임인데, 의사로서는 일반적으로 가능한 범위 안에서 확인하면 된다. 의사는 이를 확인하기 위하여 수사를 할 필요도 없고, 또 변사자를 확인할 때까지 사망진단서 발급을 늦출 필요도 없다.[2]

표 2. 사망진단서의 사망자 확인 난

1	성명		2	성별	남 · 여	3	주민등록번호	
4	실제 생년월일	년 월 일			5	직업		
6	본적							
7	주소							

3) 발병 일시, 사망 일시, 사망 장소

「발병 일시」는 가장 앞선 사망 원인이 발병한 시기를 적되, 구체적으로 또는 알 수 있는 대로만 기재한다. 환자가 호소한 증상이 처음 나타났을 때가 사망원인인 질병이 시작한 때라고 생각하면 그 기간을 적는다. 예컨대 간암으로 사망한 환자에서 황달이 나타난 시기이거나, 심한 피로감이 나타난 시기를 「발병 일시」로 기재하여도 된다. 환자가 그런 증상을 가진 지 10년쯤 되었다고 한다면, 「발병 일시」에 諺년 전” 등으로 기재하여도 되며 그나마 알 수 없는 경우에는 “알 수 없음” 또는 “불상(不詳)”이라 한다. 물론 구체적으로 발병 시기를 알 수 있으면 시각을 24시각제에 따라 적는다. 예를 들어 오후 8시 10분이면, 20시 10분이라고 한다.

의사가 사망에 입회한 경우에는 「사망 일시」를 정확하게 기재할 수 있다. 또 가족이나 목격자의 진술을 바탕으로 사망 일시를 기재할 때에는, 주검의 사후변화와 모순되는 점이 없는가를 확인하고 진술한 대로 적으며 누구의 진술에 따랐는지를 시체검안서에 같이 적고 진료기록부에도 기록으로 남겨둔다. 「사망 일시」는 상속이나 보험에서 문제될 수 있고, 드물게 형사사건에서도 문제가 될 수 있다.

「사망 장소」는 「사망 일시」와 같은 방법으로 기재한다. 다만 「사망 장소」가 발견한 장소와 다른 것으로 판단되어 불명인 경우에는 발견된 장소를 기입하고 뒤에 “ㅇㅇ에서 발견”이라고 기재한다.

---

2 법의학에서는 외인사를 자살(suicide), 타살(homicide), 사고사(accidental death)로만 나눈다. 다만 외인사나 이를 구별할 수 없을 때에 분류불능(unclassified)이라 하고, 병사인지 외인사인지조차 알 수 없는 경우는 불상(undetermined)으로 한다.

표 3. 사망진단서의 발병 일시, 사망 일시, 사망 장소 기재

8	발병일시	년 월 일 시 분 (24시각제에 의함)	
9	사망일시	년 월 일 시 분 (24시각제에 의함)	
10	사망장소	주소	
		장소	①주택내 ②의료기관 ③시설기관 (양로원, 고아원 등) ④D.O.A.
			⑤산업장 ⑥공로 (도로, 차도) ⑦기타(구체적으로 기술)

4) 사망의 종류(Manner of death)

「사망의 종류」는 궁극적으로 수사 기관이나 법원에서 판단할 문제이다. 따라서 임상의사에게 요구하는 정도는 단지 병사인지 여부를 가리는 것이다. 「사망의 종류」는 사망한 상황을 표시하는 것으로써 선행사인에 따라 결정된다. 외상의 합병증으로 질병이 발생하여 사망하였으면 「사망의 종류」는 외인사이며, 질병의 원인으로 손상이 생긴 것이라면 「사망의 종류」는 병사인 것이다.

사망진단서 서식에서는 「사망의 종류」를 '①병사', '②외인사', '③기타 및 불상'으로 나누고, 외인사는 다시 '㉮교통사고, ㉯불의의 중독, ㉰불의의 추락, ㉱불의의 익사, ㉲자살, ㉳타살, ㉴기타 사고사'로 나눈다.)

표 4. 사망진단서의 사망의 종류 기재

11	사망의 종류	①병사 ②외인사 ㉮교통사고 ㉯불의의 중독 ㉰불의의 추락 ㉱불의의 익사 ㉲자살 ㉳타살 ㉴기타 사고사 ③기타 및 불상

「사망의 종류」는 한 가지만 선택한다. 예를 들어 중한 만성병이 있고 대퇴골이 골절되었다고 해서 병사와 기타의 재해사를 같이 선택하면 안 된다. 둘 가운데 사망에 더 크게 작용하였을 진단명에 따라 사망의 종류를 결정한다. 대개 손상이 있으면 「사망의 종류」를 결정할 때에 질병보다 손상이 우선한다. 질병 외에는 다른 사망원인이 없을 때에만 병사를 선택한다. 어떤 것이든 손상이 사망에 영향을 미쳤으면 '병사'가 될 수 없다. 실제로 사망원인이 된 것은 질병이지만 사망의 종류가 외인사인 경우도 있다. 예를 들어 폭행이나 상해의 피해자가 심근경색 발작을 일으켜 사망하였다면 의사는 당연히 '병사'로 진단한다. 그러나 폭행이 심근경색에 유발요인〈誘因〉으로 작용하였다면, 정확하게 말하여 '타살'일 수 있다. 하지만 이런 경우라

도 법의학에서는 외인사를 자살(suicide), 타살(homicide), 사고사(accidental death)로만 나눈다. 다만 외인사이나 이를 구별할 수 없을 때에 분류불능(unclassified)이라고 하고, 병사인지 외인사인지조차 알 수 없는 경우는 불상(undetermined)으로 한다. 의사가 그 사실을 밝혀야 할 의무는 없다. 다만 폭행이 유발요인이 된 인과관계에 대하여 설명해 주는 것은 중요하다.

병사가 아니면 「외인사의 추가 사항」에 사망상황에 대한 설명을 적어야 한다. 예컨대 「사망원인」이 '머리 손상'이고, 「사망의 종류」가 '②기타의 재해사'면, 추가사항에 "자동차 운전 중 충돌 사고"와 같은 내용을 적어야 한다.

5) 사망의 원인(Cause of death)

세계보건기구에서 정의한 바에 따르면, 사망진단서에 기재하는 사망의 원인, 즉 사인(死因)은 결국 사망의 결과를 초래하였거나 또는 사망에 관여(기여)한 모든 ①질병(diseases), ②병적 상태(morbid conditions), ③손상(injuries), 그리고 손상을 일으킨 ④사고나 폭력의 상황을 말한다.

우리나라의 사망진단서는 최근(2000. 10. 21.)에 서식을 바꾸었다. 특히 「사망의 원인」을 고쳤는데, 전체적으로 세계보건기구의 서식을 따랐다. 그런데 특별히 ㈏와 ㈐ 칸에 (중간선행사인), (선행사인)을 그대로 남긴 것은 혼동을 초래한다.[3] 사망진단서를 작성하는 의사는 '중간선행사인'이니 '선행사인'이란 칸에 의미를 둘 필요 없이, 직접 사망에 이르게 한 사망원인(직접사인)을 ㈎ 칸에 기재하고, 그 원인을 ㈏ 칸에 기재하며, 다시 그 원인을 ㈐ 칸에 기재하는 순서로 ㈑ 칸까지 작성하면 충분하다. 물론 한 가지나 두 가지 진단명으로 사망원인을 충분히 설명할 수 있으면, 굳이 네 칸을 모두 채우려고 애쓸 필요없이 한두 칸만 기재하여야 한다.

표 5. 사망진단서의 사인 기재

<table>
<tr><td rowspan="7">12</td><td rowspan="7">사망의 원인
※㈏㈐㈑에는 ㈎와 직접 의학적 인과관계가 명확한 것만을 기입한다.</td><td>㈎</td><td>직접사인</td><td></td><td rowspan="3">발병부터 사망까지의 기간</td><td></td></tr>
<tr><td>㈏</td><td>㈎의 원인 (중간선행사인)</td><td></td><td></td></tr>
<tr><td>㈐</td><td>㈏의 원인 (선행사인)</td><td></td><td></td></tr>
<tr><td>㈑</td><td>㈐의 원인</td><td></td><td></td><td></td></tr>
<tr><td colspan="3">㈎ 내지 ㈑와 관계없는 기타의 신체 상황</td><td></td><td></td></tr>
<tr><td colspan="2">수술의 주요소견</td><td>수술
년월일</td><td colspan="2">년 월 일</td></tr>
<tr><td colspan="2">해부의 주요소견</td><td colspan="3"></td></tr>
</table>

3 만약 ㈐ 칸이 선행사인이라면, 선행사인의 원인을 적어야 하는 ㈑ 칸에는 "선행선행사인"을 적는가? 사망진단서에 있는 (중간선행사인)이나 (선행사인)이란 용어는 무시하는 편이 좋다.

가) 사망원인에 "호흡정지, 심정지" 등을 기재하면 안 되는가?

「사망의 원인」에는 진단명(질병명 또는 손상명)을 기재한다. 의료법 시행규칙 제12조제3항에서 병명은 [한국표준질병사인분류표]를 따르도록 하였는데, 이 표는 세계보건기구(WHO)에서 정한 International Classification of Diseases (ICD)를 번역하여 사용하고 있다. 특히 vital statics의 하나인 사망 통계에 가장 중요한 자료인 사망진단서에서는 사인분류표에 있는 진단명을 기재하여야 한다. 그리고 한 칸에 진단명은 하나만 기재한다.

그런데 많은 의사들이 진단명에 대하여 오해하고 있다. 그래서 우리나라 사망진단서에 가장 많이 오르는 직접사망원인은 "심폐기능 정지", "호흡 정지", "호흡중추 마비", "심박 정지", "심장마비"와 같은 '사망에 따른 증상이나 증세'이다. 마치 폐렴 환자가 자신의 병이 무엇인지를 물었을 때에 곧바로 "폐렴"이라고 할 것을 "기침과 가래가 있고, 숨이 차며, 고열이 있다"고 한 것과 같다.

나) 진단명에는 객관적인 근거가 있어야 하는가?

진단명을 결정하는 데는 반드시 증상(sign), 징후(symptom) 또는 검사 결과와 같은 의학적인 근거가 있어야 하며, 근거와 진단명 사이에는 객관적으로 타당한 상관관계가 있어야 한다. 진단서를 발급하는 의사는 관계가 있다고 저 혼자 생각하였더라도 일반적으로 인정되지 않는 것이면 고의로 진단을 잘못한, 즉 허위진단서를 작성한 것으로 해석될 수도 있다. 진단서에 진단한 근거를 기재하지는 않으나 진료기록지(병록지)에는 기재하여 나중에 근거를 밝힐 필요가 있을 때에 대비하여야 한다.

진단의 근거 가운데 병인, 외인 또는 형태학적 개념에 의한 진단명은 '최종' 진단이며, 증상이나 징후를 근거로 한 진단명은 '임상적' 진단이다. 최종 진단에는 증상과 징후 외에 여러 가지 검사(예컨대 미생물학적 검사, 생화학적 검사, 조직병리학적 검사, 방사선과 검사, 혈액학적 검사, 혈청학적 검사, 심전도, 뇌파 검사, 내시경 검사 등)의 결과가 그 근거가 된다. 사망원인에 형태학적 병변만 고집하지 않는다. 임상적인 증상이나 징후만 가지고 의사의 재량에 의해 결정된 진단명은 기능적 개념에 의한 진단이며, '임상적' 진단이다. 이를 바탕으로 형태학적 진단명을 쓰고자 한다면 진단명 뒤에 "(추정)" 또는 "(의증)"이라고 덧붙이는 것이 좋다.

또 사망원인에 객관적으로 확실한 근거가 없다고 해서 굳이 "임상적으로" 또는 "…의 진술에 따라"라고 쓸 필요는 없다. 이는 더 정확한 방법으로 다른 진단이 밝혀진다면 자신의 판단을 양보하겠다는 의미로 해석된다. 모든 사망원인 진단에 객관적이고 확실한 근거가 있어야만 정하는 것이 아니다. 진단이란 의사가 수집 가능한 정보를 종합하여 이성적으로 판단한 내용으로 증명하는 것이기 때문이다.

다) 선행사인(Underlying cause of death)은 무엇인가?

표 5에서 보듯이 「사망의 원인」에는 칸이 네 개 있고(네 칸을 모두 채울 필요는 없다), 가장 아래에 기재하는 사망원인이 선행사인이다.[4]

선행사인은 한 사람이 일련의 과정을 거쳐 결국 사망하였을 때에 가장 먼저 시작한 사망원인을 말한다. 요컨대 선행사인은 사망한 사람이 어떤 원인으로 사망하였는지를 제시한다. 또 통계청에서 사망원인을 분류할 때 가장 중요하게 생각하는 진단명이다.

사망원인을 기재하는 순서는 가장 앞서 발생한 사망원인을 제일 아래에 기재하여야 한다. 세계보건기구는 선행사인을 “①직접 사망에 이르게 한 일련의 병적상태를 일으킨 질병과 손상, ②치명적 손상을 일으킨 사고나 폭력 상황”으로 정의한다. 즉 사망원인에는 질병이나 손상의 명칭 외에 사고나 폭력의 상황을 기재할 수 있다. 그러나 사망에 수반되는 현상이나 사망의 기전인 호흡부전, 심장 정지, DIC, 뇌 저산소증 등을 기재하여서는 안 된다.

개정하기 전 사망진단서에 있던 직접사인, 중간선행사인, 선행사인이라는 명칭은 아마도 일본의 예전 사망진단서를 따른 듯하다(표 6). 그런데 일본에서는 1995년에 사망진단서 서식을 크게 바꾸면서 그런 명칭을 없앴다. WHO의 권고를 수용한 것이다.

한편 직접사인에 기재할 수 있는 진단명이 따로 있고, 또 선행사인이 될 수 있는 진단명이 따로 있는 것으로 오해하는 의료인도 많다. 그러나 사망원인을 기재하는 방식은 사망에 이른 일련의 과정을 인과관계가 있는 사망원인에 따라 최종의 것을 위에 적고 앞선 것을 밑에 적는 것이다.

표 6. 개정 전 사망진단서의 사망원인

<table>
<tr><td rowspan="6">12</td><td rowspan="6">사망의 원인
※(나)(다)는 (가)와 직접 의학적 인과관계가 명확한 것만을 기입한다.</td><td rowspan="3">I</td><td colspan="2">(가) 직접사인</td><td></td><td rowspan="3">발병부터 사망까지의 기간</td><td></td></tr>
<tr><td colspan="2">(나) 중간선행사인</td><td></td><td></td></tr>
<tr><td colspan="2">(다) 선행사인</td><td></td><td></td></tr>
<tr><td>II</td><td colspan="3">I 과 관계없는 기타의 신체 상황</td><td></td><td></td></tr>
<tr><td colspan="2">수술의 주요소견</td><td></td><td>수술 년월일</td><td colspan="2">년 월 일</td></tr>
<tr><td colspan="2">해부의 주요소견</td><td colspan="4"></td></tr>
</table>

또 하나 고려해야 할 사항은 유가족과 통계청이다. 의사가 사망진단서에 무엇을 사망원인으로 기재하는지에 따라 유가족은 고인이 된 가족이 어떤 원인으

4 앞에서 설명하였듯이 (다) 칸에 기재하는 것만이 선행사인인 것처럼 오해하게 하는 서식은 옳지 않다.

로 사망하였는지에 확신을 갖는다. 또 통계청에서는 사망진단서를 근거로 사망원인 통계를 작성한다. “담당하였던 환자가 어떤 상병으로 사망하였습니까?”라는 질문에 한 가지 진단명으로 대답한다면, 예컨대 “간암입니다.”라고 대답한다면, 그 진단명이 바로 가장 기본적인 사망원인이고, 사망원인에 여럿을 기재한다면 가장 아래 칸에 기재할 선행사인이 된다.

라) 그렇다면 사망원인을 기재하는 원칙은 무엇인가?

「사망의 원인」에 기재하는 간단한 원칙은 다음과 같다. ①질병이나 손상 중에 하나나 둘로 죽음을 설명할 수 있으면 모든 칸을 다 채울 필요가 없으며, ②호흡정지와 같은 사망에 수반된 현상을 적지 않으며, ③인과관계가 있는 것을 적되, ④[한국표준질병사인분류표](결국 WHO의 ICD)에 따른 상병명을 적는다. 「사망의 원인」에 있는 네 칸은 이른바 ‘주요 사망원인’으로 ㈎, ㈏, ㈐, ㈑로 구별되어 있지만 각각에 들어갈 수 있는 고유한 진단명이 따로 있는 것이 아니다. 이해를 돕기 위하여 우리의 사망진단서가 참고한 WHO 서식을 보면(표 7), 위에서부터 직접사망원인을 쓰고, 그 원인의 원인(due to or as a consequence of)을 그다음 칸에, 또 그 원인의 원인을 셋째 칸에 차례로 적으면 된다.

마) 직접사인은 무엇인가?

표 7. International Form of Medical Certificate of Cause of Death

Cause of Death			Approximate interval between onset and death
I Disease or condition directly leading to death* Antecedent causes Morbid conditions, if any, giving rise to the above causes, stating the underlying condition last		(a) due to(or as a consequence of) (b) due to (or as a consequence of) (c) due to (or as a consequence of)	
II Other significant condition Contributing to the death, but not related to the disease or condition causing it			

* This does not mean the mode of dying, e.g., heart failure, asthenia, etc. It means the disease, injury, or complication which caused death.

「(가) 직접사인(direct cause of death)」은 직접 죽음의 원인이 된 합병증, 질병, 손상이다. 익사처럼 하나의 상황으로 죽음을 모두 설명할 수 있으면 직접사인에 "익사"로 기재하면 충분하고, 아래에 있는 (나), (다), (라) 칸은 기재할 필요 없다. 즉 "익사"가 직접사인이자 선행사인이므로 죽음의 과정을 모두를 설명할 수 있다. 구태여 네 칸을 모두 채우기 위하여 "심장 마비"니 "수영 미숙"이니 하는 내용을 쓸 필요는 없다.

다만 사망기전(mechanism of death)을 직접사인에 기재할 수 있다. 사망기전을 적는 것은 사망시기에 일어난 상황을 더 이해하기 쉽게 할 수 있다. 이를 테면 복부 자창(abdominal stab wound)이 사망원인인 경우에 사망기전인 실혈(exsanguination)을 적어주면, 아무것도 적지 않을 때 생길 수 있는 의문(혹시 복막염이 있었는지)을 덜어준다.

바) 왜 사망원인에는 칸이 여럿인가?

앞에서 설명한 익사의 예라면 한 가지로 사망을 모두 설명할 수 있지만, 일반적인 병사(病死)에서는 질병명 하나로 죽음을 모두 설명할 수 없는 경우가 많다. 또 의학의 발전으로 사망원인이 여러 단계의 합병증을 거쳐 사망하게 된다는 사실과 함께 그 합병증을 이해하게 되었다. 그래서 사망원인인 질병 때문에 결국 사망까지 진행하는 과정에 나타나는 합병증을 이해하고 예방할 가치와 수단이 필요하게 되었다.

예컨대 간암으로 사망한 환자가 있으면 사망원인에 '주 사망원인'에 "간암"이라고 기재하면 충분하다. 그런데 간암 환자가 사망하는 과정은 다음의 예처럼 복잡할 수 있다.

① 간경화증 → 간암 → 식도정맥류 파열 → 상부위장관 출혈 → 저혈량성 쇼크
② 간암 → 폐 전이암 → 호흡곤란
③ 간경화증 → 간암 → 간성 혼수 → 심폐기능 부전
④ 간암 → 뇌 전이암 → 뇌압 상승 → 연수마비 → 호흡중추 마비
⑤ 간암 → 다장기 전이 → 악액질
⑥ 간경화증 → 간암 → 패혈증성 쇼크

이때 환자의 죽음을 "간암"만 기재하기에는 부족하다. 그리고 사망의 과정을 나누어 기재할 필요가 있다. 그래서 사망원인 난에는 칸이 여럿 있다.

예컨대, 어느 사람이 단순히 "간암"으로 사망하였다고 하면 일반인이나 사회적으로는 그 죽음을 충분히 이해할 수 있으나, 의학적으로는 "간암"이 "전이성 폐암"으로 합병하여 사망하였는지, 아니면 "간성 뇌증"이거나 "악액질"이거나 "복막염"이었는지를 알아볼 필요가 있고, 그런 합병증에 따라 의학적인 대처도

가능한 일이므로, 「사망원인」을 하나로 국한하지 않고 여럿 나열할 필요가 생긴 것이다. 그래서 사망진단서에 있는 「사망원인」을 WHO는 여러 칸으로 나누어 기재하기를 권한다.

그러나 칸이 여럿 있다고 해서 이 칸을 다 채울 필요는 없다. 더욱이 쓸모없는 내용을 기재함으로써 중요한 사망원인이 누락되면 안 된다. 저혈량성 쇼크, 뇌압상승, 악액질, 패혈증성 쇼크 등은 「사망원인」이 아니라 「사망의 기전」(mechanism of death, mode of death)이므로 반드시 기재해야 할 사망원인은 아니며, 더욱이 호흡곤란, 심폐기능부전, 연수마비, 호흡중추 마비 등은 단순한 「사망의 증세」(sign of death)'에 불과하므로 「사망원인」에 기재하여서는 곤란하다.

㈏, ㈐, ㈑ 칸은 각각 위에 적은 진단의 원인이면서 시기적으로 앞선 것을 적는다. 다시 설명하거니와 「사망의 원인」에 적는 진단명 가운데 '직접사인'이나 '중간선행사인'이나 또는 '선행사인' 칸에 적을 수 있는 진단명이 따로 있는 것이 아니고, 사망에 관련된 질병이나 손상이나 합병증을 순서대로(가장 먼저 발생한 원인을 아래에) 기재하는 것이 원칙이다.

주의할 것은 사망원인 난에 기재된 바에 따라 사망의 통계를 작성하므로 어떤 개인이 사망하게 된 기본적인 질병이나 손상 또는 사고가 누락되어서는 안된다는 점이다. 이를테면 보행자 교통사고로 두부 손상을 받고 사망한 경우에 사인 난에 "뇌 헤르니아 ← 뇌경막외 출혈 ← 두개골 골절"이라고만 기재하면 교통사고로 사망한 이 사람이 어떻게 사망하였는지 알 수 없다. 따라서 「외인사의 추가 사항」에 반드시 교통사고임을 기재하거나, 또는 「사망의 원인」 난에 "경막외출혈 ← 두개골 골절 ← 보행자교통사고"라고 기재하면 된다.

WHO에서 정의한 것에 따르면 사망원인에는 질병명은 물론이고 손상명이나 또는 사고나 폭력의 상황까지 기재할 수 있고, 또 그렇게 권하고 있으므로, 「사망의 원인」에 "교통사고"나 "고층건물에서 추락", "익사"와 같은 상황을 기재하기에 주저할 것 없다. 오히려 그런 상황을 적어야 사망의 상황을 더 잘 이해할 때도 있다.

사) 무엇부터 사망원인이라고 기재하는가?

예를 들어 "간암"의 원인이 "간경화증"이고, 그 원인은 "만성 간염", "B형간염"일 수 있다. 이런 과정으로 사망한 사람에서 간암의 원인으로 간경화증이나 만성 간염, B형간염 등을 기재하여야 한다는 의견이 있을 수 있다. 물론 기재할 수 있다.

그러나 사망원인이란 의학적인 개념 이외에 사회적인 개념을 포함한다. 사망원인은 사망에 이르게 된 일련의 과정을 증명하는 것이지, 질병의 변천 과정 또는 인과관계만을 설명하는 것은 아니다. 즉 B형간염이나 만성 간염 또는 간경화증이 있었더라도 사회생활을 영위하였다면, 이들 진단명을 사망원인으로 기재하지 않아도 된다.

예를 들어 간경화증과 간암이 있는 환자가 사망한 경우를 본다. 이미 복수 등의 증상이 있던 간경화증으로 입원하였다가 간암이 발견되었고 식도정맥류 파열로 사망하였다면, 간경화증을 선행사인으로 기재함이 마땅하다. 그러나 간경화증이 있었으나 사회생활을 영위하다가 전이성 폐암의 증상으로 입원하여 결국 간암을 진단하였다면 간경화증은 사망원인에 기재하지 않아도 된다.

만약 간암의 원인이 간경화증이고, 그 원인은 만성 활동성 간염이며, 그 원인은 급성 B형간염이며 (B형간염의 원인은 초등학교 5학년때 등교하다가 학교 앞에서 교통사고를 당하였고 그로 인한 손상 치료로 수혈한 것이라면), 원인은 '수혈', '보행자 교통사고'이어야 하고, 왜 교통사고가 났는가의 원인을 찾으면 '등교(登校)', 왜 등교했느냐고 원인을 찾으면 …. 모든 사망원인은 '출생'이라는 역설도 나온다.

아) 사망원인을 알 수 없으면?

사망원인을 알 수 없으면 "불상" 또는 "알 수 없음"으로 적는다. 그러나 사망원인을 "불상"으로 기재하였으면서 「사망의 종류」를 '병사'로 표기하는 것은 적절하지 않다. '병사'에 확신이 있다면, 사망원인이 확실하지 않더라도 병력이나 증상을 잘 듣고서, 판단할 수 있는 범위 안에서 가능한 병명을 적고 뒤에 "(추정)"을 붙이면 된다. '병사'인지 확실하지 않으면 수사기관이 수사할 수 있도록 '기타 및 불상'으로 표기해고 「사망의 원인」은 "불상"으로 남겨야 한다.

그러나 객관적인 증거가 없다고 해서 사망원인을 추정하지도 못하라는 법은 없다. 예를 들어 노인이 비교적 건강하였는데 아침에 일어나 보니 사망하였다고 한다면, 대부분 의사들은 사망진단서를 작성하기 어려워한다. 당연하다. 사망을 진단할 아무런 근거가 없기 때문이다.

거꾸로 생각해 보자. (타살 등의 변사가 아니라는 전제를 둔다) 과연 비교적 건강하던 노인이 갑자기 밤 사이에 사망할 질병으로 무엇이 있는가? 대개는 심장 또는 뇌의 질병이다. 만약 그 노인이 고혈압이 있었고, 발견된 현장에 토한 흔적이 있다면, 뇌압이 상승한 상황, 즉 뇌출혈이 심근경색보다 우위일 것이다. 전혀 아무런 흔적도 없이 이불을 덮은 채 편안한 상태라면 심장에 원인이 있었을 것이다.

이 정도의 추정으로 사망원인을 기재할 수 있다.

오히려 의사들이 근거가 마땅하지 않다고 해서 사망원인을 추정하지 않으면, 유족들은 사망진단서를 교부받지 못하고, 결국은 명백한 병사(病死)인데도 변사로써 여러 가지 법률적인 과정을 거쳐야 하는 불편을 겪기도 한다.

자) 기타의 신체 상황에는 무엇을 기재하는가?

「사망의 원인」 난에는 주 사망원인과 구별하여 "(가) 내지 (라)와 관계없는 기타의 신체 상황", 이른바 '관여 요인(contributory factor)'을 기재한다. 여기에 기재할 진단명은 직접적인 사인은 아니지만, 사망에 관여한 요인이다. '기타의 신체 상황'으로 적을 것이 없으면 그냥 비워 둔다. 부검에서 우연히 암을 발견하였더라도 사망에 영향을 끼치지 않았다고 판단하면 이를 적을 필요가 없다.

사망의 원인은 아니지만 사망에 관여한 요인을 예를 들어 설명한다.

위암 때문에 사망한 사람에서 당뇨병이 같이 있었다고 가정하자. 당뇨병이 위암의 원인이거나 위암이 당뇨병의 원인일 수는 없다. 따라서 위암과 그에 따른 합병증을 '주 사망원인'에 기재할 수는 있으나 당뇨병을 기재할 수는 없다. 그런데 그 사람에서 당뇨병이 있기 때문에 (치료에 반응하지 않거나 또는 당뇨병 때문에 제대로 치료를 할 수 없어) 위암으로 인한 사망이 일찍 초래된 것이라 판단하면 "기타의 신체 상황" 칸에 당뇨병을 기재한다. 이 칸에는 진단명을 여럿 기재할 수 있다. 만약 당뇨병이 있되 위암으로 인한 사망에 거의 영향을 미치지 않았다면 당뇨병은 어디에도 기재할 것 없다.

또 다른 예를 들어본다. 고혈압성 뇌출혈로 누워있다가 폐렴이 생겨 사망한 사람에서 만약 당뇨병 때문에 고혈압이 생겼고, 그래서 뇌출혈이 생겼다면, "(가) 폐렴 ← (나) 고혈압성 뇌출혈 ← (다) 당뇨병"이라고 기재한다. 그러나 당뇨병이 고혈압의 원인일 수는 있으나 당해 환자에서는 당뇨병이 고혈압의 유일한 원인이라고 볼 수 없다면 "(가) 폐렴 ← (나) 고혈압성 뇌출혈"까지만 기재하고, "당뇨병"은 「기타의 신체 상황」에 기재한다. 이때 당뇨병이 고혈압의 원인인지 여부의 판단은 전적으로 의사의 재량에 따른다.

6) 발병부터 사망까지의 기간

「발병부터 사망까지의 기간」은 몇 년, 몇 개월, 며칠, 몇 시간, 몇 분 또는 즉시(卽時) 등으로 기재하되, 알 수 있는 범위 안에서 기재한다. 정확한 기간을 알 수 없을 때에는 범위로써 표현할 수도 있다.

7) 수술의 주요 소견, 수술 연월일, 해부[5]의 주요 소견

사인과 관련되어 수술을 하였거나, 사망 후에 부검을 하였다면 사인에 관련된 소견을 '수술의 주요 소견', '해부의 주요 소견'에 기재하고, 그렇지 않다면 빗금을 긋고 날인한다.

---

5 해부(解剖, dissection)란 도구로 주검을 검사하는 행위 자체를 의미한다. 한편 해부의 방법으로 사망원인, 질병의 경과, 치료의 효과 등을 판단하는 일은 부검(剖檢, autopsy)이라고 한다. 우리 나라에서는 일본의 영향을 받은 탓인지, 부검 또는 사후검사(postmortem examination)보다 해부라는 용어를 더 자주 쓴다. 앞으로 고쳐야 할 관행이다.

8) 외인사의 추가 사항

「외인사의 추가 사항」은 외인사를 일으킨 손상에 관한 정보를 아는 대로 기재한다. 다른 사람의 설명에 의하여 알게 되었다면 "…의 설명에 따라"라고 덧붙이고, 내용은 의무기록에 남긴다. 없으면 빗금을 긋고 날인한다.

9) 발급인의 자격

마지막으로 사망진단인지 또는 시체검안인지를 두 줄로 지움으로써 구별하고, 날짜와 의료기관명, 자격, 성명을 적어 넣고 날인한다. 자격은 의사이면 충분하므로, 구태여 "○○○과 전문의"라고 할 것 없다. 따라서 의사면허번호만을 기재하면 된다. 때로 사망진단서 서식에 "병원장의 직인이 없으면 무효임."이라고 인쇄된 것도 있으나 필요한 조건은 아니다.

한편 최근에 개정된 사망진단서 서식에는 「진찰(검안) 의사」와 「교부한 의사」를 구별하여 기재하도록 하였다. 만약 진찰(검안)한 의사가 사망진단서를 교부한다면, 굳이 두 가지를 모두 기재할 필요없다. 이 서식은 의료법 제18조【진단서 등】제1항 단서 조항에 있는 "환자를 직접 진찰 또는 검안한 의사, 치과의사 또는 한의사가 부득이한 사유로 진단서 · 검안서 또는 증명서를 교부할 수 없을 때에는 같은 의료기관에 종사하는 다른 의사, 치과의사 또는 한의사가 환자의 진료기록부 등에 의하여 이를 교부할 수 있다"는 내용에 따라 진찰한 의사와 교부한 의사가 다를 경우에 기재하기 위한 것이다. 이때 교부한 의사는 서명이나 날인할 수 있으나, 진찰한 의사의 서명이나 날인은 남길 수 없다.

10) 인우증명서

불행하게도 우리나라에서는 사망 신고를 위하여 의사의 사망진단서가 필수적인 것은 아니다. 의료법에 진단명은 한국표준질병분류표(결국 WHO의 ICD)를 따라야 하도록 되어 있으나, 질병의 개념이 다른 한의사도 WHO 분류에 따른 사망의 진단을 하도록 하였다. 어쨌든 한의사를 포함한 의사의 진단은 통계청이 만든 사망 통계에 자료가 된 전체 사망 가운데 일부(1995년; 62.7%)밖에 되지 않고 그나마 일부는 사인 분류가 불가능하다. 의사의 사망진단서 없이 사망이 신고된 나머지는 이른바 인우증명서(隣佑證明書)로 의사가 아닌 '이웃'의 사망 진단일 가능성이 크다.

이 제도는 의사가 절대적으로 모자랄 때 의사의 진료나 검안을 받을 수 없는 지역의 주민을 위하여 만든 제도인데 아직도 이용되고 있을 뿐 아니라 의사가 흔한 대도시에서도 함부로 쓰이고 있다. 여기에는 사망진단서와 시체감정서 교부에 따른 의료법 규정의 불합리도 한몫을 한다.

마. 출생증명서

출생증명서는 사회적 법률적 관계로서 주체의 발생을 증명하는 것과 함께 국민 출생에 관한 통계가 작성되어 사회, 경제, 교육, 보건 등의 중요한 기초자료가 된다. 출생을 증명할 수 있는 자격은 의사, 한의사 또는 조산사이며(의료법 제18조 제2항), 의료법 시행규칙 제12조 및 별지 서식 제8호 서식에 의한다.

'출생(live birth)'은 임신기간에 관계없이 모체에서 완전히 배출 또는 만출되어 그 후 호흡과 기타의 생명 징후를 보이는 것으로 정의한다. 생명의 징후로는 심장 박동, 탯줄의 맥박, 수의근의 움직임 등이며, 아직 탯줄을 절단하기 전이라도 무방하다. '임신월수'는 일반적으로 최종 월경일을 기준으로 결정하며 만 몇 개월 또는 만 몇 주로 기재한다. '다태(多胎)'인 경우에 몇 번째 출산아인지, 다태 태아의 상태를 기재하며, '산모의 산아수'는 산모가 현재의 출생자를 포함하여 출산한 출생자의 수 및 임신 만 20주 이후에 사산한 수를 기입한다.

바. 사산(사태)증명서

의사, 한의사, 조산사는 의료법 제18조에 의거하여 의료법 시행규칙 제14조와 제9호 서식에 의하여 발행한다. 사산증명서는 의사가 진료 중이던 임부가 임신 4개월 이상된 태아를 사산하였을 때 발부하는 증명서이고, 자신이 진료 중이 아니던 사산아를 검안한 경우에는 사태증명서를 작성하여야 한다. 한편, 4개월 미만이 확실한 태아는 적출물에 해당한다고 본다.

'태아사망(fetal death)'이란 임신기간에 관계없이 모체에서 완전히 배출 또는 만출되기 전에 사망한 것을 의미하며, '사산(stillbirth)'이란 일반적으로 4개월 이상의 태아사망을 일컫는다. '사산의 종별'에서 '인공임신중절'은 사산을 목적으로 인공적인 조치(기계적, 약제적 또는 양자 병용)를 가함으로써 사산함을 의미하며 '1. 자연사산'이란 사산을 목적으로 한 인공적인 조치를 가하지 않았음에도 사산한 경우를 말한다. 따라서 다른 목적의 투약, 수술에 의하여 사산한 경우도 자연사산이라 한다. 특히 출생의 목적으로 분만 유도 중에 사산하거나, 태아사망 후에 인공적 조치를 가한 것도 자연사산이다.

사. 소견서

소견서에는 특별한 서식이나 기준이 없다. 그러나 의사들이 쉽게 생각하는 소견서도 법적으로는 진단서나 상해진단서와 같은 효력을 갖는다. 따라서 소견서를 작성할 때에도 진단서를 작성하는 기준에 따라 작성하여야 한다.

아. 감정서

감정서에는 후유장애를 평가하는 신체 감정서를 비롯하여, 연령감정서, 부검감정서, 친자감정서, 정신 상태에 대한 감정서, 성범죄에 관한 감정서, 의료과오에 관한 감정서, 성별감정서 등이 있는데, 특별한 서식이 없으며 감정을 행한 대상이나 목적에 따라 감정인이 적절하게 작성한다. 여기에서는 주로 신체 감정서에 대하여 짧게 언급한다.

교통사고나 산업재해에 따른 후유장애를 평가하는 후유장해진단서, 장해보상 청구서의 진단서, 공무원연금과 관련된 장애진단서 등은 일종의 신체감정서이고, 각각 서식에 따라 작성하는데, 가장 중요한 장애의 내용은 주로 맥브라이드 표에 따라 평가하도록 하고 있다. 이 평가 방법은 신체장애율이 아닌 노동능력상실률(또는 노동능력감퇴율)을 평가할 수 있는 자료로 1936년에 정형외과 교수인 Earl D. McBride가 낸 「Disability Evaluation and Principles of Treatment of Compensable Injuries」를 기본으로 1963년의 제6판이 나왔는데, 우리 나라에서는 이 방법이 직접 노동능력상실률을 적용할 수 있다고 하여 제6판을 번역하여 사용하고 있다. 의료의 발전에 비하여 너무 오래된 자료이고, 정형외과적인 문제는 비교적 자세하고 다른 분야는 소홀한 단점 외에 한시적인 장애와 영구 장애를 구별할 수 없는 단점들이 있으나, 현재 우리 법원은 이를 기준으로 하고 있다. 장애를 평가할 때에 너무 환자의 주관적인 증상에 치우치면 공평성이나 공정성을 잃을 수 있다.

장애 평가에 관한 국내 자료로는 근로기준법, 산업재해보상보험법, 국가배상법, 자동차손해배상보장법에서 사용하고 있는 신체장해등급표가 있는데, 거의 비슷한 내용을 담고 있다. 즉, 신체 장해를 15개 부위로 나눈 다음에 기질적 장애와 기능적 장애로 나누고, 다시 장애 정도에 따라 14등급과 129호(산업재해보상보험법에서는 133호)로 분류한다. 한편, 미국의사협회는 적합한 신체장애 평가 방법이 필요하다는 여망에 따라 신체장애 등급위원회를 만들어 발표하도록 하였는데(흔히 AMA법이라 함), 1990년에 제3판을 간행하였다. 이 법에서는 노동능력상실률이 아닌 신체장애율을 표시하였고, 영구적인 장애만 취급하였다.

09 환자안전 보장활동

1. 정확한 환자확인

1) 목적

- 의료기관에서 제공하는 다양한 의료서비스 제공 전에 정확한 환자확인을 통해 환자에게 위해를 끼칠 수 있는 오류를 예방하기 위함

2) 환자확인 시점

- 투약, 수혈, 혈액(검체) 채취, 시술, 검사, 치료, 진료, 외래 및 검사 접수, 환자이송, 배식 등 모든 의료서비스 제공 전단, CPCR 상황에서의 의료서비스 제공은 예외

3) 환자 인식표 종류

- 환자 팔찌(ID band), 진료카드, 진료예약증, 진료진행 상황안내문, 동의서, 전산화면(EMR, OCS) 등(※ 주의 : 병실 호수나 위치는 환자 인식표가 아님)

4) 환자확인 원칙

- 두 가지 환자 정보를 의료진이 갖고 있는 환자 인식표 정보와 대조하여 확인
- 두 가지 환자 정보 : 환자명과 병원등록번호 또는
  : 환자명과 생년월일(주민등록번호 앞자리)

5) 환자확인 방법

(1) 환자가 인식표를 소지하고 있는 경우

- 환자명 : 개방형으로 질문 후 의료진이 갖고 있는 환자 인식표와 대조하여 확인
  병원등록번호 또는 생년월일 : 환자가 소지한 인식표와 의료진이 갖고 있는 인식표를 눈으로 대조하여 확인

(2) 환자가 인식표를 소지하지 않은 경우

- 두 가지 환자 정보 모두 개방형으로 질문 후 의료진이 갖고 있는 환자 인식표와 대조하여 확인

(3) 환자를 직접 대면하지 않는 경우

- 처방, 조제, 검체 접수, 검사결과 입력 등의 의료서비스가 해당
  - 전산화면 등의 두 가지 환자 정보를 의료진이 갖고 있는 환자 인식표 정보와 대조하여 확인

※ 정확한 환자확인 예시

인턴	(동의서 구득 전 동의서에 있는 환자명을 확인하면서) "환자분 성함이 어떻게 되십니까?"
환자	"OOO입니다."
인턴	동의서에 있는 환자 등록번호와 환자 팔찌(ID band)의 등록번호가 일치하는지 확인한다.

2. 정확한 구두/전화 지시

1) 목적

환자에게 의료서비스를 제공하는 과정에서 이루어지는 매우 다양하고 복잡한 의사소통을 정확하게 함으로써 환자안전사고를 예방하기 위함

2) '구두/전화 지시' 정의

전산 프로그램을 이용한 처방이 아닌 구두나 전화를 이용한 지시

3) 구두/전화 지시 원칙

환자에게 즉시 수행해야 하나, 수술/시술 또는 응급 상황 등으로 전산 처방할 수 없는 상황에서만 구두/전화 지시 가능

4) 구두/전화 지시 절차

(1) 정확한 환자확인

(단, 지시하는 의사가 수술/시술 등의 상황으로 두 가지 환자정보를 확인할 수 없는 경우에는 환자명, 담당 교수명, 진단명(또는 수술명) 세 가지 정보를 모두 확인하되, 필요한 경우 환자병력, 환자상태 등 추가 정보 확인)

(2) 투여량, 용법, 속도, 횟수 등이 포함된 정확한 구두/전화 지시

(3) 지시받는 직원이 받아 적기(write down)

(4) 지시받는 직원이 되읽어 확인하기(read back)

(단, 응급상황, 수술/시술 등으로 지시하는 의사와 수행하는 직원이 동일 장소에서 이동 없이 지시와 수행이 이루어지는 경우에는 받아 적지 않고, 구두로 복창(repeat back) 할 수 있다.)

(5) 지시한 의사가 정보의 정확성 확인하기(confirmation)

(6) 24시간 이내 전산처방

(7) 지시받은 직원은 구두/전화 지시 내용, 수행 내용, 지시한 의사명, 수행한 직원명을 의무기록으로 남긴다.

※ 정확한 구두/전화 지시 예시

간호사	"62병동 HCC 진단 받은 △△△ 교수님 환자 OOO님이 통증 조절이 안되어 진통제를 원하십니다."
의사	"네, 등록번호 XXXX, OOO 환자분. 2 mg morphine IV stat으로 주세요."
간호사	(의사의 구두/전화 지시 내용을 기록지에 받아 적은 후) "등록번호 XXXX, OOO 환자분에게 2 mg morphine IV stat으로 주라는 말씀이죠?"
의사	"네, 맞습니다."(구두/전화 지시 후 24시간 이내 전산처방)

3. 정확한 수술 Time-Out

1) 목적

수술 전에 의료진의 비효과적이고 부적절한 의사소통, 환자 참여 부족, 수술 부위 확인 누락을 방지함으로써 정확한 환자에게 정확한 부위에 정확한 수술을 하기 위함

2) '수술 Time-Out' 정의

수술 직전에 참여하는 의료진이 함께 적극적인 의사소통을 통해 정확한 환자
: 정확한 수술명, 정확한 수술부위를 확인하는 과정

3) '수술 Time-Out' 적용 대상

수술실에서 시행하는 모든 수술 또는 시술 환자에게 적용

4) 정확한 수술명, 수술 부위 입력

수술스케줄 입력 시 의무기록을 확인하여 계획된 수술명과 수술 부위를 정확히
: 입력
협의 또는 타과의뢰를 통해 수술하는 경우에는 의뢰하는 진료과에서 예측하는
: 수술명과 수술 부위를 가능한 구체적으로 타과의뢰서에 입력
: 의뢰받은 진료과에서는 수술명과 수술 부위를 확인하여 타과회신서, 수술스케줄에
: 입력

5) 수술 부위 표지

(1) 표지 대상

- 좌우 구분이 되는 구조, 다중 구조(손가락, 발가락), 다중 수준(척추)
- 기형이나 cast 등 부위가 육안으로 명백한 경우에도 환부가 여러 곳이고 수술 부위가 이중 일부일 수 있으므로 표지

- 단일구조로 수술 부위에 혼동의 우려가 없는 경우, 수술 부위가 미리 결정되지 않은 경우에는 표지 대상에서 제외

(2) 표지자

- 수술 집도의 또는 수술을 포함한 환자의 진료과정에 참여하는 의사
- 타과에 의뢰하여 수술하는 경우에는 의뢰하는 의사가 표지할 수 있고, 이 경우에는 수술 집도과에서 수술 부위를 정확하게 확인

(3) 표지 방법

- 수술 부위는 수술 동의서 작성 시점에 표지하며, 동의서에도 수술 부위 기록
- 병동, 중환자실 또는 응급실에서 출발하기 전까지 반드시 표지하며, 당일수술센터 환자는 수술실에 입실하기 전까지 반드시 표지
- 수술스케줄, 영상검사 결과를 포함하여 수술 정보를 확인할 수 있는 모든 의무기록을 확인하여 정확한 수술부위 표지
- 수술 부위를 소독하고 소독포로 덮은 후에도 표지가 보이도록 절개 부위 혹은 절개 부위와 가까운 부위에 skin marker로 표지
- 좌우 구분이 되는 구조 : 'Rt', 'Lt', 'Both'
  다중 구조 : 몇 번째 손가락 또는 발가락인지 포함하여 표지(예 : Rt. 2nd)
  척추 : 척추의 general level(예 : L2)을 표지
- 환자의 의식이 명료한 경우에는 환자와 함께 수술 부위 표지
- 아래와 같이 피부에 직접 표지가 불가능한 경우에는 수술 부위 표지 팔찌에 환자명, 병원등록번호, 수술 부위, 표지 의사명을 기록
  - 치아(동의서의 diagram 확인), 구강 내 수술, 악교정 수술
  - 미숙아(미숙아인 경우 영구적인 문신이 될 가능성 있음)
  - Natural orifice 중 urethra로 수술 진행하는 경우
  - 성형외과의 미용수술인 경우(환자의 사생활 보호)
  - 울음 등으로 수술 부위에 직접 표지가 어려운 소아 환자
  - 수술부위 표지의 필요성에 대한 충분한 설명에도 환자(보호자)가 강력히 거부하는 경우

6) '수술 Time-Out' 방법

(1) 마취 전 Time-Out

- 마취 전 Time-Out에 참여하는 의료진(집도과 의사, 마취과 의사, 수술전담간호사, 수술실 간호사)이 서로 다른 정보(환자 팔찌, 동의서, 수술 스케줄, 수술부위 표지, pre-anesthesia note 등)를 이용해 환자 정보, 수술명, 수술 부위/위치의 정확성을 확인
- 가능한 경우 환자와 함께 확인
- 'Time-Out sheet'에 기록

(2) 피부 절개 전 Time-Out
- 수술 집도의가 참여하는 것을 원칙으로 하되, 수술 제1조수에게 위임 가능
- 피부 절개 전 Time-Out에 참여하는 의료진(집도의 또는 수술 제1조수, 마취과 의사, 수술실 간호사)이 서로 다른 정보(차트에 있는 환자정보, 영상검사 결과, 동의서, 수술 스케줄, 수술부위 표지, pre-anesthesia note 등)를 이용해 환자 정보, 수술명, 수술 부위/위치의 정확성을 확인
- 필요한 수술장비와 물품 준비 여부를 동시에 확인
- 'Time-Out sheet'에 기록

※ 수술 Time-Out 시나리오 예시

【 마취 전 Time-Out 시나리오 】

집도과 의사	"환자 확인합니다. (환자 보면서) 환자분 성함이 어떻게 되십니까?"
환자	"( )입니다."
집도과 의사	"네, 어디 수술하러 오셨나요?"
환자	"(오른쪽) (무릎) 입니다."
집도과 의사	(동의서 확인 후) "등록번호( ), ( )님, 수술부위( ), 수술명( )입니다."
마취과 의사	(preanesthetic visit note 확인 후) "네, 맞습니다."
회복실 간호사 (부재시 마취과 의사)	(환자 ID band 확인 후) "네, 맞습니다."
순회 간호사	(환자 ID band 확인 후 수술 부위 표지 드러냄) "네, 맞습니다."
집도과 의사, 마취과 의사, 회복실 간호사, 순회 간호사 모두 수술부위 표지 확인	
순회 간호사	"피부 상태 확인했습니다."
회복실 간호사	"EMR alert 확인했습니다."
마취과 의사	"마취 시작합니다."

【 피부 절개 전 Time-Out 시나리오 】

집도과 의사	"피부절개 전 Time out 하겠습니다."
순회 간호사	(수술스케줄, 동의서를 이용하여) "등록번호 ( ), ( )님입니다."
마취과 의사	"네, 맞습니다."
집도과 의사	"( )쪽, ( ) 수술 예정입니다."
마취과 의사	"( )쪽, ( ) 수술 맞습니다."
순회 간호사	"( )쪽, ( ) 수술 맞습니다."
집도과 의사	"영상자료와 의무기록 확인했습니다."
집도과 의사	"수술은 ( )시간 정도 예상되며, (위험요인 : 출혈 등)이 예상됩니다. 다른 위험 요인이 있습니까?"
마취과 의사	"( )이 있습니다." 또는 "없습니다."
집도과 의사	"수술 시작하겠습니다."

4. 정확한 시술 Time-Out

1) 목적

시술 전에 의료진의 비효과적이고 부적절한 의사소통, 환자 참여 부족, 시술 부위 확인 누락을 방지함으로써 정확한 환자의 정확한 부위에 정확한 시술을 하기 위함

2) '시술 Time-Out' 정의

- 침습적 시술 직전에 참여하는 의료진이 함께 적극적인 의사소통을 통해 정확한 환자, 정확한 시술명, 정확한 시술부위를 확인하는 과정

3) '침습적 시술' 정의

- 진단 또는 치료의 목적으로 신체 구조의 절개나 체내에 기구를 삽입하여 이루어지는 절차

4) 시술 Time-Out 적용 대상

- 모든 장소에서 시행하는 침습적 시술 환자에게 적용
  : 단, 수술실에서 시행하는 침습적 시술의 경우에는 '정확한 수술을 위한 확인 규정' 적용
- 아래의 경우는 시술 Time-Out 적용 제외
  - 채혈, 말초정맥관 삽입(peripheral intravenous line insertion), 동맥관 삽입(arterial line insertion), 비위관 삽입(nasogastric tube insertion), 도뇨관 삽입(foley catheter insertion), 직장관 삽입(rectal tube insertion), Probe 삽입,

상처부위 봉합술을 시행하는 경우
- 진찰, 검사, 시술 또는 수술 도중 침습적 시술이 결정되어 바로 시행하는 경우

5) 정확한 시술명, 시술 부위 입력

- 시술 처방, 시술스케줄 입력 시 의무기록을 확인하여 정확한 시술명과 시술 부위 입력
- 타과의뢰를 통해 시술하는 경우에는 의뢰하는 진료과에서 예측되는 시술명과 시술 부위를 가능한 구체적으로 타과의뢰서에 입력 의뢰받은 진료과에서는 시술명과 시술 부위를 확인하여 타과회신서에 입력

6) 시술 부위 표지

(1) 표지 대상
- 좌우 구분이 되는 구조, 다중 구조(손가락, 발가락), 다중 수준(척추)
- 단일구조로 시술 부위에 혼동의 우려가 없는 경우, 시술 부위가 미리 결정되지 않은 경우에는 표지 대상에서 제외

(2) 표지자
- 시술을 의뢰하는 의사가 표지하되, 시술을 시행하는 진료과에서 시술 부위를 결정하는 경우에는 시행 의사가 표지
- 진료과로부터 위임받은 의료인도 표지 가능

(3) 표지 방법
- 표지자는 Time-Out 시행 전까지 반드시 표지하며, 동의서에 시술 부위 기록
- 시술스케줄, 시술 처방, 의무기록, 동의서, 영상검사 결과 중 2가지 이상을 확인하고 표지
- 시술 부위를 소독하고 소독포로 덮은 후에도 표지가 보이도록 절개 부위 혹은 절개 부위와 가까운 부위에 skin marker로 표지
- 좌우 구분이 되는 구조 : 'Rt', 'Lt', 'Both'
  다중 구조 : 몇 번째 손가락 또는 발가락인지 포함하여 표지(예 : Rt. 2nd)
  척추 : 척추의 general level(예: L2)을 표지
  시술 부위의 영역 표시가 필요한 경우에는 그림도 함께 표지
- 환자의 의식이 명료한 경우에는 환자와 함께 시술 부위 표지
- 아래와 같이 피부에 직접 표지가 불가능한 경우에는 시술 부위 표지 팔찌에 환자명, 병원등록번호, 시술 부위를 기록
  - 치아
  - 미숙아(미숙아인 경우 영구적인 문신이 될 가능성 있음)
  - 미용 목적의 시술 또는 안과 시술
  - 울음 등으로 시술 부위에 직접 표지가 어려운 소아 환자

- 시술부위 표지의 필요성에 대한 충분한 설명에도 환자(보호자)가 강력히 거부하는 경우

7) '시술 Time-Out' 방법

- 시술 시작 직전에 Time-Out 시행
- 시술에 참여하는 모든 의료진이 함께 시행
- 환자확인 인식표(환자 팔찌, 환자정보 스티커, 진료진행 상황 안내문 등), 동의서, 의무기록, 영상검사 결과, 시술 스케줄, 시술 부위 표지 등 가능한 모든 정보를 이용해 환자 정보, 시술명, 시술 부위/위치의 정확성을 확인
- 가능한 경우 환자와 함께 확인
- '시술 Time-Out 기록지'에 기록

※ 침습적 시술 목록

- 복수 천자(Abdominal Paracentesis)
- 생검
- 세침흡인검사(FNAB)
- 소화기내시경
- 기관지내시경
- 방광내시경(Cystoscopy)
- 영상을 이용한 침습적 시술(Invasive Radiology Procedures)
- 심장시술(Cardiac Procedures) (예 : Cardiac Catheterization, Cardiac Pacemaker Implantation, Angioplasty, Stent Implantation, Intra-aortic Balloon Catheter Insertion, Pericardiocentesis 등)
- 안구 관련 시술(예 : 초자체강내주입술, 누관절개술 등)
- 치아 관련 시술(Flap, Gingival Graft, Implant, Bone Graft, Sinus Graft, Incision & Drainage, Biopsy, Apicoectomy, Mini Implant, 발치, 수술발치)
- 피부 관련 시술(예: 조갑 적출술, 조직검사, 절개 및 배농 등)
- 자궁 · 자궁경부 · 자궁강 내 방사선 근접치료
- 태아, 분만 관련 시술(예 : 양수 천자술, 융모막 검사술, 제대혈 검사, 흉수 · 복수 · 낭종 천자술, 태아수혈, 무통시술 등)
- 불임 관련 시술(예 : 체외수정, 인공수정, 난자 채취 · 흡입, 내막조직 생검술 등)
- 이비인후과 관련 시술(중이환기관 삽입술, 고실 내 스테로이드 주입술 등)
- 근골격계 관련 시술(예: Aspiration, 관절강 내 약물 주입술 등)
- 감마나이프 Lecksell Frame Application
- 기관절개술(Tracheostomy)
- 흉강 내 삽관(Chest Tube Insertion)

- 늑막 천자(Thoracentesis)
- 척수 천자(Lumbar Puncture)
- 심폐보조장치(ECMO, ILA(Interventional Lung Assist), IABP) 삽관
- 중심정맥관 삽입
- 두개내압(ICP) 측정기 삽입
- 골수천자 생검(Bone Marrow Aspiration)
- 통증 block 시술(Stellate Ganglion Block(SGB), Knee Joint Injection(KJI), Medial Branch Block(MBB), Intercostal Nerve Block(ICNB))
- 기타 피부절개 또는 체내 기구 삽입이 필요한 시술
- 방사선치료
- 사이버나이프 치료
- 전기충격요법(Electroconvulsive therapy)
- 체외충격파쇄석술(Extracorporeal Shockwave Lithotripsy(ESWL)

※ 시술 Time-Out 시나리오 예시

【 간호사와 함께 시술하는 경우 】

의사	"Time out 하겠습니다. (동의서 확인 후) 환자분 성함과 주민등록번호 앞자리가 어떻게 되세요?"
환자	"(김ㅇㅇ), ( ) 입니다."
간호사	(환자 팔찌 등 환자확인 인식표 확인 후) "네, 맞습니다."
의사	"어떤 시술을 받기로 하셨어요?"
환자	"( )을 받기로 하였습니다."
의사	(해당되는 경우 시술부위 표지, 의무기록 등을 보면서) "네, 어느 쪽을 시술하기로 하셨나요?" * 시술부위는 해당되는 경우만 질문
환자	"(오른쪽) 입니다."
간호사	(시술 부위 표지 등 확인 후) "네, 맞습니다."
의사	"( ) 시작하겠습니다."

【 의사 1인이 시술하는 경우 】

의사	"시술 시작하겠습니다. 환자분 성함과 주민등록번호 앞자리가 어떻게 되세요?"
환자	"(김ㅇㅇ), ( ) 입니다."
의사	(동의서, 환자팔찌 보면서) "네, 맞습니다."
의사	(해당되는 경우 시술부위 표지, 의무기록 등을 보면서) "(김ㅇㅇ)님, 오늘 (오른)쪽 ( ) 하기로 하셨죠? * 시술부위는 해당되는 경우만 질문
환자	"네, 맞습니다."
의사	"( ) 시작하겠습니다."

II

기본수기 및 진료지침

Chapter
01 기본수기

I. 심폐소생술(CPCR)

심폐소생술이란 심정지(cardiac arrest)가 초래된 환자에게 즉각적으로 행해지는 응급소생술로서, 갑작스런 심정지의 대표적인 예인 심실세동이 가장 잘 알려진 임상적응증이라 할 수 있으나 심정지(cardiac arrest)의 모든 경우에 시행될 수 있다.

1. 성인 심폐소생술

가. 심정지(Cardiac arrest)의 확인

1) 심폐소생술의 시작은 심정지를 확인하는 것에서부터 시작되며 심정지 상황은 일반적으로 다음과 같은 양상으로 나타난다.
   가) 의식소실　　나) 통증에 대한 무반응
   다) 무호흡　　라) 청색증
   마) 혈압측정 불가　　바) 말초 맥박촉지 불가능
   사) 수술 시 출혈 멈춤 및 짙은색의 출혈
   아) 심전도상 심실세동 또는 무수축(asystole)
2) 심폐정지를 목격한 의사로서 가장 중요한 행동은 환자 상태를 파악하고 도움을 요청한 후 도와줄 의료인들이 도착할 때까지 기본 심폐소생술을 시행하는 것이다.

나. 심폐소생술의 단계

1) 1차 소생술(basic life support)

A : 기도유지(Airway)두부후굴- 하악거상법
B : 호흡유지(Breath)-인공호흡 2회
C : 순환유지(Circulation)-심장마사지
D : 제세동(Defibrillation)- 필요시 제세동

2) 2차 소생술(advanced life support)

E : 심전도 감시(ECG monitoring)
F : 약물치료(Fluid and Drug)

3) 장기소생술(prolonged life support)

G : 원인규명과 예후판정(Gauge)
H : 뇌 소생을 위한 치료(Human mentation)

I : 후유증 없는 회복을 위한 집중치료(Intensive care)

다. 중요처치요령

1) 순환보조

가) 의식을 확인하고 의식이 없는 경우 도움을 요청한 후 호흡여부를 확인하며 동시에 경동맥을 촉지한다. 호흡이 없거나 심정지호흡을 하고, 10초 이내에 경동맥이 촉지되지 않으면 심장마사지(external cardiac massage)를 30회 실시한다. 심장마사지(흉부압박)를 먼저 시작하는 이유는 심정지 환자의 생존율에 영향을 미치는 핵심적인 초기 요소는 흉부압박과 초기 제세동이기 때문이다. 기본기전은 흉골과 척추뼈 사이에 있는 심장을 외부에서 일정한 시간 간격을 두고 압박하여 심박출량을 유지하는 것이다(그림 1-1).

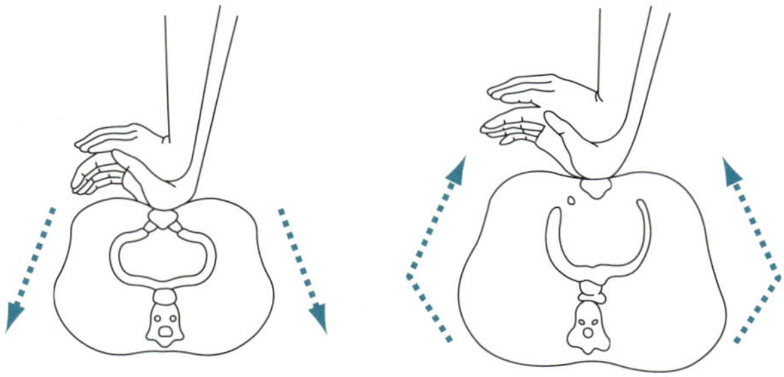

그림 1-1. 심장마사지법이 심박출량을 유지하는 기전을 나타내는 모식도

나) 심장마사지(external cardiac massage) 시 주의할 점

(1) 손의 위치 : 검상돌기는 피하고 흉골의 하부 1/2에 위치시키며 무지구(thenar)와 소지구 융기(hypothenar eminence)를 이용한다.

(2) 각도 유지 : 시술자의 손과 팔, 그리고 어깨가 항상 90도를 유지하며 압박(massage)을 하여야 한다.

(3) 흉골압박은 5~6 cm 정도의 흉골 이동을 유발하는 정도면 충분하며 좌심실에 혈류가 충만되는 시간을 감안하여 흉골압박(compression)과 이완(release)의 시간배분을 1 : 1로 한다.

2) 기도확보 및 유지

흉부압박을 30회 실시한 후 기도를 열어주어야 한다(그림 1-2). 일반적으로 이마에 손을 놓고 머리를 뒤로 젖히는 두부 후굴법(head tilt method, 그림 1-3)과 하악각에 손가락을 대고 전방으로 밀어올리는 하악 거상법(그림 1-4)이 가장 많이 이용된다.

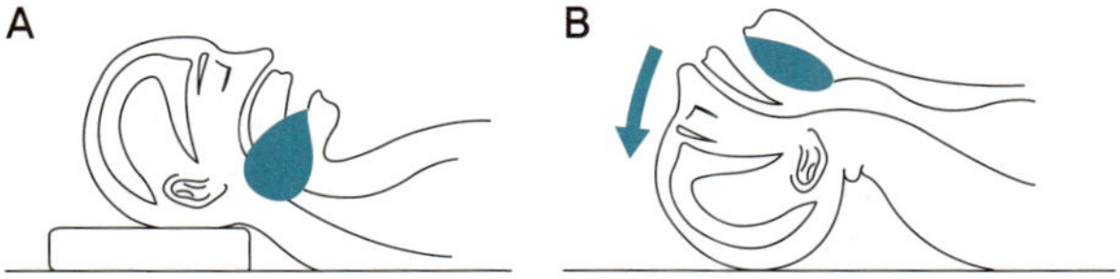

그림 1-2. 무의식상태에서 혀가 기도폐쇄를 초래하는 것을 보여주는 모식도

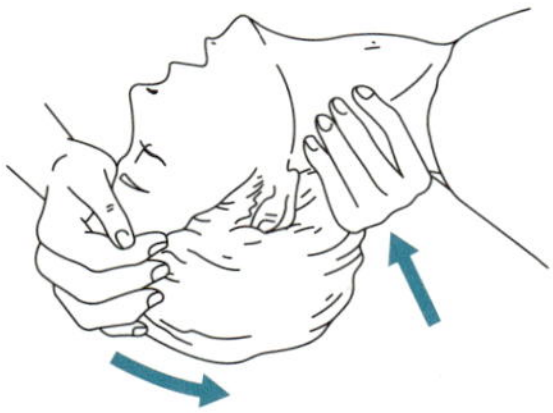

그림 1-3. 기도유지를 위한 두부후굴법(head tilt method)

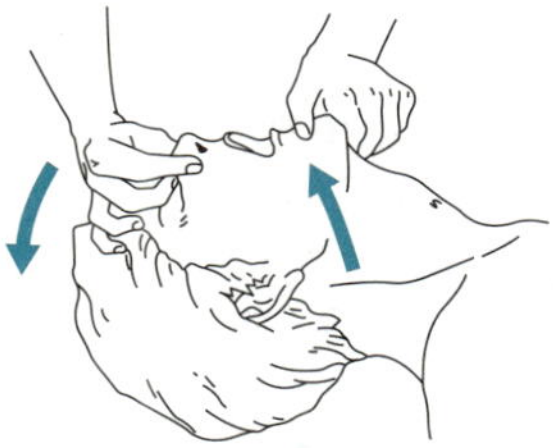

그림 1-4. 기도유지의 다른 방법인 하악거상법

3) 호흡보조

가) 상기의 방법으로 기도를 유지한 후 구강 대 구강 인공호흡법(mouth-to-mouth method)으로 2차례 공기를 불어 넣는다(그림 1-5).

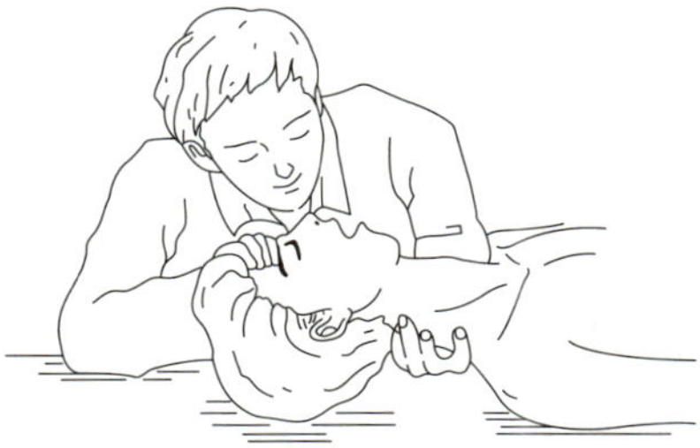

그림 1-5. 구강 대 구강 인공호흡법(mouth-to-mouth resuscitation)

나) 초기 제세동 및 약물처치가 이루어지고 심폐소생술이 오래 지속될 가능성이 있으면 기도기(airway)를 삽입하고, 기관 삽관(endotracheal intubation)을 실시한

다. 기관 삽관 후에는 Ambu® bag을 이용하여 분당 10회의 속도로 호흡보조를 실시한다. 이때 흡입산소농도는 100%로 유지한다.

다) 호흡 및 순환보조의 방법 : 전통적으로 1인 구조법과 2인 구조법으로 나눈다. 1인 구조법은 시술자가 혼자일 경우에 30회의 연속적인 흉골압박을 100~120회/분의 빠르기로 시행하고 2회 호흡을 보조하는 방법이다(그림 1-6). 시술자가 2인 이상일 때에는 호흡과 순환보조를 나누어 맡아 분당 100~120회의 속도로 흉골압박을 하면서 30회의 흉골압박마다 2회의 호흡보조를 하게 된다(그림 1-7). 전문기도기가 삽입되어 있는 경우는 분당 100~120회/분의 속도로 흉골압박을 지속하면서 흉골압박과 상관없이 분당 10회의 속도로 호흡보조를 한다.

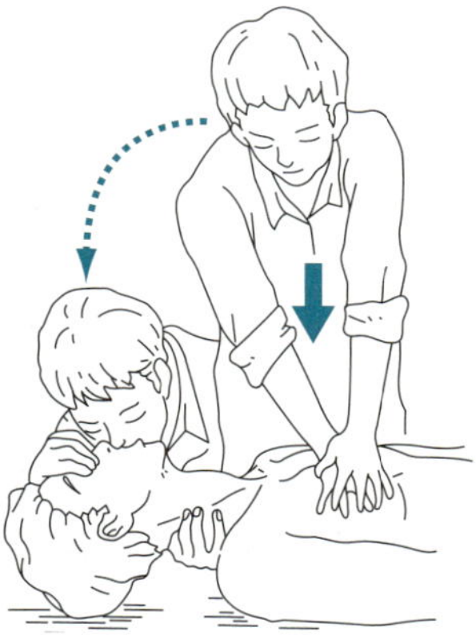

그림 1-6. 1인 구조법(one-rescuer cardiopulmonary resuscitation) 30 chest compressions(at least 100/min), 2 quick lung inflations

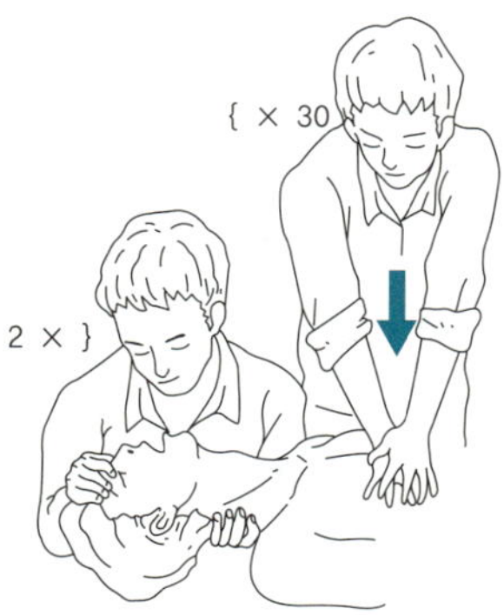

그림 1-7. 2인 구조법(Two-rescuer cardiopulmonary resuscitation) 30 chest compressions rate of at least 100/min no pause for ventilation 2 lung inflation after each 30 compressions interposed between compressions

라. 응급약제

심폐소생술의 보조적 수단으로서 그 주된 목적이 심장의 자연적인 박동을 유도하거나 미약한 심박동을 지속적으로 유지시키는 것이다. 본인의 심박동이 없는 경우 강력한 심근수축력 강화제인 에피네프린(epinephrine)은 반복 투여될 수 있는 유용한 약제이다. 투여되는 모든 약제는 정맥주사를 통하여 주입되는 것이 원칙이나 기관 내 튜브(endotracheal tube)를 통해 에피네프린을 사용할 경우 그 용량을 2배 정도 증량시켜 투여한다. 정맥천자가 어려울 경우 골내주사(intraosseous injection)를 시행할 수 있으며 주로 경골의 내측면으로 접근한다.

1) Epinephrine

심정지 시 1 mg(1Ⓐ)씩 반복적으로(약 3~5분 간격) 사용할 수 있는 가장 유용한 약제이다. 자발순환 회복 후에도 희석하여 분당 1~4 μg/kg 정주할 수 있으나 본인의 심박동이 미약하게 회복된 경우에는 다른 수축촉진제(inotropic agent : dopamine, isoproterenol, dobutamine 등)를 사용하는 것이 좋다.

2) $NaHCO_3$(sodium bicarbonate)

심폐정지 전 대사성 산증, 고칼륨혈증, tricyclic antidepressant 약물 중독 등이 동반된 경우 도움이 될 수 있다. 하지만 심정지 환자에게 일상적인 사용은 권장되지 않는다. 적응증에 해당되는 경우 1 mEq/kg의 초기 용량을 투여할 수 있다.

3) Amiodarone

CPR, 제세동, epinephrine 투여에 반응하지 않는 무맥성 심실빈맥 및 심실세동이 계속되는 경우 첫 번째 선택할 수 있는 항부정맥제제이다. 성인의 경우 첫 투여 용량은 300 mg bolus이고 두 번째 용량은 150 mg을 투여할 수 있다.

4) Lidocaine

심근경색증에 유발된 심실빈맥 혹은 심실세동이 자주 반복되거나 그 전구 신호인 심실기외수축(ventricular premature beat)이 나타날 경우 이를 예방하기 위해 사용한다. 먼저 50~100 mg을 일시정주하고(포화용량) 1~4 mg/min로 주입시킨다.

5) Inotropic agents

심박동이 미약하게 회복된 경우 순환보조제로 사용되는 약제로 주로 체내의 카테콜라민의 유도체들이다(표 1-1).

표 1-1. Relative activity of sympathomimetic amines

Drugs	Alpha, peripheral	Beta1, cardiac	Beta2, peripheral
Methoxamine	++++	0	0
Norepinephrine	++++	++++	0
Dopamine*	+++	++++	++
Epinephrine	++++	++++	++
Dobutamine	+	++++	++
Isoproterenol	0	++++	++++

* Also acts on dopaminergic receptors which causes renal and splanchnic vasodilation.

가) Norepinephrine

저혈압에 대한 1차 약제로 사용한다.

평균용량 : 2~4(0.5~1 cc) μg/min

정주효과가 약 2분 지속되므로 자주 혈압을 재서 용량을 결정한다.

나) Dopamine

투여용량에 따라 혈역학적 효과가 다르다.

- 저용량(low-dose) : 2~5 μg/kg/min
  dopaminergic receptor를 통한 신혈류량 증가 효과
- 중등도 용량(intermediate) : up to 20 μg/kg/min
  주로 베타 수용체 자극
  심근수축력의 증가
- 고용량(highdose) : 알파 수용체의 자극으로 인해 말초저항의 증가를 통한 승압 작용

※ sodium bicarbonate 혹은 알칼리성 용액에서는 불활성화되므로 주의를 요한다.

다) Dobutamine

심근의 산소 요구도를 크게 증가시키지 않으며 심근수축력을 증대시킬 수 있어 관상동맥질환에 유용하다. 알파 수용체 자극을 통한 혈압상승효과는 없으므로 수축기혈압이 80 mmHg 이하에서는 단독으로 사용하지 않는다.

1 Ampule(2 mg)+5 % D/W 또는 N/S(250 또는 500 또는 1,000 cc)

일반용량 : 2~10 μg/kg/min

라) Isoproterenol

1 Ampule(2 mg)을 5% dextrose에 희석하여 사용

일반용량 : 0.5~4 μg/min

완전방실차단(complete AV block) 등의 서맥을 동반한 경우에 주로 이용

마. 심전도 감시와 제세동기(defibrillator) 사용

심전도 감시는 심폐정지의 심박동 유무와 부정맥의 진단을 위하여 필수적인 사항이며 앞서 언급된 각종의 심근수축제를 사용함에 있어서도 반드시 시행되어야 한다. 심전도 감시 중 유의해야 할 사항 중의 하나는 심전도에서는 심장의 전기적 흥분이 기록되지만 실제로 맥박이나 혈압을 점검하였을 때 심박동의 증거가 없는 전기기계해리(electromechanical dissociation)가 흔히 있을 수 있다는 점이며 이런 상황을 무맥성전기활동(pulseless electrical activity : PEA)라고 한다. 이 경우에는 효과적인 순환을 위해서는 흉골압박을 계속 시행하여야 한다. 심실 빈맥과 같은 부정맥은 환자가 의식이 있으며 혈압이 안정된 때에는 약물치료를 고려할 수 있으나 그렇지 않거나 의식이 없어지는 경우에는 즉각적으로 제세동기를 이용하여 전기충격요법을 시행한다. 전기충격요법은 일시적으로 모든 심근섬유의 탈분극현상을 야기시켜 그 뒤 자발적 수축을 유도하는 방법으로 교류전류보다는 직류전기(direct current, DC)를 이용한다. 전극판에 화상방지를 위해 충분한 젤리를 바른 후 밀착시키고 성인의 경우 Biphasic waveform 제세동기는 각 회사에서 추천하는 에너지로 통상 150~200 joules(watts-second)을 선택하고 Monophasic waveform 제세동기는 360 joules을 선택한다. 맥박이 있는 심실빈맥인 경우 소위 'R on T wave phenomenon'을 피하기 위해 반드시 동기화 스위치(synchronization switch)를 켜야 한다.

바. 소생술 후의 집중치료

심폐소생술로 심정지에서 자발순환이 회복되면 즉시 중환자실로 옮겨 심폐정지의 각종 병발증과 뇌조직 보호를 위한 집중치료를 시행한다. 자발순환회복 후에 의사소통이 되지 않는 경우 뇌손상을 최소화하기 위해 목표체온조절치료를 시행한다. 환자의 의식이 회복되면 심폐정지의 원인에 따라 개별적인 접근 방법이 필요하지만 원인에 대한 검사와 재발을 예방하기 위한 조치를 시행한다.

2. 소아의 심폐소생술

소아의 심정지는 성인과 같이 갑작스러운 심정지로 나타나는 경우는 드물며 주로 호흡부전증 이나 쇼크가 진행되면서 점차 서맥이 나타나고, 결국 무수축(asystole)이나 무맥성 전기활동(PEA, pulseless electrical activity)으로 진행된다. 따라서 호흡부전이나 쇼크상태를 빨리 진단하여 적절히 처치함으로써 심정지가 발생하지 않도록 하는 것이 중요하며 심정지 시에는 신속하고 효과적인 심폐소생술을 통하여 생존율 및 신경학적 예후를 향상시킬 수 있다.

이러한 효과적인 소아심폐소생을 위해서는 ① 예방, ② 초기 심폐소생술, ③ 응급반응체계(emergency response system)에 신속한 접근, ④ 신속한 전문적 소아 인명구조술(PALS), ⑤ 통합적인 심정지 후 관리가 적절히 이루어져야 한다.

- **소아 사망의 주요원인**

  호흡부전, 영아 급사 증후군, 패혈증, 신경학적 질환, 손상

가. Pediatric Basic Life Support(소아의 기본소생술) : 의료인의 경우

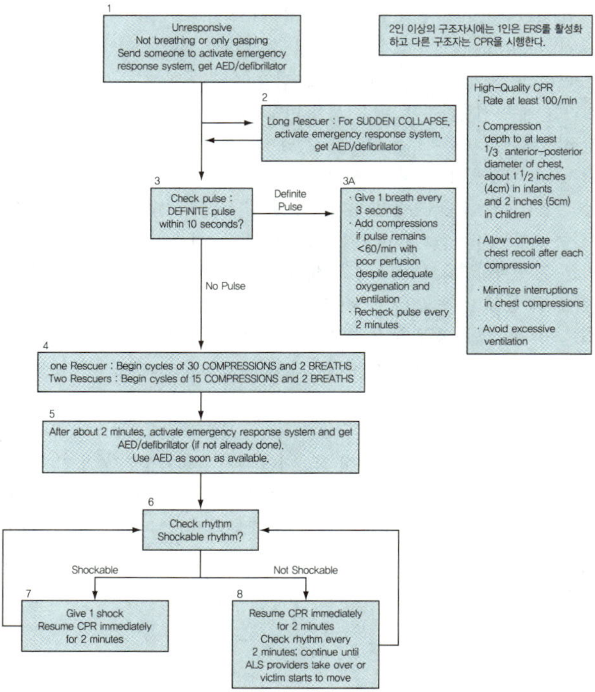

1) Check for Response

가) 부드럽게 두드리면서 "괜찮니?" (영유아의 경우 발바닥을 손가락으로 튕겨자극)

나) 반응이 있으면 ERS(emergency response system)를 활성화시킨 후 돌아와서 자주 환자상태를 파악하고 가장 편안한 자세를 유지한다.

다) 환자의 움직임이 없고 반응이 없는 경우에는 도움을 외치고 먼저 5주기(약 2분)의 CPR 시행한 후 ERS를 활성화시키고 자동제세동기(AED, 환자가 1세 이상인 경우)를 구할 수 있으면 구한다.

- Arrest가 갑작스러우며 목격된 경우에는(예, 운동 중 갑작스러운 의식 소실된 선수) 심실세동에 의한 심정지의 가능성이 크므로 성인에서와 같이 CPR 시

행전에 ERS & AED.

- 2인 이상의 구조자가 있을 경우에는 다른 사람은 CPR을 시행하는 동안 나머지 한사람은 ERS & AED.
- 2인 이상의 구조자가 있을 경우에는 다른 사람은 CPR을 시행하는 동안 나머지 한 사람은 ERS & AED.

2) Circulation

(익수일 경우에만 rescue breathing을 먼저 실시하며 다른 모든 경우 맥박이 확실히 촉지되지 않는 심정지로 판단되면 가슴압박이 우선이다.)

가) Pulse check

- 10초 이상 소요되지 않도록 한다. 확인이 안 된다면 chest compression을 우선한다.
- Infant : brachial, Child : carotid or femoral

나) Chest compression

- 확실한 pulse가 촉진되지 않거나 촉진되더라도 poor perfusion의 소견을 보이면서 심박수가 분당 60회 이하인 경우, 인공 호흡에 앞서 흉부 압박 시작
- Lower half of sternum(not over xiphoid)
- Good compression
  - "Push hard" : 적어도 흉부 전후 직경의 1/3 정도로 압박하며, 영유아 최대 4 cm, 소아 및 청소년 5 cm를 압박한다. 성인도 6 cm를 넘지 않는다.
  - "Push fast" : 분당 약 100~120회의 속도로 압박한다.
  - 각 압박후에는 흉곽이 원위치로 충분히 돌아올 수 있도록 압력을 풀어야 한다.
  - 흉부압박 시에는 압박을 중지시키는 것을 최소한으로 해야 한다.
- Infant : 2 fingers 또는 2 thumb-encircling hands(preferred) technique

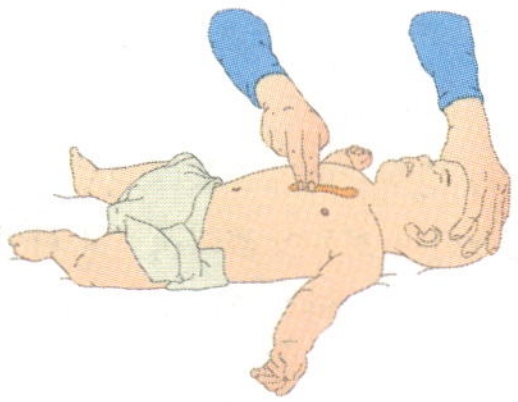

2 finger chest compression (infant)

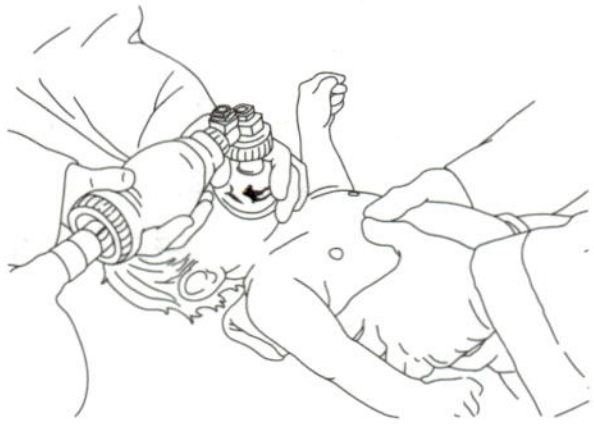

2 thumb–encircling hands chest compression (infant)

3) Airway

chest compression을 먼저 시행한 뒤에 기도확보를 확인한다.

가) 평평하고 딱딱한 표면 위에 앙와위 자세(supine position)로 확인

나) 기도 열기 : 머리기울임-턱올리기(head tilt-chin lift maneuver)

다) 경추 손상이 의심되면 턱 밀어올리기(jaw thrust maneuver)

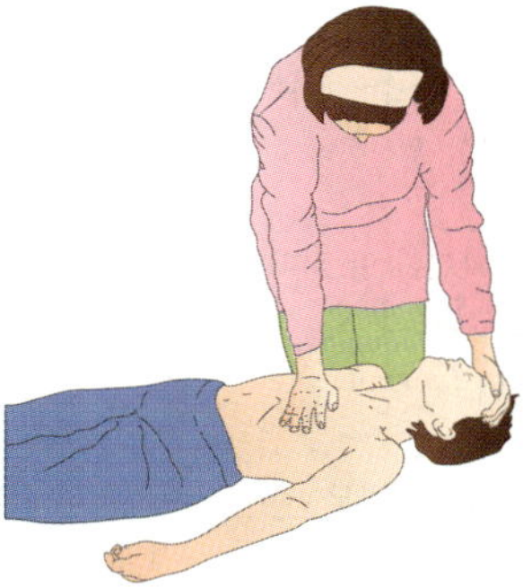

chest compression with one hand (child)

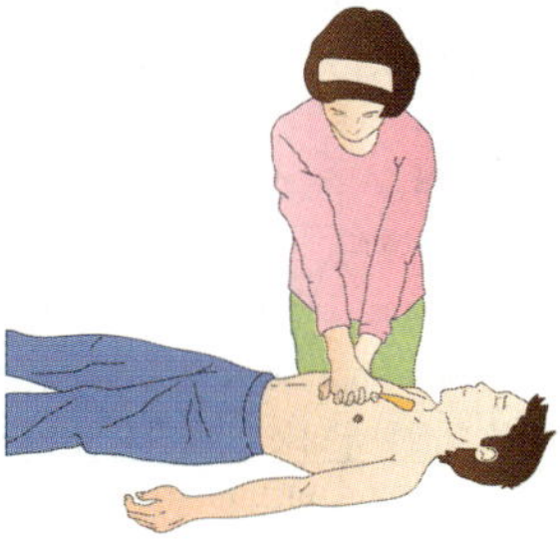

chest compression with two hands (child)hand (child)

4) Breathing

가) Check breathing(맥박이 없다면 생략한다.)

- 호흡의 확인은 10초 이상 걸리지 않아야 한다.
- Look, Listen, Feel
- 호흡이 정상적으로 있으면 옆으로 뉘여 회복 자세를 취하고 계속 호흡이 유지되는지 확인

나) Give Rescue breaths

- 호흡이 없거나 간헐적인 gasps만 있는 경우 2회의 호흡(호흡당 1초)을 불어넣어 준다. 흉부가 올라오는 것을 관찰하여 호흡이 효과적인지 확인.
- Infant : Mouth-to-mouth and nose breath, Child : Mouth-to-mouth breath

다) Bag-Mask Ventilation

- bag and mask가 있는 경우에는 bag-mask ventilation 시행
- 적당한 크기의 mask(눈을 가리지 않고 코와 입을 완전히 덮을 정도)를 사용하고 기도를 유지하고(head tilt-chin lift) 얼굴과 mask 사이에 공기가 새지 않도록 tight sealing을 하면서 효과적인 호흡이 이루어지도록 한다. E-C technique을 사용한다.

- 과호흡을 피하기 위하여 흉부가 올라오는 데 필요한 힘과 환기량만을 사용하고 각 호흡은 1초에 걸쳐 준다.
- 고농도의 산소를 공급하기 위해 reservoir를 연결

라) 인공호흡이나 bag-mask ventilation 시 2회의 초기 호흡 후 perfusing pulse가 있는 경우에는 분당 12~20회의 호흡을 시행하고 심정지 환아에서는 30회(1인 구조자) 또는 15회(2인 구조자) 흉부압박 후 압박을 멈추고 2회의 호흡 시행을 반복한다.
(E-tube 등 advanced airway가 있는 경우 흉부압박의 멈춤 없이 분당 8~10회 호흡)

5) 이물로 인한 기도 폐쇄(Foreign-Body Airway Obstruction, FBAO)

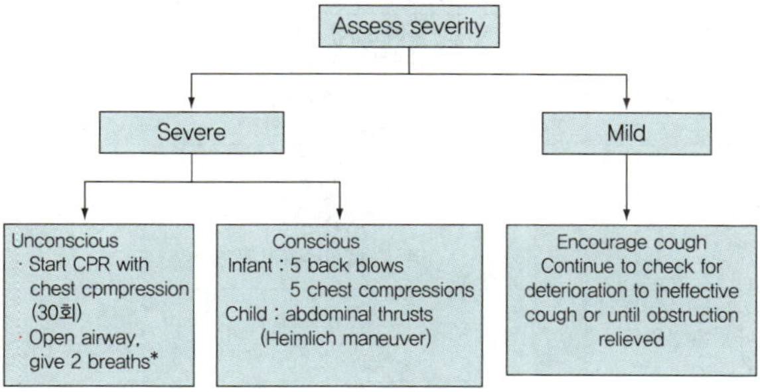

* 호흡을 불어 넣기 전 구강을 관찰하여 이물질이 보이면 제거. Blind finger sweeps는 시행하지 말아야 한다.

6) 연령에 따른 소아 심폐소생술 비교

	권장사항		
구성내역	성인	아동	신생아
식별	의식 없음(모든 연령)		
	호흡 없음 또는 비정상적인 호흡(가쁜 호흡)	호흡 없음 또는 가쁜 호흡	
	모든 연령에서 10초 이내에 맥박 촉진이 안 됨(의료진에만 해당)		
심폐소생술 시행 순서	C-A-B		
압박속도	분당 최소 100회		
압박깊이	최소 5 cm(2인치)	흉부전후직경의 최소 1/3 약 5 cm(2인치)	흉부전후직경의 최소 1/3 약 4 cm(1.5인치)
흉벽반동	흉부압박 간 완전한 반동이 가능하게 함 의료진은 2분마다 흉부압박을 재시행함		
압박중단	흉부압박 시 중단을 최소화함 중단시간이 10초 미만이 되도록 함		
기도	이마는 젖히고 턱은 들어올리는 자세 (의료진에 의해 외상 의심 : 하악견인법)		
흉부압박 대 인공호흡 비(전문기도유지 장치가 삽입될 때까지	30 : 2 1~2인 구조자	30 : 2 단일 구조자 15 : 2 2인 의료진 구조자	
인공호흡 : 구조자가 교육을 받지 않았거나 받은 경우 및 능숙하지 않은 경우	흉부압박만		
전문 기도유지 장비로 환기(의료진)	6~8초마다 인공호흡 1회(분당 호흡 8~10회) 비동시성 흉부압박 호흡당 약 1초 가시적인 흉부상승		
제세동	가능한 한 빨리 자동제세동기 부착 및 사용. 전기충격 전후 흉부압박 중단을 최소화하고 각 전기충격 직후 흉부압박으로 심폐소생술 재개		

약어 : AED-자동제세공기, AP-전후방, CPR-심폐소생술, HCP-의료진 심정지 병인이 거의 항상 질식사인 신생아 제외

나. Pediatric Advance Life Support(소아의 전문소생술)

1) Ventilation Though an Endotracheal Tube

가) Endotracheal tube size

- For neonates, 2.5~3.5 mm
- For infants, 4 or 4.5 mm
- For children older than 1 year

: (age in years/4) + 4

* Cuffed E-tube의 경우 : (age in years/4) + 3

나) Intubation

소아 삽관에서 후두경의 곡선날 위치. 보통 계곡(혀의 기저부와 후두개 사이의 공간)을 통과한 후 날 끝으로 혀의 기저부를 앞쪽으로 이동시키고 성대문을 노출시킨다.

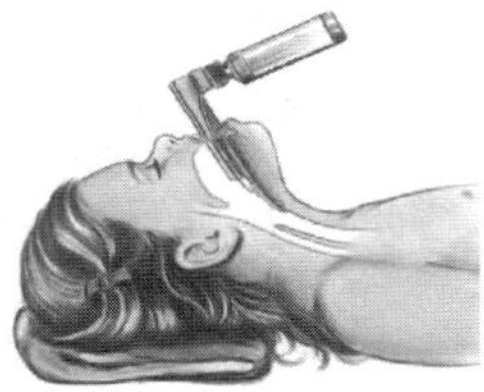

소아 삽관에서 후두경의 직선날 위치. 날끝은 후두개를 지나서 성대문 입구 위에 둔다. 날끝으로 혀의 기저부를 들어 올린 후 후두개를 바로 위쪽 앞으로 들어 올려 성대문을 노출시킨다.

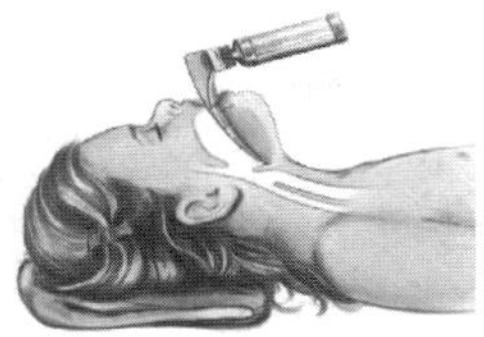

2) Vascular Access

가) Peripheral venous access (명백한 심정지 시에는 가능한 IO를 먼저 시행한다.)

나) Central venous line : femoral, internal & external jugular, subclavian(older child)

다) Intraosseous access : IO or BM needle, 18G butterfly (초기 CBC 제외한 모든 혈액검사 및 수혈 가능)

라) Tracheal drug administration

: Lidocaine, Epinephrine, Atropine, Naloxone(LEAN) 투여 가능

- 주삽입 주위
  : tibial tuberosity 1~3 cm 하방의 medial surface
- 기타삽입 주위
  : distal femur, medial malleolus, 또는 anterior superior iliac spine

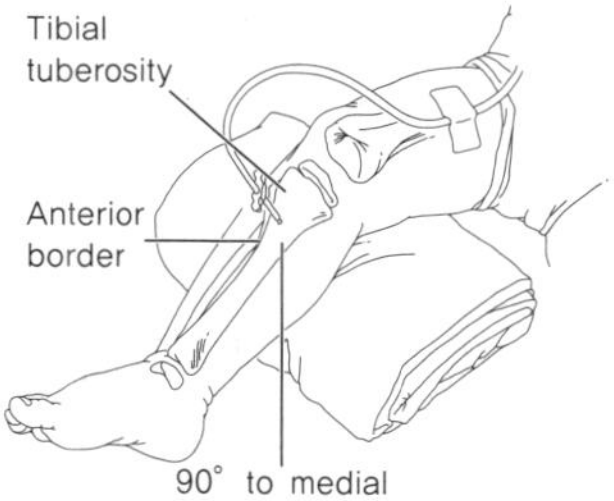

3) Fluids and Medications

가) Fluid therapy

- Isotonic crystalloid solution : choice
  - Normal saline or ringer's lactate
  - 20 mL/kg as rapidly as possible (<20 min), repeat if needed
- Blood & colloids - 5% albumin, blood product
- Hypertonic saline (7.5%) - 4 ml/kg

나) Medications

Medication	Dose	Remarks
Adenosine	0.1 mg/kg(maximum 6 mg) Repeat : 0.2 mg/kg (maximum 12 mg)	Monitor ECG Rapid IV/IO bolus
Amiodarone	5 mg/kg IV/IO; repeat up to 15 mg/kg maximum : 300 mg	Monitor ECg and blood pressure Adjust administration rate to urgency (give more slowly when perfusing rhythm present) Use caution when administering with other drug that prolong Qt (consider expet consultation)
Atropine	0.02 mg/kg IV/IO 0.03 mg/kg ET* Repeat once if needed Minimum dose : 0.1 mg Maximum single dose : Child 0.5 mg Addescent 1 mg	
Colcium chloride(10%)	20 mg/kg IV/IO(0.2 mL/kg)	Slowly Adult dose : 5~10 mL
Epinephrine	0.01 mg/kg(0.1 mL/kg 1 : 10,000) IV/IO) 0.01 mg/kg(0.1 mL/kg 1 : 1,000) ET* Maximum dose : 1 mg IV/IO; 10 mg ET*	May repeat q 3~5 min
Glucose	0.5~1g/kg IV/IO	D10W : 5~10 mL/kg D25W : 2~4 mL/kg D50W : 1~2 mL/kg
Lidocaine	Bolue : 1 mg/kg IV/IO Maximum dose : 100 mg Infusion : 20~50 μg/kg per minute ET* : 2~3 mg	
Magnesium sulfate	25~50 mg/kg IV/IO over 10~20 min; faster in torsades Maximum dose : 2 g	
Naloxone	<5y ≥20 kg: 0.1 mg/kg IV/IO/ET* ≥5y or > 20 kg: 2 mg IV/IO/ET*	Use lower doses to reverse respiratory depression associated with therapeutic opioid use(1~15 μg/kg)
Procaninamid	15 mg/kg IV/IO over 30~60 min Adult dose : 20 mg/min IV infusion up to total maximum dose 17 mg/kg	Monitor ECG and blood pressure Use coution when administering with other drugs that prolong Qt (conside expert consultation)
Sodium bicarbonate	1 mQ/kg per dose IV/IO slowly	After adequate ventiation

IV indicated intravenous; IO, intraosseous; and ET, via endotracheal tube
* Flush with 5 mL of normal saline and follow with 5 ventilations.

4) PALS 무맥성 심정지(Pulseless arrest) Algorithm

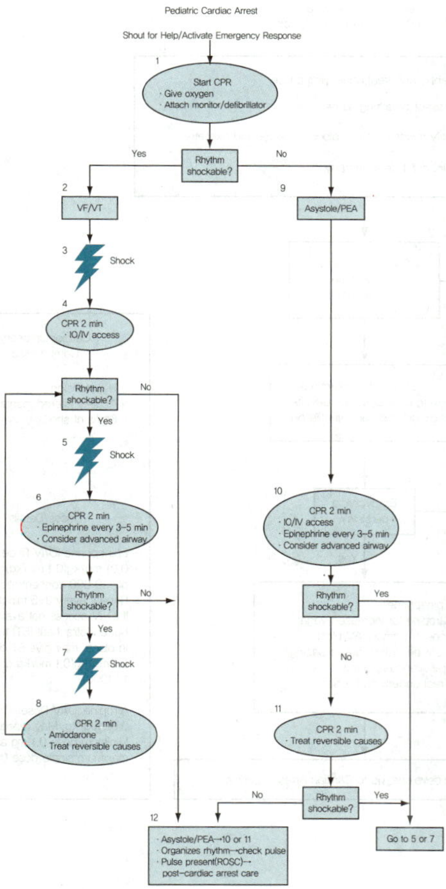

Doses/Details

CPR Quality
- Push hard(≥1/3 of anterior-posterior diameter of chest) and fast (at least 100/min) and allow complete chest recoil
- Minimizw interruptions in compressions
- Avoid excessive ventilation
- Rotate compressor every 2 minutes
- If no advanced airway, 15:2 compression-ventilation ratio. If advanced airway, 8-10 breaths per minute with continuous chest compressions

Shock Energy for Defibrillation
First shock 2 J/kg, second shock 4 J/kg, subsequent shocks ≥4 J/kg, maximum 10 J/kg or adult dose.

Drug Therapy
- Epinephrine IO/IV Dose: 0.01 mg/kg (0.1 mL/kg of 1:10000 concentration). Repeat every 3-5 minutes. If no IO/IV access, may give endotracheal dose: 0.1 mg/kg(0.1 mL/kg of 1:1000 concentration).
- Amiodarone IO/IV Dose: 5 mg/kg bolus during cardiac arrest. May repeat up to 2 times for refractory VF/pulseless VT.

Advanced airway
- Endotracheal intubation or supraglottic advanced airway
- Waveform capnography or capnometry to confirm and monitor ET tube placement
- Once advanced airway in place give 1 breath every 6-8 seconds (8-10 breaths per minute)

Return of Spontaneous Circulation(ROSC)
- Pulse and blood pressure
- Spontaneous arterial pressure waves with intra-arterial monitoring

Reversible Causes
- Hypovolemia
- Hypoxia
- Hydrogen ion(acidosis)
- Hypoglycemia
- Hypo-/hyperkalemia
- Hypothermia
- Tension pneumothorax
- Tamponade, cardiac
- Toxins
- Thrombosis, pulmonary
- Thrombosis, coronary

5) PALS 서맥(Bradycardia) Algorithm

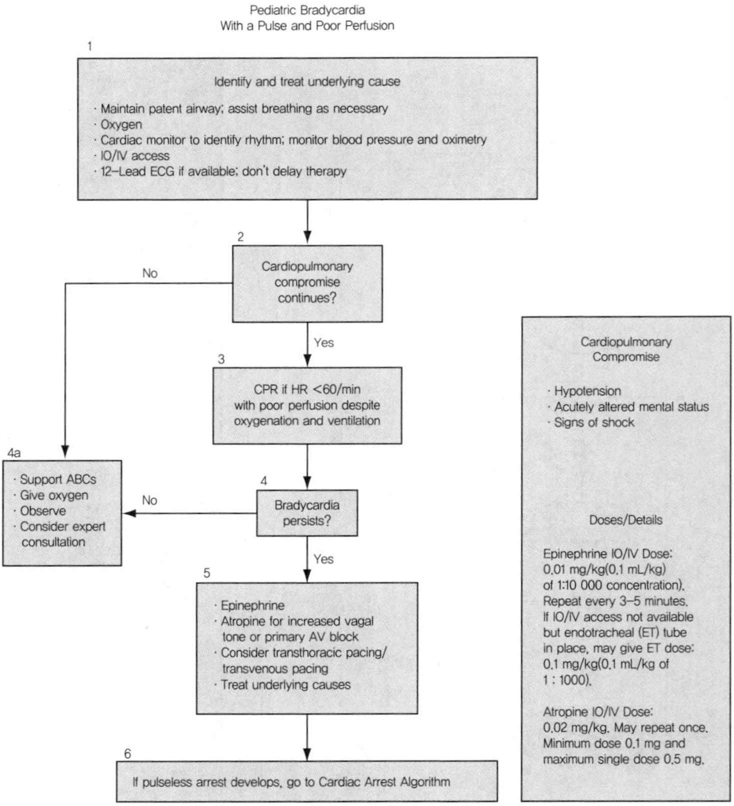

6) PALS 빈맥(Tachycardia) Algorithm

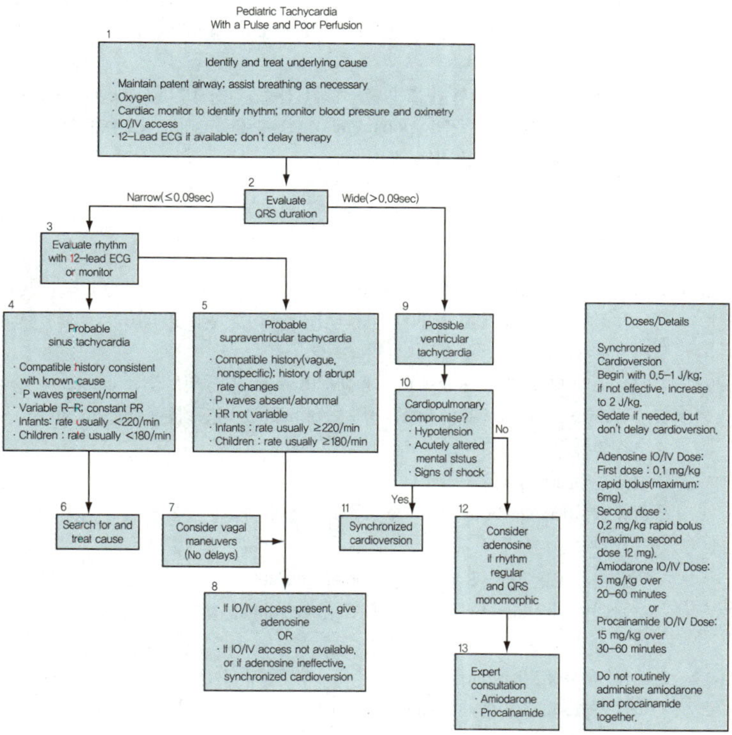

3. 기도관리

가. 기본적인 기도 관리

1) 기도 폐쇄의 원인

가) 중추성 원인(CNS causes)

(1) 심박출량의 감소 : 심근경색, 울혈성 심부전, 심실성 빈맥 또는 세동, 심낭압전(tamponade), 저혈량성 쇼크(hypovolemic shock), 패혈성 쇼크(septic shock)

(2) 뇌허혈(cerebral ischemia)

(3) 두부손상

(4) 약물 과용 : 알코올, 바비트루염(barbiturates), 아편양제제(opiates), 코카인
(5) 저산소증/과이산화탄소혈증 : 폐렴, 만성 폐쇄성 폐질환(COPD), 급성 호흡 부전 증후군(ARDS), 폐색전증(pulmonary embolism)
(6) 마취
(7) 대사성 이상 : 저혈당, 고혈당, 대사성산증, 간성혼수(hepatic encephalopathy), 저나트륨혈증(hyponatremia), 요독증(uremia), 고나트륨혈증(hypernatremia), 저칼륨증(hypokalemia)
(8) 저체온
(9) 고열

나) 말초성 원인(peripheral causes)
(1) 선천성 기형 : Treacher Collins
(2) 감염 : 후두개염(epiglottitis), 크룹(croup), 후인두농양(retropharyngeal abscess)
(3) 종양 및 종괴(mass lesion) : 흉선종(thymoma), 구인두암(carcinoma of the oropharynx), 후두(larynx), 식도(esophagus), 대동맥류(aortic aneurysm)
(4) 손상
(5) 침수(drowning)
(6) 이물(foreign body) : 토물(vomitus), 혈액(blood)
(7) 화상
(8) 가스 또는 연기 흡인(gas or smoke inhalation)
(9) 과민 반응(anaphylaxis) : 벌에 쏘임(bee stings), 꽃가루(pollen), 음식(food), 약물(drug)
(10) 후두경련(laryngospasm)
(11) 양측성 성대 마비(bilateral vocal cord paralysis) : 외상(trauma), 갑상선 제거술(thyroidectomy), 종양(neoplasm)

2) 기도 폐쇄의 중요한 원인은 혀(tongue)

가) 혼수상태에서 경추는 반굴절 상태로 되어 혀에서 인두까지의 거리를 좁힌다.
나) 후두개는 중력으로 인해 성문쪽으로 치우친다.
다) 기도 폐쇄 상태에서 호흡하려는 노력은 혀를 기도쪽으로 당긴다.

3) 기도 폐쇄의 인지

가) 시(視), 청(聽), 감(感)
(1) 흉부의 움직임과 흡입 시 흉곽 퇴축을 본다.
(2) 호흡음을 듣는다.
(3) 내뱉는 공기를 느낀다.

나) 시끄러운 호흡음 : 부분적 기도 폐쇄
(1) 코골음 : 인두 부분 폐쇄
(2) 울음 : 후두 경련
(3) 가글링 : 이물질 제거
(4) 천식음 : 기관지 협소
다) 과탄산증 : 졸음
라) 저산소혈증 : 빈맥, 불안, 발한, 청색증

4) 기도 개방 방법

가) 두부 후굴법(head tilt/chin lift)
나) 하악 거상법(jaw thrust)
다) 삼중기도 유지법(triple airway maneuver) : head tilt, mouth open, jaw thrust
라) 하악 이동(mandibular displacement)

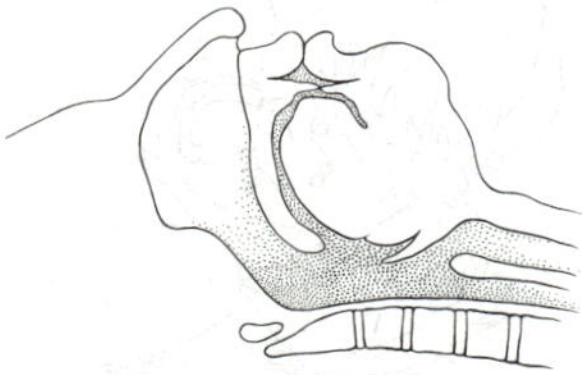

그림 1-8. Tongue position in a conscious supine adult

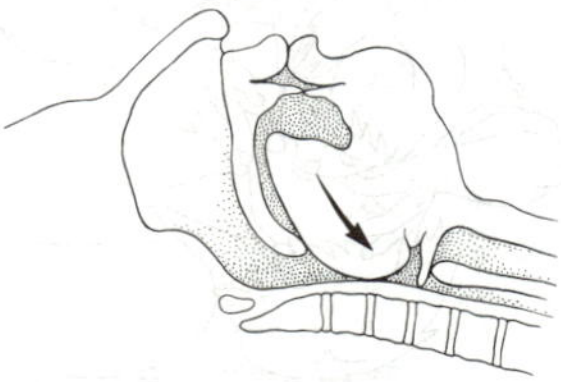

그림 1-9. Tongue position in an unconscious supine adult

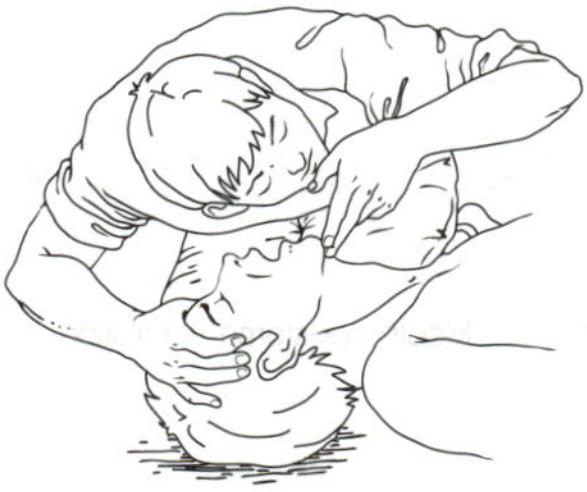

그림 1-10. The head tilt/chin lift maneuver

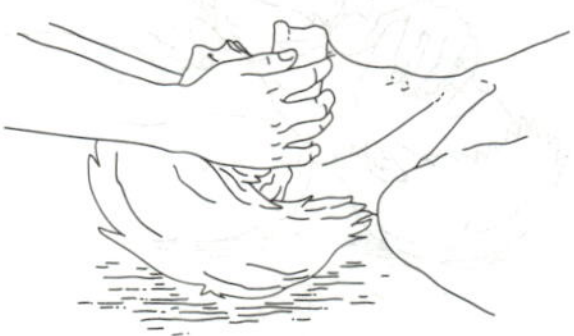

그림 1-11. The triple-airway maneuver

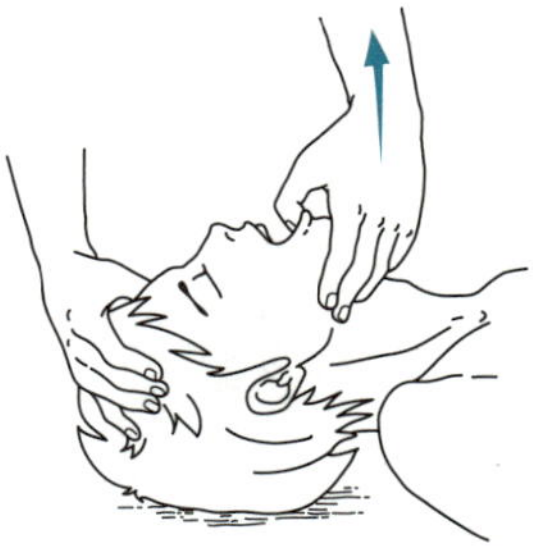

그림 1-12. Mandibular displacement

5) 구명 호흡

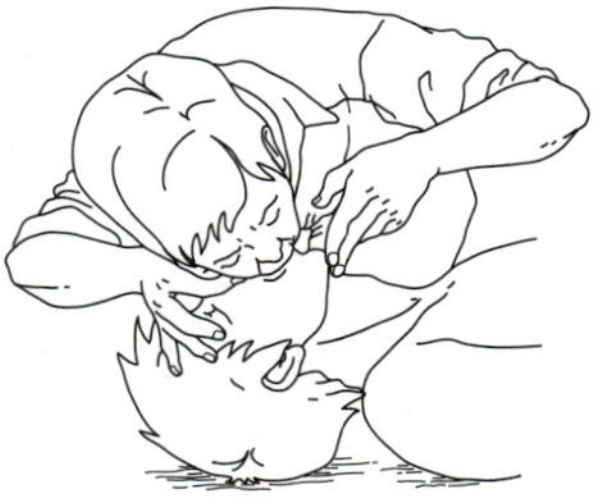

그림 1-13. Rescue breathing

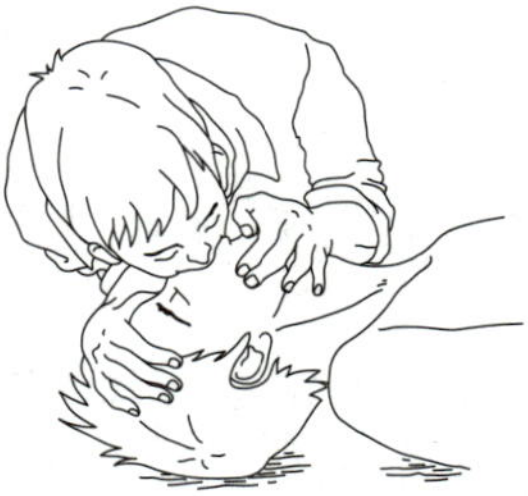

그림 1-14. Mouth-to-nose ventilation

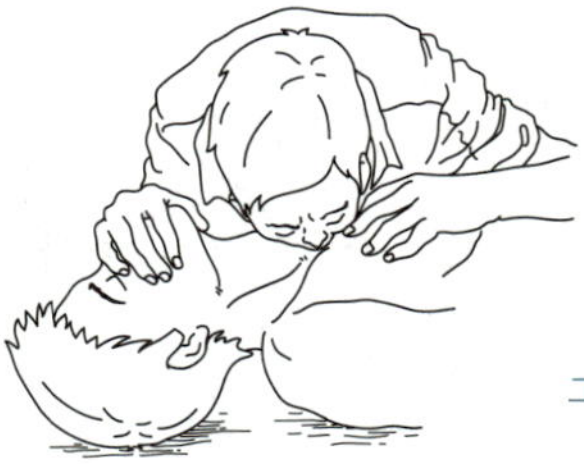

그림 1-15. Mouth-to-stoma ventilation

6) 폐쇄 기도의 관리(Management of the obstructed airway)

가) 하임리히 조작법(Heimlich Maneuver)

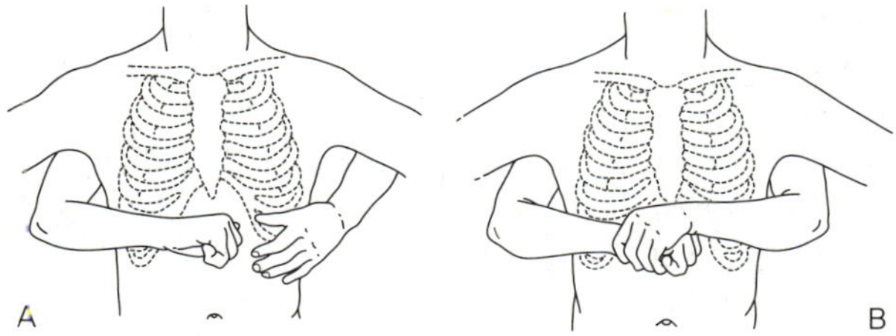

그림 1-16. The Heimlich maneuver. A, Thumb facing inward in the midline between the naval and xyphoid process. B, Grip fisted hand and apply a firm inward/upward thrust

나) 흉부 압박법(chest thrust)

다) 수지 청소법(finger sweep)

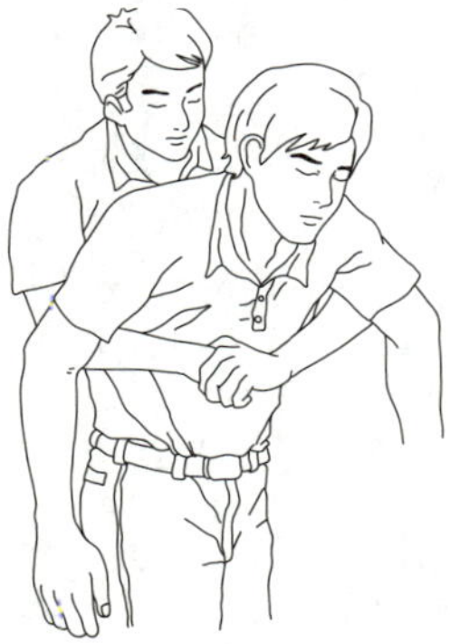

그림 1-17. The chest thrust

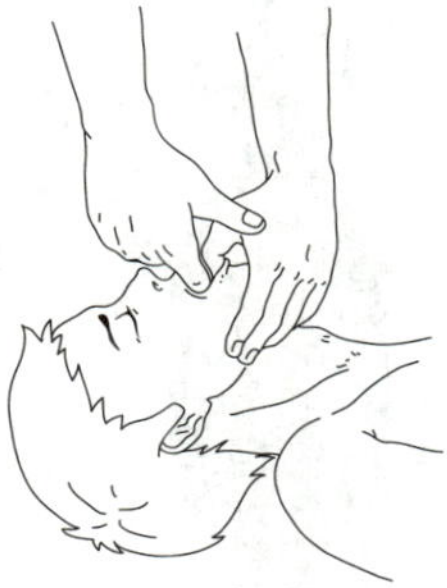

그림 1-18. The finger sweep

(1) 질식 증후의 인지

① 전반적인 distress

② 발성 곤란(inability to speak)

③ 청색증(cyanosis)

④ Correct scenario

(2) 도움 요청
(3) 환자가 의식이 있고 말하고, 기침하고, 호흡할 수 있으면 기침하려는 노력을 방해하지 않는다.
(4) 환자를 앙와위로 눕힌다.
(5) 입을 열고 finger sweep을 시행한다.
(6) 기도를 열고 환기를 시도한다.
(7) 성공적이지 못하면, 하임리히 조작법을 다섯 번까지 시행한다.
(8) 수지 청소법(finger sweep)
(9) 기도를 열고 환기를 시도한다.
(10) 7~9번 단계를 성공할 때까지 또는 숙련자가 도착할 때까지 반복한다.

7) 질병 전파에 대한 주의(precautions against the transmission of disease)

: B형간염, 결핵, AIDS

나. 기도 관리에 필요한 장비

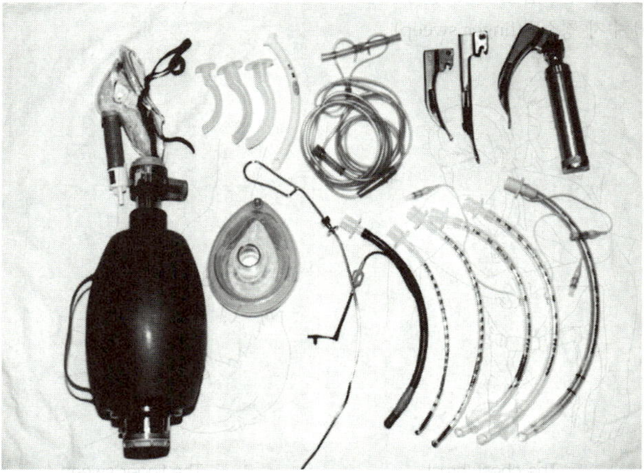

그림 1-19. An intubation tray

1) 산소 공급원 : 중앙공급식 산소, 탱크 산소
2) 진공 흡인 기구(vacuum suction apparatus)
3) 자발 호흡 환자를 위한 산소 공급 장치

가) 비관(nasal prong)
나) 단순 산소 마스크(simple oxygen mask)
다) 벤츄리 산소 마스크(Venturi oxygen mask)
라) 부분 재호흡 산소 마스크(partial rebreathing oxygen mask)

4) 기도
5) 마취 마스크와 소생백
6) 기관내튜브
7) 후두경과 다른 광원
8) 탐침
9) 광섬유 기관지경
10) 후두 마스크 기도 유지기

다. 기관 삽관

1) 적응증

가) 환기 보조
나) 기도 보호
다) 기도 확보
라) 마취 및 수술
마) 흡인

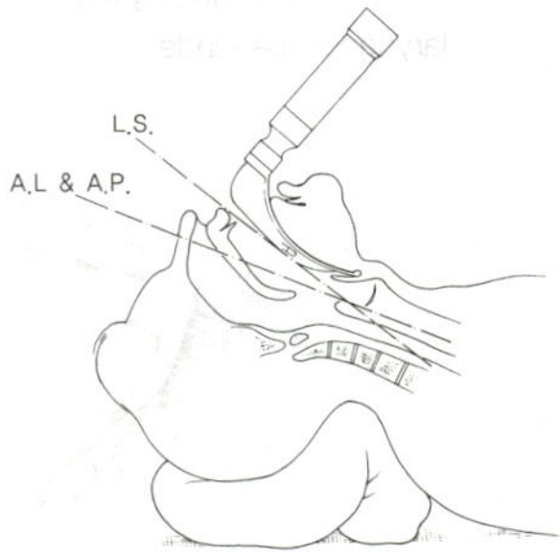

그림 1-20. Final exposure

2) 방법

가) 장비 선택, 준비 및 확인 : 기관내 튜브의 크기, 후두경 불빛, 튜브의 커프(cuff)
나) 자세 : 경부 굴절, 경후두관절 신장(atlanto-occipital extension)
다) 전산소화(preoxygenation)
라) 노출 : scissors 방법, no-touch 방법
마) 보이게 하기(visualization)
바) 삽입(insertion)
사) 커프 팽창(cuff inflation)
아) 확인(confirmation)
자) 고정(stabilization)

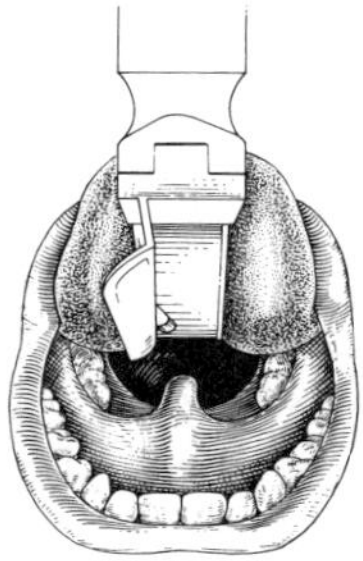

그림 1-21. Introducing the laryngoscope blade

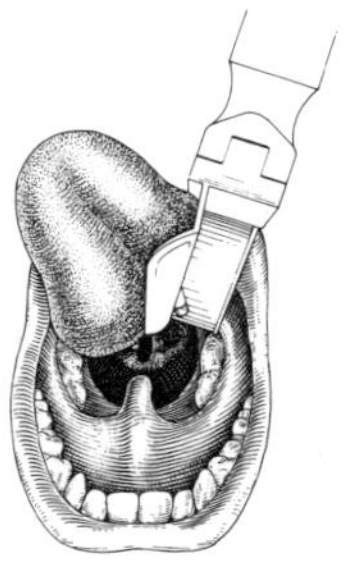

그림 1-22. Displacing the tongue to the left with the laryngoscope

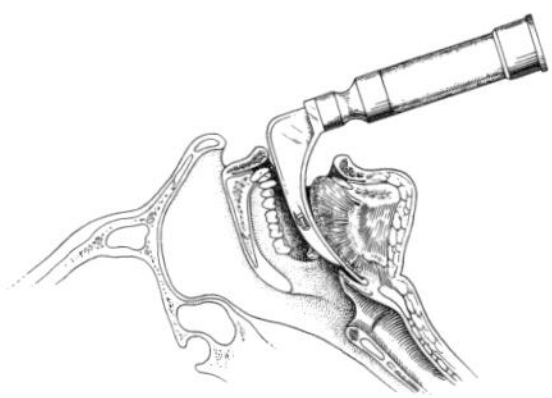

그림 1-23. Direct laryngoscopy with the blade in the vallecula

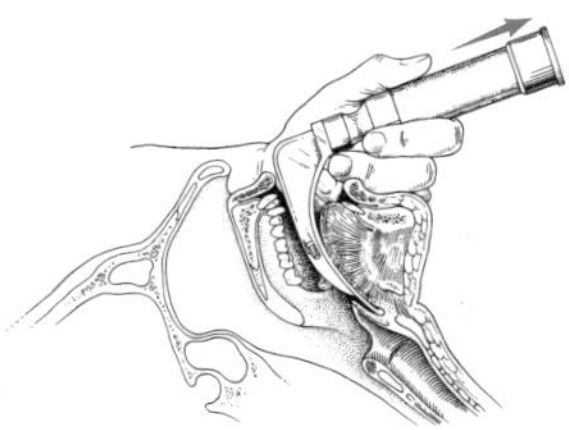

그림 1-24. Forward-upward lift. The wrist should be straight

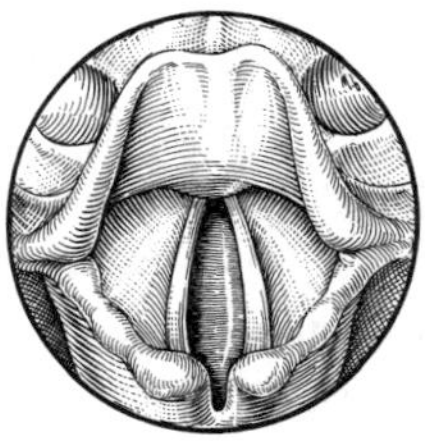

그림 1-25. Direct exposure of the larynx

다음은 튜브가 기관 내에 위치하는지를 확인하는 여러 가지 방법이다.

가) 호기말 CO_2 감시

나) 청진

다) 흉부와 상복부의 움직임

라) 직접 보기
마) 활력 징후
바) 튜브 안의 응축(condensation)
사) 음압 검사
아) 튜브 표식
자) 저장백(reservoir bag)의 움직임
차) 발성 장애
카) 맥박산소계측기
타) 광섬유 기관지경(fiberoptic brochoscope)
파) 흉부 X선
하) 커프 촉지
거) 경기관 조명(transtracheal illumination)
너) 흉부 압박(sternal compression)

3) 식도 내 삽관의 의심

가) 흉부의 움직임이 미약하거나 없는 경우
나) 전산소화 10분 내에 나타나는 청색증
다) 산소화의 실패
라) 튜브 길이의 이상
마) 빈맥, 고혈압
바) 복부 팽창의 증가
사) 기관에서의 튜브의 움직임을 촉지할 수 없는 경우
아) 호기 가스 내에 응축이 없는 경우

4) 식도 내 삽관 의심 시 처치

가) 후두경으로 후두 내에서 좋은 view를 확보하지 못한 경우 튜브 교환
나) 기관내삽관이 어려운 경우 guide를 기관 튜브에 넣고 발관하여 의심스러울 경우 다시 삽관하는 것을 가능하게 한다.
다) 발관하고 다음 중 하나를 실시한다.
(1) 마스크를 통한 환기
(2) 후두 마스크의 사용
(3) 식도 기관 Combitube 사용

5) 삽관 실패의 흔한 원인

가) 환자의 머리 위치가 잘못되었을 때
나) 개구가 충분치 못할 때

다) 후두경의 blade에 혀가 겹친 경우
라) 후두경이 상치에 대한 pivoting
마) 저돌적인 자세
바) 너무 소심한 자세
사) 부적절한 장비

라. 기관내삽관의 합병증

1) 삽관 동안 일어나는 합병증

가) 외상
(1) 윗입술
(2) 구강 점막
(3) 치아
(4) 눈
(5) 식도 파열
나) 저산소혈증
(1) 급성 저산소성 두개내병변
(2) 산소 공급원의 실패
(3) 산소 공급 경로의 실패
(4) 부적절한 시술
(5) 삽관 불능
(6) 구토와 흡인

2) 삽관 직후 일어나는 합병증

가) 저산소혈증
(1) 우연한 식도내삽관
(2) 우연한 기관지내 삽관
(3) 기관지 경련
(4) 환기 불능
(5) 후두삽관
(6) 우연한 발관
(7) 기관 또는 기관지 파열
(8) 긴장성 기흉
나) 고혈압, 빈맥, 부정맥
다) 뇌압상승

3) 발관에 따른 초기 합병증

가) 저산소혈증
(1) 후두 경련
(2) 기도 폐쇄
(3) 구토와 흡인
나) 인후통
다) 측두하악골 관절 장애
라) 성대 손상
(1) 삽관후 크룹
(2) 피열 연골 탈위
(3) 발관 장애
(4) 성대 결출
마) 신경 손상
(1) 뇌후두신경
(2) 설신경과 설하신경

4) 장기간 삽관에 따른 합병증

가) 입, 후두, 인두, 기관의 궤양
나) 육아종 형성
다) 유착과 막양구조의 형성
라) 기관 협착증

5) 경비기관내 삽관에 따른 합병증

가) 비출혈
나) 점막하 절개
다) 후인두벽의 외상
라) 아데노이드의 외상
마) 코의 압박 괴사
바) 유스타키안관의 폐쇄
사) 상악 부비동염

4. 중심정맥도관 삽입 및 제거

중심정맥도관은 폐동맥도관 삽입, 경정맥 심조율(cardiac pacing), 일시적인 혈액투석, 약물 투여(심혈관계 약물, 항암제, 비경구고영양법(hyperalimentation), 말초혈관에 자극적인 약물 등), 공기색전 흡인 및 수액과 혈액요법의 경로로 이용할 수 있으며, 말초혈관

확보가 어렵거나 반복적인 정맥혈 채취가 요구되는 경우에도 도움이 된다.

가. 중심정맥도관 삽입 위치별 특징

중심정맥도관의 대표적인 삽입 경로로는 속목정맥(internal jugular vein), 빗장밑정맥(subclavian vein), 넙다리정맥(femoral vein)이 있다. 도관 삽입 경로의 선택 시 고려해야 할 점은 삽입의 적응증, 환자의 상태, 시술자의 경험과 기술 등이다. 출혈 경향이 있는 환자에서는 삽입 위치의 출혈이나 혈종을 빨리 발견하고 대처할 수 있어야 하므로 속목정맥이 보다 적합한 삽입 위치이며, 환자가 두경부에 손상을 입고 목의 움직임이 제한되어 있는 경우에는 속목정맥보다는 빗장밑정맥이나 넙다리정맥에 중심정맥도관을 삽입하는 것을 고려해야 한다. 각각의 삽입 부위별 장점과 주의사항은 다음과 같다(표 1-2).

표 1-2. 중심정맥도관 삽입 부위에 따른 장 · 단점

정맥	장점	단점
속목정맥	신뢰할 만한 삽입부위, 정맥밸브 없음, 초음파로 경동맥과 속목정맥 위치 확인 용이	경동맥에 근접, 드레싱을 하기 어려움, 빗장밑정맥보다 도관삽입 관련 감염 많음
빗장밑정맥	신뢰할 만한 삽입부위	5% 이상의 합병증 발생률 (기흉과 출혈)
넙다리정맥	삽입 용이, 응급 상황 시 일차 시도	병원성 감염 가능성 높음, 환자의 움직임이 제한됨

1) 속목정맥

우측 속목정맥은 주변 해부학적 구조물의 위치가 일관적이고 상대정맥으로의 주행이 곧고 짧기 때문에 중심정맥도관 삽입술의 성공률이 높아 시술 시 가장 선호되는 부위이다. 중심정맥도관 삽입 방법은 좌 · 우측 속목정맥이 모두 동일하며, 다음과 같다(그림 1-27).

(1) 환자가 두부하강자세(Trendelenburg position)를 취하도록 하여 속목정맥의 직경을 증가시키고 목이 굽혀지지 않도록 한 상태에서 고개를 반대편으로 회전시킨다.

(2) 주요 해부학적 경계인 흉골패임(sternal notch)과 흉쇄유돌근의 흉골 측 및 빗장뼈 측 힘살을 확인하고 소독한다. 도관삽입 관련 감염을 줄이기 위하여 무균시술이 필수이며, 시술자는 수술에 준해 손 소독을 시행하고 모자, 마스크, 멸균장갑과 수술복을 착용한다. 소독액은 2% chlorhexidine 용액이 권장된다.

(3) 흉쇄유돌근의 두 힘살이 빗장뼈와 이루는 삼각형이 노출되도록 소독포를 덮고 흉골 측 힘살의 외측 경계를 따라 둘 또는 세 손가락 끝을 지긋이 올려 삼각형의 경계를 명확히 하며 목동맥을 촉진한다.

(4) 7.5~10.0 MHz의 선형배열탐촉자(linear array probe)를 소독비닐로 감싼 후 초

음파로 속목정맥과 목동맥의 위치를 확인한다. 속목정맥은 초음파 단면도에서 목동맥의 상방 · 외측에 위치하고 있으며, 초음파 탐식자로 쉽게 압박이 가능하다 (그림 1-26).

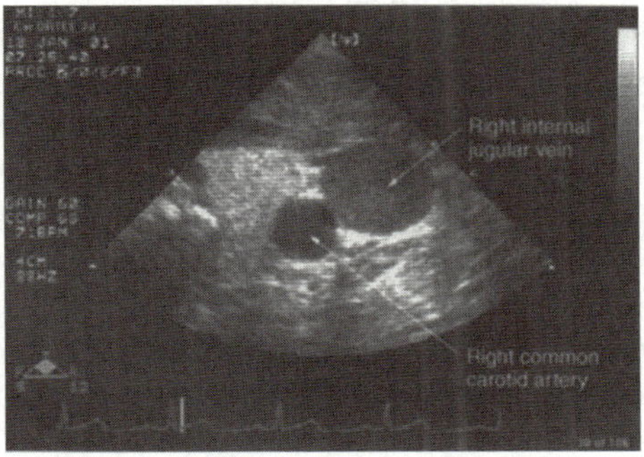

그림 1-26. 가로축 초음파상의 우측 목동맥(right common carotid artery)과 속목정맥(right internal jugular vein)의 해부학적 위치

(5) 바늘 삽입은 흉쇄유돌근의 두 힘살이 빗장뼈와 이루는 삼각형의 꼭지점에서 초음파로 속목정맥과 목동맥의 위치를 실시간으로 확인하면서 동측 유두를 따라 빗장뼈측 힘살의 내측 경계를 타고 30~45도의 각도로 시행한다. 이때 필요에 따라 국소마취를 시행하며, 18G 6.4 cm 바늘로 천자하기 전에 22G 3.8 cm 바늘로 속목정맥을 확인하는 것이 동맥천자나 기흉, 상완신경총 손상 등을 줄이는 데 도움이 될 수 있다.

(6) 바늘에 연결된 주사기를 부드럽게 흡인하면서 조금씩 바늘을 전진해 나아간다. 대부분 2~3 cm 이내의 깊이에서 천자가 되며, 이보다 깊은 곳에서 천자가 될 경우에는 빗장밑정맥 천자와 이에 따른 기흉, 상완신경총 손상 등의 위험이 증가하므로 주의한다.

(7) 천자가 되지 않을 경우에는 처음 진행 방향보다 외측으로 방향을 바꾸어 다시 천자를 시도해 볼 수 있으며, 실패할 경우에는 바늘을 빼서 개방성을 확인하고 해부학적 경계들을 재평가해야 한다.

(8) 바늘로 속목정맥을 천자한 후에는 흡인된 혈액의 색이나 주사기 제거 시 관찰되는 혈류의 박동성 유무 등으로 목동맥 천자의 가능성을 배제한다.

(9) 속목정맥이 천자된 것이 확실하면, 바늘을 통하여 유도철사를 15~20 cm가량 서서히 삽입한다. 이때 저항이 느껴져서는 안 되며, 유도철사가 우심방에 닿으면 부정맥을 유발할 수 있으므로 주의한다. 바늘 길이(6.4~7.0 cm)만큼 유도철사

가 들어간 후 저항이 느껴지면 바늘 위치가 변경된 것을 의심하고 재천자하여야 하며, 8~10 cm 정도에서 저항이 느껴지면 빗장밑정맥 천자를 의심하고 역시 재천자를 시도한다.

(10) 바늘을 제거하고 유도철사만 남겨놓은 상태에서 도관의 굵기에 따라 11번 칼과 확장기(dilator)를 이용하여 삽입점을 확장한다.

(11) 유도철사를 따라 도관을 삽입한다. 이때 유도철사가 같이 삽입되지 않도록 유도철사의 뒷부분은 왼손으로 잡고 오른손으로 도관을 밀어 넣어야 한다. 도관의 위치는 상대정맥과 우심방의 경계 부위에 있는 것이 가장 이상적이며, 대한민국 성인에서는 평균적으로 삽입점으로부터 13~16 cm의 위치가 이에 해당된다. 좌측 속목정맥 경로를 이용할 경우에는 무명정맥(innominate vein)의 길이를 고려하여 3~5 cm 정도의 길이를 추가한다.

(12) 유도철사를 제거한 후 도관을 통해 혈액이 역류되는 것을 확인한다. 이때 시술 보조자와 이중으로 유도철사의 제거 여부를 확인한다.

(13) 삽입된 도관에 고정장치를 끼우고 피부에 고정한 후, 무균적으로 드레싱한다.

(14) 흉부 X선 검사를 시행하여 도관의 위치와 합병증 유무를 확인한다.

2) 빗장밑정맥

빗장밑정맥은 다른 삽입 부위에 비해 감염 발생률이 낮고 환자의 편의도가 높아서 중심정맥도관을 장기간 사용하기에 용이한 장점이 있지만, 중심정맥도관 삽입 중 기흉 및 혈흉의 발생 가능성이 다른 부위에 비해 높은 단점이 있다. 또한 상대적으로 깊은 위치 때문에 22G 3.8 cm 바늘로 미리 천자를 해보는 것이 용이하지 않으며, 적절한 초음파 영상을 얻는 것도 어려워 시술 시 주의를 요한다. 빗장밑정맥 경로를 통한 중심정맥도관 삽입 방법은 아래와 같다.

(1) 환자가 두부하강자세를 취하도록 한 후 양쪽 팔을 모두 내전시키고 반대편으로 고개를 회전시킨다. 이때 양쪽 견갑골 사이에 작은 베개를 위치시켜서 쇄골과 첫 번째 늑골 사이의 공간을 최대한 넓힌다.

(2) 주요 해부학적 경계를 확인하고 소독한 후 소독포를 덮는다. 도관삽입 관련 감염을 줄이기 위하여 무균시술이 필수적이며, 시술자는 수술에 준해 손 소독을 시행하고 모자, 마스크, 멸균장갑과 수술복을 착용한다. 소독액은 2% chlorhexidine 용액이 권장된다.

(3) 국소마취 후 바늘을 빗장뼈 중간에서 2~3 cm 정도 아래쪽에 삽입한다. 바늘이 빗장뼈의 밑면을 감싸듯 주행하도록 하면서 흉골패임 방향으로 서서히 바늘을 전진시킨다. 천자에 실패하였을 경우에는 바늘의 방향을 보다 머리쪽으로 향하여 재시도한다. 그러나 두세 번의 시도 후에도 천자가 되지 않는 경우에는 기흉과 빗장밑동맥 천자 등의 합병증 발생 가능성이 증가하므로 더 이상의 반복적인 천자는 시도하지 않는다.

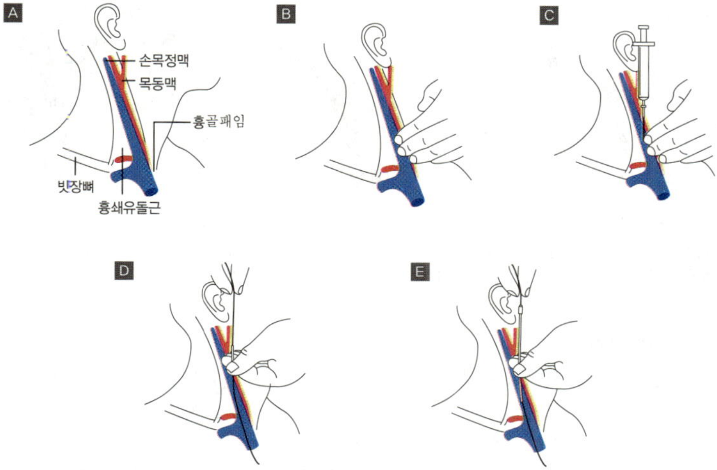

그림 1-27. 우측 속목동맥 삽입 모식도. (Jugular vein 속목정맥, carotid artery 목동맥, clavicle 빗장뼈, sternal notch 흉골패임, sternocleidomastoid muscle 흉쇄유돌근)

(4) 바늘로 빗장밑정맥을 천자한 후에는 흡인된 혈액의 색이나 주사기 제거 시 관찰되는 혈류의 박동성 유무 등으로 빗장밑동맥 천자 가능성을 배제한다.

(5) 빗장밑정맥이 천자된 것이 확실하면, 바늘을 통하여 유도철사를 15~20 cm가량 서서히 삽입한다. 이때 저항이 느껴져서는 안 되며, 유도철사가 우심방에 닿으면 부정맥을 유발할 수 있으므로 주의한다.

(6) 바늘을 제거하고 유도철사만을 남겨놓은 상태에서 도관의 굵기에 따라 11번 칼과 확장기를 이용하여 삽입점을 확장한다.

(7) 유도철사를 따라 도관을 삽입한다. 이때 유도철사가 같이 삽입되지 않도록 유도철사의 뒷부분은 왼손으로 잡고 오른손으로 도관을 밀어 넣어야 한다. 도관의 위치는 상대정맥과 우심방의 경계 부위에 있는 것이 가장 이상적이며, 적절한 도관 삽입의 길이는 삽입점에서 쇄골패임까지의 거리와 쇄골패임에서 기관용골(tracheal carina)까지의 합으로 예측할 수 있다.

(8) 유도철사를 제거한 후 도관을 통해 혈액이 역류되는 것을 확인한다. 이때 시술보조자와 이중으로 유도철사의 제거 여부를 확인한다.

(9) 삽입된 도관에 고정장치를 끼우고 피부에 봉합한 후, 무균적으로 드레싱한다.

(10) 흉부 X선 검사를 시행하여 도관의 위치와 합병증 유무를 확인한다.

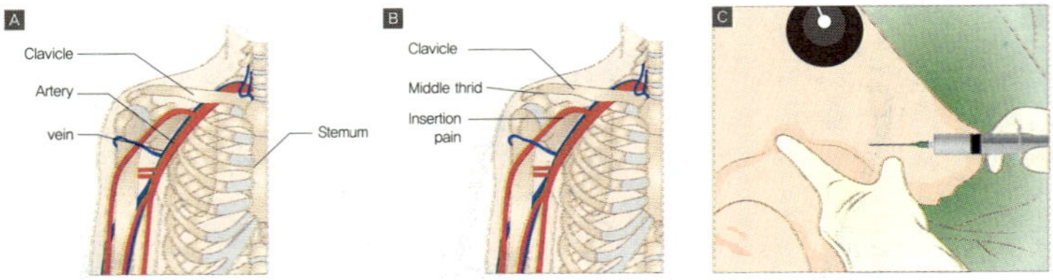

그림 1-28. 빗장밑정맥의 해부학적 위치 및 천자. A. 빗장밑정맥의 지표, B. 빗장밑정맥의 천자 위치. C. 천자 장면, clavicle; 빗장뼈, artery; 빗장밑동맥, vein; 빗장밑정맥, sternum; 흉골, middle third; 빗장뼈 내측으로부터 삼분의 이 지점, insertion point; 천자부위.

3) 넙다리정맥

넙다리정맥은 감염의 위험과 심부정맥혈전의 발생 위험성이 다른 곳에 비해 높고 복강 내 천자가 발생할 수도 있기 때문에 중심정맥관 삽입 시 선호되는 부위는 아니다. 그러나 넙다리정맥은 다른 경로로 중심정맥도관의 삽입이 용이하지 않을 때 높은 성공률로 쉽게 삽입할 수 있다는 장점이 있고, 흉곽 내 구조물들과 관련된 합병증이 없다는 장점도 있다.

넙다리정맥에 중심정맥도관을 삽입할 때에는 샅인대보다 1~2 cm 아래에서 초음파 탐촉자로 넙다리동맥 내측에 위치한 넙다리정맥을 확인한 후 천자를 시도한다.

나. 합병증

속목정맥 또는 빗장정맥을 통한 중심정맥도관 삽입 시 빗장밑동맥 천자, 상완신경총 손상, 기흉, 혈흉, 공기색전증, 종격동내 출혈, 심막압전, 심방천공, 부정맥, 심장정지 등이 발생할 수 있고, 넙다리정맥을 통한 중심정맥도관 삽입 시 넙다리동맥 천자, 사타구니 및 후복막 출혈 등이 발생할 수 있다.

다. 중심정맥도관 제거

1) 시술자는 손위생을 시행하고 멸균된 소독장갑을 착용한다.
2) 피부에 붙은 드레싱을 제거하고 도관 삽입 부위를 2% chlorhexidine 용액으로 소독한다.
3) 도관 삽입 부위에 멸균 거즈를 댄 후 환자가 숨을 내쉬면서 참도록 하고 도관을 제거한다. 이때 공기색전증의 발생을 예방하기 위해 도관의 말단 부위는 반드시 폐쇄되어 있어야 한다.
4) 도관 제거 부위를 소독하고 드레싱을 부착한다.

라. 참고문헌

1) 대한중환자의학회 (2016). 중환자의학 (3판) (pp. 176-183). 서울: 군자출판사.
2) Paul L. Marino (2014). The ICU Book (4th Ed.) (pp.3-62). New York, NY: Wolters Kluwer.

5. 흉강천자(Thoracentesis)

가. 적응증

1) 원인 미상의 흉막액에 대한 진단적 천자
2) 흉수 및 기흉의 제거 등을 위한 치료적 천자

나. 흉강천자 방법

1) 무균적 처치법 적용
2) 환자의 자세
   - 기흉에서 공기 제거 : 앙와위에서 상체를 30~45도 올린 자세
   - 흉수의 채취 및 배액 : 앉은 자세에서 팔을 앞으로 뻗은 자세
3) 천자 위치
   - 공기 제거 : 쇄골중심선상 두 번째 또는 세 번째 늑간
   - 흉수 제거 : 후액와선상 여섯 번째에서 여덟 번째 늑간
   * 진찰 소견과 흉부 X선 검사, 초음파 검사 등의 영상의학적 소견에 따라 천자 위치는 조정됨
4) 천자 부위 마취
   - 늑골의 위쪽 경계를 통하여 국소마취제 주사
   - 찬자되어 가검물이 채취되는 바늘의 깊이를 겸자로 표시
5) 검체 채취
   - 미리 정해 놓은 깊이를 참고하여 주사침이 더 들어가지 않도록 주의하며 검체 채취
   - 공기나 흉수가 주사침을 통해 다시 흉강 안으로 들어가지 않도록 주의
6) 검사 종료
   - 검사 후 주사침을 제거하고 천자 부위에 무균적 드레싱 적용
   - 흉부 X선 검사를 시행하여 기흉 등의 합병증 발생 유무 확인

다. 합병증

1) 기흉
   - 흉강천자 후 4~19%의 빈도로 발생, 흉관삽입이 필요한 경우는 50% 미만
   - 위험인자 : 만성 폐쇄성 폐질환, 양압환기, 20G 이상의 주사침, 미숙한 시술자, 치료목적의 흉강천자

2) 기타

기침 유발, 천자 부위 감염, 혈흉, 비장파열, 복부출혈, 폐부종, 공기색전증 등

라. 참고문헌

1) 대한중환자의학회(2016). 중환자의학(3판)(pp.176-183).
2) 대한의학회(2018). 인턴 수련교육 및 진료 지침서 2018(pp.92-94).

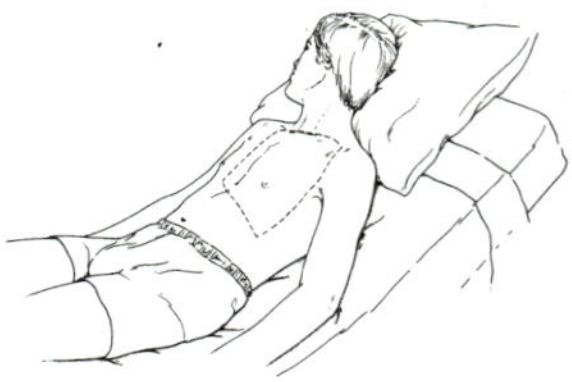

그림 1-29. 배기용 체위

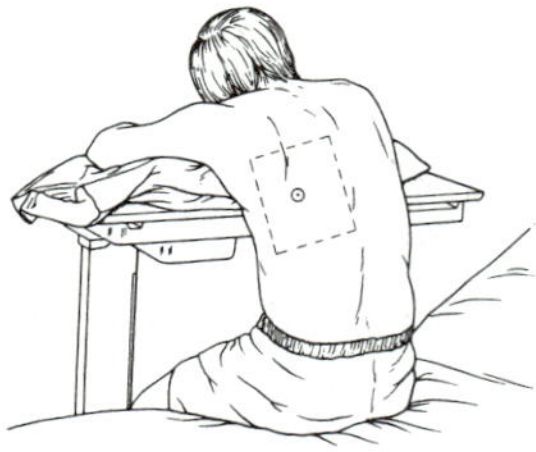

그림 1-30. 배액용 체위

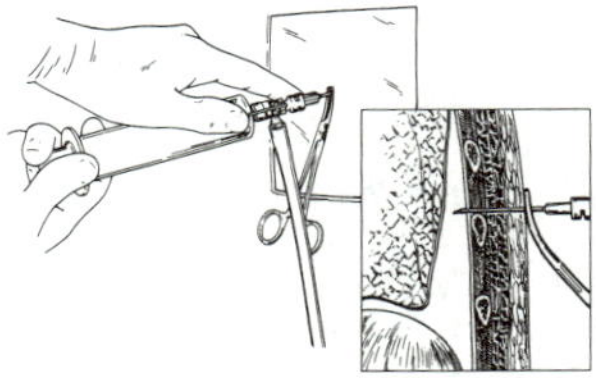

그림 1-31. 흉강천자침을 주사기에 연결하여 겸자로 표시한 깊이만큼 찔러 넣는다.

6. 피부봉합법(Skin Suture Method)

자세한 사항은 성형외과(II-22) 진료지침 참조

가. 기본수칙

1) 피부를 봉합하기 전 상처의 상태를 잘 관찰하여 좌멸괴사조직이 있으면 전부 제거하도록 한다(debridement). 이물질이 있으면 완전히 제거한다. 감염되었거나 심하게 오염된 상처는 일차 봉합하지 않고 약 4~5일 경과한 후 봉합하는 지연 일차봉합 방법을 취하는 것이 안전하다.
2) 6~12시간 이상(안면부는 24시간) 경과된 열상, 총상, 깊게 찔린 자상, 사람이나 동물에 물린 상처는 바로 직접 봉합하지 않는다.
3) 상처를 식염수로 충분히 세척한다. 방부제용액(antiseptic solution)은 살아 있는 세포에 유독하므로 상처 세척에 사용하지 않는 것이 좋다.
4) 상처의 마취는 좌멸괴사조직 제거나 많은 세척이 필요할 때 미리 시행하고 국소마취제로는 0.5% 혹은 1% lidocaine(xylocaine)이 흔히 사용된다. Lidocaine의 최대 안전 용량은 4.5 mg/kg (성인의 경우 대략 1% 용액 28 mL)이다. 마취제를 상처에 주사하기 전 반드시 흡인하여 약물이 혈관 내에 직접 주입되지 않도록 주의하고 국소마취제의 부작용이 없는지 여부를 환자에게 확인해 가며 진행한다.
5) 다음에 기술된 봉합 방법 중(나. 피부봉합 방법) 하나를 선택하여 봉합하되 조직을 겸자로 잡거나 침을 삽입할 때 조직 손상을 가능한 줄이도록 조심스럽게 다룬다.
6) 봉합이 끝나면 마른 거즈로 상처를 덮고 반창고로 고정한다. 붕대로 감을 경우 너무 조여 상처에 압력을 가하지 않도록 한다. 안면부, 특히 눈이나 입가와 같이 고정이 어려운 부위는 항생제 연고 등을 도포해 주는 것으로 충분하다.
7) 오염상태에 따라 항생제를 처방하거나 파상풍 예방주사를 고려한다.

나. 피부봉합 방법

다양한 봉합방법이 사용되고 있으나 중요한 원칙은 상처의 양쪽 변연이 정확히 맞아서 중첩되거나 함몰되지 않아야 하며 장력이 없어야 하는 것이다. 봉합사를 결찰할 때 과다하게 조여 혈액순환의 장애가 오지 않도록 한다.

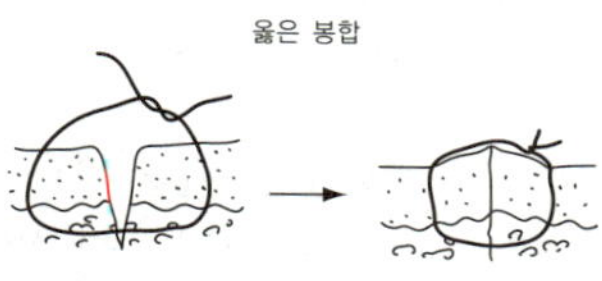

그림 1-32. 그림에서와 같이 피부밖의 봉합사 길이보다 피부속 하변의 봉합사의 길이가 더 길게 하여 결찰 후 적당히 외번(eversion)되게 한다.

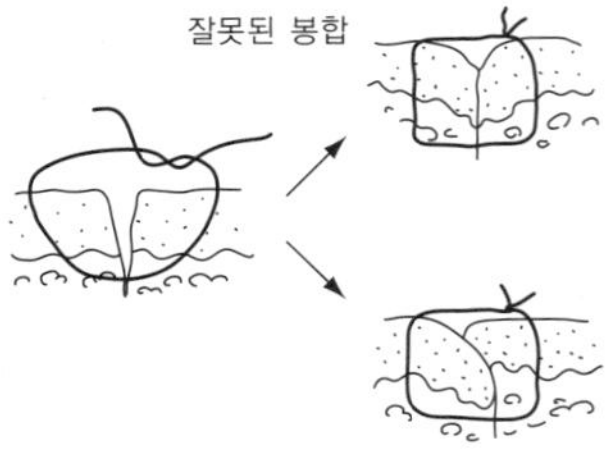

그림 1-33. 그림에서와 같이 피부밖의 봉합사 길이가 더 길면 결찰 후 피부함몰이나 중첩이 일어나게 된다.

1) **단순단속봉합**(Simple interrupted suture)

가장 보편적으로 사용하는 방법이다. 피부 전 깊이를 포함되게 봉합하여 폭과 간격을 일정하게 한다. 폭은 피부의 두께나 부위에 따라 달라진다.

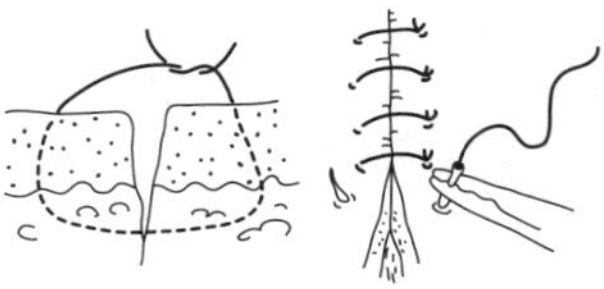

2) Continuous locking suture

신속한 장점이 있으나 피부 변연을 정확히 맞추기 어렵고 locking에 의한 봉합흔적(suture mark)이 남는 것이 단점이다.

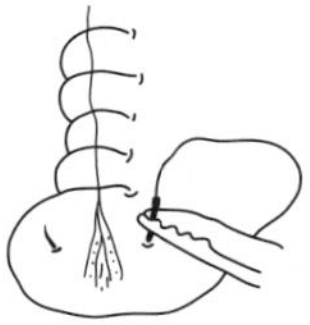

3) **수직단속석상봉합**(Vertical interrupted mattress suture)

피부변연을 정확히 맞출 수 있고 깊은 상처를 봉합할 때 유리하여 흔히 사용되는 방법이다. 그러나 단순봉합 방법보다 침에 의한 반흔이 더 생길 수 있다.

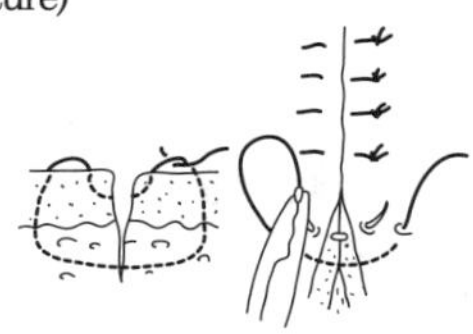

4) **수평단속석상봉합**(Horizontal interrupted mattress suture)

피부봉합에는 잘 사용하지 않고 근막(fascia)봉합에 흔히 사용하나 손바닥, 발바닥같이 각질층(cuticle)이 두껍고 단단한 부위에 간혹 사용한다.

5) **표피하 봉합**(Subcuticular suture)

피부에 평행주름(hatching mark)이 없어 미용을 고려하여 봉합할 때 사용되는 방법이다. 진피층(dermis)을 봉합하며 익숙하지 않으면 변연을 정확히 맞추기가 어렵다. 일반적으로 연속적으로 봉합하나 interrupted suture로 하기도 한다. 비흡수성 봉합사를 써서 봉합하고 추후 발사하기도 한다. 단, 이때에는 처음과 마지막 결찰을 피부 밖에서 해야 한다.

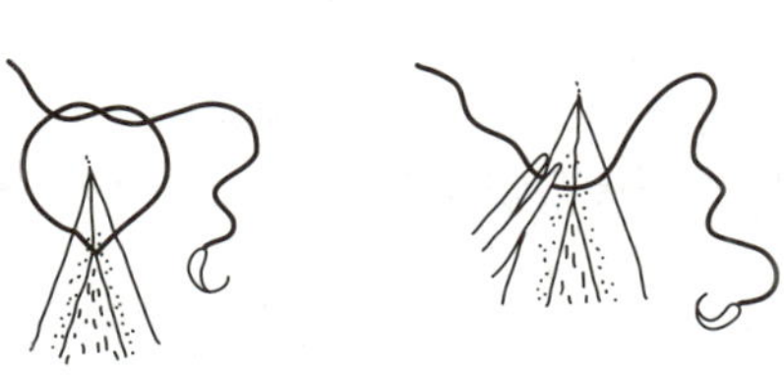

다. 발사(suture removal)

1) 봉합사 결찰 부위를 겸자로 잡고 환자의 통증이 적게 조심스럽게 당겨 올린다. 가위로 봉합사를 되도록 피부에서 가까운 부분에서 잘라 실을 뽑을 때 실에 붙어 있는 이물질이 피부 내로 들어가 오염되지 않도록 한다.
2) 발사 시기는 상황에 따라 조금씩 다를 수 있으나, 부위에 따라 일반적으로 안면부와 경부는 3~5일, 두피와 복부는 7일, 등(back)은 10일, 사지와 관절은 10~14일경에 한다.

7. 절개 배농법(Incision and Drainage)

가. 기본 수칙

1) 절개하기에 앞서 절개부위에 농이 확실히 있는지 확인하여야 한다.
2) 봉와직염(cellulitis)의 경우 농양이 있어도 농이 고인 부위를 찾지 못해 실패하는 경우가 있다. 절개하기 이전 육안이나 촉진상 농양강(abscess cavity)이 확인되지 않으면 주사기로 흡인하여 농이 나오는 것을 보아 농양강의 위치와 길이를 확인하도록 한다.
3) 유방이나 둔부의 농양은 처치 시 통증이 심하므로 국소마취로 배농하기 어려운 경우가 많으므로 전신마취하에 수술실에서 할 것을 고려할 수도 있다.
4) 절개하기 이전 절개 예정부위에 국소마취를 하는데, 이때 마취제가 농양강 내로 들어가지 않고 절개될 피부에만 들어가도록 한다. 대개 진피 부위에 주사하게 된다.
5) 절개부위의 선택은 눈으로 보고 촉지해 보아 피부가 농양강 위에 가장 얇아진 부위를 선택하면 무난하다.
6) 절개에 사용하는 칼은 끝이 뾰족하고 날이 직선인 11번 칼을 사용하는 것이 편리하다.
7) 절개는 가능한 길게 충분히 해주는 것이 좋다.

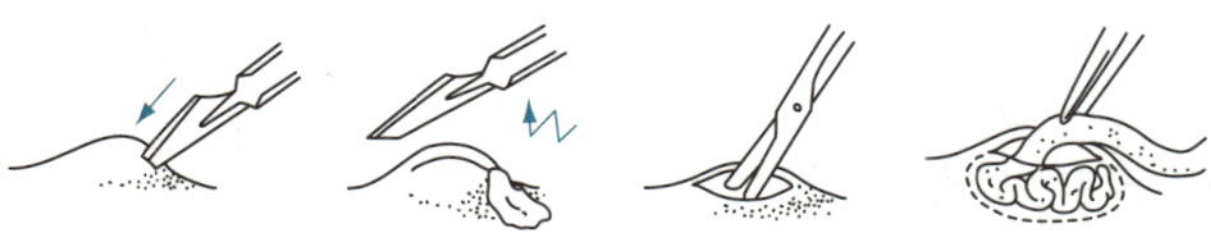

나. 주의사항

1) 막으로 분리된 농양강이 있는 경우가 있으므로 절개 후 기구나 손가락을 사용하여 농양강 내 주위를 벌려서 하나의 공동으로 만들어 주어야 한다.
2) 배농이 끝난 후에는 거즈 packing 하거나 배액관(drain)을 넣어 준다. 거즈 packing 할 경우에는 공동의 가장 깊은 곳에서부터 입구쪽으로 차곡차곡 packing하여 빈 공간이 없도록 한다.
3) 농양강 안이 건강한 육아조직에 의해 전부 메꾸어질 때까지 절개부위가 막히지 않도록 유지해 주어야 한다.
4) 항생제는 일반적으로 필요하지 않으나 주위조직의 염증이 심한 경우에는 사용하기도 한다.

8. 창상 관리(Wound Dressing)

가. 창상의 분류

분류	정의	허용가능 감염률
1) Clean	비감염 수술 창; 수술 시 무균적 처치의 기술적 결함 없음 소화관, 비뇨관, 호흡기관 절단이 없음; 창상 일차봉합	1~5%
2) Clean-contaminated	소화관, 비뇨관, 호흡기관 절단은 있으나 관액 누출이 경함 경한 무균처치의 기술적 결함	3~11%
3) Contaminated	심한 무균처치의 기술적 결함; 외상으로 인한 창상 소화관액의 심한 누출; 감염된 소변과 담즙의 누출	10~17%
4) Dirty	수술 전 창상감염 ; 대변이나 괴사 조직의 존재	>27%

나. 창상 간호

1) Clean, closed wound

가) 상피화(Epithelization)

(1) 24시간 내에 재생되는 상피(regenerating epidermis)가 두꺼워지기 시작한다.
(2) 48시간 내에 창상 전체가 재상피화(re-epithelialization)가 일어난다.
(3) 물이 못 들어 올 정도(water-tight seal)의 치유가 일어난다.

나) occlusive dressing을 실시한다.

다) 창상소독(betadine, alcohol)

소독물질은 창상 주위를 소독하는 것이지 창상열개부위를 소독하는 것은 아니다.

2) Open, contaminated wound

가) 괴사조직을 제거하는 것이 중요하다.

나) Wet dressing vs. Dry dressing

다. 소독제의 독성

종 류	식염수 세척 없을 때	식염수 세척 후
	세포손상 정도(%)	
Alcohol	100	100
Hydrogen peroxide (H_2O_2)	100	90
Ordinary soap	90	25
Chlorhexidine		
Tincture(Hibitane)	100	100
2% solution	5	0
Tapwater, Distilled water	5	0
Iodine	5	0
Saline solution	0	0

9. 심전도 기록 및 심전도 소견

가. 주의사항

1) 검사 침대는 눕기에 편안하여야 한다.
2) 검사 전 환자에게 검사방법을 설명해서 정신과 근육의 긴장을 풀도록 한다.
3) 피부와 전극은 접촉이 잘 되어야 한다. 털이 많은 환자는 접촉부위를 면도하고 피부에 알코올이나 물을 발라서 습기를 유지하면 접촉이 좋아진다.

나. 심전도 기록중 주의사항

1) 환자를 앙와위로 눕히고 심전도 lead를 부착할 피부표면을 알코올 스폰지로 닦고 lead를 붙인다. 중요한 것은 사지 lead를 혼동해서 붙이지 않는 것과, 흉부 lead를 정확히 붙이는 것이다. 특히 흉부 lead를 붙일 때에는 Angle of Louis가 두 번째 intercostal space level이라는 것을 참고로 하는 것이 좋다. 급성 심근경색이 의심되어 시간 경과에 따른 변화를 보아야 하는 경우 등에는 흉부유도 부위를 유성펜으로 표시하여 둠으로써 매번 같은 부위에서 심전도를 기록할 수 있다.
2) Amputation이나 burn, bandage 등으로 인해 standard site에 전극을 붙이기 어려운 경우 electrode는 가능한 한 standard site에 가깝게 붙이고, dextrocardia의 경우는 right arm lead와 left arm lead를 반대로 바꾸고 precordial lead도 왼쪽에서 오른쪽 방향으로 붙인다. 우심실 경색은 V_{3R} or V_{4R} position에서 가장 잘 감지되므로 reverse precordial leads(V_{3R}~V_{6R})을 찍도록 한다.

3) 심전도 종이의 속도는 25 mm/sec가 기본이며, 높이는 10 mm가 1 mV에 해당된다. 심전도를 찍는 일은 인턴이 해야 하는 일 중 귀찮은 일 중 하나이지만 단순히 찍는 행동만 해서는 안된다. 찍은 후에 lead가 잘못되지는 않았는지(사지 lead의 잘못 여부는 axis를 보면 되는데, 특히 aVR에서 P & QRS vector가 negative가 되어야 하며, 흉부 lead의 잘못 여부는 V1부터 V6까지 자연스러운 변화가 지속되어야 한다는 것으로 알 수 있다), 혹시 급성 심근경색증 같은 응급 질환이 아닌지를 감별해서 보고할 수 있어야 한다.
4) 기록이 양호하지 못할 때에는 전극의 부착상태, 종이가 잘 들어갔는지 등을 확인한다. Noise가 계속 심하게 나타날 때에는 전원이 공유되는 다른 기계가 있는지, 주위에 큰 금속성 물체가 있는지 파악하여 가능한 한 이를 제거 후 다시 시도한다.
5) 부정맥이 의심되는 환자에서는 표준 12 유도 외에 rhythm strip을 함께 기록한다.

다. 표준 12 유도 심전도란?

1) 두 부위간의 전위차를 기록하는 양극유도와 전극을 부착시킨 부위의 전위를 기록하는 단극유도로 크게 나눈다.
2) 양극 표준유도 I, II, III(그림 1-34)
   전극을 오른손, 왼손, 왼발에 연결한 후 심전도를 기록하며 오른발에 연결한 전극은 접지로 사용한다. 유도 I은 왼손과 오른손의 전위차, 유도 II는 오른손과 왼발의 전위차, 유도 III은 왼발과 왼손의 전위차에 의해 기록된다.
3) 단극 사지유도 : aVR, aVL, aVF
   전극을 오른손, 왼손, 왼발에 연결하여 심전도를 기록하는데, 단극사지유도로 기록되는 심전도 파형은 크기가 작기 때문에 그 심전도 파형을 1.5배로 증폭한 aVR, aVL, aVF를 사용한다. 여기에서 a는 augmented의 첫 자이다.

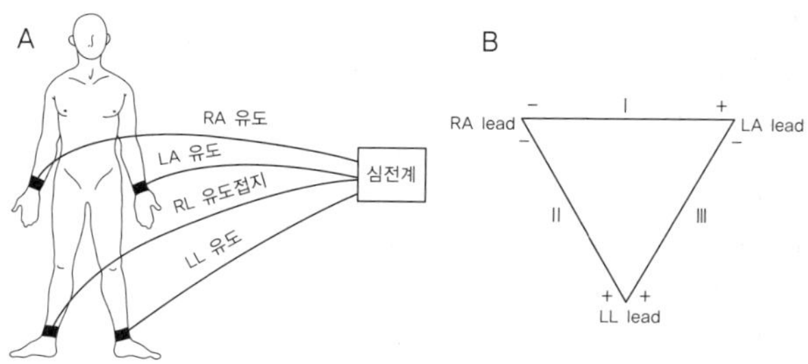

그림 1-34. **표준유도**

4) 흉부유도 : V_1, V_2, V_3, V_4, V_5, V_6

표준유도나 사지유도가 심장으로부터 멀리 떨어진 부위에서 심전도를 기록하는 단점이 있으나, 흉부유도는 심장에 보다 가까운 부위에서 심전도를 기록하게 된다. 각 흉부유도의 위치는 다음과 같다(그림 1-35).

V_1 : 제 4늑간의 right sternal border
V_2 : 제 4늑간의 left sternal border
V_3 : V_2와 V_4의 중간부위
V_4 : 제 5늑간과 좌측 mid-clavicular line이 만나는 부위
V_5 : V_4와 수평되는 anterior axillary line 부위
V_6 : V_4와 수평되는 mid axillary line
V_{3R} – V_{6R} : 흉부유도인 V_{3-6}에 우측으로 대칭되는 흉부유도

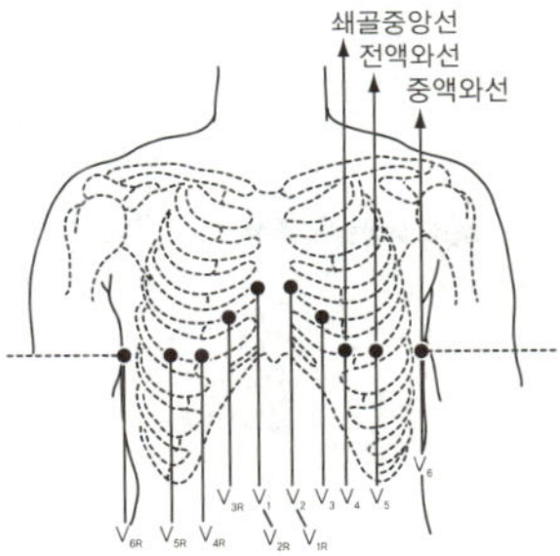

그림 1-35. 흉부유도의 위치

라. 기술적인 실수로 나타날 수 있는 경우들

1) lead reversal : 팔의 유도를 잘못 붙이는 경우 우심증(dextrocardia)의 심전도와 비슷하게 기록되나 흉부유도의 전기도가 정상인 것으로 우심증(이 경우 흉부유도의 전기도도 비정상임)과 구별할 수 있다.
2) double speed : 일반적인 심전도 속도는 25 mm/sec. 종이 속도를 변화시키면 모든 간격의 길이가 같이 길어지거나 짧아진다.
3) poor standardization
4) wandering baseline : 환자가 계속 움직이거나 과호흡을 할 때, 전극의 접촉이 불안정할 경우
5) 근육진전(muscle tremor) : 환자가 너무 춥거나 긴장하고 있을 때
6) AC interference
   가) 접지가 잘 안되었을 때
   나) 심전계에서 전류가 샐 경우(current leakage)
   다) 다른 전기기구가 너무 가깝게 있을 때
   라) 전극이 불안정하거나 너무 말랐을 때
7) 기타
   가) 팔을 움직일 경우
   나) infusion pump를 사용하는 경우
   다) 전기소작술(cautery)을 사용하는 경우

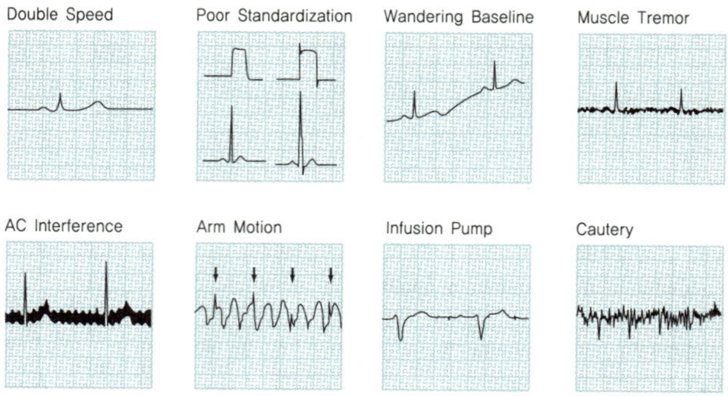

그림 1-36. Technical errors

마. 심박수의 계산

: 25 mm/sec의 심전도에서 300/RR 간격의 큰 칸수

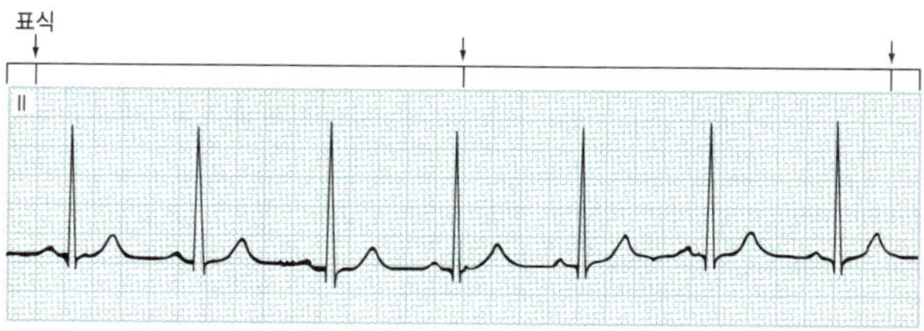

그림 1-37. 심박수의 계산 : 300/4.5 = 67/분

바. 심전도의 간격 및 형태

: 가로 1 mm는 0.04초, 5 mm는 0.2초, 전압은 세로 1 mm = 0.1 mV

1) 심전도 파형

: 대문자(Q,R,S)는 5 mm 이상의 큰 파형, 소문자(q,r,s)는 작은 파형

가) P파 : 심방의 탈분극

나) Ta : 심방의 재분극

다) QRS군 : 심실의 탈분극

라) T파 : 심실의 재분극

마) U파 : 발생원인?

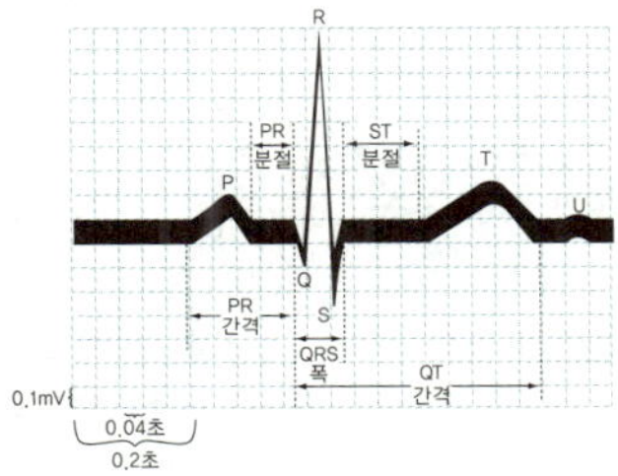

그림 1-38. 심전도의 파형 및 간격

2) 심전도 간격

가) PR 간격 : 방실결절 전도시간, 정상 0.12~0.20초

나) QRS 간격 : 심실 탈분극 시간, 정상 0.06~0.10초

다) QT 간격 : 심장의 기계적 수축기, 정상 QTc는 남자 < 0.42초, 여자 < 0.43초

10. 관장

가. 수술 전 관장처치의 목적

1) 장내 세균감소
2) 장 내용물(세균 이외 음식, 소화액 등) 제거
3) 장 내압 감소에 의한 수술시야 확보
4) 수술 후 발생할 수 있는 장마비에 의한 장관운동 감소 및 배변장애 예방

나. 수술 전 관장의 종류

1) 경항문관장
2) 경구관장

다. 개별수술에서 권장되는 관장방식

1) 대장수술을 제외한 개복술 : 수술 전날 저녁부터 금식

- 방법 1

수술 전 1일 오후 9시경 Magcorol 1B(250 mL)을 경구투여하고,
오후 10시경 직장을 통하여 Dulcolax 2S를 주입한다.

- 방법 2

Colonlyte 2 L 경구복용

2) 대장수술을 위한 개복술 : 수술 전날 아침부터 금식

- 수술 전 1일

Ciprobay(250 mg)와 Flasinyl(250 mg)을 각각 2 T씩 12시간 간격으로 경구 투여한다.

Colonlyte 4 L를 오전에 3~4시간 동안 경구 투여한다.

탈수를 막기 위하여 Hartmann 수액을 정맥주사하며, 전해질 검사를 시행한다.

3) 항문 소병변(치핵, 저위치루, 치열, 항문주위농양 등) 수술

: 수술 후 창상 상피화가 필요한 2~3일간 지사제를 사용하므로 수술 전 가벼운 연하제의 경구투여와 수술당일 아침 점막자극제(예 : dulcolax)의 경항문삽입으로 충분하다.

라. 관장의 종류 및 용법

1) 관장제재

가) 흡수장애 제재 : polyethylene glycol(PEG, colonlyte), fiber substrate(metamucil, ispaghula, psyllum, etc), mannitol, soap saline, betadine saline

나) 연화제 : magnesium sulfate, magnesium phosphate, castor oil, glycerin

다) 점막자극제 : castor oil, bisacodyl(dulcolax), sennokot

라) 치료제재 : lactulose(dulphalac), steroids, 5ASA, antibiotics

2) 경항문 관장의 방법

환자를 옆으로 눕게 한 후 무릎을 가슴 가까이에 붙이게 한다. 항문주위와 rectal tube에 surgical gel(lubricant)을 바른 후 조심스럽게 rectal tube를 항문에서 직장으로 15 cm 정도 삽입하여 관장액을 주입한 후 rectal tube는 제거한다. gauze로 항문을 막은 후 15~20분 후 배변 볼 것을 환자에게 일러준다.

3) 외과환자의 수술 전 처치로 주로 쓰이는 관장제의 용법

가) Magcorol : 1회 250 mL를 경구로 복용

나) Glycerine enema 1회 용량 : 소아는 1 cc/kg, 성인은 50 cc

다) Colonlyte

(1) 용법 : 용기 속의 분말에 물을 4 L의 표선까지 가하여 용해시키고 10분마다 신속하게 1컵씩(240 cc) 4 L를 마신다.

(2) 금기 : 위장관 폐쇄, 위정체, 장천공, 독성 대장염, 거대결장환자

(3) 참고 : ① 투여 전 대략 3~4시간 전부터 금식 ② 경구투여 시 1시간 내에 장운동이 일어나며 4시간 내에 설사유발 ③ 부작용 : 구토, 복부팽만감, 경련

11. 비경 검사

가. 전비경 검사법(Anterior rhinoscopy)

- 비경은 왼손으로 쥐고 1 cm 정도 비전정에 삽입하여 부드럽게 벌리며 수직으로 벌려 비중격에 접촉되지 않도록 주의한다(비중격은 출혈이 잘되며 통증이 심하다).
- 왼손 집게 손가락을 환자의 콧등에 댄다.
- 비강의 상부를 검사할 때는 환자의 두위를 후굴시킨다.
- Ephedrine 등의 비혈관수축제를 분무하고 보면 비강이 넓어지며 후비공까지 볼 수 있다.
- 반사경(head mirror)은 검사자의 좌측 눈에 밀착시키고 광원은 피검자의 우상방에 두도록 하며 초점거리를 정확히 유도하고 양안시(binocular vision)로 검사하도록 한다.
- 반사경의 초점거리는 일정하므로 검사자의 머리를 움직여 초점을 조절한다.

나. 후비경 검사법(Posterior rhinoscopy; 비인강 검사법)

- 일반적으로 만 5세 이상의 소아들과 어른에서 시행할 수 있다.
- 후두경을 사용하며 피검자의 호기로 인하여 흐려지는 것을 방지하기 위해 거울면을 덮힌 후 손등에 접촉시켜 온도를 검사한다.
- 광선을 구개수에 비추고 혀의 앞 2/3를 전하방으로 설압자로 누른다. 혀의 후 1/3, posterior pillar, 편도 등은 구역반사(gag reflex)가 잘 일어난다. 구개수, 연구개, 인두후벽은 구역반사가 적은 편이다.
- 오른손으로 후비경을 잡고 구개수의 옆쪽을 돌아서 뒤쪽에 넣는다.
- 비호흡을 하도록 하여 연구개가 인두후벽에서 떨어지게 하며 관찰한다.

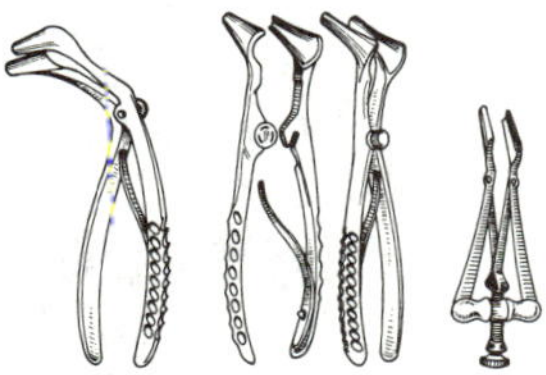

그림 1-39. Nasal speculum(비경)

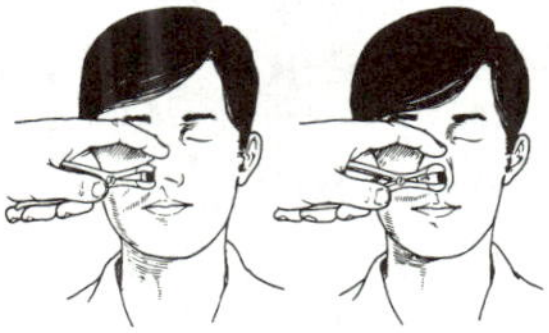

그림 1-40. 전비경 검사법

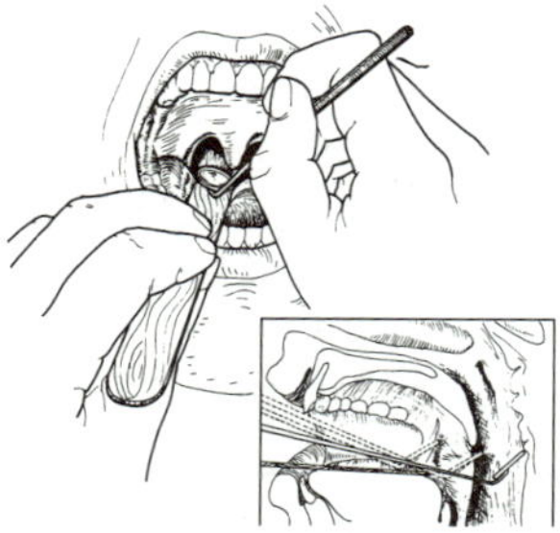

그림 1-41. 후비경 검사법

12. 인후두 검사

가. 구강 및 인두검사

- 긴장을 풀고 목에 힘이 들어가지 않도록 한다.
- 혀의 앞 2/3를 전하 방으로 설압자로 누른다. 그 뒤를 누르면 구역반사가 일어난다.
- 혀를 누른 채 발음(아 —)을 시키거나 구호흡을 시키면서 관찰하고, 발음을 시키는 경우 연구개 및 구개수의 대칭성을 보아 신경마비의 유무를 관찰할 수 있어야 한다.

나. 간접 후두경 검사(Indirect laryngoscopy; 후두 및 하인두 검사법)

- 좌우에서 상체를 바로하여 15° 앞으로 기울이게 하고 왼손의 엄지와 제 3지로 혀를 잡은 후 오른손으로 미리 가열시킨 후두경을 삽입하고 '이 —' 발성을 시킨다.

이때 안정호흡(구호흡)을 시키고 목에 힘이 들어가지 않게 한다.

- 후두경을 고정하기 위해 오른손 제 4지 혹은 5지를 피검자의 볼에 지지한다.
- 검사자의 시선 각도와 후두경의 각도를 조절하여 골고루 관찰한다.

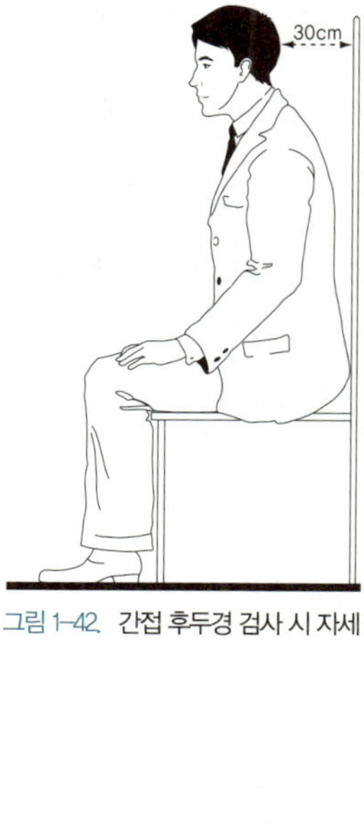

그림 1-42. 간접 후두경 검사 시 자세

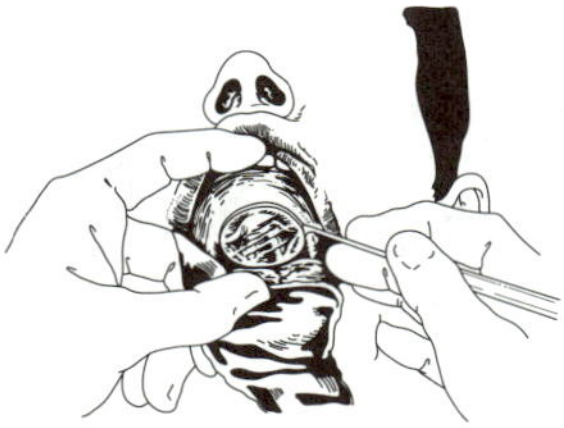

간접 후두경 검사 요령(a)

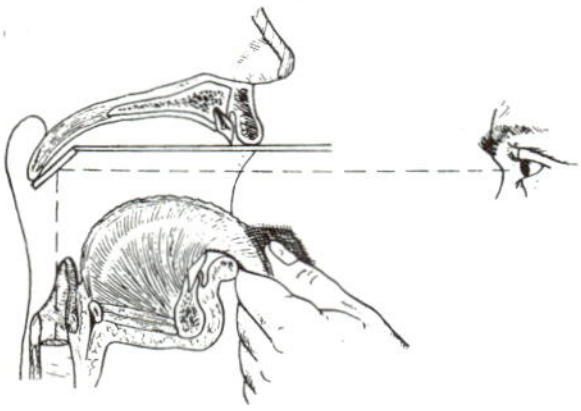

간접 후두경 검사 요령(b)

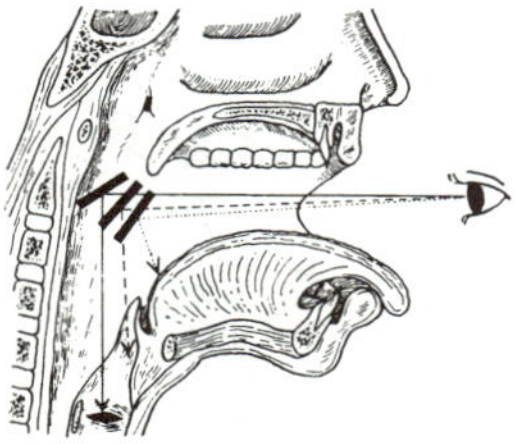

간접 후두경 검사 요령(c)

그림 1-43. 간접 후두경 검사요령

13. 이경 검사(Otoscopy)

가. 반사경(head mirror) 사용법

- 반사경은 검사자의 좌측 눈에 밀착시키고 광원은 피검자의 우상방에 두도록 하며 초점 거리를 정확히 유도하고 양안시로 검사하도록 한다.
- 반사경의 초점 거리는 일정하므로 검사자의 머리를 움직여 초점을 조절한다.

나. 이경(otoscope : ear speculum)

- 환자를 진료 의자에 앉힌 후 환자 머리보다 약간 낮은 자세에서 환자 머리를 필요한 방향으로 움직이며 관찰한다.
- 성인의 경우 귓바퀴를 후상방으로, 소아의 경우 후하방으로 잡아당긴다.
- 이경은 가능한 한 외이도에 들어갈 수 있는 것 중 가장 큰 것을 사용하고 이경이 골성 외이도에 닿으면 통증을 유발하므로 연골부 외이도까지만 삽입한다.

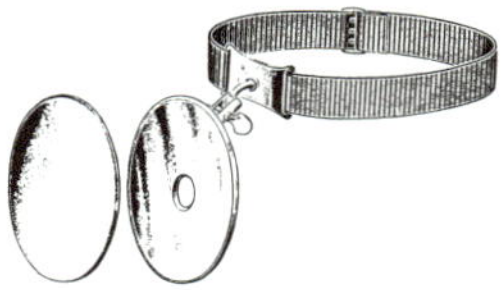

그림 1-44. Head mirror

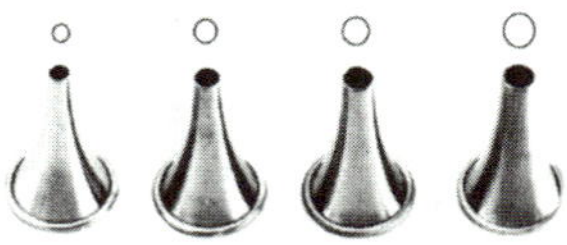

그림 1-45. Ear speculum

- 기타 이경 : pneumatic otoscope(고막 확대, 고막의 운동성 검사, 누공 검사) electric otoscope with/without Siegle(고막 확대, 고막의 운동성 검사, 누공 검사)

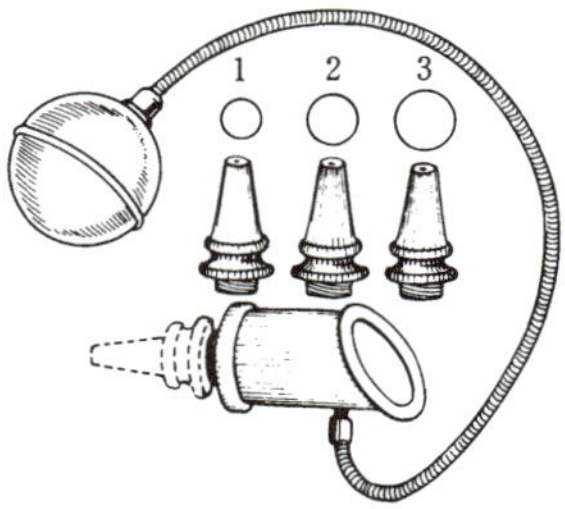

그림 1-46. Pneumatic otoscope

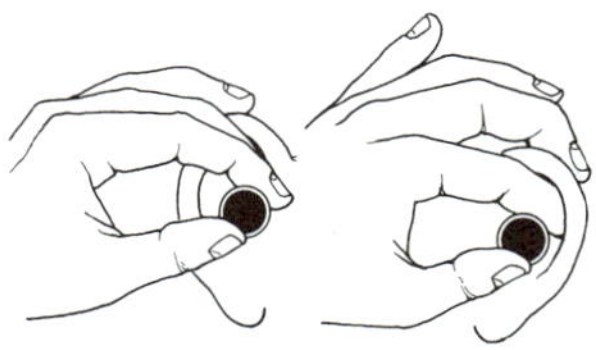

그림 1-47. 이경을 잡는 요령

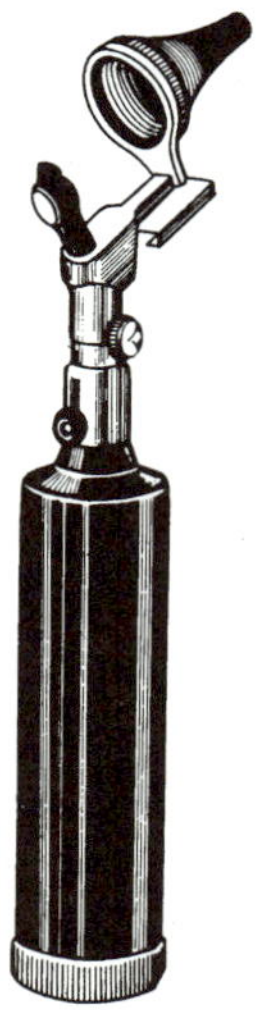

그림 1-48. Electric otoscope

14. 정상 질식 분만법

가. 병실

1) 분만이나 기타 다른 이유로 산과 병동을 찾아온 산모는 그 입원 여부를 주치의와 진찰 후 결정한다.
2) 입원이 결정되면 주치의와 함께 기왕력 및 산과력을 청취한 후, 내진을 시행하여 자궁 경부의 소실 및 개대 정도, 자궁 경부의 위치, 태아 선진부, 양막의 파열 여

부 및 태아의 심음을 확인한다.

3) 분만 전 처치 : enema & skin preparation을 시행한다.

4) 입원 전 기본검사

CBC with platelet

ABO & Rh with X-matching

VDRL, HBsAg/Ab, anti-HIV

Urinalysis with microscopy

이 과정이 끝나고 환자가 active labor에 들어가면 분만장으로 옮긴다.

나. 분만 전

분만을 위해 분만장으로 옮겨진 산모는 진통실(labor room)에서 분만 전까지 있게 된다.

➤ 진통실에서 할 일

1) 혈압 및 체온 측정(매시간마다)

2) 수액 공급 : 진통 초기에는 경구로 수분 공급, active labor 동안에는 5% dextrose water나 5% dextrose/sodium chloride solution을 정주

3) 태아 심음 및 자궁수축의 측정

4) 진통 중 3~4시간마다 소변을 볼 수 있도록 도와줄 것

필요시 요관 도뇨(catheterization)

5) 내진(매 시간마다)-partogram 작성

6) 파막(amniotomy) : 교수 혹은 수석 전공의가 대개 시행

7) 자궁수축제의 투여

oxytocin(10 mu/mL) : 용량결정은 주치의와 상의한다.

다. 질식분만

1) 초산부에게는 자궁경관 개대가 완전히 되고 태아 선진부가 1~2 cm가량 밖으로 보일 때, 경산부에게는 자궁경관이 6~8 cm가량 개대된 경우에 분만대로 옮긴다.

2) 산모를 쇄석위로 눕힌다.

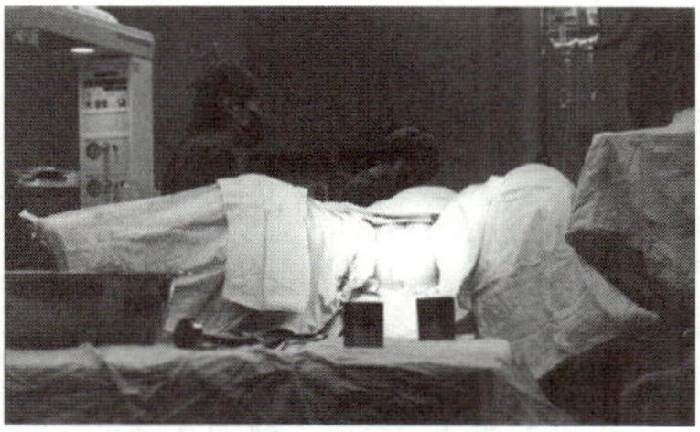

그림 1-49. 쇄석위(lithotomy position)

3) 무균적 수기로 손을 소독하고 산모의 외음부를 betadine액으로 깨끗이 닦은 후 소독 방포로 덮은 후 도뇨를 시행한다. 방광 팽대는 태아의 만출을 방해할 수 있으며 분만 후 방광 무긴장증(bladder atony)을 유발할 수 있으므로 도뇨를 시행한다.
4) Episiotomy할 부위에 lidocaine을 infiltration한다.
5) 분만 중
   * cord clamping & cutting 시행 * placenta 검사
   * 회음절개 봉합을 돕는다.

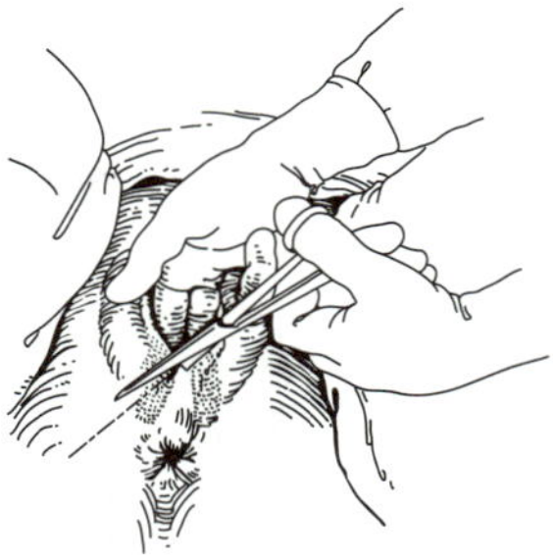

그림 1-50. 회음절개술(episiotomy)

라. 분만 후

1) 태반만출 후 자궁수축제 투여
   Methergin 0.2 mg IM
   Oxytocin 10 u IV or Oxytocin 10 u + remained fluid를 빨리 투여
   PGF2α (필요할 경우)
2) 분만 후 자궁저부의 경도(firmness)와 높이를 자주 관찰
3) 분만 후 2시간 동안 출혈 여부를 관찰한 후 별 문제없으면 병실로 보냄

15. 비위관 삽입법(Nasogastric tube insertion)

가. 적응증

1) 위장관 출혈이 있는 경우
   A. 현재 출혈 정도 판단
   B. 내시경을 위한 위 세척
2) 위장관 폐쇄에서 확장된 근위부 위장관 감압을 위해
3) 경구 식이가 불가능한 경우 영양 공급을 위한 보조 수단

나. 준비물

비위관, 수용성 윤활제, 50 cc 주사기, 배액할 용기, 1인치 폭 반창고, 가위

다. 삽입 방법

1) 체위(자세)

가) 앉은 자세로 목을 약간 굽힌 상태

나) 환자가 의식이 있는 경우 비위관에 관해 설명

→ 튜브가 코로 들어가 목으로 넘어가서 위에까지 도달하며 삽입 중에는 숨쉬는 데 지장이 없다고 설명

2) 삽입

가) 삽입할 비위관 길이 측정

→ 튜브를 코에 대고 귀 뒤로 넘겨 상복부까지 재어 길이를 예측 (성인의 경우 대략 50 cm 정도임)

나) 삽입할 비위관이 비강에서 잘 넘어갈 수 있도록 윤활제를 바름

다) 비위관을 비강에서 인두로 삽입 → 비강 내에도 약간의 윤활제를 바름 → 비갑개의 손상을 피하기 위해 수평 방향으로 삽입

라) 비위관을 식도로 통과시킴→ 침을 삼키도록 하여 비위관의 식도 통과를 용이하게 함

→ 통과가 힘든 경우 비위관 내로 물을 통과시켜 삼키게 하거나 빨대로 물을 마시게 하면서 삽입 시도

3) 확인

가) 비위관이 입안에서 꼬여 있지 않은지 확인

나) 기존에 측정해 놓은 길이대로 위치시킨 후 위내 삽입 여부를 확인

→ 주사기로 공기 50 cc를 비위관 내로 넣으면서 청진기로 심와부를 청진하여 공기가 들어가 위액과 섞이는 소리를 확인

→ 위 내용물이 비위관을 통해 나오는지 주사기를 이용해 흡입

다) 비위관을 코에 반창고로 고정

라) 아래의 경우, 반드시 복부 X선 사진을 촬영하여 비위관의 위치를 확인

(1) 환자의 의식상태가 명료하지 않은 경우

(2) 청진이나 위 내용물의 흡인이 명확하지 않은 경우

라. 합병증

기관 삽입, 비출혈, 식도 미란, 위출혈, 중이염, 비강 미란, 흡인 등

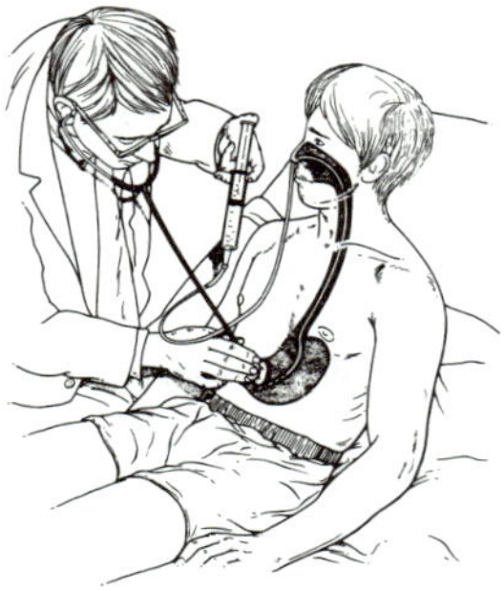

그림 1-51. 비위관 삽입 및 확인

16. Sengstaken-Blakemore tube(S-B 튜브) 삽입법

가. 적응증

1) 식도 정맥류 출혈
2) 위의 분문(cardia)이나 위저부(fundus)의 정맥류 출혈

나. 준비물

1) SB 튜브 혹은 4 lumened Minnesota 튜브
2) 50 cc 주사기
3) Y-connector, 수용성 윤활제
4) 청진기, 혈압기(수은 혈압기가 필요하고 전자 혈압기는 안됨)
5) 면 반창고, extension tube, 5% 포도당 또는 생리식염수 500 cc 1병
6) 가위

다. 삽입 요령

1) 위쪽 풍선(gastric balloon)과 식도쪽 풍선(esophageal balloon)에 공기를 채워 풍선에서 공기가 새는 곳은 없는지 확인(물 속에 담가서 공기 방울이 생기는지 확인) 후 공기를 전부 뺌
2) 흡인 최소화 위해 환자의 체위를 가능한 앉도록 하고, SB tube의 끝부분을 심와부에 두고서 식도와 귀, 코를 따라서 삽입 길이를 예상한 후 SB 튜브에 표시
3) SB 튜브에 수용성 윤활제를 충분히 바른 후 코를 통하여 삽입하며 비인두(nasopharynx)에서 식도로의 삽입은 연하 동작에 맞추어 자연스럽게 삽입함
→ 환자에게 침을 삼키도록 한 후 삼키는 동작을 주시하면서 삽입

→ 삽입이 부드럽지 못한 경우 비인두에서 튜브가 꺾이거나 구강 내로 빠져 나올 가능성이 있으므로 주의

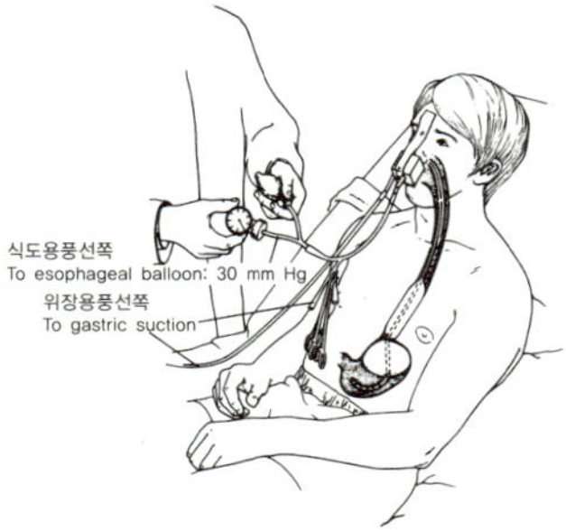

그림 1-52. S-B tube의 삽입.

4) 예정된 길이만큼 삽입되면 S-B 튜브가 위내에 위치되었는지 확인
   → 50 cc 주사기로 공기를 넣으면서 청진기로 심와부를 청진하여 공기가 들어가는 소리를 확인하거나 위액을 흡인하여 튜브가 위에 위치해 있는지를 확인
   → 위내에 튜브가 위치하지 않고 식도 하단부에 위치할 때에 위쪽 풍선을 확장시키면 식도 파열과 심한 출혈을 초래할 위험이 있으므로 각별히 주의
   → 대개 성인에서는 50~55 cm 정도 삽입하면 위내에 위쪽 풍선(gastric balloon)이 위치하게 됨
5) 위내에 위치가 확인되면 50 cc 주사기로 위쪽 풍선(gastric balloon)에 200~300 cc 정도의 공기를 넣어 gastric balloon을 확장
   → 이때 공기가 새어나오지 않도록 켈리 등으로 튜브를 막고 공기를 주입
   → 풍선 확장 중 심한 통증이 있으면 식도 부위에서 풍선이 확장되고 있을 가능성이 있으므로 풍선에서 공기를 빼고 다시 한 번 S-B 튜브가 위내에 위치하고 있는지 확인
6) 위쪽 풍선을 확장시킨 후 튜브를 천천히 당겨 풍선이 식도위 경계 부위에 걸리는 것을 확인함
7) D5W 혹은 N/S 500 cc 1병을 300~500 g의 무게로 정맥 주사용 튜브에 연결하여 침대 끝에 매단 후 SB 튜브와 연결하여 S-B 튜브를 견인함
8) 적절한 견인이 이루어지면 반창고를 이용하여 콧구멍 옆쪽에 견인 상태로 고정
9) 대량 출혈의 경우 식도쪽 풍선을 확장할 수 있으며 이때는 주치의와 상의하여 시행 여부를 결정

→ 혈압계에 식도 풍선 쪽 튜브를 연결하여 풍선 내 압력을 20~30 mmHg 정도로 맞추고 내압이 40 mmHg 이상은 넘지 않도록 함

→ 식도 풍선을 시행하는 경우 1~2시간 간격으로 압력을 확인

라. 주의 사항

1) 견인 시 점막 손상을 방지하기 위해서는 48시간 이상 풍선 확장을 계속하지 않도록 함
2) 의식이 없는 경우 흡인을 방지하기 위해 기도 삽관술을 고려함
3) 급작스러운 질식사를 막기 위해 가위를 침대 주변에 준비해 두고 이런 경우 가위로 바로 튜브를 자를 수 있도록 함

마. 합병증

1) 원인 : 부적절한 위치, 과도한 풍선 확장, 식도 근위부의 분비물 저류, 기도 유지의 실패, 튜브 자체의 기능 부전 등으로 유발됨
2) 주요 합병증
   가) 기도폐쇄(airway obstruction)
   나) 위 내용물의 흡인 및 이로 인한 흡인성 폐렴
   다) 식도 파열

17. 복수천자

가. 복수천자는 반드시 철저하게 무균적인 조작으로 시행하여야 한다.

반드시 무균 고무장갑을 착용하여야 하며, 가능하면 aspiration set를 사용하도록 한다. 환자의 상체를 약 45도 정도 올리고, 좌측으로 몸을 약간 기울인 채, 자세히 타진하여 복수가 가장 많이 모여 있는 부위를 정확하게 찾아서 천자를 한다. 배뇨 후에 시행하며, 위치는 주로 좌하부(counter McBurney point)에서 시행한다(A). 복수가 복강 내 일부에 모여 있어서 좌하부에서 천자가 원활하게 되지 않는 경우에는 우하부에서 천자하거나 초음파 유도하에 기타 부위에서도 시행할 수 있다.

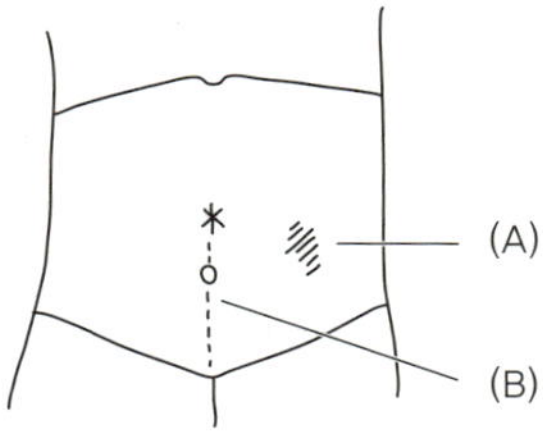

나. 복수 천자 시 주사 바늘을 과도하게 지그재그 방향으로 찌르면 환자의 통증이 매우 심할 뿐만 아니라, 플라스틱 카테터가 휘어서 배액이 원활하게 되지 않을 수 있으므로 가급적 일직선으로 찔러야 한다.

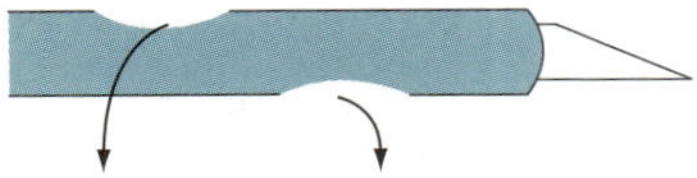

21G IV catheter의 바깥 플라스틱 부분을 위 그림과 같이 blade로 smooth하게 깍아서 천자하면 배액의 성공률을 현저히 높일 수 있다.

다. 21G 바늘이면 충분하다.

18G 이상의 것을 사용하면, 천자 부위의 자극이 너무 크고 장벽을 파열시킬 수 있다. 또한 장을 천공시켰을 때, 21G 이하의 주사 바늘이면 대부분 자연 치유를 기대할 수 있다. 치료적 목적으로 배액을 하고자 할 때는 플라스틱 카테터의 side hole을 무균적으로 smooth 하게 깍아서 사용하면 end hole이 막혀서 배액 중에 실패하는 경우를 줄일 수 있다.

라. 검체 및 검사 항목

자발성 세균성 복막염 등의 질환은 증상이 없는 경우가 많으므로, 복수를 천자할 때마다 복수에 대한 검사가 필요하다. 항상 반드시 시행해야 할 검사는 복수의 albumin, total protein, cell count 및 differential count이다. Serum ascites albumin gradient (SAAG)가 1.1 g/dL 이상일 경우 문맥압 항진에 의한 복수의 특징이 된다. SAAG가 1.1 g/dL 미만이면서 복수 내의 총 단백질 농도가 2.5 g/dL 이상이라면 결핵이나, 암성 복수, 췌장염, 갑상선 기능 이상, 이차성 복막염 등이 동반된 다른 원인이 있음을 시사하므로 주의해서 진단적 검사를 추가로 시행해야 한다. 필요에 따라 AFB 염색 및 배양, ADA(adenosine deaminase), 결핵균 PCR 등을 검사하는 것이 결핵성 복수의 진단에 도움이 될 수 있고, cell block 등의 검사가 악성 질환에 의한 복수의 감별에 도움이 된다.

마. 합병증

1) 기복증(pnemoperitomeum)
2) 출혈(Bleeding from puncture site)
3) 장천공
   예방) 수술했던 부위를 피해 찌른다.
4) 복강 내 출혈
5) 방광천공
   예방) 먼저 배뇨를 시킨다. 복벽에 수직 방향이 되게 찌른다.
6) 임신한 자궁의 천공(Perforation of pregnant uterus)

임신 시에는 정중선에서 찌르지 않는다.

18. 혈액배양검사용 혈액채취법(Sampling for Blood Culture)

가. 적응증

폐렴, 균혈증 및 심내막염이 의심되는 환자

나. 방법

1) 배양병과 채혈도구, 주사침 수거통을 준비한 다음 환자를 확인한다. 청결장갑을 착용하고 채혈부위를 소독한다. 70% 알코올 솜(또는 알코올스왑)으로 안에서 밖으로 원을 그리면서 닦아내고 10% 포비돈-요오드 용액을 적신 솜(또는 포비돈 스왑)으로 동심원을 그리면서 닦고 마를 때까지(2분 정도) 기다린다. 미숙아는 10% 포비돈-요오드 용액 대신 새로운 알코올 면봉으로 닦아낼 수 있다. 한 번 닦은 채혈부위는 다시 손으로 만져서는 안된다. 혈관을 만져야 한다면 멸균장갑을 무균적으로 착용하고 만져야 한다.

   주 알코올과 포비돈의 2단계 피부소독 대신 2% chlorhexidine-alcohol 용액을 1단계로 사용하는 것이 소독효과가 더 좋고 마르는 데 걸리는 시간이 30초 정도로 짧아서 편리하다. 국내에서 아직 상용화되어 있지 않아서 일부 병동에만 원내 제조하여 공급하고 있다.

   주 알코올은 아포형성균에 효과가 없어서 바실러스 오염을 제거하지 못한다. 하지만, 미숙한 신생아는 요오드 독성에 취약하기 때문에 포비돈을 사용하지 못하고, 알코올만 사용하기도 한다.

2) 호기성과 혐기성 혈액배양병 한 세트를 준비하여 프라스틱 뚜껑을 열고 안의 고무마개를 알코올 솜(또는 알코올스왑)으로 소독한다.

   주 고무마개에 오염된 균에 의해 가성균혈증이 발생할 수 있어서 반드시 소독을 해야 한다. 단, 포비돈은 건조시간이 길고, 고무마개에 고여서 혈액 주입 시 혼입되면 균성장을 저해하기 때문에 반드시 알코올을 사용해야 한다.

   - 성인과 청소년은 BD BACTEC PLUS+ Aerobic/F(파란색 뚜껑)와 Lytic/10 Anaerobic F(보라색 뚜껑)를 1세트로 준비하고, 소아는 PLUS+ Aerobic/F 대신 PEDS PLUS/F(분홍색 뚜껑)를 준비한다.
   - 배양병 뚜껑이 벗겨져 있거나 병이 깨져 있지 않은지, 배지가 혼탁하지 않은지, 유효기간이 지나지 않았는지 등을 확인한다.

3) 혈액 20 mL를 무균적으로 채혈하여 각 병에 10 mL씩 분주하고 잘 흔들어 준다. 소아용 병은 1~3 mL를 접종하고, 영아는 채취할 수 있는 혈액량이 1 mL 이하라면 복강내 감염 또는 괴사성 장염이 의심되는 경우가 아니라면 호기성 병에만 접종한다.

주 충분한 양을 접종해야 배양양성률을 높이고, 양성까지 시간을 단축할 수 있다. 하지만, 배양병의 상한선(성인용 10 mL, 소아용 3 mL) 이상을 접종해서는 안된다

주 주사기 채혈보다는 vacutainer adapter, luer lock, butterfly needle을 조합해서 채혈함으로써 적정량을 정확히 분주할 수 있으며, 주사침 찔림 사고를 방지할 수 있다. 이 경우 배양병은 반드시 바로 세워서 채혈해야 하고, 병에 새겨진 눈금을 이용하여 채혈량을 조절한다.

4) 혈액 배양은 원칙적으로 항균제 치료 전에 각 다른 부위에서 채혈하여 3회까지 의뢰한다. 1회만을 의뢰하는 것은 피해야 하고, 신속한 경험적 항균요법이 필요한 뇌막염, 세균성 폐렴 등의 경우 양쪽 팔에서 각각 채혈하여 2세트를 동시에 의뢰한 후 항균요법을 시작할 수 있다.

주 열이 날 때 가능한 빨리 채혈해야 균혈증 시기를 놓치지 않을 수 있기 때문에 부위를 달리해서 채혈할 때 간격을 두지 않고 빠르게 채혈하는 것이 권장된다. 아급성 심내막염이 의심되는 환자에서 지속적인 균혈증을 증명하고자 하는 경우만 1시간 간격을 두고 채혈하며, 심내막염 환자에서 다음날까지 균이 자라지 않으면 다시 2세트를 더 채혈하여 배양한다.

5) 중심정맥관은 상재균이 집락화되었을 수 있어 원칙적으로 혈액배양 시 사용해서는 안된다. 혈관이 없는 경우 사용할 때 표준화된 권장방법은 없다. 다른 혈액검사를 위해 채혈할 때는 헤파린 락 부분을 버리고 채혈하기를 권하지만, 헤파린 락 부분을 포함해서 접종해도 혈액배양 결과에 영향을 주지 않는다고 한다. 따라서 혈액배양용으로만 채혈할 때는 헤파린 락 부분을 버릴 필요없이 충분량을 채혈하여 접종하면 된다. 중심정맥관 관련 균혈증이 의심되는 경우 말초정맥에서 2세트와 중심정맥관을 통해 1세트를 채혈한다. 전산오더에 말초혈액(pph)과 중심정맥관(c-line)에서 채취하였음을 코멘트하여 기록을 남기고, 출력한 바코드를 해당 용기에 잘 매칭하여 부착한다. 각 바코드 용지에 채혈시각을 기록한다.

주 중심정맥관을 통해 혈액채취를 하는 경우 관을 오염시키지 않도록 적절한 보호장구를 착용하고 충분한 무균술을 사용해야 한다.

주 중심정맥관 채혈하여 접종한 배양병에서 양성 검출시각이 말초혈액 접종 배양병보다 2시간 이상 빠르게 양성 신호가 검출되면 중심정맥관 관련 균혈증을 진단할 수 있다. 이 경우 각 배양병에 동일한 양의 혈액이 접종되어야 하며, 접종 시각을 정확히 기록해두어야 한다.

6) 채취한 혈액은 바로 혈액배양병에 접종하고, 실온상태에서 신속히 검사실로 운송한다. 배양기에 장착 전에 냉장 또는 37도에서 방치하면 안되고, 실온에서도 장기간 방치하면 온도에 민감한 균이 사멸하거나, 일부 균이 과성장해서 검출률이 떨어

질 수 있다.

주 진단검사의학과에서는 혈액배양병을 24시간 접수하고 있다.

7) 혈액 접종이 끝난 다음 혐기성과 호기성 혈액배양병을 세트로 바코드를 부착한다. 이때 바코드 용지가 혈액배양병 제조사의 바코드를 가리지 않도록 세로로 평행하게 부착한다.

주 제조사의 바코드와 본원의 바코드 둘 다 읽을 수 있어야 접수가 된다.

8) 혈액배양이 양성일 때는 즉시 전산보고와 함께 주치의에게 유선보고가 이루어지며, 2일까지 음성이면 2 Day No growth, 5일까지 음성이면 최종적으로 5 Day No growth로 보고한다. 진균혈증이 의심될 때는 진균배양을 함께 의뢰하고, 느리게 자라는 까다로운 균에 의한 심내막염이 의심되는 경우(HACEK, Brucella 등)는 검사실에 유선으로 배양 연장을 요청한다. Brucella 균혈증이 의심되는 경우 검체처리과정에서 검사실 종사자에게 감염의 위험이 있으므로 의뢰 시 반드시 검사실에 알려주어야 한다.

주 진균배양은 5일째 진균배양용 배지에 계대배양하여 1주간 배양하기 때문에 균이 자라지 않을 때는 2주 후 음성 보고가 이루어진다.

19. 동맥혈가스분석검사의 시행 및 해석

결과를 수 분 내에 얻을 수 있는 동맥혈가스분석(arterial blood gas analyasis, ABGA)은 폐의 산소화와 환기능을 반영하는 가장 표준적인 검사법이다. 본 장에서는 동맥혈가스분석검사의 결과를 pH - $PaCO_2$ (mmHg) - PaO_2 (mmHg) - HCO_3^- (mEg/L) 순으로 표기하고자 한다.

가. 동맥혈가스분석검사의 시행

1) 동맥혈가스분석검사의 적응증

동맥혈가스분석검사는 특정 시점에서 피검자의 환기 상태, 가스 교환, 산소화 상태 및 산염기 상태를 알고자 할 때 시행한다.

2) 동맥혈가스분석검사 시행 방법

(1) 환자에게 먼저 검사에 대한 여러 사항을 충분히 설명한다. 보통은 누운 자세에서 검사를 시행하지만, 앉은 자세에서 검사를 시행할 수도 있다. 주로는 요골동맥(radial artery)에서 검체를 얻으며, 측부 혈행이 없는 상완동맥(brachial artery)이나 총대퇴동맥(common femoral artery)에서의 채혈은 가능한 피한다.

(2) 동맥혈 채취 시에는 5 mL 이내의 주사기를 사용하며, 헤파린(10 mg/mL)을 주사기 속에 뽑아 고르게 바른 후 주사기 안의 공기와 남은 헤파린을 모두 배출시

킨다. 항응고제로서 ethlenediamine tetra-actetic acid(EDTA)는 사용하지 않으며, 주사침은 20~23 G를 사용한다. 최근에는 동맥혈가스분석검사를 위해 개발된 상품화된 헤파린 주사기를 사용하기도 한다.

(3) 검지로 요골동맥을 촉지하여 확인한 후 주사침을 피부와 45~60도의 각도가 되도록 유지하며 천천히 동맥 쪽으로 밀어 넣는다(그림 1-53). 동맥 박동에 의해 동맥혈이 주사기 안으로 역류되면 채혈을 한 후 주사기와 주사침을 같이 제거한다. 혈액이 잘 유입되지 않는 경우에는 주사기를 조금씩 흡인하면서 요골동맥을 향해 주사기를 밀어 넣고, 혈액이 가장 잘 나오는 지점에서 2~4 mL의 검체를 획득한다. 주사침을 밀어 넣을 때에는 피부 속에서 바늘의 방향을 이리저리 바꾸지 않도록 한다.

(4) 천자한 동맥 부위는 약 2~5분간 단단히 눌러 지혈한다. 단, 천자 부위를 너무 세게 눌러 동맥혈행이 막히지 않도록 주의한다.

(5) 검체를 얻은 후에는 주사기 내의 기포를 모두 배출시키고 주사침을 고무마개로 막은 후 얼음과 함께 운반용 기내에 담아 즉시 검사실로 보낸다.

(6) 동맥혈가스분석검사 처방 시에는 환자에게 투여 중인 산소의 농도(흡입 산소 농도)와 검체 채취 시간을 함께 입력한다.

3) 동맥혈가스분석검사의 합병증

채혈 후 지혈을 제대로 하지 않으면 검사 부위에서 출혈이 발생하며, 출혈이 심할 경우에는 채혈한 부위의 동맥이 혈전으로 인해 막히게 되어 원위부에 허혈이 발생할 수 있다.

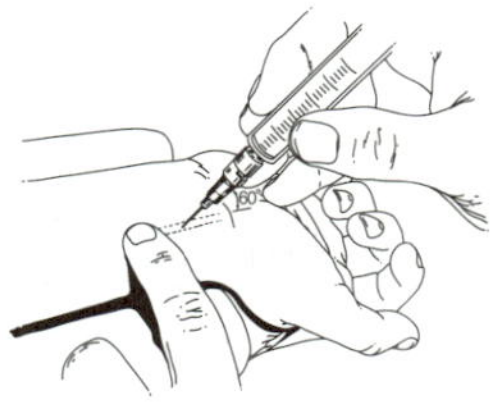

그림 1-53. 요골 동맥의 천자

요골동맥 천자 시의 자세. 피부 소독은 70% isopropyl alcohol로 시행하며, 검사자는 반드시 소독된 장갑을 착용하여야 한다.

4) 동맥혈가스분석검사 시 해서는 안 되는 행위

(1) 불충분한 피부 소독 혹은 맨손으로 검사를 시행하는 행위는 병원성 감염의 원인이 될 수 있으므로 해서는 안 된다.

(2) 동맥을 천자하여 얻은 검체를 다른 주사기에 나누어 담은 후 동맥혈가스분석검사를 시행하는 것은 검체가 공기 중 노출되어 정확한 동맥혈 내의 산소 분압을 측정할 수 없게 되므로 해서는 안 된다.

(3) 검체가 들어 있는 주사기 내에 기포가 있는데도 제거하지 않거나 주사기 끝을 고무 마개로 막지 않은 채 동맥혈가스분석검사를 시행하면, 대기 중의 공기(PO_2 150 mmHg, PCO_2 0 mmHg)가 섞여 들어가 실제보다 $PaCO_2$는 낮게 PaO_2는 높게 측정된다.

(4) 검체를 획득한 후 즉시 검사를 의뢰하지 않으면, 검체 내의 혈구 세포들에 의해 산소가 소모되고 이산화탄소가 증가하여 PaO_2는 낮게 $PaCO_2$는 높게 측정된다.

(5) 검체를 획득한 동맥 천자 부위를 충분히 압박하여 지혈하지 않으면, 그 부위에 혈종이 형성될 수 있다. 특히 출혈 경향이 있는 환자에서는 커다란 혈종이 생기면서 원위부의 혈류를 차단하여 허혈을 유발할 수도 있다.

(6) 동맥혈가스분석검사 의뢰 후 검사 결과를 즉시 확인하지 않으면, 어렵게 시행한 검사의 가치를 떨어뜨리게 된다.

5) 동맥혈가스분석검사 결과 표기법

동맥혈가스분압은 흔히 mmHg로 표기하지만, SI 단위(international system of units)에서는 kilopascals(kPa)로 표기한다. mmHg에 환산값 0.133을 곱하면 kPa 값이 된다. 중탄산염의 농도도 흔히 mEq/L로 표기하지만, SI 단위에서는 mmol/L로 표기하며, 이때의 환산값은 1이다.

6) 정상 동 · 정맥혈가스분석 소견

	ABGA	VBGA
pH	7.35~7.45	7.30~7.40
$PaCO_2$	35~45 mmHg	42~48 mmHg
PaO_2	80~100 mmHg	35~45 mmHg
HCO_3^-	22~28 mEq/L	24~30 mEq/L
SaO_2	98 %	75 %
CO_2 Content	4.8 vol %	5.2 vol %
O_2 content	20 vol %	15 vol %

VBGA = venous blood gas analysis

나. 동맥혈가스분석검사의 해석

1) 동맥혈가스분석검사 해석의 원칙

산-염기 불균형의 해석은 환자의 현 상태와 기저 질환, 최근의 가스 분석 결과를 모두 고려해야 오류를 피할 수 있다. 같은 결과를 두고 해석이 달라지는 예는 다음과 같다.

예 동맥혈가스분석검사 결과 : pH 7.25, $PaCO_2$ 70 mmHg, HCO_3^- 31 mEq/L

사례 1. 평소 $PaCO_2$ 70 mmHg인 COPD 환자
- 예상 HCO_3^- = 24 + 0.35 × (70 - 40) = 34.5 mEq/L
- 보상 : 만성 보상
- 해석 : respiratory acidosis with superimposed metabolic acidosis

사례 2. 평소 $PaCO_2$ 40 mmHg인 건강한 젊은이
- 예상 HCO_3^- = 24 + 0.1 × (70 − 40) = 27.0 mEq/L
- 보상 : 급성 보상
- 해석 : respiratory acidosis with superimposed metabolic alkalosis

사례 3. 평소 $PaCO_2$ 55 mmHg인 COPD 환자
- 예상 HCO_3^- = 24 + 0.1 × (70 − 55) + 0.35 × (55 − 40) = 31.0 mEq/L
- 보상 : 급성 보상 + 만성 보상
- 해석 : acute on chronic respiratory acidosis

2) 동맥혈가스분석검사 해석 방법

(1) PaO_2를 확인하여 저산소증 여부를 판단한다. PaO_2가 60 mmHg (SaO_2 90%) 미만인 경우에는 산소흡입치료를 시행한다. 저산소증이 있는 경우 폐포산소분압(PAO_2), 동맥혈산소분압(PaO_2), 폐포-동맥혈산소 분압 차이($A\text{-}aDO_2$)를 계산하여 저산소증의 원인을 감별한다. 폐포-동맥혈산소 분압의 차이가 20 mmHg 미만인 경우에는 폐외 원인에 의한 저산소증(예 : 수면제 과다복용에 의한 호흡중추 억제)을 시사한다.

(2) $PaCO_2$를 보고 환기 상태를 판단하고, PaO_2와 $PaCO_2$를 보고 가스 확산에 장애가 있는지를 판단한다.

(3) pH를 보고 산증인지 알칼리증인지를 판단하고, $PaCO_2$의 증감이 pH의 변동과 같은 방향인지 판단한다. pH와 $PaCO_2$의 변동 방향이 일치하지 않으면, pH와 HCO_3^-의 변동 방향을 확인한다. pH와 변동 방향이 일치하는 것이 원발성 이상일 가능성이 높다. pH가 7.35~7.45 이내이면서 $PaCO_2$와 HCO_3^-가 모두 정상치가 아니면 호흡성과 대사성 이상이 복합되어 있을 가능성을 염두에 둔다(그림 1-54).

예 1) pH 감소 / $PaCO_2$ 증가 : 호흡성 산증

예 2) pH 감소 / $PaCO_2$ 증가 / HCO_3^- 증가 : 대사성 알칼리증

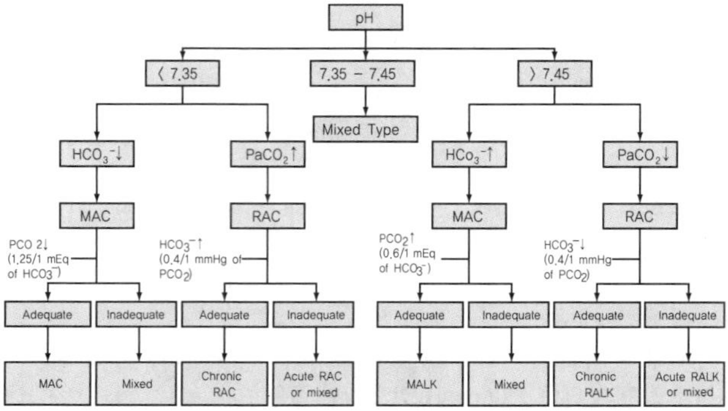

MAC : metabolic acidosis,
RAC : respiratory acidosis,
MALK : metabolic alkalosis
RALK : respiratory alkalosis

그림 1-55. **동맥혈가스분석검사의 해석 요약도**

(4) $PaCO_2$ 증감에 따른 pH의 변동치를 추정한다. 추정 변동치보다 pH의 변동 폭이 클 때에는 내재된 대사성 원인이 있는지 살펴보아야 한다. 일반적으로 $PaCO_2$가 급성으로 10 mmHg 감소하면 pH가 0.05 unit 증가하고, 만성으로 10 mmHg 감소하면 pH가 0.02 unit 증가한다. 또한 $PaCO_2$가 급성으로 10 mmHg 증가하면 pH가 0.1 unit 감소하고, 만성으로 10 mmHg 증가하면 pH가 0.04 unit 감소한다.

(5) 산-염기 불균형 시 폐 또는 신장의 보상 정도를 추정한다. 보상의 범주를 벗어난 경우는 호흡성 또는 대사성 이상이 복합되어 있을 가능성이 높다. 일반적인 보상의 범주는 다음과 같다.

- 대사성 산증 : $\Delta PaCO_2\downarrow = 1.2 \times \Delta HCO_3^-\downarrow$ 또는 $PaCO_2 = 1.5 \times HCO_3^- + 8 \pm 2$
- 대사성 알칼리증 : $\Delta PaCO_2\uparrow = 0.7 \times \Delta HCO_3^-\uparrow$
  (최대 $PaCO_2$ 증가는 55 mmHg)
- 급성 호흡성 산증 : $\Delta HCO_3^-\uparrow = 0.1 \times \Delta PaCO_2\uparrow$
- 만성 호흡성 산증 : $\Delta HCO_3^-\uparrow = 0.35 \times \Delta PaCO_2\uparrow$ (최대 ΔHCO_3^- 증가는 45 mEq/L)
- 급성 호흡성 산증 + 만성 호흡성 산증: 중간 정도로 보상
- 급성 호흡성 알칼리증 : $\Delta HCO_3^-\downarrow = 0.2 \times \Delta PaCO_2\downarrow$
- 만성 호흡성 알칼리증 : $\Delta HCO_3^-\downarrow = 0.5 \times \Delta PaCO_2\downarrow$

(6) 대사성 산증이 있을 때에는 음이온차이(anion gap, AG)를 계산한다. 정상 음이온차이는 10~12 mEq/L이며, 음이온차이가 정상일 경우에는 소변음이온차이를 측정하면 대사성 산증의 감별진단에 유용하다.

- 음이온차이 = $[Na^+] - ([Cl^-] + [HCO_3^-])$
- 소변음이온차이 = $([Urine\ Na^+] + [Urine\ K^+]) - [Urine\ Cl^-]$

(7) 음이온차이가 증가된 경우에는 음이온차이의 변화량과 중탄산염 농도의 변화량 사이의 비($\Delta AG/\Delta HCO_3^-$)를 계산하여 복합장애 여부를 판단한다.
- $\Delta AG/\Delta HCO_3^-$ = 1~2 : 고음이온차 대사성 산증
- $\Delta AG/\Delta HCO_3^-$ 〈 1 : 정상음이온차 대사성 산증 동반
- $\Delta AG/\Delta HCO_3^-$ 〉 2 : 대사성 알칼리증 동반

다. 참고문헌

1) 서울아산병원(2013). 서울아산병원 내과매뉴얼(4판) (pp.696-702).

20. 요도관 삽입법(Urethral Catheter Insertion)

도뇨(catheterization)는 비뇨기과 의사뿐만 아니라 모든 의사가 잘 알아두어야 할 가장 기본적인 술기이다. 요도관 삽입법의 핵심은 젤리를 충분히 바르고 천천히 부드럽게 하여야 한다는 점이다. 도뇨 전에 환자의 병력을 조사하여, 요도염이나 회음부외상 또는 요도를 통한 수술 등 요도협착을 유발할 수 있는 과거력이 있는지 알아두어 요도관 삽입 중에 혹시 있을 수 있는 어려움에 대비한다.

가. 도뇨의 목적

1) 진단적 목적

가) 방사선촬영 시 방광이나 요도에 조영제 주입
나) 배뇨 후 잔뇨의 측정
다) 방광기능의 측정(urodynamic study)
라) 요 및 요배양 검사(여성의 경우)

2) 치료적 목적

가) 요폐의 해소(전립선 비대증 등)
나) 중환자 관리에서 시간당 요량의 정확한 측정
다) 배뇨장애 환자에서 간헐적 도뇨(intermittent catheterization)
라) 방광이나 요도수술 후 부목(stent)

나. 카테터의 종류

카테터는 크기, 모양, 재료, 내경의 숫자, 유치방법 등 그 목적에 따라 여러 가지가 있다. 카테터의 크기는 French 단위를 표준으로 하며 1 Fr는 0.33 mm로 30 Fr가 10 mm의 직경(외경)을 나타낸다(3 Fr를 대략 1 mm로 환산하면 된다). 흔히 쓰는 Nelaton 카테터는 번호로 부르기도 하는데 가장 적은 4번 nelaton이 8 Fr 정도된다. 카테터의 종류는 여러 가

지가 있는데, 직선형 고무카테터 또는 라텍스카테터(일반적으로 Nelaton 카테터로 알려져 있음)는 대개 1회용 도뇨나 간헐적 도뇨 시 사용된다. 가장 흔히 사용하는 Foley 카테터는 장기간 도뇨의 목적으로 사용된다. 이외에 방광루(cystostomy)나 신루(nephrostomy) 설치술 때 사용되는 Malecot 카테터도 있다. 사용 목적에 따라서 카테터의 크기가 결정되기도 하는데 장기도뇨를 위해서는 16~18 Fr의 Foley 카테터를 사용하고, 전립선이나 방광의 수술 후에 혈종이 쉽게 배출되기 위해서는 20~24 Fr 정도로 내강이 큰 것을 사용한다. 내강이 하나인 것은 배출전용으로 이용하며, 계속적인 방광세척이 필요한 경우에는 내강이 두 개인 것을 쓰는데, 내강 하나로는 세척액을 유입하고 나머지 하나는 배출전용으로 사용된다.

다. 도뇨의 방법

1) 남성

음경 부위를 멸균제로 소독한 뒤 멸균된 방포로 덮고 소독된 장갑을 낀다. 우선 한 손으로 음경을 가볍게 잡아 상부(배꼽방향)를 향하게 한 후, 다른 손으로 겸자(forceps) 등을 이용하여 소독된 젤리를 충분히 바른 카테터를 잡고 외요도구를 통하여 천천히 삽입한다. 대개의 경우 전부요도를 지나 후부요도로 접어들면서 외요도괄약근이 있는 부위에서 약간의 저항이 느껴지나 이 부위를 통과하면 쉽게 방광 내로 들어간다. 만약 심한 저항이 느껴지면 무리한 삽입을 시도하지 말고 역행성요도촬영술(retrograde urethrography : RGU) 등으로 요도의 상태를 먼저 알아본다. 중요한 것은 항상 부드럽게 삽입을 시행하여야 하고 경우에 따라서는 젤리를 요도 내에 10 mL 정도 먼저 천천히 주입한 뒤 삽입하면 잘 들어가기도 한다. 힘으로 밀어 넣게 되면 약한 요도점막을 뚫고 나가 요도를 벗어난 통로를 만들게 된다. 이때 요도출혈이 발생하고 후유증으로 요도협착을 발생시킬 수 있다. 심한 요도협착으로 도뇨가 불가능하면 무리하게 시도하지 말고 치골상부방광루 설치술(suprapubic cystostomy)을 시행한다.

2) 여성

요도가 짧고 굴곡이 별로 없어서 간단하다. 외음부를 잘 소독하고 음순을 양쪽으로 벌리고 나서 외요도구에서 약 4~5 cm 정도만 전진시키면 방광 내에 위치하게 되는데 약간 더 밀어넣은 뒤 소변을 배출시킨다. 여성의 경우 질 입구 바로 위에 요도가 위치하게 되므로 특히 소아의 경우 외부형태에 대한 이해가 이루어져야 질이나 클리토리스를 자극하지 않고 정확히 삽입할 수 있다.

3) Foley 카테터

장기간의 카테터 유치가 필요할 경우 Foley 카테터를 이용하는데, 라텍스보다는 실리콘 재질로 된 것이 장기간 유치에 적합하다. 또 카테터의 직경이 작을수록 요도분비물의 배출이 잘 되므로 도뇨의 목적에 맞으면서도 가능한 작은 직경의 카테터를 사용한다. 성인의 경우 16이나 18 Fr가 적당하고, 소아에서는 3번이나 5번 feeding tube를 이용한다.

배출방식은 폐쇄식(closed drainage system)을 이용한다. Foley 카테터의 원위부는 복부에 고정시켜 구부요도에 급격한 굴곡이 생기지 않도록 한다. 급격한 요도의 굴곡은 카테터 압박에 의한 요도점막의 허혈성 손상으로 요도협착의 원인이 될 수 있다. 또한 Foley balloon이 당겨져 방광경부에 닿게 되면 불편하므로 조금 밀어넣은 상태에서 고정되어야 한다. 또한 외요도구는 잘 관리하여 요도분비물이 잘 빠져나오도록 해서 감염의 발생을 줄인다.

라. 도뇨의 합병증과 주의할 점

1) 외요도구 협착증(meatal stenosis)
2) 혈뇨
3) 요도손상
4) 요도나 전립선에 감염이 있을 경우 삽입하지 않는다.
5) 골반골절 후 외도요구에 출혈이 관찰될 경우 등 요도손상이 의심되면 삽입하지 않는다.
6) 항상 부드럽게 삽입하되 중간에 걸리거나 저항이 있으면 중단하고 비뇨기과 의사에게 자문을 구하며, 절대 무리한 삽입을 시도하지 않는다.
7) 항상 폐쇄식(closed system)이 되도록 한다.
8) 자극성이 적은 소독솜으로 외요도구 소독을 하도록 한다.

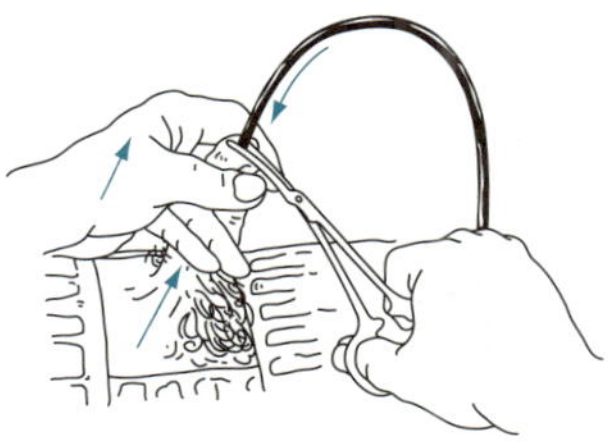

21. 요추천자(Lumbar Puncture)

가. 적응증

1) 뇌압 측정과 뇌척수액 검사를 요하는 경우
   가) 염증성, 감염성 질환의 진단 및 치료효과 판정
   나) 탈수초성 질환의 진단 보조
   다) 뇌 전산화단층촬영상 뚜렷하지 않은 지주막하출혈의 진단
   라) 염증성 탈수초성 말초신경병증 등 말초신경병증의 진단 보조

2) 척수마취 시 마취제의 투여 혹은 치료적인 목적으로 항생제나 항암제 투여
3) 방사선 조영제 혹은 방사성 동위원소를 투여하는 경우
   가) 척추강조영술(myelography)
   나) 방사선 뇌조조영술(RI cisternography)

나. 금기증

1) 두개내압 상승으로 인하여 요추천자 시 뇌 탈출(brain herniation)의 위험성이 있는 경우 : 두통이나 유두부종(papilledema) 등 두개내압 상승이 의심되는 경우는 요추천자를 시행하기 전에 반드시 뇌 전산화 단층촬영술을 먼저 시행하여 두개내 종괴성 병변(mass lesion)의 가능성을 배제하여야 함
2) 천자 부위의 감염
   가) 피부 감염
   나) 골수염
3) 출혈성 경향, 항응고제 사용

다. 수기

1) 시술 전 자세 잡기 및 천자위치 확인(그림 1-55, 그림 1-56)

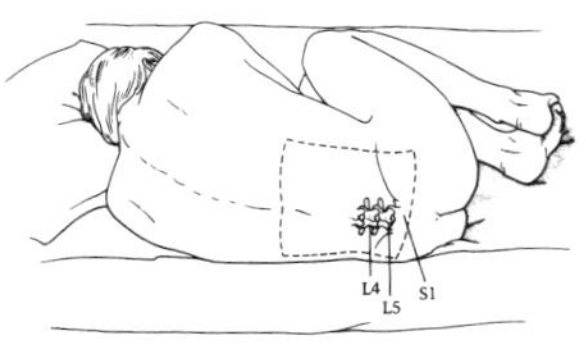

그림 1-55. **측와위**

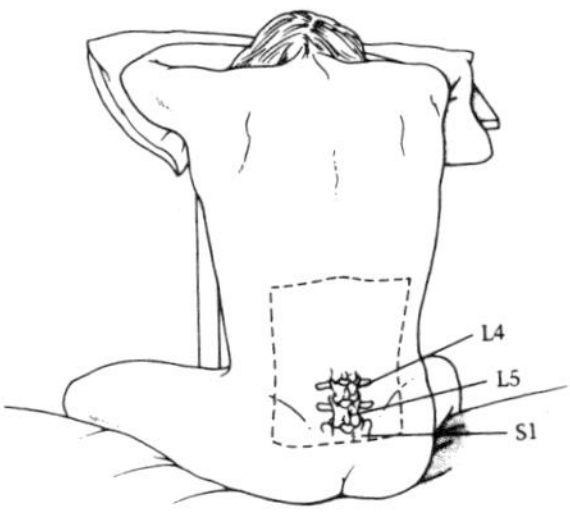

그림 1-56. **좌위**

가) 측와위 자세(lateral decubitus position)로 시행하나 좌위(sitting position)로도 가능
나) 어깨와 골반을 침상 면에 수직으로 만들고 척추가 침상과 평행이 되도록 함
다) 좌우 엉덩뼈능선(superior iliac crest)을 연결한 선이 몸의 중심선과 만나는 곳(대개 제 4 요추의 극돌기)을 중심으로 천자할 위치(제 3,4 혹은 제 4, 5 요추간)를 확인
라) 천자 부위를 손톱이나 볼펜으로 표시

2) 시술 전 세트 준비 및 천자부위 소독

가) 요추천자세트를 무균법으로 펼쳐 환자의 침상 옆에 준비한 뒤 멸균장갑을 착용

나) 압력계(manometer)와 three way 마개, 천자 침과 소침(stylet)을 조립하고 bottle을 준비

다) 국소마취는 꼭 시행할 필요는 없으나 경우에 따라 2% lidocaine 0.1~0.2 mL를 천자부위에 피하 주사함

3) 척추 천자(그림 1-57, 그림 1-58)

가) 보통 20 내지 22 gauge 침을 사용하며, 두개내압이 높을 것으로 예상되는 경우에는 22 gauge 이상의 가는 침을 선택

나) 바늘의 사면(bevel)이 척추의 장축과 평행하게 위쪽으로 향한 상태에서 10~15° 정도 머리쪽으로 기울여서 천자 침(spinal needle)을 진입

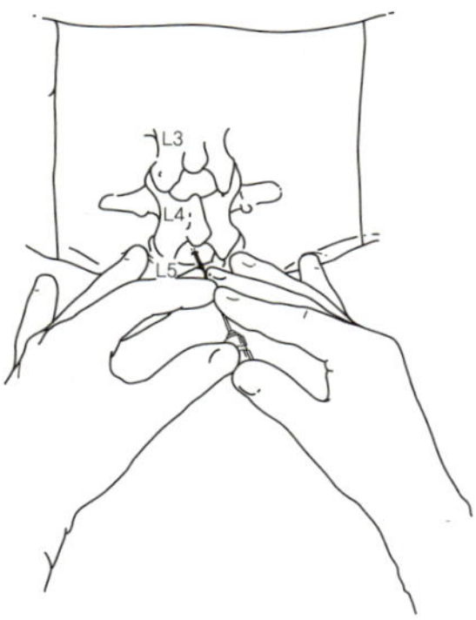

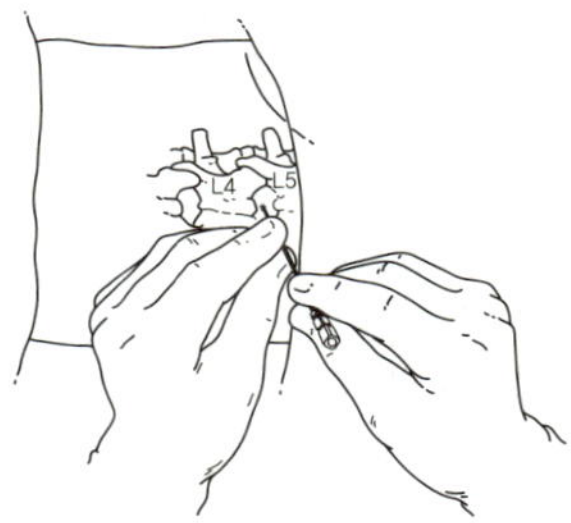

그림 1-57. 침 삽입

다) 피하조직을 지나 경막(dura)을 뚫을 때는 약간의 저항이 있다가 없어지는 "giving way"의 느낌이 들며 여기서 1~2 mm 정도 더 진행시킨 후 소침을 빼서 뇌척수액이 나오는지 확인하고 잘 나오지 않으면 소침을 다시 끼우고 조금씩 더 찌르면서 확인. 침을 더 전진시킬 때 소침을 뺀 채로 시행하면 안 됨.

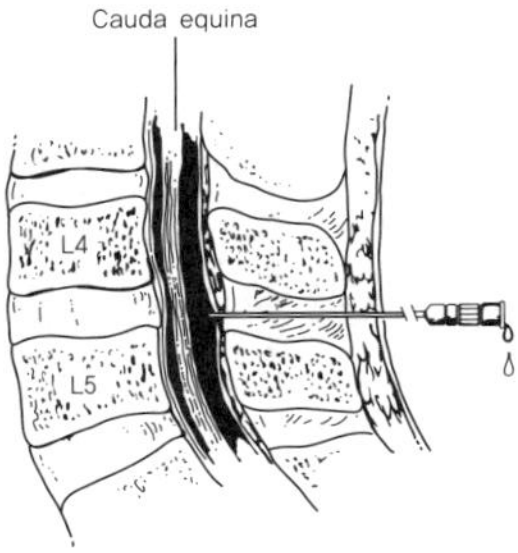

그림 1-58. 지주막하 공간으로 침을 전진시킨다.

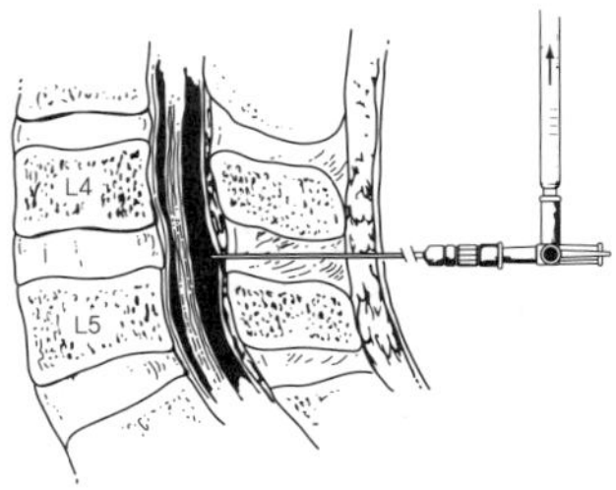

그림 1-59. 개방압 측정

4) 압력 측정(그림 1-59)

가) 압력계를 접속시킨 후 환자를 이완시킨 상태에서 개방 시 압력(opening pressure)을 측정

나) 개방압이 너무 높아 뇌 탈출의 위험성이 있는 경우에는 소침을 즉시 꼽고 뇌압 강하제를 투여

5) 뇌척수액 채취

가) 일반화학검사, 세균검사, 혈청학/세포학 검사, 세포 수(cell count) 검사

나) ELISA, VDRL, 특수 항원 검사 등 특수 검사가 필요한 경우가 있으므로 채취하여야 할 시험관의 개수 및 sample양을 검사 전 숙지

다) 보관용 sample을 남겨 놓음

6) 척추 침 제거

가) 척추 침을 뽑고 거즈(gauze)를 붙임

나) 앙와위(supine position)에서 6시간 정도 고개를 들지 않도록 교육하고 안정시킴

7) 혈청 포도당(Serum glucose) 측정

라. 정상치

1) 색상(color) : 맑고 무색
2) 개방압 : 7~20 cmH_2O(측와위에서 측정 시). 좌위에서 채취한 경우는 측와위보다 약 2배 정도 높음
3) 세포 수 : 0~5 임파구 또는 단핵세포(lymphocytes or other mononuclear cells)/mm^3, 다형핵백혈구(polymorphonuclear leukocyte)는 정상적으로 관찰되지 않음

4) 일반화학검사 : 단백 15~45 mg/dL, 포도당 45~80 mg/dL(혈청 포도당 값의 약 2/3)

마. 후유증

1) 요추천자 후 두통
2) 요통
3) 일시적인 신경근통(radicular pain)
4) 감염 : 뇌수막염, 경막하 혹은 경막외 축농(empyema)
5) 출혈 : bloody tap, 경막하 혹은 경막외 혈종
6) 뇌 탈출(cerebral herniation) : 두개내압이 높은 경우, 특히 두개내 종괴성 병변이 있는 경우 발생할 수 있음

22. 손위생

가. 정의

1) 손위생(hand hygiene) : 손씻기, 손소독을 모두 포함하는 용어이다.
2) 손씻기(hand washing) : 물과 일반비누 또는 물과 손소독제로 손을 씻는 것이다.
3) 손소독(hand antisepsis) : 손의 미생물을 감소시키거나 미생물의 성장을 억제하는 것으로, 손소독제를 이용한 손마찰이나 손씻기를 적용한 것이다.

나. 기본원칙

1) 눈에 보이는 오염이 없는 경우 물 없이 사용하는 손소독제를 사용할 수 있다.
2) 눈에 보이는 단백질류나 혈액, 기타 체액에 손이 오염되었거나 아포형성 미생물(예 : Clostridiumdifficile, Bacillusanthrax)의 오염이 우려되는 경우는 물과 일반비누 혹은 물과 손소독제제를 사용하여 손을 씻는다.
3) 손위생 제제는 병원에서 승인한 것을 사용한다.

다. 손위생이 필요한 경우

1) 환자 접촉 전 : 청진 등의 모든 신체접촉을 포함
2) 청결/무균적 처치 전 : 수술/시술 전, 투약, 구강간호, 치과치료, 상처 드레싱, 정맥천자, 카테터 삽입, 흉관 배액관, 인공호흡기 등의 개방
3) 체액/분비물에 노출될 위험이 있는 행위를 하고 난 후
4) 환자 접촉 후 : 환자 접촉 전 항목과 마찬가지로 모든 신체접촉을 포함

5) 환자 주변/물품 접촉 후 : 침대, 의료기구, 커튼, 모니터 접촉 등 포함

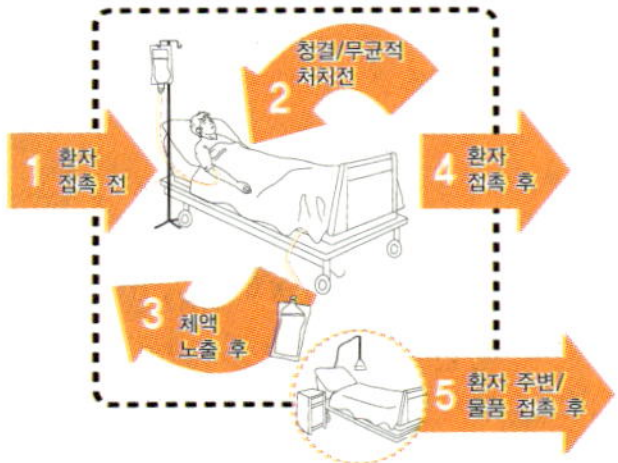

라. 손위생 방법

1) 물 없이 손위생을 할 때에는 손 소독제의 용기를 1회 완전히 눌러 손에 도포된 양을 손 전체에 마를 때까지 문지른다.
2) 물로 손을 씻을 때에는 손에 물을 먼저 적시고 충분한 양의 손소독 제제 또는 일반 비누를 손 전체에 최소한 15초 이상 골고루 강하게 문지른다. 물로 헹군 후에는 종이 타월로 손을 완전히 건조시킨다.

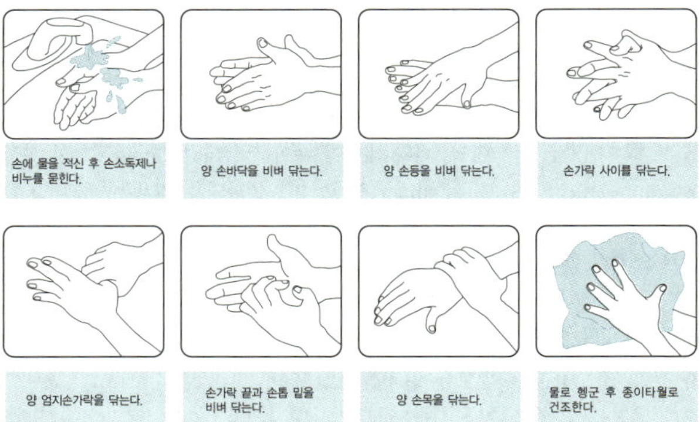

3) 외과적 손소독

가) 물과 손소독제를 사용하는 외과적 손소독

- 소독제 : 4% Chlorhexidine Gluconate(Microshield 4®, HexidineScrub®), 7.5% Povidoneiodine(PovidoneIodineScrub®)
- 방법

물과 손소독제를 사용하는 외과적 손소독

- 손소독 시작 전, 모든 장신구(시계, 반지, 팔찌 등) 제거
- 손톱 아래 육안으로 보이는 이물질은 외과적 손소독 시행 전, 흐르는 물 아래에서 네일 클리너를 사용하여 제거하고 헹굼
- 외과적 손소독 전 과정동안 손을 팔꿈치보다 높게 유지

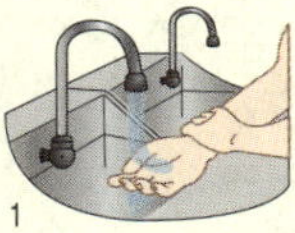
1

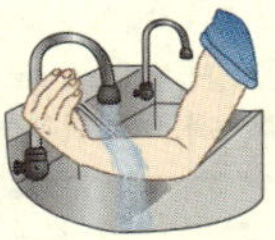
2

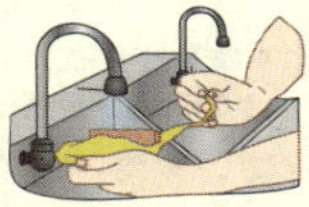
3

손과 팔에 물을 적신다.

소독액이 묻은
일회용 스펀지/브러시를 이용하여

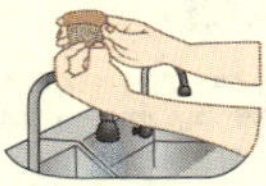
4

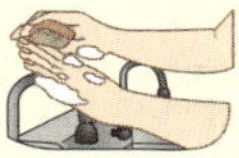
5

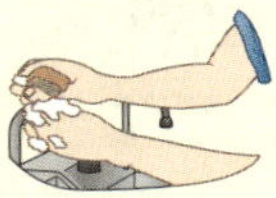
6

한 쪽 손의 손끝부터 손가락, 손가락 사이를 문지른다.

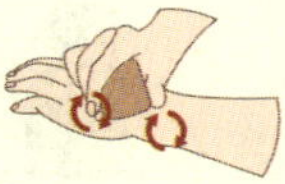
7

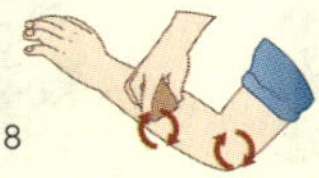
8

손등, 손바닥, 팔, 팔꿈치 위 약 5 cm까지 원을 그리듯 돌려가며 문지르고
반대편 손과 팔도 같은 방법으로 총 2~6분 동안 시행한다.

9
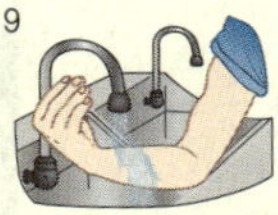

10
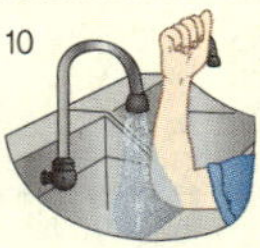

11
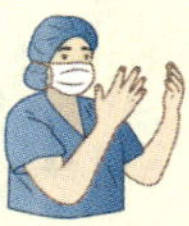

12
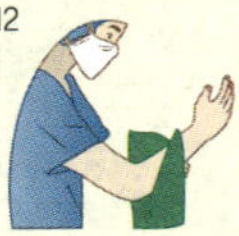

손소독 후 흐르는 물 아래에서
'손끝'부터 시작→손→팔→팔꿈치 순서로 헹구며,
<u>의복에 물이 튀지 않도록 주의</u>한다.

손을 팔꿈치보다
<u>높게</u> 유지하여 이동하고

멸균된 방포로 닦아 건조시킬 후
멸균 가운과 멸균 장갑을 착용한다.

나) 물없이 사용하는 외과적 손소독

- 소독제 : 1% Chlorhexidine Gluconate와 61% Ethyl Alcohol 혼합제제(AvagardSurgical®), 45% Ethanol과 18% Propanol 혼합제제(Softaman®)
- 방법

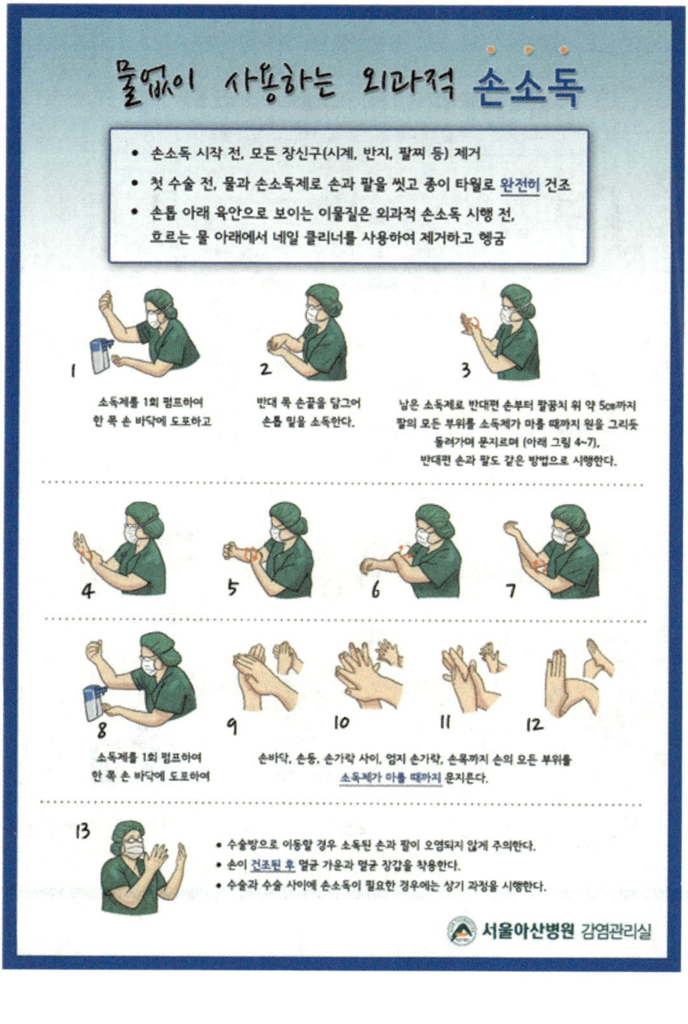

마. 원내 사용 중인 손위생 관련 제재

구분	성분명	상품명	형태/색	유효기간	
				밀봉 시	개봉 시
물과 함께 사용	4% Chlorhexidine gluconate	Microshield 4	용액/분홍색	유통기한까지	유통기한까지
		Hexidine Scrub	스펀지 · 브러시/분홍색	유통기한까지	일회용
	2% Chlorhexidine gluconate	Avagard 9272	용액/분홍색	유통기한까지	유통기한까지
	Povidone iodine	Povidone Iodine Scrub	스펀지 · 브러시/황갈색	유통기한까지	일회용
물 없이 사용	70% Ethyl alcohol	Purell	젤/무색	유통기한까지	유통기한까지
		Avagard D	로션/흰색	유통기한까지	유통기한까지
	45% Ethanol + 18% Propanol	Softaman	용액/무색	유통기한까지	유통기한까지
	1% Chlorhexidine gluconate + 61% Ethyl alcohol	Avagard Surgical	로션/흰색	유통기한까지	유통기한까지

Chapter 02

수액요법 및 전해질 불균형의 진단 및 치료

1. 수액요법

가. 유지 및 보충 수액요법

환자 개개인의 질환, 상태에 따라 달리한다.

1) 유지 수액요법

신장, 간, 심장 기능이 정상이고, 이전에 수분, 전해질의 소실이 없는 사람이 일시적으로 금식을 하여야 하는 경우 기본적으로 필요로 하는 수액은 다음과 같다.

가) 수분 ≒ 30 mL/kg (70 kg, 2,000 mL/day)

나) 전해질

Na^+ 50~150 mEq/day

K^+ 20~50 mEq/day

Carbohydrate 100~150 g/day

70 kg 남자의 경우 공복 시 하루 80 g의 체단백질 소실이 일어나는데 100 g 이상의 dextrose를 공급하면 체단백 분해를 50% 줄일 수 있다.

다) 예 D5W 1 L
2 M NaCl 40 cc
2 M KCl 10 cc — mix IV with 80 cc/h

(1주 이상으로 금식 기간이 길어지면 Ca, Mg, P, vitamins, 단백질 등의 공급이 필요하게 된다.)

라) 투여 속도 : 수액의 종류, 필요에 따라 다르다.

1 mL ≒ 20 drop

1,500 mL/24 hr = 1500 ×20 drops/(24 ×60)min

= 30,000 drops/1,440 min

≒ 20 drops/min(3초당 1방울)

1,500 mL/24 hr = 1,500/24 mL/hr ≒ 60 mL/hr

Keep Vein Open(KVO), Heparin-lock

2) 손실된 수분, 전해질의 보충

가) 불감손실

- 체온 1℃ 증가마다 △100~150 mL/day
- D5W나 저장성 식염수로 보충

나) 소화기관을 통한 소실

	Na^+(mEq/L)	K^+	H^+	Cl^-	HCO_3^-
Sweet	30~50	5		45~55	
Gastric secretions	40~65	10	90	100~140	
Biliary fistula	135~155	5		80~110	35~50
Diarrhea fluid	25~50	35~60		20~40	30~45
Ileostomy fluid	120~130	10		50~60	50~70

다) 소변으로의 소실

라) 체내 구획으로의 수액 이동(pancreatitis, ileus 등) : normal saline

나. 수액의 종류

IV Solutions	Osmolarity (mOsm/kg)	Glucose (g/liter)	Na^+	Cl^-
			(mEq/L)	
5%D/W	252	50		
10%D/W	505	100		
50%D/W	2520	500		
Half Saline (0.45%NaCl[a])	154[b]		77	77
Normal Saline (0.9%NaCl)	308[b]		154	154
3%NaCl	1026		513	513
Ringer's lactate[c]	272	b	130	109

a) 1 g Na^+ = 43 mEq.
A 4 g sodium diet is approximately equal to a 10 g NaCl diet.
b) Also available with 5% dextrose
c) Also contains K(4 mEq/L), Ca(3 mEq/L), and lactate(28 mEq/L)
d) 증류수는 주사할 수 없다(삼투압이 낮아 투여 즉시 hemolysis가 발생한다).

Parenteral Additives	Volume (mL/ampule)	Total (mEq/ampule)
8% sodium bicarbonate	20	20
10% calcium gluconate	20	9 mEq(2 g)
15% KCl (2 M KCl)	20	40
11.7% NaCl (2 M NaCl)	20	40
15% mannitol	500 mL/bottle	75 g/bottle
20% mannitol	100 mL/bottle	20 g/bottle
50% glucose	500 mL/bottle	25 g/50 mL

1) 2 M NaCl과 2 M KCl에는 Na^+ 과 K^+이 각각 1 mL당 2 mEq씩 포함되어 있다.
따라서, 2 M KCl은 달리 표현하면 2 mEq/mL = 2000 mEq/L로 혈청 K^+ 4 mEq/L에 비해 500배 진한 농도이므로 정맥주사 시 반드시 수액 1 L에 희석하여 투여해야 한다.

다. 투여한 수액의 체내 분포

	Distribution	혈장	간질액	세포내액
1) 5% D/W 1,000 cc	TBW	85	250	665
2) 0.9% saline 1,000 cc	ECF	250	750	0
3) 0.45% saline 1,000 cc				
500 mL water	TBW	40	125	335
500 mL 0.9% saline	ECF	125	375	0
4) Plasma 1,000 cc	plasma	1,000	0	0

2. 전해질 불균형의 진단 및 치료

가. 저나트륨혈증

1) 진단

: 혈청 나트륨(Na^+) 농도가 낮으면 다음의 검사를 동시에 시행한다.

가) 혈장 삼투질 농도(plasma osmolarity)를 측정한다(정상치 : 280~295 mOsm/kg).

(1) 낮으면 진성 저나트륨혈증(true hyponatremia)이다.

(2) 정상이면 고지질혈증, 고단백혈증

(3) 높으면 만니톨 투여, 고혈당 등에 의한 가성 저나트륨혈증(pseudo-hyponatremia)이며, 신부전에서는 요소질소 농도가 높아 높게 측정된다.

나) 요 삼투질 농도(urine osmolality)

(1) 100 mOsm/kg 이하 : 일차성 다음증

(2) 100 mOsm/kg 이상 : 신장으로 수분 배설이 장애되는 여러 질환

다) 요 나트륨(urine sodium) 농도

(1) 15 mEq/L 이하 : 심부전, 간경화증 등 유효혈장량이 감소한 경우, 일차성 다음증

(2) 20 mEq/L 이상 : SIADH, 신부전, 부신부전증(adrenal insufficiency), 현재 이뇨제를 사용하고 있을 때, 구토(요로 잉여의 HCO_3가 배설되면서 Na^+를 끌고 나간다), 삼투성 이뇨제(만니톨, 당(glucose))

2) 저나트륨혈증의 치료

가) 가성 저나트륨혈증

(1) 혈청 삼투질농도가 정상인 경우 치료할 필요가 없다.

(2) 혈청 삼투질농도가 높은 경우(고혈당, 만니톨 투여 시) 혈청 나트륨 농도를 더 올리면 삼투질 농도가 더욱 높아져 오히려 위험하다. 따라서 원인을 교정하는 것이 중요하다.

나) 진성 저나트륨혈증

(1) 기본 원칙 : 혈청 나트륨 농도를 올리고, 원인 질환을 치료한다.

(2) 원인에 따른 기본적 치료 방식

NaCl 투여	수분 섭취 제한
체액결핍(true volume depletion) 이뇨제에 의한 경우 부신부전증	SIADH 부종(edema) 동반질환 신부전 일차성 다음증

(3) 저나트륨혈증 증상이 있거나 혈청 나트륨 농도가 110 mEq/L 이하

: 적극적인 치료가 필요하다.

Na^+ 결핍량 = 0.6(여자의 경우 0.5) ×체중(kg) ×(120 − Na^+)

교정속도 : 120 mEq/L가 될 때까지 시간당 0.5 mEq/L의 속도로 올린다.

→ 이후는 수일에 걸쳐 서서히 올린다.

(만약 경련(seizure)이나 다른 심한 신경증상이 있을 때는 첫 5~10 mEq/L 올릴 때까지는 1~1.5 mEq/L/hr 속도로 빨리 높여 준다)

(4) 원인에 따른 치료 방법

① 체액결핍(소화관 또는 요로계통으로의 소실에 의해)

㉮ NaCl(normal saline) 투여로 체액 부족을 교정하면 항이뇨호르몬 분비가 억제되어 저나트륨혈증이 교정된다.

㉯ K^+ 결핍이 동반되어 있으면 교정한다.

② 부종을 동반한 질환

㉮ 수분 섭취 제한

㉯ 증상이 있거나 심한 저나트륨혈증 → loop 이뇨제 + 고장성 saline

㉰ 심한 심부전 → loop 이뇨제 + converting enzyme inhibitor

③ SIADH

정의

㉮ 혈청 삼투질농도가 낮은 저나트륨혈증

㉯ 요 삼투질농도 > 200 mOsm/kg

㉰ 요-Na^+ 농도 증가(>20 mEq/L)

㉱ 세포외액양은 정상

㉲ 신장, 갑상선, 부신, 뇌하수체, 심장, 간기능은 정상

㉳ 항이뇨호르몬 분비자극 약물이나 항이뇨제 사용(−)

치료

㉮ 급성 : 수분 섭취 제한

고장성 saline 또는 saline + loop 이뇨제(lasix)

㉯ 만성

ⓐ 수분 섭취 제한

ⓑ 고염분, 고단백 식이

ⓒ loop 이뇨제(lasix 40~80 mg/day, 체액감소 방지 위해 NaCl 보충)

ⓓ 기타 : demeclocycline, lithium 또는 urea

* 요 삼투질 농도 < 400 mOsm/kg

→ 수분 섭취제한 및 식이 조절로 치료 가능

요 삼투질 농도 > 600~700 mOsm/kg

→ loop 이뇨제 필요함

ⓔ 3% saline

$$3\%\ \text{saline} = \frac{513\ \text{mEq Na}^+}{1{,}000\ \text{mL}}$$

예 60 kg 여자가 혈청 나트륨 농도가 108 mEq/L이고 의식 장애를 동반한 경우

Na^+ 결핍량 = 0.5 ×60 ×(120-108) = 360 mEq

$$\frac{513}{1{,}000} = \frac{360}{\times}\ \text{에서}\ \times \fallingdotseq 720\ \text{cc}$$

0.5 mEq/L/hr로 올리고자 하므로 12 mEq/L ÷0.5 = 24시간에 걸쳐준다.

∴ 720 cc IV over 24 hr via infusion pump

(3% saline 투여 시 투여속도를 정확히 해야 한다.)

→ 이는 현재 진행되고 있을 수 있는 수분 저류 또는 전해질 손실 등을 고려하지 않은 것으로 투여 중 Na^+ 측정을 하면서 조정이 필요하다.

나. 고나트륨혈증

1) 고나트륨혈증 환자에 대한 접근 방법

: 고나트륨혈증은 거의 대부분 수분의 소실에 의해 발생하며, 많은 경우 다소의 염분 소실도 동반되어 있다.

2) 치료

가) 수분결핍량 = 0.5(여자의 경우 0.4) ×체중 ×[(Na^+/140) − 1]

(체내 수분량은 체중의 60%(여자의 경우 50%)이지만 수분이 결핍된 고나트륨혈증 환자에서는 이보다 10% 낮춘 값을 사용)

→ 48~72시간에 걸쳐 서서히 교정한다(혈청 Na^+ 농도가 시간당 0.5 mEq/L씩

낮아지게 하며, 첫 24시간에 12 mEq/L 이상 교정되지 않게 한다).

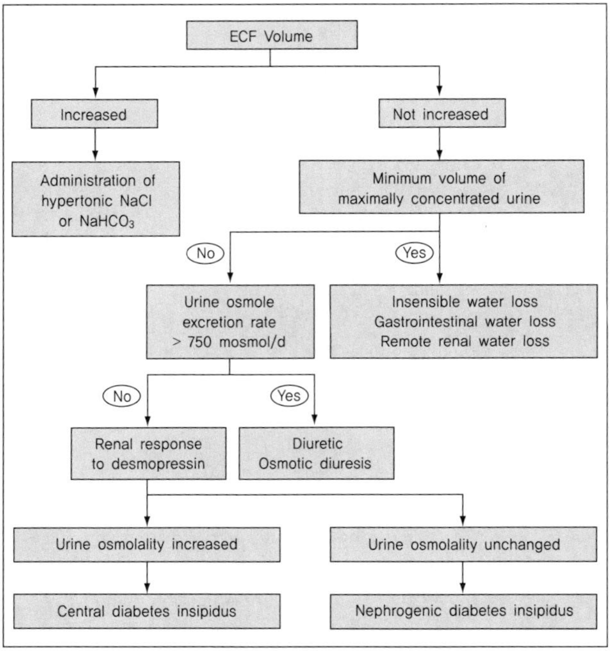

나) 예 : 72세 여자(50 kg) Na^+ 183 mEq/L

수분결핍량 = 0.4 × 50 × (183/140 − 1) = 6 L

6 L/86 h = 70 mL/hr

여기에 불감손실(30~50 mL/hr)을 더하고, 요붕증이 있으면 계속되는 요중 수분 배설량도 추가한다.

다) 사용하는 수액의 종류

(1) 순수한 수분 소실로 인한 고나트륨혈증 : 물 경구섭취 또는 D5W를 정맥 주사한다.

(2) quarter-isotonic saline : Na^+ 결핍이 동반되어 있을 때(구토, 설사, 이뇨제 사용 등)

1 L quarter-isotonic saline

= 750 mL free water + 250 mL isotonic saline

∴ 165 mL/hr의 free water를 공급하려면

165 ×4/3 = 220 mL/h의 1/4 saline을 준다.

(또는 D5W 110 mL/hr + half saline 110 mL/hr)

(3) 혈압도 낮으면 등장성(isotonic) saline을 주사한다.

라) 중추성 요붕증(central DI)

(1) dDAVP nasal spray 하루 1~2회(하루 5~20 μg)

: 5~10 μg을 밤에 주고 반응 보아서 낮 시간에 추가한다.

(2) aqueous vasopressin 0.25~0.5 mL을 3~4시간마다 피하주사

마) 신성 요붕증(nephrogenic DI)

: thiazide 이뇨제, 저염저단백 식이

다. 저칼륨혈증

1) 심전도 : U파가 커진다.

2) 감별진단

3) 치료

가) K^+결핍양 : 3 mEq/L : 200~400 mEq, 2 mEq/L : 400~800 mEq

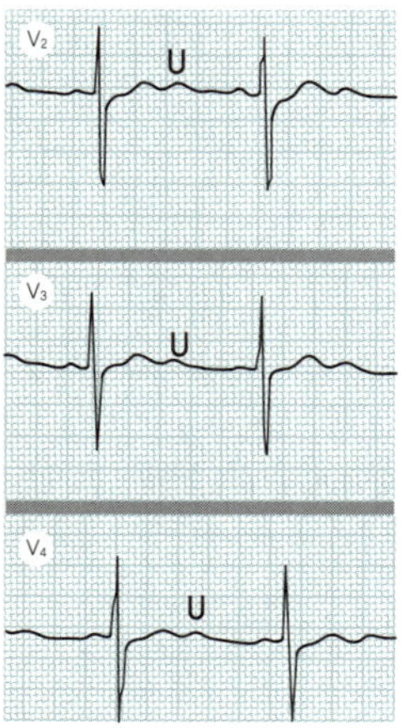

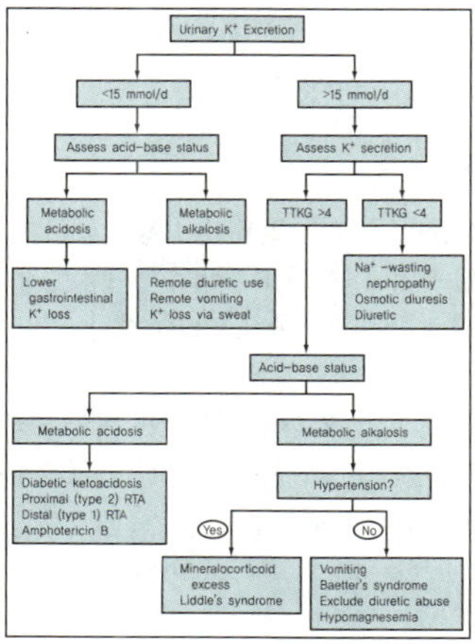

나) KCl 제제

(1) K-contin(KCON) 1 T = 8 mEq K^+

(2) K^+의 정맥주사

2 M KCl 10~20 cc ┐ mix IV
N/S (또는 half saline) 1 L ┘

주의. D5W에 혼합할 경우 : 인슐린 분비 자극 → K^+ 세포 내로 이동 → 혈청 K^+ 농도가 일시적으로 감소

다) K^+ 투여 속도 : 신부전 환자에서는 K^+이 너무 증가하지 않도록 주의.

(1) K^+ 3.0~3.5 mEq/L → KCl 60~80 mEq/day 경구 투여

(2) 심한 증상 또는 저칼륨혈증 정도가 심할 때 40~60 mEq 경구투여 시 급격하게 1.0~1.5 mEq/L 상승하나, 이것은 곧 세포 내로 들어가므로 일시적이다. ∴ K^+치 모니터 요함

(3) 정맥주사 시 : <10~20 mEq/hr, <40 mEq/L, 60~80 mEq/day

* 저칼륨혈증으로 생명에 위험한 부정맥이 발생했을 때는 150~180 mEq/L 농도까지 높여 최대 40~100 mEq/hr로 줄 수 있는데, 이때는 대퇴정맥(femoral vein)으로 준다.

(주의 : 중심정맥으로는 투여하면 안 된다

∵ 국소 K^+ 농도증가로 심장에 치명적 영향) 또한 심전도 모니터가 꼭 필요하다.

라. 고칼륨혈증

1) 긴급한 치료가 필요한 상황

가) 혈청 K^+ 농도가 7 mEq/L 이상인 경우

나) 심한 증상 : 마비, 이상감각 등 신경증상, 구토, 장마비 등 소화기 증상

다) 고칼륨혈증의 심전도 변화가 있는 경우 :

- T파가 뾰족하게 높아진다(특히 흉부유도(precordial leads)에서 뚜렷하다).
- P파가 없어지고, PR 간격은 길어진다.
- QRS가 넓어진다.
- 심하면, 심실세동, asystole.

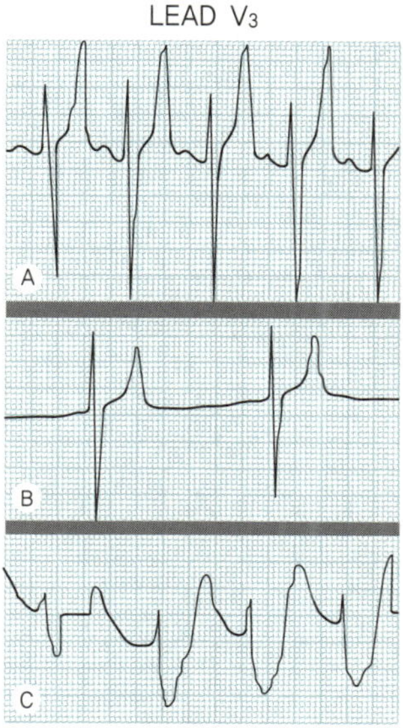

그림 2-1. A : K^+ 6.8 mEq/L,
B, C : K^+ 8.9 mEq/L

2) 고칼륨혈증의 치료

약제 또는 치료방법	작용기전	용량	작용시작	효과지속시간
1. Calcium gluconate (10%)	세포막 길항	10~20 mL IV over 2~3' (1Ⓐ=20 mL)	1~3분	30~60분
2. Sodium bicarbonate (8%)	세포 내로 이동	50~100 mEq IV (1Ⓐ=20 mL= 20 mEq)	5~10분	~2 hr
3. Insulin + glucose	세포 내로 이동	RI 20 units + D50W 100 cc IV over 1 hr	15~30분	4~6 hr
4. Albuterol (salbutamol)	세포 내로 이동	0.5 mg IV in D5W over 10~15 min 또는, 10~20 mg by nebulized inhaler over 10 min	15~30분	
5. 양이온 교환수지 (kalimate 또는 kayexelate)	배설	25~50 g 경구 또는 직장	1~2 hr	4~6 hr
6. 혈액, 복막 투석	배설		수분 내 시작	투석 종료까지

03 소아에서의 수액 요법

1. 체액의 구성

1) 세포외액(Extracellular fluid, ECF)

가) 혈장액(Plasma water)

나) 간질액(Interstitial fluid, ISF)

다) 세포횡단액(Transcellular fluid)

2) 세포내액(Intracellular fluid, ICF)

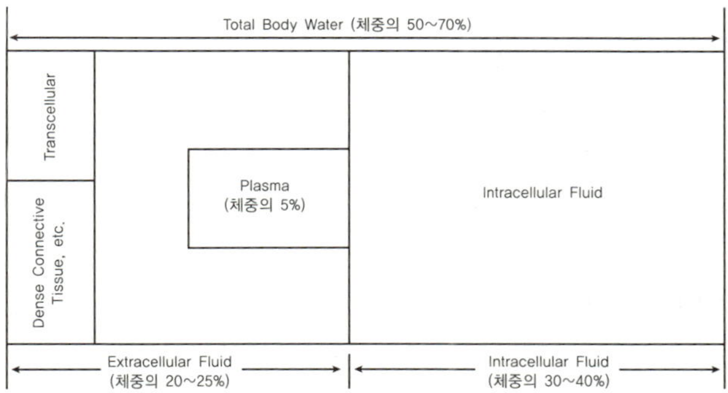

그림 3-1. 체액의 분포(체중에 대한 백분율)

3) 연령에 따른 체액 구성의 차이

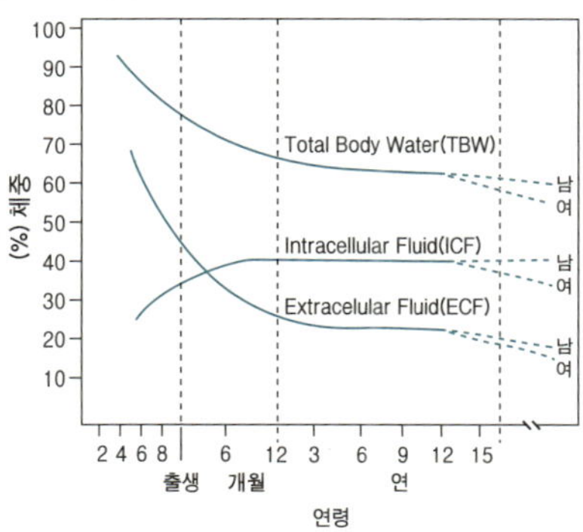

그림 3-2. 연령별 총 수분, 세포 내액 및 세포 외액의 비율

2. 체액의 성분

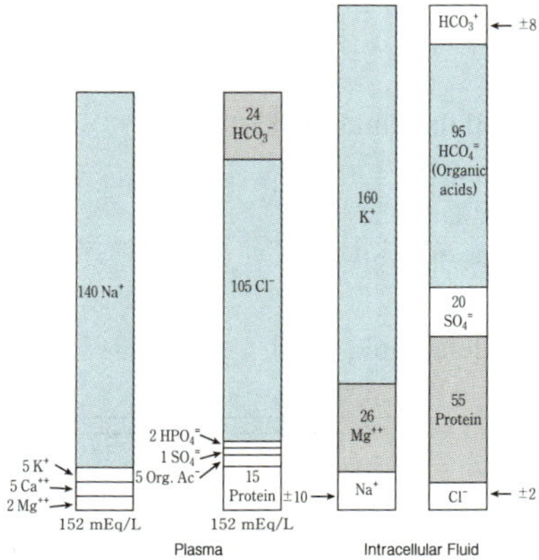

그림 3-3. 혈장, 세포 내액의 성분 비교

3. 연령에 따른 신장기능

1)

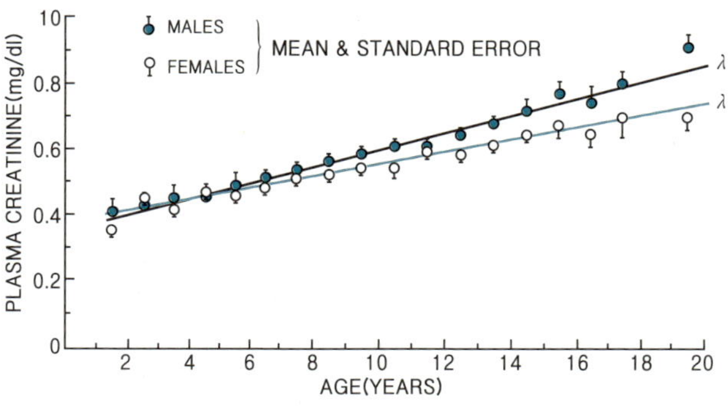

그림 3-4. Values of Pcr in normal males and females; males have a significantly higher Pcr in 18 to 20 year olds.

2)

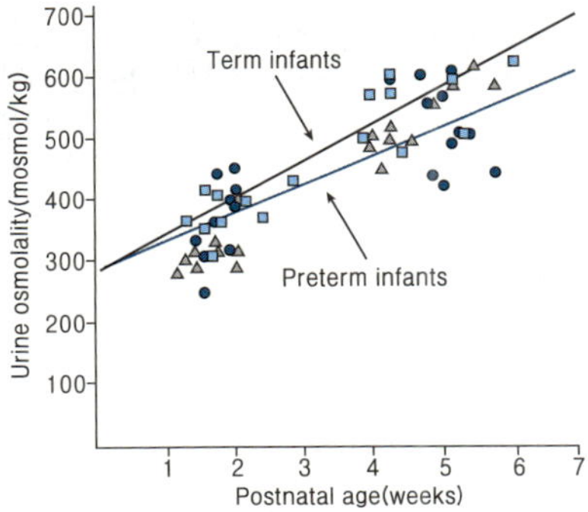

그림 3-5. Postnatal development of renal concentration capacity, i.e. maximum response after DDAVP test, during the first 6 postnatal weeks of life. ■=term infants(group I) ; ●=preterm infants(group II) ; ▲=asphyxiated infants(group III).

3)

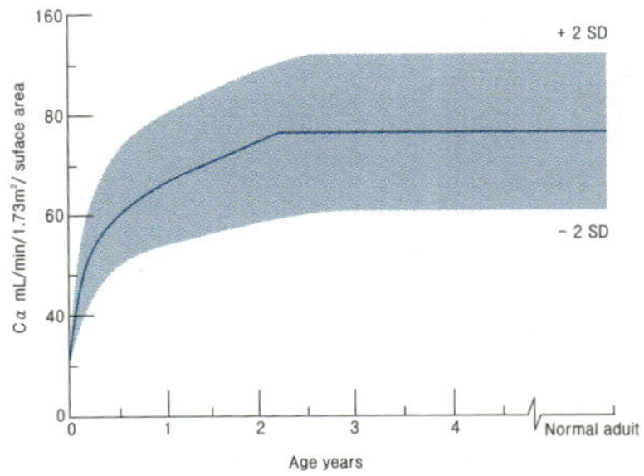

그림 3-6. Changes in normal value for GFR from birth to later childhood. The GFR was derived by endogenous creatinine clearance.

4. 체액의 유지

- 섭취량 = 배설량
- 수분 소실 = insensible water loss(피부, 폐)+소변+대변
- 수분 유지량(maintenance requirement)

Maintenance Water and Electrolyte Requirements based on Caloric Expenditure

Body weight 7(kg)	Calories expended (cal/kg body wt. 1day)	Water requirements (mL/1000 calories/day)	Electrolyte requirements (mEq/100 calories/day)
3~10	100	Insensible	Sodium = 2.5~3.0
10~20	1000 caloires + 50/kg for each kg 〉 10	Skin = 30 Lungs = 15	Potassium = 2.0~2.5 Chloride = 4.5~5.5
> 20	1500 calories + 20/kg for each kg 〉 20	Renal = 50 Stool = 5	

5. 체액의 삼투질 농도(Osmolality)

$$2 \times \text{Na(mEq/L)} + \frac{\text{Glucose(mg/dL)}}{18} + \frac{\text{BUN(mg/dL)}}{28}$$

6. 수분대사의 조절 기전

1) 수분 섭취 : 구갈기전(thirst)
2) 수분 배설 : 신장에서 ADH
   - Posm : 280~293 mOsm
   - Thirst : 외인성 수분 섭취
   - ADH : 내인성 수분 유지

(1) 분비의 조절

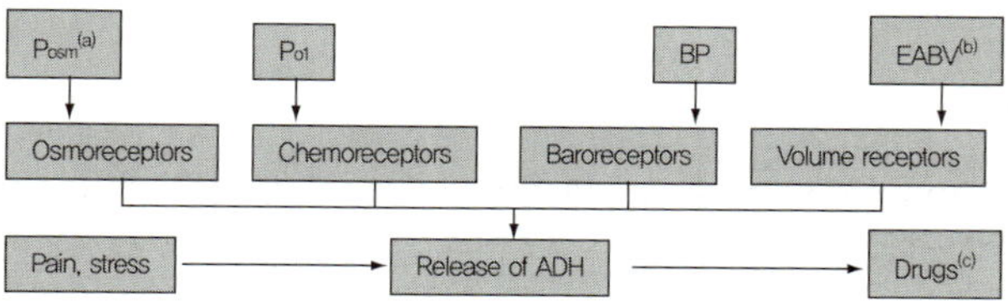

그림 3-7. ADH 분비기전

7. Parenteral Fluid Therapy

1) Maintenance replacement
2) Deficit replacement

3) Supplemental replacement

4) Fluid amount = Maintenance + Deficit + Ongoing Loss

Monitoring
가) Frequent P/E
나) Regular weighing
다) Frequent review of I/O
라) Lab. studiesBUN/Cr, Electrolyte, UA, CBC

5) Maintenance therapy

100 kcal/day
Water 100 cc
Na^+ 2.5 mEq
K^+ 2.0 mEq
Glucose 5 gm.

→ 5% D/W 1,000 cc
2 M NaCl 13 cc
2 M KCl 10 cc
] mix iv

10 kg	100 cc/kg/day
10~20 kg	50 cc/kg/day
20 kg 이상	20 cc/kg/day

6) Deficit therapy

가) Degree of dehydration
나) Type of dehydration
다) Balance of total body potassium
라) Acid-base balance

(1) Degree of dehydration
3%, 6%, 9% (older)
5%, 10%, 15% (younger)

Clinical Assessment of Severity of Dehydration

Signs and Symptoms	Mild Dehydration	Moderate Dehydration	Severe Dehydration
Body weight loss(%)	3~5	6~9	10 or more
General appearance and condition; infants and young children	Thirsty; alert; restless	Thirsty; restless or lethargic but irritable to touch or drowsy	Drowsy; limp, cold, sweaty, cyanotic extremities; may be comatose
Older children and adults	Thirsty; alert; restless	Thirsty; alert; postural hypotension	Usually conscious; apprehensive; cold, sweaty, cyanotic extremities; wrinkled skin of fingers and toes; muscle cramps
Radial pulse	Normal rate and strength	Rapid and weak	Rapid, feeble, sometimes impalpable
Respiration	Normal	Deep, may be rapid	Deep and rapid
Anterior fontanel	Normal	Sunken	Very sunken
Systolic blood pressure	Normal	Normal or low; orthostatic hypotension	Low, may be unrecordable
Skin elasticity	Pinch retracts immediately	Pinch retracts slowly	Pinch retracts very slowly
Eyes	Normal	Sunken	Grossly sunken
Tears	Present	Absent to reduced	Absent
Mucous membranes	Moist	Dry	Very dry
Urine flow	Normal	Reduced amount and dark	Anuria/severe oliguria
Capillary refill	Normal	±2 sec	> 3 sec
Estimated fluid deficit (mL/kg)	30~50	60~90	100 or more

(2) Type of dehydration

Hypernatremic serum Na^+ >150 mEq/L

Hyponatremic serum Na^+ >130 mEq/L

Isonatremic

Effects of type of Dehydration on Physical Signs

Parameter	Isonatremic Dehydration (Proportionate Loss of Water and Sodium)	Hyponatremic Dehydration (Loss of Sodium in Excess of Water)	Hypernatremic Dehydration (Loss of Water in Excess of Sodium)
EDF volume*	Markedly decreased	Severely decreased	Decreased
ICF volume*	Maintained	Increased	Decreased
Physical signs			
Skin			
Color†	Gray	Gray	Gray
Temperature	Cold	Cold	Cold or hot
Turgor‡	Poor	Very poor	Fair
Feel	Dry	Clammy	Thickened, doughy
Mucous membranes	Dry	Slightly moist	Parched§
Eyeball	Sunken and soft	Sunken and soft	Sunken
Fontanel	Sunken	Sunken	Sunken
Psyche	Lethargic	Coma	Hyperirritable
Pulse‡	Rapid	Rapid	Moderately rapid
Blood pressure†	Low	Very low	Moderately low

*ECF, extracellular fluid; ICF, intracellular fluid.
† Signs of shock rather than of dehydration itself.
‡ Reflects magnitude of fluid loss from ECF.
§ Tongue often has shriveled appearance because of cellular fluid.

(3) Principle of therapy

- Initial phase : ↑ ECF volume → ↑ circulation, renal function
  volume 20~30 mL/kg within 1/2~1 hour

Solution = N/S, Hartman Solution

* Don't use hypotonic solution

- Subsequent therapy
  - replace remaining deficit and provide maintenance and ongoing loss during the first 24 hrs
  - replace 1/2 remaining deficit with one-third to one-half isotonic fluid during the first 8 hrs and 1/2 remaining deficit with one-third isotonic fluid during the next 16 hrs
  - estimated deficit-initial hydration + maintenance + ongoing abnormal

loss

- Potassium loss is replaced gradually after patient has voided and renal function is acceptable
- Hyponatremic dehydration

  to avoid increasing the sodium by >12 mEq/L each 24 hr

  Symptomatic hyponatremia

  3% NaCl : infasion
- Hypernatremic dehydration

  cerebral damage

  seizure occurs frequently during treatment

  return the serum sodium level toward normal by no more than 12 mEq/L/24 hrs

  gradual restoration of the deficit over 48~72 hr period

  Seizure(+) : 3% NaCl, 3~5 mL/kg

  anticonvulsant

  mannitol

  hypocalcemia

  The complications of hypernatremic dehydration are often not the result of hypernatremia per se, but of in appropriate and aggressive rehydration

• Final phase

- return the patient to normal composition, which is usually associated with return to oral feedings and with the more gradual correction of total body potassium deficits.

Chapter

04 영양요법

서론

영양지원이라 하면 의사로서 매우 생소하게 느낄 것이다. 그러한 이유로서 의과대학 학생시절부터 영양과 관련된 많은 강의를 받기는 하지만, 그 내용이 대개는 영양소, 비만, 영양실조 등에 대한 지엽적인 내용에 국한되어 있기 때문이다. 의사로서 환자를 보면서 환자의 영양상태를 평가하고, 증상에 따른 영양소 결핍은 어떤 것을 생각해야 하는지, 그리고 파악된 영양결핍은 어떻게 지원할지 그리고 이러한 것들이 적절한지를 모니터링하는 큰 그림으로서 영양에 대한 개념이 부족하기 때문이라고 하겠다. 의사의 길을 시작하는 신참 의사로서 모든 환자에게 필수불가결하게 대두되는 영양 문제에 대한 생각을 가질 수 있도록 도움을 주고자 본 단원을 구성하였다.

1. 영양이란?

가. 정의

음식, 영양소 및 이에 포함된 물질 또는 생활 기능을 위해서 이루어지는 신체 내에서 이들의 활동(대사)을 말하며 또한 이들에 대한 학문(섭취, 소화, 흡수, 이동, 대사 및 배출)을 말하기도 한다. 영양소라 함은 음식을 통해서 지원되며, 인간을 포함해서 모든 개체가 살아가고 성장하는 데 필요한 물질을 말한다.

나. 목적

결핍을 예방하여 환자의 예후를 증진시키고, 소아에서는 적절한 성장과 발달을, 임산부에서는 임신과 수유에 필요한 영양소까지 도모한다. 최근에는 비만이 사회적인 이슈가 되고 있어 영양과다를 예방하는 것도 중요한 목적이 되고 있다.

2. 영양지원 전략

가. 종류

영양지원의 종류로는 경구적인 방법으로 경구식 혹은 경구 보충식(Oral supplement)으로 지원되며, 경구 식이가 불가능할 경우, 경장 및 정맥영양을 통해서 지원한다. 지원 방법의 득실을 따져서 결정해야 한다. 주지해야 할 중요한 점은 무작위배정 이중맹검 임상연구에 의해서 효과가 입증된 경우가 흔하지 않다는 점이다. 따라서 영양지원 시 득실을 반드시 고려해야 하며, 시행하는 단계도 가능하면 경장영양을 시행하고 이것이 불가능한 경우에 정맥영양으로 지원한다.

나. 적정 영양지원을 위한 5단계 전략

1) 영양상태 평가
2) 영양요구량 평가
3) 영양지원 방법 결정
4) 적절한 정맥수액 및 경장영양액 결정
5) 결과 모니터

3. 영양평가(Nutritional Assessment)

영양 평가 및 치료의 목표는 영양 과잉이나 결핍을 진단하고 이를 예방 및 치료하는 것에 있다. 평가 방법으로는 임상 상황, 식이, 진찰, 신체계측 및 생화학적인 검사를 수집하고 평가하고, 이를 바탕으로 영양 상태를 적정, 과도 혹은 결핍으로 분류한다.

1) 영양판정의 자료

개별적인 영양판정을 하기 위해 필요한 자료로는 신체계측, 생화학 검사 결과, 임상 병력, 식사력 및 섭취 시 문제점 유무 등이다. 영양평가는 개별적인 영양적 문제점을 찾고, 중재 계획을 세우는 데 근간이 되며, 중재 후 효과 평가와 모니터링의 자료가 되므로 중요한 과정이다.

(1) 신체계측 및 신체검진

체질량지수(Body mass index, BMI), 표준체중대비 비율, 체중의 변화는 부종이나 복수 등 수분균형 상태를 고려하여 평가해야 한다. 삼두근 피부주름 두께(Tricep skinfold)는 피하지방 축적 정도를 통해 에너지 결핍을 평가하게 되며, 상완 근육 둘레(Mid-arm muscle circumference)는 근육량을 간접 측정함으로써 체단백의 결핍 정도를 판정하는 데 사용된다.

(2) 생화학 검사 결과

혈청 알부민, 프리알부민, 트렌스페린 등이 내장단백 상태 변화를 알려주는 지표가 될 수 있으나 검사기관에서 제시하는 정상범주, 임상상태 등과 연계하여 해석해야 한다.

(3) 임상 병력

영양상태에 영향을 주는 요인으로 진단명, 수술, 약물치료 등의 병력과 사회경제적 상태, 가족력 등도 포함한다.

(4) 식사력

음식의 선택, 섭취량, 식사 패턴과 식사나 음식 관련 지식과 믿음, 과거 식사 상담 경험, 신체활동, 식사 준비 능력 등을 포함한다.

2) 영양판정의 방법

(1) 주관적 총괄평가(Subjective global assessment, SGA)

체중상태, 식사섭취량의 변화, 소화기 증상, 활동능력 등의 항목을 포함하여 환자의 영양상태를 종합적으로 평가할 수 있는 도구로 신뢰도가 검증되며, 영양상태를 양호, 중등도 영양결핍, 고도 영양결핍으로 분류하고 있다(그림 4-1).

(2) AMC에서의 영양평가

감염 여부에 의해 급성기, 만성기 그리고 사회 · 환경과 관련한 영양불량 상태로 분류하여 식욕/섭취량 변화, 기간에 따른 체중 변화, 피하 지방/근육 소모 여부, 수분 저류, 악력 감소 여부 등을 바탕으로 영양상태를 양호, 중등도(moderate) 영양불량, 고도(severe) 영양불량의 세 단계로 평가하고 있다(그림 4-2).

Features of subjective global assessment(SGA)

(Select appropriate category with a checkmark or enter momerical value where indicated by '#'

A. History

1. Weight change

Overall loss in past 6 months: amount = # ______ kg; % loss = # ______

Change in past 2 weeks: ______ increase, ______ no change, ______ decrease.

2. Dietary intake change(relative to normal)

______ No change,

______ Change ______ duration = # ______ weeks

______ type: ______ suboptimal liquid diet, ______ full liquid diet, ______ hypocaloric liquids, ______ starvation.

3. Gastrointestinal symptoms(that persisted for > 2 weeks)

______ none, ______ nausea, ______ vomiting, ______ diarrhea, ______ anorexia.

4. Functional capacity

______ No dysfunction(e.g., full capacity),

______ Dysfunction ______ duration = # ______ weeks.

______ type: ______ working suboptimally, ______ ambulatory, ______ bedridden.

5. Disease and its relation to nutritional requirements

Primary diagnosis(specify) ______

Metabolic demand(stress): ______ no stress, ______ low stress, ______ moderate stress, ______ high stress.

B. Physical(for each trait specify: 0 = normal, 1+ = mild, 2+ moderate, 3+ = severe).

______ loss of subcutaneous fat(triceps, chest)

______ muscle wasting(quadriceps, deltoids)

______ ankle edema

______ sacral edema

______ ascites

C. SGA rating(select one)

______ A = Well nourished

______ B = Moderately(or suspected of being) malnourished

______ C = Severely malnourished

(Detsky 등, 1987)

그림 4-1. 주관적 총괄평가(Subjective Global Assessment, SGA)

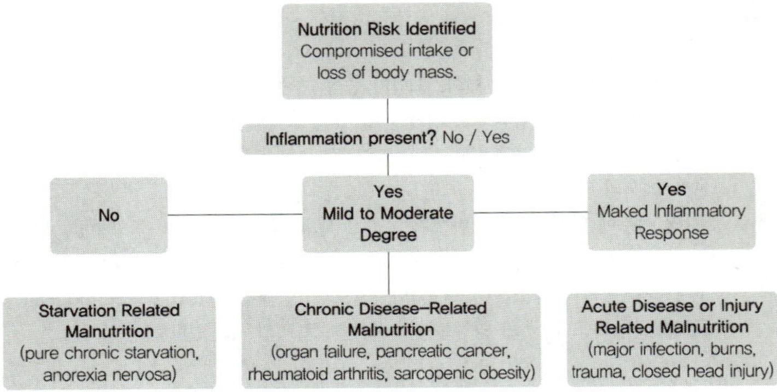

그림 4-2. 병인에 의한 영양불량의 정의

4. 영양요구량

영양요구량 산정은 영양치료 계획의 시발점인데도 불구하고 중환자는 쇼크, 진정상태, 발열 등의 다양한 대사상태 변화로 인해 최적의 영양요구량 산정 시 어려움이 많다.

기존의 영양요구량 산정은 휴식에너지소비량(Resting energy expenditure)에 스트레스 지수를 곱해주는 방식이었다. 이는 과대사 상태가 지속되면 체내 에너지원 고갈을 촉진시켜 면역력 저하, 상처치유 지연, 근육소실 등을 초래하는 것을 영양공급으로 충분히 보상을 해 주어야 한다는 개념에서 시작되었다.

그러나 최근 들어서는 중환자의 경우 비정상적으로 과도한 이화상태에 있어 염증매개체 및 스트레스 호르몬의 증가로 인해 영양공급이 충분함에도 불구하고 이들이 세포단계에서 대사가 잘 이루어지는 것이 아니라 오히려 역효과가 발생한다고 알려져 있다. 과도한 영양공급은 중환자에게 대사적 스트레스 증가, 인슐린 저항성 증가로 인해 고혈당증, 감염률 증가, 과탄산증 등을 유발하여 오히려 회복을 지연시키고 인공호흡기 치료기간을 연장시키는 역효과들이 보고되고 있다.

중환자의 영양요구량 산정 시 간접 열량 측정법을 통한 방법은 가장 훌륭한 기준으로 추천되고 있으나 실제로 간접열량계가 모두 유용한 것은 아니므로 여러 계산식을 통해 추정해서 산정하고 있다. 다음은 영양 요구량 산정을 위한 기본적인 개념에 관한 내용이다.

1) 에너지 소모량의 정의

(1) 기초 에너지 소비량(Basal energy expenditure, BEE)

기초 에너지 소비량(Basal energy expenditure, BEE)은 BMR(Basal metabolic rate)과 통상적으로 함께 사용된다. 이는 안정 시 공복상태에서의 기초대사 시 발생하는 열 생산량을 말한다.

(2) 휴식 에너지 소비량(Resting energy expenditure, REE)

REE에 음식섭취로 인한 온도효과를 보정한 것으로 공복상태가 아닌 안정 상태에서 기초대사에 의한 열 생산량을 의미한다.

휴식 에너지 소비량(Resting energy expenditure, REE) = BEE ×1.2(non-ambulatory) or 1.3(ambulatory)

(3) 실제 에너지 소비량(Actual energy expenditure)

기초에너지 대사율에 환자가 처한 스트레스 지수를 곱한 값으로 실제 에너지 소비량을 추정한 값이다.

실제 에너지 소비량(Actual energy expenditure) = BEE×스트레스 지수(Stress factor)

■ 스트레스 지수

- 경증 스트레스 : 정규수술, 암
  BEE ×1.2
- 중등도 스트레스 : 감염, 패혈증
  BEE ×1.4
- 중증 스트레스 : 다발성 외상, 화상
  BEE ×1.6

2) 성인의 영양요구량 산정법

(1) Harris-Benedict 계산식

건강한 정상인을 대상으로 개발된 공식으로 입원환자에게 적용 시 과다 예측될 수 있다. 환자의 몸무게가 이상체중에 가까운 경우 상당히 정확하다.

■ BEE = 66.47 + (13.7×몸무게 kg) + (5.0×키 cm) - (6.76×나이 yr) : 남자

■ BEE = 665 + (9.6×몸무게 kg) + (1.8×키 cm) - (4.7×나이 yr) : 여자

(2) 간접 열량계(Indirect calorimetry)

Weir 공식 : REE = [3.94(VO_2) + 1.11(VCO_2)]1.44 - [2.17(UUN)]

① 정확도는 95~96%로 알려져 있다.

② 한계점

i 상대적으로 비용이 많이 들어간다.

ii 훈련된 인력이 필요하다.

iii 산소분율(FiO_2)이 0.5 이상인 경우 정확도가 떨어진다.

③ 활동을 하는 경우는 활동계수를 곱해준다.

④ 호흡계수(Respiratory quotient, RQ)

소요되는 산소와 생성되는 이산화탄소가스의 용적 비율로 표시되며 (VCO_2/

VO_2), 영양공급의 적절성 및 효능을 평가하는 데 사용된다. 보통 0.85~0.95 유지를 목표로 하며, 값이 1.0보다 크면 과다섭취를 의미한다.

호흡계수가 0.8이면 단백질의 사용, 0.7이면 지방을 에너지원으로 사용하는 것을 의미한다. 따라서 0.8 이하이면 영양부족으로 간주하고 에너지 공급량을 증가시켜야 한다.

(3) Ireton-Jones 계산식

성인 입원환자를 대상으로 개발되어, 특히 중환자나 외상 환자들에게 적용할 수 있다.

- 기계적 환기보조환자 = 1784 − 11 age(yr) + 5 wt(kg) + 244(S) + 239(T) + 804(B)
- 자발호흡 환자 = 629 − 11 age(yr) + 25 wt(kg) − 609(O)

S : sex, mail = 1, femail = 0

T : trauma, present = 1, absent = 0

B : burn, present = 1, absent = 0

O : obesity 〉 130% IBW present = 1, absent = 0

(4) 체중에 기준한 계산식

실제 임상에서 적용 시 Harris-Benedict 계산식과 동등하다고 증명되어 쉽고 간편하여 실제 임상에서 가장 많이 사용되고 있다. 현재 중환자에게 권장되는 영양공급량은 25 kcal/kg 이하이다.

- 저체중 및 정상체중 시에는 현 체중(Actual body weight, ABW)을 사용한다.
- 심한 탈수, 부종 등이 있거나 현 체중을 잴 수 없을 때 평소체중(Usual body weight, UBW)을 사용한다.
- 현 체중, 평소 체중을 알기 어려울 때에는 이상체중(Ideal body weight, IBW)을 사용한다.
- 비만의 경우 지방의 낮은 대사를 고려하여 조정체중(Adjusted body weight)을 사용한다.

나. 경장영양

1) 과도기 급식(transitional feeding)

가) 영양지원의 궁극적인 목표는 환자가 다시 음식을 먹기 시작하여 정상적으로 소화흡수 시킬 수 있도록 하는데 있다. 정맥영양이나 관급식(tube feeding)을 완전히 중단할 때까지 단계적으로 용량이나 점도를 조절하여 제공되는 IVH 용액, 관급식, 혹은 경구식사를 과도기 급식이라 한다.

나) TPN을 갑자기 중단하면 환자의 영양상태가 악화되거나 대사적 이상(특히 rebound hypoglycemia)이 생길 수 있으므로 TPN에서 관급식이나 경구식사로 전환할 때에는 체계적인 영양관리가 요구된다. 과도기 급식의 진전속도는 환자의 소화흡수기능, 식욕, 영양상태, 저작 및 연하기능 등에 따라 다르다.

다) 정맥영양과 경장영양의 비교

(1) 경장영양은 안전성과 용이도가 뛰어나고 비용이 저렴하고, 부작용 발생률이 적다.

(2) 경장영양은 장점막이 보전되고, 박테리아의 전이가 저지된다.

(3) 정맥영양은 흡수율은 높고, 영양공급량이 많으며, 농축용액의 적응도가 높다.

2) TPN에서 경구식사로 전환 시

가) 흡인의 위험이 있는 환자는 우선 swallowing evaluation을 한 후 식사의 점도를 결정해야 한다. 필요시 연하보조식을 제공한다.

나) 경구 식사를 시작한 후에는 정확한 섭취량을 파악하기 위하여 48~72시간 동안 calorie counts를 실시하는 것이 바람직하다.

다) 첫날부터 경구섭취가 양호하여 1,200 kcal 이상을 섭취할 경우에는 2시간에 걸쳐서 TPN을 중단할 수 있다.

(1) 대상환자

4가지 조건이 모두 충족되는 경우에 실시하는 것이 바람직하다.

① 경구섭취를 하지 않은 기간이 2주 미만이며,

② 영양상태가 양호하며,

③ 소화기능의 장애가 없고,

④ 흡인의 위험이 없는 환자

(2) 진전단계

① 췌장에서의 소화효소 분비가 정상화될 때까지 섬유소, 지방질 혹은 유당(lactose)을 제한하는 식사가 바람직하다.

② 첫날 첫 번째 끼는 유동식(미음)을 제공하고, 두 번째 끼부터는 연식(죽)을 제공하여 하루 섭취량이 1,200 kcal 이상 되면 TPN을 2시간에 걸쳐 중단한다. 즉, 처음 1시간 동안 원래속도의 1/2로 줄인 후 그 다음 1시간 동안은 원래 속도의 1/4로 줄인 후 중단한다.

예	80 mL/hr (원래속도)	1시간 →	40 mL/hr (1/2 rate)	1시간 →	20 mL/hr (1/4 rate)	→	중단

③ 둘째 날부터는 연식 혹은 상식(밥)을 제공한다.

④ 경구섭취량이 제조할 경우 우선 영양보충액을 제공하며 개선되지 않을 경우에는 관급식을 고려한다.

경구식사	TPN 투여속도 (하루 2,000 mL 경우)
첫날 첫 번째 끼 유동식(미음)	1시간 1시간
두 번째 끼 연식(죽) 세 번째 끼 연식(죽) (하루 섭취량 1,200 kcal 이상인 경우)	원래속도 → 1/2 rate → 1/4 rate → 중단 (80 mL/hr) (40 mL/hr) (20 mL/hr)
둘째 날 연식 혹은 상식(밥)	중단

라) 경구섭취가 불량한(하루 500 kcal 미만) 경우에는 단계적으로 서서히 줄이도록 한다.

(1) 대상환자

① 경구섭취를 하지 않은 기간이 2주 이상이며

② 소화기능이 정상인 환자

(2) 진전단계

① 첫날 첫 번째 끼에는 맑은 유동식을 제공한다.
두 번째 끼에는 유동식(미음)을 제공한다.

② 둘째 날부터는 유동식이나 연식을 제공하고 섭취열량이 500 kcal/day 이상이 되면 TPN 투여량을 절반으로 줄인다.

예 80 mL/hr → 40 mL/hr

③ 셋째 날에는 연식이나 상식(밥)을 제공하고 섭취열량이 필요열량의 60%가 되면 TPN을 1시간에 걸쳐 중단한다. 즉 현재 속도의 1/2로 줄인 후 1시간 후에 중단한다.

1시간
예 20 mL/hr ⟶ 중단

경구식사	TPN 투여속도 (하루 2,000 mL 경우)
첫날 첫 번째 끼 맑은 유동식 두 번째 끼 유동식(미음) 세 번째 끼 유동식	full rate (80 mL/hr)
둘째 날 유동식 혹은 연식(죽) (하루 섭취량 > 500 kcal)	1/2 rate (40 mL/hr)
셋째 날 연식 혹은 상식(밥) (하루 섭취량 > 필요량의 60%)	1시간 1/4 rate → 중단 (20 mL/hr)

3) TPN에서 관급식으로 전환 시

가) 대상환자 : 소화흡수기능에 장애는 없으나 구강섭취가 불가능한 환자

나) 진전단계

(1) 첫 끼니에는 100 cc로 시작하여 둘째 끼니는 150 cc를 공급하고 셋째 끼니는 200 cc로 증량하여 공급한다. 이때 TPN 용량은 1/3 정도 줄인다.

(2) 둘째 날부터는 300 mL씩 4회 공급하고 TPN 용량을 원래 양의 1/2로 줄인다.

(3) 셋째 날은 400 mL씩 4회 공급하면서 TPN을 중단한다.

관급식	TPN 투여속도 (하루 2,000 mL 경우)
첫날 1회 100 mL 2회 150 mL 3회 200 mL 4회 full strength 200 mL	60 mL/hr
둘째 날 300 mL × 4회	40 mL/hr
셋째 날 400 mL × 4회	중단
넷째 날 500 mL × 4회	

4) 관급식에서 경구식사로 전환 시

가) 안전하게 입으로 먹을 수 있는 경우에는 유동식이나 연식으로 시작하며 소화흡수의 장애가 다소 있는 경우에는 저지방, 유당제외식으로 시작한다.

나) Aspiration 위험이 있는 환자는 swallowing evaluation 후에 연하보조식으로 시작한다.

다) 48~72시간 동안 calorie counts를 실시한다.

라) 경구섭취량이 적어도 필요 열량의 ½에 도달할 때까지는 관급식을 병행하는 것이 바람직하며, 경구섭취량을 호전시키기 위해 식사 전후 1시간 동안 관급식을 중단한다.

예 목표열량 2000 kcal/day인 경우

경구식사	관급식
보통의 경우 : 일반식 유동식 → 연식 → 상식 소화흡수 장애의 경우 : 저지방, 유당제외식 유동식 → 연식 → 상식 Aspiration의 위험이 있는 경우 : 연하보조식 I → II → III 단계로 진행 (500 kcal ~ 1,200 kcal 정도인 경우)	1,000 kcal (250 mL × 4회) 병행
1,200 kcal 이상	중단

5. 영양지원 방법

- 영양지원을 고려할 때, 3가지 측면을 고려해야 하는데, 환자의 영양 불량, 경구섭취가 부족하거나 부족할 것으로 예측될 때, catabolism이 항진된 질병 상황에서 영양지원이 반드시 고려되어야 한다.
- 특수 영영지원이 항상 득이 되는 경우는 대사가 항진되고, 식욕이 떨어지는 심한 화상 환자, 지속적인 섭식장애, 단장 증후군와 같은 심한 장부전 상태 및 high output 장피누공에서의 효과는 검증되어 있다. 하지만 현재 많이 시행되고 있는 수술전후, 항암치료 시, AIDS, 골수이식 시, 중환자에게는 이중맹검 임상검사에 의한 효과가 입증된 것이 충분하지 않은 실정이다.
- 일상적인 영양섭취 방법인 경구영양법이 아닌 비경구영양법으로 정맥이나 튜브를 통하여 적절한 대사를 유지하도록 아미노산, 당분, 지질의 3대 영양소와 전해질, 비타민, 미량원소를 포함한 고단위 수액제 또는 영양액을 투여하는 방법을 특수영양지원(specialized nutrition support)이라고 한다.
- 특수영양지원은 정맥영양과 경장영양으로 나눌 수 있으며 일반적으로 경장영양은 관급식으로 지칭한다.

1) 경장영양

구강을 통해 필요한 영양소를 충족할 수 없는 환자에게 관을 사용하여 장관으로 영양소를 공급하는 것을 말한다.

가) 경장영양의 장점

(1) 영양소의 대사 및 이용에 효율적이고, 외상 직후에도 빨리 시작할 수 있다.
(2) 장내 항상성이 유지되어 박테리아 전이, 패혈증, 복합장기부전 등의 위험을 방지한다.
(3) 소장 융모의 위축을 방지하고, 소장과 대장세포의 성장 촉진, 정상 pH를 유지한다.
(4) 외상 또는 스트레스 이후에 조기 경장영양은 이화작용을 감소시키고 장 내 점막세포의 성장을 촉진하는 여러 가지 호르몬의 생성을 자극한다.
(5) 중심정맥 카테터와 관련된 합병증을 최소화한다.
(6) 비용이 저렴하다.

2) 경장영양의 적응증

소화관 기능이 정상일 때 경장영양을 고려하여야 하며 진단명, 임상상태, 경구섭취량 등을 종합적으로 판단하여야 한다. 경장영양은 위장출혈, 누출이 많은 장루, 난치성 구토나 설사, 접근 통로 확보 불능 같은 금기증을 제외하고, 위장관 기능이 있는 거의 모든 경우에 시도해 볼 수 있다.

6. 정맥영양의 적응증과 금기증

가) 일반적인 적응증은 장관의 기능이 없거나, 장관을 사용할 수 없거나 혹은 장관의 휴식이 필요한 경우이다.

나) 질환별 적응증은 단장 증후군, 장피누공환자, 염증성 장질환에서 소장 폐색이 있는 경우, 가성 만성 장폐색에서 적응증이 된다.

Chapter

05 신경학적 진찰 및 의식저하 환자에의 접근

1. 신경학적 진찰(Neurological Examination)

가. 정신기능검사

1) 각성 상태 : 의식의 고저(level)에 따라 다음과 같이 분류한다.
   - 각성(alert) 상태
   - 기면(drowsiness) : 적절한 외부자극이 있어야 깨어 있는 상태가 유지됨
   - 혼미(stupor) : 강력하고 반복적인 자극에 의해서만 깨지만 각성 상태까지 의식이 회복되지 않을 때
   - 준혼수(semicoma)
   - 혼수(coma) : 어떠한 자극에도 깰 수 없는 상태

   비고 : 혼돈(confusion)은 적절한 사고능력의 소실로 부주의(inattention)와 지남력의 상실이 나타나는 경우를 말한다.
2) 지남력(Orientation) : 시간(연, 월, 일, 요일, 계절), 장소(국적, 시/도, 구/동, 병원 이름, 층), 사람에 대한 지남력을 각각 검사한다.
3) 기억(Memory)
   - 즉시 기억(immediate memory) : 삼단어 검사(3 words test)
   - 최근 기억(recent memory) : 아침식사 여부, 반찬의 종류 등 최근의 일
   - 먼 기억(remote memory) : 고향, 자녀이름 등을 질문함으로써 평가한다.
4) 계산(Calculation) : 간단한 숫자 계산을 시키거나 100에서 계속해서 7을 빼도록 시킨다(serial 7 test).
5) 추상적 사고(Abstract thinking) : 사고 과정 및 망상의 유무를 파악하고, 속담의 의미나 어떤 상황에 대처하는 질문(남의 주민등록증을 주웠을 때 어떻게 주인한테 되돌려 줄 수 있죠? 등)을 한다.
6) 언어(Speech) : 우선 구음장애(dysarthria), 발성장애(dysphonia)의 유무를 확인한 후 실어증(aphasia), 실서증(agraphia), 실독증(alexia) 등을 검사한다.
7) 행동(Behavior) : 행동과잉, 무의욕증(abulia), 실행증(apraxia) 등에 대하여 검사한다.

나. 뇌신경검사

1) 후각신경(Olfactory nerve) : 검사자가 환자의 한쪽 콧구멍을 막고 반대쪽에 냄새나는 물건(담배, 커피 등)을 맡게 한다.
2) 시신경(Optic nerve)
   - 대광반사(light reflex : direct, indirect), 동공 크기, 시력, 시야 등을 검사한다.
   - 안저검사 : 유두부종(papilledema)이나 망막 혈관들의 변화를 관찰한다.
3) 동안신경(Oculomotor nerve) : 안구운동 및 안검하수(ptosis) 유무, 동공의 이상 유무를 관찰한다.

4) 활차신경(Trochlear nerve) : 상사근(superior oblique muscle)을 지배하며, 이 근육은 안구를 하방 내전하게 하는 기능을 담당한다.
5) 삼차신경(Trigeminal nerve) : 안지(ophthalmic branch), 상악지(maxillary branch), 하악지(mandibular branch)를 통하여 안면 감각 및 저작근(masseter muscle)을 지배하므로, 안면의 감각을 검사하거나 저작근의 근력을 검사한다.
6) 외향신경(Abducens nerve) : 동측의 외직근(lateral rectus muscle)을 지배하며, 이 근육은 안구의 외전(abduction)을 담당한다.
7) 안면신경(Facial nerve)
   - 중추성 안면마비 : 안면의 상부는 양측의 운동피질에서 신경지배를 받으므로 반대측 반구에 병변이 있는 경우, 안면의 하부에서만 마비를 보인다.
   - 말초성 안면마비 : 안면신경핵 이하 부위에서 안면신경의 기능장애가 있는 경우에는, 안면의 상하부 모두에서 마비가 뚜렷이 나타나 마비된 반대편으로 입이 끌리고, 마비된 쪽의 이마에 주름이 잡히지 않고 눈을 완전히 감을 수 없게 된다(예 : Bell's palsy).

   이외에 안면신경은 혀의 앞쪽 2/3의 미각을 담당한다.
8) 전정청신경(Vestibulocochlear nerve) : 안구진탕(nystagmus)의 유무(방향, 형태, 정도) 및 청력검사, caloric test 등을 실시한다. 청력에 이상이 있을 때는 tuning fork를 이용하여, Weber test 및 Rinne test를 시행한다.
9) 설인신경(Glossopharyngeal nerve) : 구개, 인후두의 감각 및 혀의 뒤쪽 1/3의 미각을 담당하고 인두를 거상시키는 근육 및 carotid bulb의 압력수용체(baroreceptor)에도 분포한다.
10) 미주신경(Vagus nerve) : 설인신경의 운동기능과 겹치면서 recurrent laryngeal nerve를 통해 발성에 중요한 역할을 담당한다. 이상이 있는 경우에는 연하곤란(dysphagia)이나 쉰 목소리를 보이며, "아" 소리를 낼 때 목젖이 병변 반대 측으로 편향되고 구역반사(gag reflex)가 소실된다.
11) 부신경(Accessory nerve) : 동측 흉쇄유돌근(sternocleidomastoid muscle) 및 승모근(trapezius muscle)의 상부를 지배한다.
12) 설하신경(Hypoglossal nerve) : 동측 혀의 운동기능을 담당하며, 이상이 있을 경우에는 혀를 똑바로 내밀 때 이상이 있는 쪽으로 혀가 편향된다. 혀에서 연축(fasciculation)이 있을 때는 운동신경질환(motor neuron disease)을 의심하여야 한다.

다. 운동기능검사

1) 근력(Muscle power)

등급	근력
0	no evidence of movement
I	flickering
II	movement without gravity
III	movement against gravity, but not against resistance
IV	full range of movement, but resisted by examiner
V	normal

2) 근긴장도(Muscle tone) : 이완성 마비(flaccid paralysis) 및 강직성 마비(spastic paralysis)를 감별하여야 하며, 근긴장도가 증가된 경우는 경직(spasticity), 경축(rigidity) 등을 구별한다. 경직은 추체로(pyramidal tract; corticospinal tract), 경축은 추체외로(extrapyramidal tract)에 이상이 있을 때 각각 나타날 수 있다.

3) 비정상적인 자세 혹은 불수의 운동 : 근육긴장이상(dystonia), 무도증(chorea), 무정위운동(athetosis, 곰지락운동), 진전(tremor), 간대성 근경련증(myoclonus) 등의 유무를 관찰한다.

4) 신경질환과 근육질환의 감별

신경 질환	근육질환
주로 원위부를 침범	주로 근위부를 침범
건반사에 이상 소견을 보임	건반사에는 큰 변화가 없음
감각이상이 자주 동반됨	감각이상은 없음
정상 근육 효소치	근육 효소치의 증가
신경전달속도에 이상	정상 신경전달 속도
근전도상 탈신경 전위(denervation potential)	근전도상 근육병성 운동단위 전위 (myopathic MUP)
근생검상 신경병성 이상	근생검상 근병성 이상

5) 상부운동신경 마비 및 하부운동신경 마비의 감별

상부운동신경 마비 (Upper motor neuron disease)	하부운동신경 마비 (Lower motor neuron disease)
강직성 마비(spastic paralysis)	이완성 마비(flaccid paralysis)
심부건반사 항진	심부건반사 저하
병적반사 있음	병적반사 없음
근육위축은 경미하거나 없음	근육위축이 흔함
근전도나 신경전도에 이상이 없거나 경미한 이상	근전도나 신경전도에 이상
편마비 또는 어느 부위 이하의 마비	개개의 척수신경 또는 말초신경마비

라. 감각기능검사

1) 통각, 온도각, 진동각, 위치감각 등에 대하여 양측의 얼굴, 몸통, 사지에서 각각 검사한다. 사지에서는 근위부와 원위부로 나누어 검사한다. 통각과 온도각은 척수시상로(spinothalamic tract), 진동 및 위치감각은 후측백색기둥내측섬유띠로(posterior column-medial lemiscal pathway)를 통하여 전달된다.
2) 침범 분포 양상 : 감각 소실된 부위의 분포양상이 병소를 예측하는 데 도움을 줄 수 있으므로 감각이상이 편측성 인지, sensory level이 있는지, 양말장갑 양상(stocking and glove pattern)인지, 신경근 분포(dermatome)인지, 말초신경 분포인지 기술한다(그림 5-1, 그림 5-2).

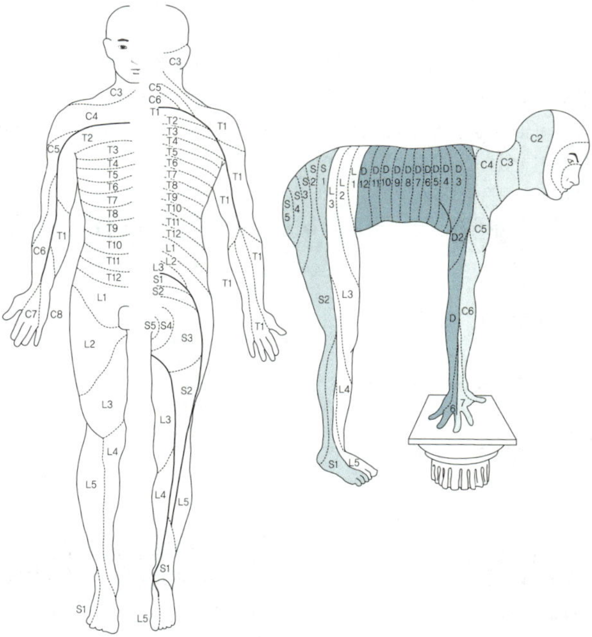

그림 5-1. Dermatome. 엄지손가락은 C6, 젖꼭지 부위는 T4, 배꼽 부위는 T10, 종아리 외측은 L5, 항문 주위는 S5 분절 신경근이 각각 감각을 담당한다.

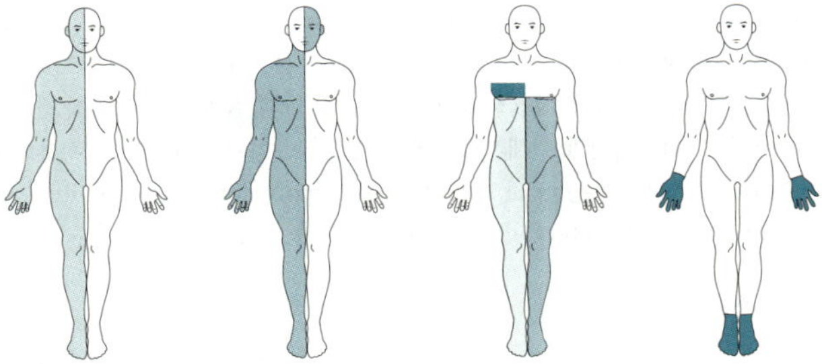

그림 5-2.
(1) 대뇌반구에 병소가 있을 때 반대 측에서 모든 감각 기능이 감소된다.
(2) 뇌간에 병소가 있을 때 동측의 안면, 반대측 체간 및 상하지에서 감각 장애가 생길 수 있다.
(3) 척수에 병소가 있을 때 병소 이하 부위의 감각 기능이 감소한다. 척수의 병변이 한쪽으로 치우쳐 있을 때 병소 이하 부위의 동 측에서 위치 및 진동각이 소실되며, 반대 측에서 통각과 온도각이 감소하는데, 이를 Brown-Söquard 증후군이라 한다.
(4) 말초신경병의 경우 흔히 양말, 장갑 부위의 상하지 원위부의 감각이 먼저 소실된다(stocking and glove pattern).

3) 피질성 감각기능(cortical sensory function) : 입체인지(stereognosis), 감각소멸(sensory extinction), 서화감각(graphesthesia), 압력인지(barognosis), 두점감별(two point discrimination), 질병불각증(anosognosia), 자가국소실인증(autotopagnosia) 등 대뇌 피질에서 감각의 해석 또는 판별하는 능력의 감소에 따른 여러 가지 장애가 관찰되는지 검사한다. 기본 감각이 정상인 상태에서 검사가 가능하다. 감각소멸, 질병불각증, 자가국소실인증 등은 열성 대뇌반구, 즉 오른손잡이인 경우 우측 두정엽(parietal lobe)의 병변을 시사하는 소견이다.

마. 반사기능검사

1) 심부건 반사(deep tendon reflex, stretch reflex) : 사지의 건을 해머로 두드려서 검사하며, 이두근 반사(biceps jerk), 삼두근 반사(triceps jerk), 완요근 반사(brachioradialis jerk), 슬개건 반사(knee jerk), 아킬레스건 반사(ankle jerk) 등을 시행한다. 0(무반응), +(감소), ++(정상), +++(항진), ++++(매우 항진, 병적상태) 등으로 판정하나 실제 임상적으로는 다소 주관적일 수 있어 좌우 대칭성도 함께 평가하여야 한다.
2) 표재성 피부반응(superficial skin response) : 표재성 복벽반사(abdominal reflex), 고환거근반사(cremasteric reflex), 항문반사(anal reflex) 등을 시행한다.
3) 병적반사(pathologic reflex) : 추체로(pyramidal tract)에 병변이 있을 때 관찰되는

반사로 Trömner-Hoffman reflex, extensor plantar reflex(Babinski, Oppenheim, Chaddock, Gordon), ankle clonus 등의 유무를 관찰한다.

4) 전두엽 유리 징후(frontal lobe releasing sign) : 대뇌피질의 넓은 부위에 장애가 있을 때 관찰되며, 대뇌피질의 억제기능이 떨어져 영 · 유아기에 보였던 징후들이 나타나는 것이다. 검사방법에는 grasping reflex, sucking reflex, rooting reflex, snouting reflex, palmomental reflex, glabellar reflex 등이 있다.

바. 소뇌기능검사

소뇌는 주로 신체의 평형, 근긴장도 및 운동 조절을 담당하며, 소뇌의 기능이상 유무를 검사하는 방법에는 빠른 교대운동(rapid alternating movement), 비수검사(finger-to-nose), 종슬검사(heel-to-shin), 직렬보행(tandem gait) 등이 있다. Romberg test는 소뇌기능의 이상 유무뿐만 아니라, Romberg test는 위치각의 소실로 인한 감각성 실조(sensory ataxia)의 이상유무 뿐 아니라, 소뇌기능의 이상유무를 검사하는 데 도움이 된다.

사. 보행검사

편마비성 보행(hemiplegic circumductive gait, 일측 추체로 병변), 실조성 보행(ataxic gait, 소뇌 기능이상), 강직성 가위 보행(spastic scissoring gait, 양측 추체로 병변), 계상보행(steppage gait, peroneal nerve 병변 등에 의한 foot drop), 오리 걸음(waddling gait, 고관절 외전근 마비), shuffling gait(파킨슨병 등에서 양측 다리가 끌리는 보행), 가속 보행(festinating gait, 파킨슨병 등에서 앞으로 쓰러질 듯한 보행), 히스테리성 보행(hysterical gait), 노인성 보행(senile gait) 등을 보일 수 있다.

아. 뇌수막자극 징후(Meningeal irritation sign)

뇌막이나 뇌실질의 염증, 지주막하 출혈 시 관찰되며, 두통, 구토 등의 증상과 함께 neck stiffness, Kernig sign, Brudzinski sign 등이 나타날 수 있다.

자. 사지 맥박 촉지 및 경동맥 잡음(Carotid bruit)

혈관질환이 의심되는 경우는 사지의 맥박을 모두 촉진하며, 양 측에서 차이가 있는지 보아야 한다. 뇌혈관 질환이 의심되는 경우에는 반드시 경동맥 및 상쇄골동맥(supraclavicular artery) 잡음(bruit)이 들리는지 청진해 보아야 한다.

차. 자율신경기능검사(Autonomic function test)

자율신경장애가 의심되는 경우는 기립성 저혈압(orthostatic hypotension), Valsalva maneuver 시의 심전도상 R-R interval 변화, cold pressor test, 잔뇨 측정 등을 실시한다.

2. 혼수 환자의 과거력 문진

A. Onset of coma
B. Recent complaints
C. Recent injury
D. Previous medical illnesses
E. Previous psychiatric history
F. Access to drugs(sedatives, neuroleptics, and recreational drugs)

3. 혼수 환자의 이학적 검사

A. Vital signs
B. Evidence of trauma
C. Evidence of acute or chronic systemic illness
D. Evidence of drug ingestion
E. Nuchal rigidity

4. 혼수 환자의 신경학적 검사

A. verbal responses
B. eye opening
C. pupillary reactions
D. spontaneous eye movements
E. reflexive eye movements
F. corneal responses
G. respiratory pattern
H. motor responses
I. deep tendon reflexes
J. skeletal muscle tone

5. 혼수 환자의 예후를 결정하는 인자들

A. Judgments must be tempered by factors such as age, underlying systemic disease, and general medical condition
B. Children & young adults — Wait and see!
C. Metabolic coma far better than traumatic coma
D. Glasgow Coma Scale : predictive value in cases of brain trauma
E. Pupillary & motor responses (day 1, 3 & 7)
F. Predictive value in cases of anoxic and metabolic coma
G. No cortical waves on SSEP : strong indicator of poor outcome in coma from any cause

6. Pupillary changes according to pathologic lesions

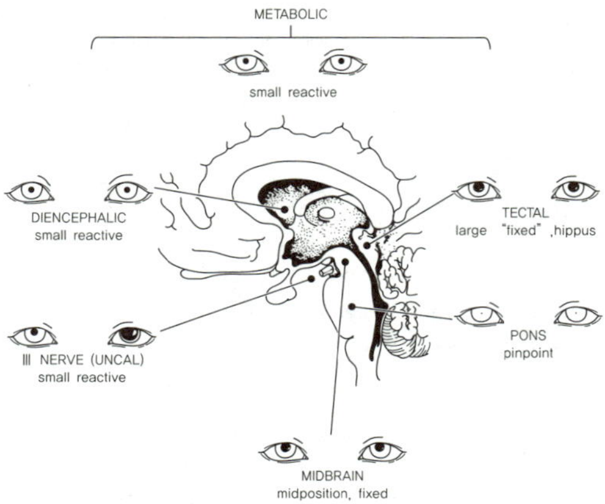

7. Respiratory patterns associated with lesions

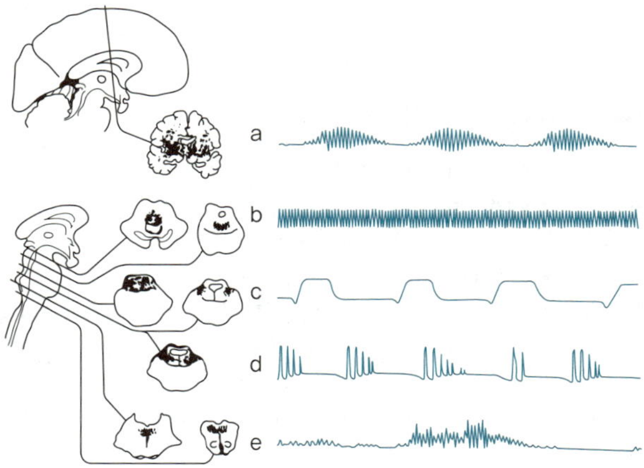

Respirations : respiratory patterns associated with lesions/dysfunction at various levels of the neuraxis. (a) Long-cycle Cheyne-Stokes respirations with bilateral cerebral hemispheric lesions. (b) Central neurogenic hyperventilation (originally attributed to midbrain lesions), now mainly found with neurogenic pulmonary edema. (c) Apneustic breathing with inspiratory and expiratory cramping (d) and (e) Cluster and ataxic breathing, respectively, with caudal pontine or medullary lesions. (From Plum F. Posner JB : The Diagnosis of Stupor and Coma, 3rd ed. Philadelphia, FA Davis, 1980, p34, with permission.)

8. Ocular reflexes in unconscious patiens

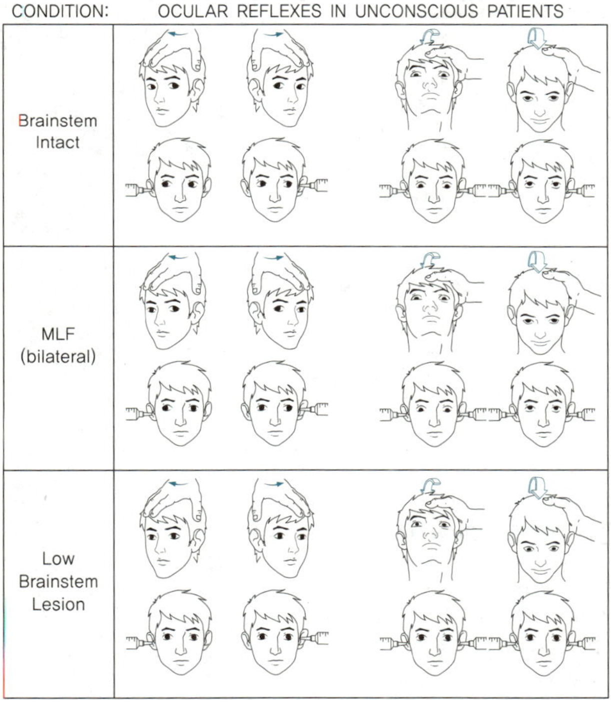

9. Glasgow Coma Scale

Eye opening :	
Spontaneous	4
To speech	3
To pain	2
Nothing	1
Best Motor response	
Obeys	6
Localizes	5
Withdraws	4
Abnormal flexion	3
Extensor response	2
Flaccid	1
Best Verbal Response	
Oriented	5
Confused conversation	4
Inappropriate words	3
Incomprehensible sounds	2
Nothing	1
Total (E + M + V)	3–15

10. 혼수 환자 치료의 원칙들

A. Assure oxygenation

B. Maintain the circulation

C. Give glucose

D. Lower intracranial pressure

E. Stop seizures

F. Treat infection

G. Restore acid-base balance

H. Adjust body temperature

I. Administer thiamine

J. Consider specific antidotes

K. Control agitation

L. Protect the eye

11. Vegetative State

A. Initially comatose, later emerge to an unresponsive state

B. Lack of awareness of self & external stimuli

C. Accompanied by sleep-wake cycles and spontaneous eye opening without cognitive or affective functions

D. Preservation of vital vegetative functions

E. "awake coma"

F. Persistent vegetative state : > 1 month

12. Coma-mimicking Situations

A. Akinetic mutism : lack of spontaneous motor and verbal responses result from damage in the regions of the medial thalamic nuclei or the frontal lobes

B. Locked-in state :

i. Awake but deefferented state

ii. Quadriplegia and mutism with preserved cognition d/t de-efferentation of lower cranial nerves, truncal and appendicular muscles

iii. Communicable only by blinking or moving the eyes volitionally

iv. Infarction or hemorrhage of the ventral pons, which transects all descending corticospinal and corticobulbar pathways, is the usual cause

Chapter

06 급성 복증

급성 복증(acute abdomen)은 특정질환을 지칭하는 것이 아니라 주로 복강 내에 존재하는 장기의 질병으로 인하여 급성으로 나타나는 증상과 징후를 통칭하는 것이며, 대부분 수술적 치료를 요한다. 따라서 급성 복증 환자를 진료하는 데 가장 중요한 요체는 환자의 증상과 징후를 파악하여 수술의 필요성과 수술시기를 결정하는 데 있다.

급성 복통의 경우 응급실 내원 환자의 10~25% 정도를 차지하는 비교적 흔한 증상이므로 이에 대한 병인, 진단 및 치료방침에 대한 숙지는 매우 중요하다.

1. 급성 복증의 원인

급성 복증은 복강 내 소화기계, 비뇨생식기계 장기의 어떤 질병에 의해서도 유발될 수 있으며 기타 흉강 내 폐나 심장에 질병이 있는 경우도 급성 복증을 유발할 수 있다. 흔히 급성 복증을 유발하는 원인은 아래와 같다.

A. Cause of Hemoperitoneum

Gastrointestinal

Traumatic laceration of liver, spleen, pancreas, mesentery, bowel

Gynecologic

- Ruptured ectopic pregnancy
- Ruptured graafian follicle
- Ruptured uterus

Vascular

- Ruptured aneurysm : aortoiliac, hepatic, renal, and splenic artery

Urologic

- Ruptured bladder

Hematologic

- Ruptured spleen

B. Abdominal Pain Secondary to Inflammatory Lesions of the Gastrointestinal Subsystem

Stomach

- Gastric ulcer
- Duodenal ulcer

Biliary tract

- Acute cholecystitis with or without choledocholithiasis

Pancreas
- Acute, recurrent, or chronic pancreatitis

Small intestine
- Crohn's disease
- Meckel's diverticulum

Large intestine
- Appendicitis
- Diverticulitis

C. Abdominal Pain Secondary to Obstructing Lesions of the Gastrointestinal Tract

Jejunum
- Malignancy
- Volvulus
- Adhesions
- Intussusception

Ileum
- Malignancy
- Volvulus
- Adhesions
- Intussusception

Colon
- Malignancy
- Volvulus : cecal or sigmoid
- Diverticulitis

D. Abdominal Pain Secondary to Lesions of the Gynecologic Subsystem

Ovary
- Ruptured graafian follicle
- Torsion of ovary

Fallopian tube
- Ectopic pregnancy
- Acute salpingitis
- Pyosalpinx

Uterus
- Uterine rupture

Endometritis

E. Nonsurgical Causes of Abdominal Pain

- Cardiac
  - Myocardial infarction
  - Acute pericarditis
- Pulmonary
  - Pneumonia
  - Pulmonary infarction
- Gastrointestinal
  - Acute pancreatitis
  - Gastroenteritis
  - Acute hepatitis
- Endocrine
  - Diabetic ketoacidosis
  - Acute adrenal insufficiency
- Metabolic
  - Acute porphyria
  - Familial Mediterranean fever
  - Hyperlipidemia
- Musculoskeletal
  - Rectus muscle hematoma
- Central and peripheral nervous system
  - Tabes dorsalis
  - Nerve root compression
- Genitourinary
  - Pyelonephritis
  - Acute salpingitis
- Hematologic
  - Sickle cell crisis

2. 병력(History and Present illness)

가. 통증(Pain)

급성 복증의 진단 및 치료 방침의 결정에서 가장 중요한 것 중 하나가 통증의 양상 및 위치, 기간 등을 확인하는 것이다. 각 질환 및 장기마다 비교적 고유한 양상의 통증을 유발하므로 이에 대한 면밀한 관찰은 중요하다.

- Location
- Quality
- Severity : 6시간 이상 심각한 정도의 복통이 지속되는 경우 수술이 필요한 경우가 많다.
- Periodicity
- Onset (Initial manifestation)
- Migration
- Radiation of pain

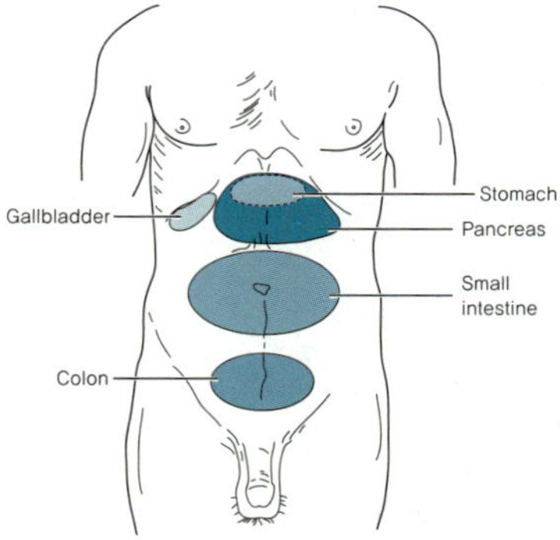

그림 6-1. 급성 복증을 일으키는 장기 및 질병에 따른 통증의 위치

1) Bowel function

- Vomiting
- History of constipation
- Diarrhea
- Recent change in bowel habit

2) Others

- Menstrual history
- Drug history
- Past history of prior surgery

3. 이학적 검사

기타 질병과 동일하게 이학적 검사는 급성 복증의 원인을 규명하고 치료의 방침을 결정하는 데 중요한 근거를 제시할 수 있다.

1) General aspect

- General appearance, ability to communicate, habitus and sign of pain
- Movement
- Position
- Vital sign

2) Abdomen

- Inspection : scar, hernia, mass, wall defect, ascites
- Palpation
  Comfortable patient's position and gentle palpation
  Assess the patient's facial expression
  Guarding
- Rebound tenderness : Pressing and releasing (sudden withdrawal)
- Auscultation
- Percussion
- Other sign : Iliopsoas sign, Obturator sign,
- Pelvic examination

4. Laboratory testing and Diagnostic imaging

5. Decision to operation

1) Likelihood condition for surgery

- Definite sign of peritonitis : tenderness, guarding and rebound tenderness
- Severe or increasing localized abdominal tenderness
- Abdominal pain with septic sign can not be explained by any other finding.
- Suspected of having acute intestinal ischemia
- Certain radiologic findings such as pneumoperitoneum and gastrointestinal perforation

2) Decision for patient with equivocal findings

To defer operation and reexamination after several hours in a short stay unit in hospital

3) Certain patients with unequivocal persistent abdominal pain and even minimal findings in special characteristics should be considered for surgical operation

- Neurologic impairment
- Under the influence of drug and alcohol
- Steroid or immunosuppressive condition

6. Preoperative preparation

- Resuscitation
- NG tube
- Establishment of access for IV
- Foley catheter
- Pain relief
- Antibiotics

Chapter 07

응급실에서의 흉부와 복부 방사선 사진 판독

초음파와 CT가 광범위하게 보급되어 있지만, 응급실에서는 여전히 급성 복증, 흉통, 호흡 곤란증, 외상 등으로 내원한 환자들의 대부분은 복부와 흉부의 단순 X선 촬영을 폭넓게 시행하고 있다. 예전부터 그렇게 해왔으니까 검사한다는 관성 때문일 수도 있겠으나, 단순 X선 촬영술은 말 그대로 간단히 시행할 수 있는 검사이면서도 상황에 따라서는 매우 유용한 임상 정보를 제공할 수 있기 때문일 것이다. 그러나 불행히도 환자의 X선 사진은 많은 것을 말해주고 있음에도 불구하고 대부분의 소견들이 간과되고 넘어가거나, 어떤 소견이 보임에도 불구하고 그 의의에 대한 고민 없이 CT나 초음파 등의 검사를 시행하고 있는 것이 현실이다.

이 강의를 통해서 단순 X선 검사에 대해서 좀 더 친숙해지는 계기가 되었으면 하는 바람을 가지고 정상 방사선 소견과 많이 접하는 단순 촬영 소견에 대해서 언급하고자 한다.

I. 단순 X선 검사의 특징

Radiography, plain radiography, simple X-ray 등으로 불리는 고전적인 방사선 검사법으로 신속하고 저렴하게 촬영할 수 있다는 장점이 있고, 검사 부위를 전체적으로 한 눈에 파악할 수 있게 해준다. X선 검사는 조직의 대조도 차이를 크게 보여주지 못하기 때문에 공기, 연부조직(근육, 지방 등은 일부 구분 가능), 석회화 병변, 뼈 등을 구분할 수 있을 정도이다. 정상 검사 소견에 익숙하다면 이러한 조직들에 변형이나 이상이 발생하였을 경우 인지할 수 있게 된다. 그러므로 무엇보다도 정상 방사선 소견을 숙지하고 있는 것이 필요하다고 볼 수 있다. 응급실 검사의 경우 환자의 상태가 적절한 검사를 위한 협조를 기대하기 어려운 경우가 대부분으로 영상의 질이 나쁠 수밖에 없다는 점을 감안하여야겠다.

II. 단순 흉부 X선 검사 소견

1. 외상 환자의 흉부 X선 소견

척추골, 늑골, 흉골 등 흉곽의 골절 여부, 외상에 의한 폐 손상, 외상에 의한 대혈관의 손상, 횡격막 손상, 식도 손상, 심장 자체의 손상 등에 유념하여 관찰한다.

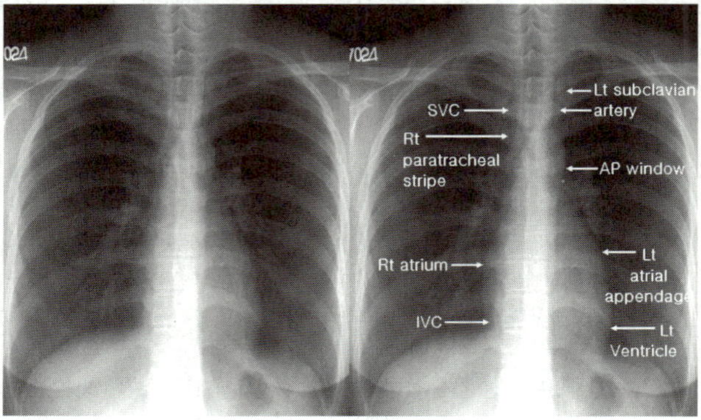

2. 각종 골절

흉부 외상 환자의 50% 이상에서 늑골 골절이 발생하는 것으로 알려져 있으나, 최초 방사선 검사에서 많이 놓친다. 5~9번 늑골의 골절이 가장 흔하게 발생하는 것으로 되어 있다. 주의할 점은 1~3번 늑골 골절이 보이면 심한 둔기 외상(major blunt trauma)을 의심해야 하며, 10~12번 늑골의 골절이 발견된 경우 위치에 따라 간, 비장, 신장 손상의 동반 가능성을 꼭 염두에 두어야 한다. 늑골 골절은 영상의학과 의사라고 해서 특별히 일반 의사보다 더 잘 진단할 수 있다고 생각하지 않는다. 임상 소견을 알고 열심히 관찰하는 것이 가장 중요하다고 본다.

3. 폐실질 손상(Traumatic Lung Injury)

직접적인 폐의 손상으로 볼 수 있는 가장 흔한 소견은 폐좌상(pulmonary contusion)이다. 폐에 직접적인 외력이 주어지는 부분 또는 반대 방향에 늑골, 척추, 심장, 간 등 비교적 단단한 장기가 받쳐주면서 그 사이에서 폐실질의 출혈이나 부종이 발생하는 것인데, 폐렴 등에 의한 폐침윤과 다른 점은 nonsegmental 하게 분포한다는 점이다. 외상 직후 바로 나타나는 경우는 매우 심한 경우이고 대개 6시간 정도 경과하면서 보이기 시작한다.

때로는 반대로 공기 주머니가 생길 수도 있다(pneumatocele). 이는 외상 당시 폐실질이 찢어지면서 발생하는데, 폐좌상과 동반되는 경우가 일반적이다.

그 외에 무기폐나 폐부종 등의 소견을 동반할 수도 있다. 특히 외상과 연관된 ARDS는 매우 예후가 나쁘다. 양측성의 air-space consolidation의 양상을 보인다. 시기에 따라 외상 직후 바로 심한 폐부종이 나타났다면 그것은 신경성 폐부종(neurogenic pulmonary edema), 심한 폐좌상 또는 다량의 흡인 증후군에 의한 것을 의심해야 한다. 화재 후 발생한 경우라면 독성 가스 흡입에 의한 폐부종이 원인일 것이다.

4. 흉막 병변

외상 후 혈흉(hemothorax)이나 흉수(pleural effusion)의 저류에 의한 소견이 나타날 수 있다. 기흉(pneumothorax)도 매우 흔한 소견인데 약 70% 정도에서 늑골 골절을 동반한다고 한다. 기흉은 그 양이 많은 경우 무기폐를 만들면서 흉곽이 팽창하는 양상을 보여 쉽게 진단할 수 있지만 양이 전체 흉곽 부피의 25% 이하인 경우 간과하기 쉬우므로 주의를 요한다. 기흉으로 인하여 안쪽으로 밀린 머리카락처럼 가느다란 내장쪽흉막(visceral pleura)이 만드는 선을 확인하고 그 바깥쪽에는 폐혈관으로 인한 선상의 음영이 존재하지 않는 것을 확인하는 것이 중요하다. 초심자들은 드물지 않게 피부주름을 기흉으로 오인하는 경우가 있는데, 자세히 보면 쉽게 구분된다. 기흉으로 인해 흉곽 내 압력이 상승하면 그 부분의 폐의 허탈(collapse)이 발생하며, 이때는 마치 폐문쪽에 큰 종괴가 있는 것처럼 보인다. 긴장성 기흉(tension pneumothorax)의 조기 발견도 중요하다.

5. 심혈관 손상

흉부 외상 환자가 종격동의 종괴 소견을 보인다면 가장 먼저 고려해야 할 것이 바로 대동맥 손상이다. 빈도는 높지 않지만 그 심각성은 그야말로 초응급이기 때문이다. 외상에 의한 대동맥 손상이 가장 잘 발생하는 곳이 협부(isthmus), 즉 좌쇄골하동맥이 분지된 바로 뒷부분이므로 좌상부 종격동 부위에 종괴 음영이 보일 수 있겠지만 매우 드물고, 오히려 종격동이 전체적으로 넓어지는 소견을 보인다. 때로는 대동맥 손상이 없이 작은 분지동맥의 손상으로도 종격동 혈종을 만들 수 있다. 현재 MDCT(multi-detector computed tomography)를 이용하면 손쉽게 진단할 수 있으므로 종격동이 넓어졌다는 것을 인지하는 것이 매우 중요하다고 볼 수 있다.

심장막 손상은 hemopericardium과 cardiac tamponade를 유발할 수 있으며, 찢어지면 심장 구조물이 그 사이로 빠져나와 LA(left atrium) appendage가 herniation되는 소견 등을 보일 수 있겠지만, 자주 볼 수 있는 소견은 아니다.

6. 횡격막 손상

흔한 소견은 아니지만 일단 발생하면 90% 정도에서 strangulation을 일으키는 것으로 되어 있으므로 조기 발견이 요구된다. 왼쪽이 10배 흔하다. 공기로 차 있는 내장 기관이 흉곽 내에서 보이는 것으로 쉽게 진단이 가능하나 전체 흉곽을 가득채운 경우 마치 폐 자체의 bullae처럼 보일 수도 있다.

7. 식도 손상

GE junction 쪽이 인접하여 잘 찢어지며, 방사선 소견은 좌측성 흉수, 좌측 기흉 또는 기흉수흉(hydropneumothorax)의 소견을 보인다. 종격동기종(pneumomediastinum)과 목의 공기증(cervical emphysema)도 흔한 소견이다.

III. 단순 복부 X선 검사

CT나 US의 발달로 복부의 단순 사진의 활용도는 흉부 검사보다 훨씬 떨어지는 것이 사실이지만, 전통적으로 급성 복증의 진단에서 큰 역할을 해온 것이 사실이므로, 기본적인 소견에 대해 숙지하는 것이 좋겠다. Supine 자세와 erect 자세에서 각각 촬영하므로 routine 검사는 두 장으로 이루어져 있다. 공기 음영의 양상과 움직임 등을 보는 것이 진단에 도움이 되기 때문이다. 그러나 급성 충수돌기염을 포함한 급성 복증은 단순 사진상에서 특정한 소견을 보이지 않는 경우가 많기 때문에 어떤 특정한 진단을 목적으로 한다고 보기는 어렵다. 그러나 드물지 않게 단순 검사상에서도 유용한 소견을 보이는 경우가 있고, 또 아는 만큼 볼 수 있는 것이 단순 X선 사진이기 때문에 공기음영, 비정상적인 연부조직 음영, 석회화 병변 등을 주의 깊게 관찰하는 것이 필요하다. 다음 그림은 정상 복부 단순 X선 소견이다.

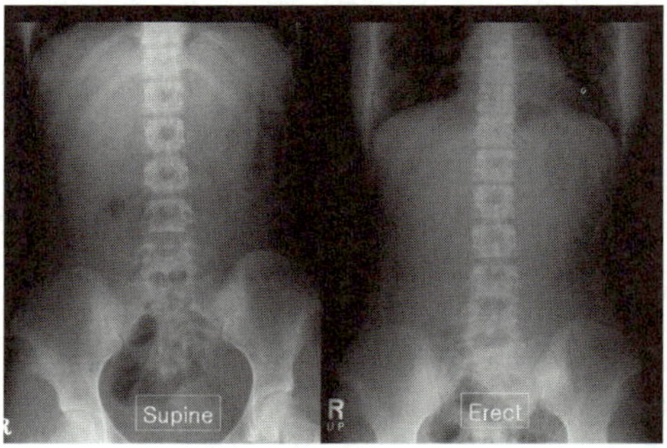

1. 기복(Pneumoperitoneum)

만약 pneumoperitoneum을 진단하는데 가장 적당한 단순 X선 검사를 지적하라는 질문을 받으면 Upright chest PA라고 답해야 한다. 물론 erect abdominal radiograph도 잘 보여준다. 유리 공기(free air)가 1~2 mL만 있어도 관찰할 수 있는 것으로 되어 있다. 환자가 일어날 수 없는 상황이라면 left lateral decubitus view를 촬영하여도 비슷한 성적을 얻을 수 있다. 그러나 비교적 양이 많을 경우 supine position에서도 보일 수 있다. 여러 가지 sign들을 보여주는데, 원리는 복강 내로 유리된 공기가 연부조직 사이사이에 존재하여 정상적으로는 보이지 않던 복강 내 장기의 외연이 보이는 현상을 관찰하는 것이다.

2. 장폐색

기복(pneumoperitoneum)은 장관 밖으로 나온 공기를 관찰하는 것이라면, 장폐색의 진단은 장관 내에 있는 공기의 분포 양상을 관찰하는 것이라고 보면 된다. 장폐색에서 공기 음영의 분포 양상을 결정하는 가장 중요한 점은 폐색 상부의 장관이 확장되고 공기 음영이 증가하는 것이다. 소화되지 못한 음식물들과 소위 air-fluid level을 보이는 것도 특징이다. 반면 폐색 하부의 장관은 비어 있고 공기가 거의 없는 상태로 구분이 가능하다.

공기로 차 있는 장관이 소장인지 대장인지 구분하는 것은 폐색 부위를 추측하는 데 꼭 필요한 과정이다. 분포한 공기의 위치, 패턴이 도움이 되겠는데, 대장은 haustral marking으로 쉽게 구분이 되는데, 소장의 확장이 매우 심한 경우 대장의 공기 음영으로 오인할 수 있으므로 주의하여야 한다. 소장의 경우 근위부 공장에서 회장으로 갈수록 valvulae conniventes가 점점 더 성기게 존재하여 어느 정도 감별에 도움이 된다.

또한 마비성 확장과의 구분도 중요한데, 문제는 여러분들이 일반적으로 알고 있는 원칙이 항상 맞는 것은 아니라는 것이다. 기계적 폐색에 의한 경우 확장된 장관의 고리(loop)가 더 분명하고 소위 사다리 또는 계단 형태의 air-fluid level을 보이는 등의 소견이 더 자주 보인다는 것이지 이런 소견이 없다고 장폐색 상태가 아니라고 생각해서는 곤란하다. 장폐색의 임상적 단계에 따라 다양한 소견을 보일 수 있음을 고려하여야 한다는 의미이다.

3. 각종 방사선 불투과성 음영(radiopaque density)에 대한 평가

복부 단순 검사에서는 다양한 형태의 고음영 병변을 볼 수 있다. 대표적인 것이 담낭결석, 신장 또는 요로 결석이다. 그 외에도 혈관이나 임파선의 석회화를 볼 수 있고, 각종 foreign body를 관찰할 수 있다.

IV. 마침 글

이상 전체적인 단순 X선 검사에 대한 개요와 자주 관찰할 수 있는 소견에 대한 개괄적인 복습을 했으며, 판독에서 단순 X선 검사는 이름처럼 단순하지는 않다는 것을 알 수 있었다. 또한 이 검사들이 제공할 수 있는 정보가 제한적인 것도 사실이다. 그러므로 촬영한 검사를 너무 무시하거나 가볍게 여기면 곤란할 것이고, 너무 의지해서도 안 될 것이다.

Chapter

08 심전도 판독

1. 빈맥의 응급치료(제세동, 심율동 전환)

심실세동이 발생하면 혈압이 유지되지 않으며, 심실빈맥이나 기타의 상심실 빈맥 중 일부에서도 맥박수가 과도하게 빠르면 효과적인 심박출량이 유지되지 않아 즉각적인 조치가 필요하게 된다. 심정지 발생 직후인 경우에는 우선 제세동을 시도하고, 심정지 후 시간이 4~5분 이상 경과하였거나 목격자 없어 시간을 알기 어려운 경우에는 흉부압박(chest compression)-인공호흡을 5회 시행 후 제세동을 시도한다.

*** 용어 정의**

제세동(defibrillation) : 환자의 QRS complex에 무관하게 에너지 방출(심실세동 시 적용)
심율동 전환 (cardioversion) : QRS에 동기화(synchronization)시켜 에너지 방출 (심실세동 외 빈맥 시 적용). 동기화시키지 않고 에너지를 방출할 경우 심실세동이 유발될 수 있음.

가. 제세동

제세동(defibrillation)의 중요성 : 심실세동이 발생하면 1분이 경과할 때마다 제세동의 성공률이 7~10%씩 감소하므로, 심실세동 발생 시 가장 중요한 조치는 제세동(defibrillation)임.

1) 제세동의 paddle 위치 : 우측 쇄골하-심첨부

가) 에너지 : 150~200 J(bihasic)로 1회 시행 후 흉부압박을 지속하고, 실패할 경우 심폐소생술(흉부압박)을 지속하면서 약물투여를 준비한다.

나) 약물 : 첫 제세동 시도에서 실패할 경우 epinephrine 1 mg을 bolus 주사하고 제세동을 다시 시도한다. 만일 제세동이 되지 않거나, 제세동이 성공하더라도 재발하면 amiodarone 300 mg을 bolus 주사한 후 다시 제세동을 시도한다.

다) 무수축(asystole)에서의 제세동 : 무수축 상태에서 제세동은 무의미하며 경우에 따라서는 자발적 리듬의 회복을 저해시킬 가능성이 있으므로 무수축 상태에서 제세동을 시도할 필요는 없다. 단 간혹 심실세동이 모니터 화면이나 1 channel 심전도에서는 무수축으로 보일 수 있으므로, 반드시 여러 심전도 유도에서 무수축임을 확인할 필요는 있다.

2) 전흉부 가격(precordial thump)

전흉부 가격은 심실빈맥을 세동으로 전환시킬 우려가 있으므로 심실빈맥이 확인된 경우에는 시도하지 않는 것이 좋다. 심정지를 목격하였는데 맥박이 촉지되지 않고 주변에 제세동기가 없을 경우에는 시도해 볼 수 있다.

나. 심율동전환

1) 시행 전 준비할 것(확인 사항)

fully equipped resuscitation cart with ACLS drugs : oral airway, Ambubag, suction, oxygen, nasal cannula, bed board under the back (for CPCR), electrode gel, temporary pacemaker, check synchronization (dot or line on QRS)

2) 환자 준비사항

NPO for 6~8 hourscheck ECG, digitalis, electrolyte, anticoagulation, Digoxin, need not be withheld if not intoxicated, IV line, premedication and anesthetics

3) Choice of energy setting

PSVT, AFL	: 50~100 J (monophasic), 50 J (biphasic)
AF	: 200 J (monophasic), 100~120 J (biphasic)
monomorphic VT	: 100 J (monophasic), 100 J (biphasic)
polymorphic VT	: 200 J (monophasic), 150 J (biphasic)

4) Cardioversion in patients with pacemaker

Endocardial burns, stimulation threshold 상승, loss of effective pacing, damage to pulse generator 등이 일어날 수 있음

Precautions : defibrillator paddle >13 cm away from PG, have the programmer available, back-up temporary PM before cardioversion

2. 서맥의 응급치료(Temporary Pacing-Transcutaneous, Ttransvenous)

경정맥(transvenous) 조율은 조율역치가 낮아서 안정된 심조율을 시행할 수 있는 반면, 시술자의 숙련을 요하고 환자를 심도자실로 이동하는 데 시간이 필요하므로 환자의 초기 응급치료보다는 일단 사태가 수습된 상태에서 안정된 조율이 필요한 경우 시도하며, 경피적(transcutaneous) 조율은 숙련된 술자가 필요없이 누구나 사용법만 숙지하면 그 자리에서 적용할 수 있는 장점이 있으나 조율역치가 높고 환자의 불편감이 크다는 장점이 있어 일반적으로 경정맥 조율을 시행하기 전 임시로 적용하는 경우가 많다.

가. Transvenous pacing(경정맥 조율)

1) Rate : 70~80 bpm
2) Energy output : Th < 1.0 mA 되는 곳에서 조율역치의 3배 정도로 조율
3) Sensitivity : 5 mV 이상 되는 곳이 적합

나. Transcutaneous pacing(경피적 조율)

Average threshold range : 40~80 mA

Confirmation of cardiac capture : widening QRS following the pacing stimuli, palpation of a pulse

* 조율 시 발생하는 artifact가 일반 심전도에서는 크게 나타나(QRS가 가려짐) 심장 조율 여부를 판별하기 어려운 반면, dampening circuitry를 거쳐서 filter된 신호가 나타나는 transvenous pacing 기기의 모니터는 심장조율 여부를 용이하게 판단할 수 있다. 따라서 중환자실 등의 벽에 붙은 일반 심전도 모니터로 심장조율 여부를 판단하지 말고 반드시 기기에 붙은 모니터와 촉지를 통하여 조율 여부를 확인하여야 한다.

Chapter

09 수술장 기본 수칙

1. 복장

가) 수술장에 들어갈 때는 반드시 수술복으로 갈아 입고 수술 모자와 마스크를 착용한다.

나) 일반 복장 위에 덧가운을 입고 출입하지 않도록 한다.

다) 수술복을 입고 외부로 나가지 않는다. 수술복은 항상 수술실 내에서만 입도록 한다.

라) 수술복이 오염되었을 경우 다음 수술 시에는 갈아입도록 한다.

마) 수술복을 입을 때 상의의 하단을 하의 안으로 넣어 입고, 끈도 하의 속에 집어넣는다.

바) 수술모 착용 시 머리카락이 삐져나오지 않게 해야 하며 귀를 덮을 정도로 눌러 쓴다.

사) 마스크는 코와 입을 충분히 가릴 정도로 쓴다.

아) 신발은 수술장에 비치된 수술장용 슬리퍼를 착용하며 양말은 벗는다.

자) 액세서리의 착용을 자제한다.

2. 마취 전 수술 준비

가) 환자를 인계 받을 때 수술 받을 환자가 맞는지 확인한다.

나) 환자가 불안하지 않게 안심시킨다. 자기의 신분을 밝히거나 앞으로 진행 계획을 설명하는 것도 한 방법이다.

다) 수술장에 입실 후에는 떠들거나 큰소리를 내지 않는다.

라) 환자가 수술침대로 옮기는 것을 도와준다. 이동침대를 확실하게 고정함으로써 낙상을 방지한다.

마) 주치의에게 미리 환자가 사용할 수술테이블 또는 체위, 욕창 예방용 패드, 도뇨관 준비 여부를 확인한다.

바) 마취 전에 환자가 수술 받을 쪽 또는 부위를 확인하고 주치의로부터 지시받은 경우에는 time out 과정에 참여한다.

사) 환자가 마취되기 전까지 환자가 수치심을 느낄 수 있는 행위를 자제한다.

아) 마취 유도 중에는 환자 옆에 서서 대기한다.

자) 수술 부위를 준비하는 동안에는 수술 부위를 오염시키지 않도록 주의해야 하며 너무 가까이 접근하지 않도록 한다.

차) 수술 준비에 자주 사용하는 물품들을 수시로 확인하여 채워 둔다.

카) 수술대기실에서 담당 간호사와 함께 배뇨 여부, 욕창 존재 여부 등을 미리 확인하고 주치의에게 알린다.

타) 팔고정대를 단단하게 고정하여 수술 도중 환자 및 의료진의 부상을 방지한다.

3. 손씻기 및 무균상태의 유지

가. 손씻기(Hand scrub)

1) 목적

가) 손과 팔의 먼지와 기름을 제거하기 위함이다.
나) 가능한 한 미생물의 수를 줄이기 위함이다.
다) 미생물의 성장을 방지하기 위한 항균요소를 피부에 남겨놓기 위함이다.

2) 방법

가) 22. 손씻기의 surgical handwashing p.74 참조
나) 손씻기 후 손을 가슴 높이로 유지하고 아무 것에도 닿지 않게 주의한다. 손을 팔꿈치 아래로 내리지 않아 물이 손에서 팔꿈치 쪽으로 흐르게 한다.
다) 수술 가운과 장갑 착용 후 손을 앞으로 모아 항상 가슴과 배 사이 높이에 위치하게 한다.
라) 모든 과정에서 오염(contamination)되었을 경우 이를 알리고 즉시 시정한다.
마) Drape이 끝난 후에는 차단막이 있는 부위로 넘어가서는 안 된다.
바) 수술 중에는 손은 항상 수술 field 내에 위치시키고 손을 위로 올리거나 수술 테이블 아래로 내려서는 안 된다. 오염된 부위에 접근해서도 안 된다.
사) 수술복이 물에 젖지 않도록 주의해야 하며 물에 젖는 경우 즉각 새 옷으로 바꿔 착용한다. 장갑에 구멍이 나는 경우에도 새로 바꿔 착용한다.
아) 수술 field를 잠시 벗어나는 경우 손을 앞으로 모아 가슴과 배 사이에 위치하게 해야 하며 가능하면 소 방포로 손을 감싸 오염되는 것을 예방한다.
자) 팔짱을 껴서는 안 된다. 겨드랑이 부위는 오염 상태로 간주한다.

4. 수술 보조

가. 환자의 술전 소독을 돕는다.
나. 수술 시 보조의로 적극적으로 활동한다.
다. 수술 후 소독을 도와준다.
라. 환자가 마취에서 깨어날 때 또는 회복실로 이송할 때 옆에서 대기하여 환자를 관찰하며 낙상을 예방한다.
마. 수술 도중 발생한 검체를 빠뜨리지 않고 수술이 끝난 후 즉시 접수한다. 필요한 경우, 주치의에게 처방을 확인하여 정확하게 입력한다.
바. 수술 후, 주치의, 간호사와 함께 수술 중에 사용되었던 물품들이 환자의 신체에서 모두 제거되었는지 여부와 압박 부위에 욕창이 생기지 않았는지를 확인하고 안전하게 이송침대로 옮기도록 돕는다.

5. 마취 보조

가. 마취 유도 전후에는 환자에게 불필요한 자극은 피한다.

나. 마취 유도 전 PACS에 chest X-ray를 띄워 놓는다.

다. 마취 유도가 시작되거나 회복 시기에는 환자의 과도한 움직임이 있을 수 있으므로 환자 곁에서 환자가 수술대에서 떨어지지 않도록 보호한다.

라. 소아의 경우에는 마취과 의사와 보조를 맞추어 환자가 과도하게 울거나 보채지 않도록 한다.

마. 환자의 체온저하를 예방하기 위하여 항상 따뜻한 시트나 담뇨를 덮어 줄 수 있도록 한다.

바. 환자를 이송할 때는 다리 부분이 먼저 가도록 하며, 마취의가 머리 부분에 위치하여 환자를 감시(monitoring)할 수 있게 도와주도록 한다.

사. 환자를 이송 중에는 side rail을 올려서 낙상을 예방한다.

아. 환자 이송용 침대를 움직일 때에는 천천히 움직여서 벽, 문 등에 부딪히는 등 환자의 불편함을 예방하고 수액병 등이 떨어져서 다치지 않도록 한다.

III

과별 진료지침

내과 order 체계

가. Order의 일반원칙(Manual of Medical Therapeutics, 28 th ed, p.1-2)

가) Written promptly after evaluation of the patient

나) Date, time and legible signature

다) Clear, concise, organized and legible

나. Admission Order

1) General

가) Vital sign(Check V/S 8 hr or 4 hr)

나) Activity limitation(bed rest or ward ambulation)

다) Diet(regular diet, soft diet, or therapeutic diet, etc)

라) Nursing instruction(check height, body weight, I/O check, or wound dressing, etc)

2) Laboratory

가) Admission routine : CBC, chemical battery, electrolyte (Na^+, K^+, Cl^-, CO_2 content), BUN, phosphorus, coagulation battery(PT, aPTT), routine stool exam, urinalysis, VDRL, HBsAg/Ab, EKG, & chest X-ray

나) Special study : 임상 병리, 핵의학, 방사선, 진단 병리, 내시경 검사, 폐기능 검사, 심장 검사 등.

3) Medication

Intravenous fluids including composition and rate

Medication including dose, frequency, and route of administration

Sedatives, analgesics, and other per request medications

4) 타과 의뢰

5) 수혈

6) 기타

Chapter

01 호흡기 내과

1. 수련목표

가. 다음 폐질환에 대하여 각 1예 이상씩 담당의로서의 임상 경험을 갖는다.

1) 폐결핵 또는 결핵성 늑막염 : 진단과 항결핵제 투여의 원칙
2) 폐렴 : 진단법과 항생제 치료의 원칙
3) 만성 폐쇄성 폐질환 또는 천식 : 산소 투여 및 기관지 확장제 투여 원칙
4) 폐암 : 진단법, 병기 결정법 및 치료의 원칙

나. 호흡기 기본 검사의 임상 경험을 익힌다.

1) 대표적인 폐질환의 흉부방사선 사진의 이해
2) 폐기능 검사의 시행법과 판독의 기초
3) 늑막천자술의 숙독, 견학 및 직접 시술

2. 필요한 기본수기

가. 분무기(Nebulizer), 흡기통(Spacer), 흡입기(Inhaler) 사용법

1) 분무기 사용법

가) 분무기 kit를 조립한 후 처방된 약품을 분무기(nebulizer)에 넣는다.
나) 산소 또는 air source와 연결 후 5~7 L/min으로 조절하여 흡입시킨다.
다) 사용한 분무기 kit는 깨끗이 세척하여 건조시켜 청결하게 보관한다.
※ 환자가 정상적인 기침으로 객담을 얻을 수 없는 경우 고장액 식염수(hypertonic saline 3%)를 분무기를 이용하여 흡입시켜 객담을 채취할 수 있다.

2) 흡기통(spacer) 사용법

흡기통은 정량식 흡입제(metered dose inhaler)를 부착하도록 설계된 흡기용 통으로서 가능한 한 다량의 약물이 폐의 심부까지 도달하도록 도와주는 기구이다.

가) 흡입기를 잘 흔든다.
나) 흡입기를 흡기통 끝의 구멍 안으로 넣는다.
다) 의사가 처방한 횟수만큼 흡입기를 눌러 흡기통 안으로 약물을 분무시킨다.
라) 흡기통을 입에 꽉 물고 천천히 그리고 깊게 들이마신다. 3~4초 동안 숨을 참은 후 숨을 내 쉰다. 위의 과정을 2~3회 반복하여 흡기통 안의 약물을 완전히 흡입한다.

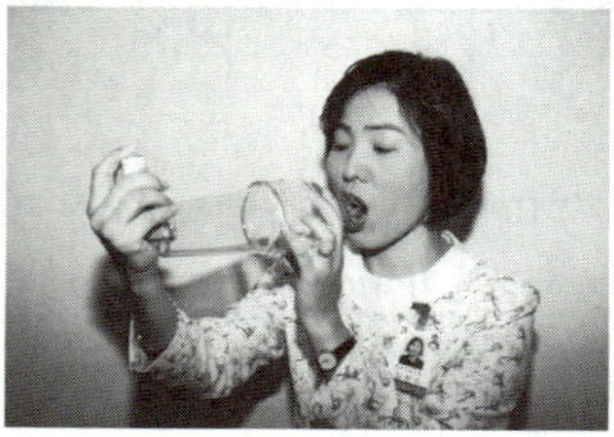

세척방법 :

1. 흡기통을 분리하여 온화한 세정제를 이용하여 온수로 각 부분을 세척한 후
2. 각 플라스틱 부분을 완전하게 건조시킨 후 재조립하여 보관한다.

3) 흡입기 사용법

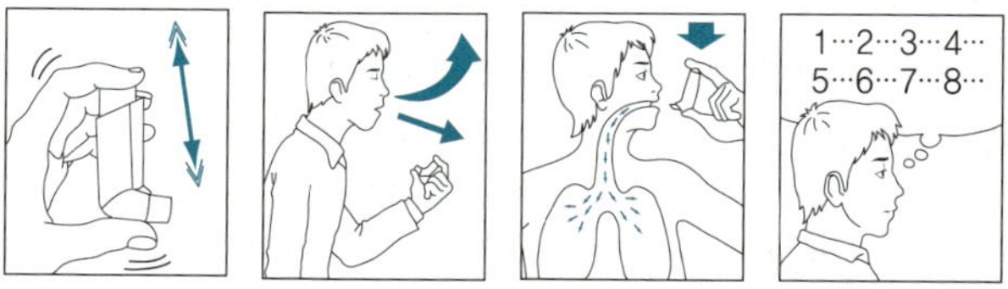

A B C D

A. 흡입기의 뚜껑을 벗긴 후, 그림과 같이 흡입기를 쥐고 세게 흔든다.
B. 흡입기를 그림과 같이 쥔 후, 천천히 숨을 끝까지 내쉰 후 즉시
C. 입을 벌리고 입에서 3~6 cm 떨어져 흡입기를 집게 손가락으로 세게 누르면서 천천히 깊게 숨을 들이쉰다. 이때 흡입기를 입으로 문 상태에서 흡입을 해도 좋다(흡입기를 누르는 시점과 숨을 들이마시는 순간이 일치하여야 한다).
D. 약 10초 동안 숨을 멈춘 후 천천히 숨을 내쉰다.
E. Steroid 제제를 사용한 후에는 반드시 입을 헹구어 낸다(구강 칸디다증의 방지 목적).

나. 흉관 관리

1) 늑막액 배액 시스템

이때 흉막강 내에 걸리는 압력은 water seal bottle에 담긴 물높이 이상 suction control bottle의 물높이 이하의 압력이 걸리게 된다. 예를 들면 water seal bottle에 물을 5 cm, suction control bottle에 물을 20 cm 채웠다면 흡입압은 15 cm H_2O가 된다.

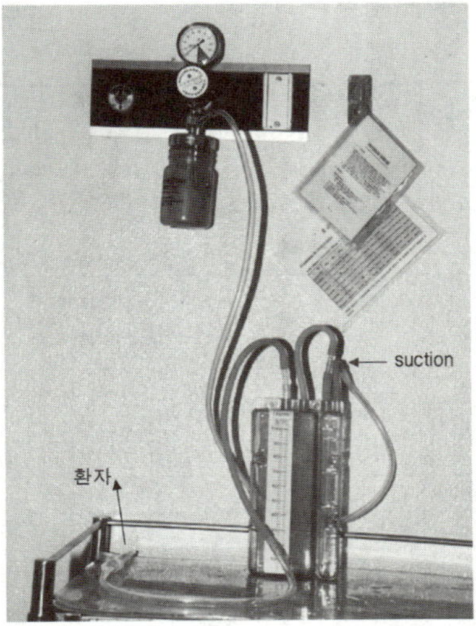

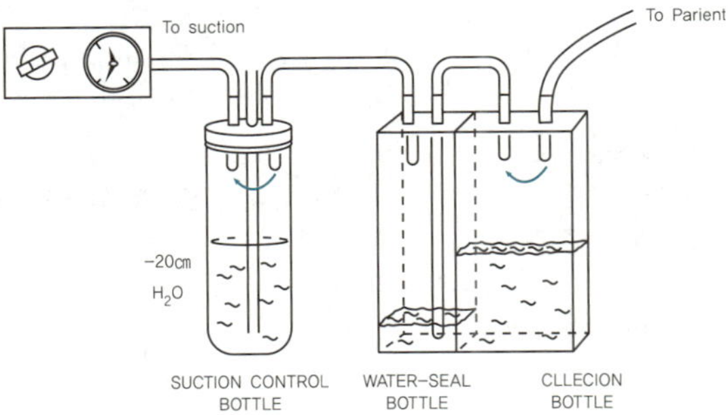

2) 흉관의 관리

가) bubbling through waterseal chamber

흡인(suction)을 하지 않는 상태에서 공기가 새는지 여부를 확인한다.

나) 흉관이 잘 기능하고 있는가?

흡기 시 흉관 내 fluid level이 증가하면 흉관이 개통되어 있는 상태임을 나타낸다. 개통을 유지하기 위해 간헐적으로 squeezing과 stripping을 시행한다.

다) 흉관으로부터의 배액되는 성상과 양을 매일 점검한다.

라) bottle을 바꿀 때에는 관의 근위부를 완전히 clamping 한 후 무균적으로 연결한다.

3. 흔히 사용되는 약물의 용량 및 주의점

가. Inhaler 제제

	상품명	용량	약물
Salbutamol Aerosol Nebulizer	Ventolin	PRN 1~2 puff (0.1~2 mg) 0.5~1 cc (2.5~5 mg) + NS 3 cc	Beta2 Agonist (SABA)
Ipratropium Nebulizer	Atrovent	qid 0.4~2.0 cc (100~500 μg)	Anticholiner- gic Agent
Budesonide Aerosol Turbuhaler	Pulmicort	bid 1~2 puff (200~400 μg)	ICS
Salmeterol/Fluticasone	Seretide	2 puff bid	ICS/LABA
Formoterol/Budesonide	Symbicort	1~2 puff bid	ICS/LABA
Beclomethasone/Formoterol	Foster	1~2 Puff bid	ICS/LABA
Fluticasone/Vilanterol	Relvar	1 puff qd	ICS/LABA
Ciclesonide	Alvesco	1~2 puff qd	ICS
Tiotropium	Spiriva	1 casule gd	LAMA
Umeclidinium	Incruse	1 puff qd	LAMA
Indacaterol/Glycopyrronium	Xoterna	1 casule gd	LAMA/LABA
Tiotropium/Olodaterol	Vahelva	2 puff qd	LAMA/LABA
Umeclidinium/Vilanterol	Anoro	1 puff qd	LAMA/LABA

1) β_2 agonist 부작용

빈맥, 심계항진, 진전, 발진, 두통, 구역, 흉부압박감, 부정맥, 협심증, 수면장애, 기관지경련, 저칼륨혈증 등

2) Anticholinergics 부작용

진전, 구역, 변비, 구갈, 심계항진 등

3) Steroid 부작용

구강 칸디다증, 애성, 인후두 증상, 기관지 천식 악화, 두통, 고혈압 등

나. Steroid 제제

	상품명	용량
Methyl-prednisolone IV	Methysol Solumedrol	40~60 mg q 6 hr~q 24 hr
Hydrocortisone IV	Solucortef	100 mg/8 hr 필요시 추가
Prednisolone PO	Solondo	5~60 mg/day

1) 부작용 : 두통, 고혈압, 당뇨, 위장장애, 위궤양, 두통, 골다공증, 감염증, 속발성 부신부전 등
2) 상기 용량은 환자의 상태에 따라 가감한다.

다. 항결핵제

항결핵약제	용 량		부 작 용
	>50 kg	<50 kg	
Isoniazid	400 mg	300 mg	말초신경염, 간염, 정신병, 과민증
Rifampicin	600 mg	450 mg	간염, 발열, 자반증, 신부전
Ethambutol	1,200 mg	1,000 mg	시신경염, 피부발진,
초기 2개월 이후	1,000 mg	800 mg	중심암점, 적녹색약
Pyrazinamide	1,500 mg	1,250 mg	초기 2개월간 사용 간독성, 고요산혈증
Streptomycin	1 g	0.75 g	이독성, 신독성, 입 주위 무감각
Cycloserin	250 mg bid		정신병, 인격장애
Prothionamide	750 mg bid (>70 kg) 500 mg bid (<70 kg)		소화장애, 간독성
Ofloxacin	400 mg bid		간독성
PAS*	3.3 g(1P) tid		소화장애, 간독성

PAS* : para-aminosalicyclic

4. 동의서가 필요한 특수검사와 관련된 주요 합병증

가. 기관지 내시경(Bronchofiberscopy)

1) 전처치 및 국소마취(atropine, demerol)

호흡저하, 과흥분성, 후두경련, 기관지경련, 경련(seizure), 저혈압, 실신, 심폐정지

2) 기술적 문제

기도 또는 혈관의 손상(천공, 출혈), 기구 파손

3) 처치의 부작용

상기도 부종, 후두경련, 기관지 경련, 저산소증, 심근경색, 심부정맥, 발열, 폐렴, 저산소증

4) 기계사용이나 생검의 효과

출혈(대량객혈로 인한 질식사), 기흉(긴장성 기흉으로 인한 사망), 종격동 기흉

나. 경피적 세침흡인(Percutaneous needle aspiration/PCNA) 및 생검

1) 기흉(30%)
2) 객혈(5%) : 대량객혈 가능
3) 출혈, 혈흉
4) 감염(드묾)
5) 사망(매우 드묾) : 주로 긴장성 기흉, 출혈 및 cerebral air embolization과 관련
6) 실패 → 재시도 가능성이 있음

다. 흉강 천자(Thoracentesis) 및 흉막 생검(Pleural biopsy)

PCNA 합병증과 유사함
그 외 천자부위가 너무 낮을 때는 간장이나 비장의 천자 가능성도 있음

라. 기관지동맥 색전술(Bronchial artery embolization)

1) 척수의 허혈성 손상 → 양측 하지마비 가능성 있음
2) 실패 또는 재개통 → 수술할 수도 있음
3) 출혈
4) 감염

5. 진료지침

가. 저산소증의 치료

1) 목표

산소는 약물이므로 과량 투여 시(FiO_2 60% 이상) 산소 독성 반응에 의한 비가역적인 체내 손상을 유발한다. 그러므로 가능한 한 최소량의 산소농도로서 동맥혈 산소분압(PaO_2)을 55~60 mmHg(O_2 saturation : 85~90%)로 유지하도록 한다.

※ 적절한 산소치료로서 얻을 수 있는 3 clinical goals

가) 저산소증의 치료
나) 호흡일의 감소
다) 심근운동의 감소

2) 산소투여 방법 및 방식에 따른 호흡 가스 내 산소농도(FiO_2)의 추정치

산소 투여 방법	100% O_2 Flow Rate (Lpm)	FiO_2 (%)
비관(nasal cannula)	1 2 3 4 5 6	24 28 32 36 40 44
산소 mask	5~6 6~7 7~8	40 50 60
mask with reservoir bag	6 7 8 9 10	60 70 80 90 99

3) 산소요법에 대한 임상지침

가) 저유량 계통(lowflow system) : 비관, 산소 마스크
: 아래의 경우를 만족시킬 때 선택할 수 있다.
(1) 일회환기량(tidal volume) : 300~700 mL
(2) 호흡수 : 분당 25회 미만
(3) 호흡양상 : 규칙적이며 안정된 경우

나) 고유량 계통(high flow system) : Venturi 마스크, high flow nasal cannula (HFNC)
: 저유량 기구를 통한 가스의 유량이 환자의 흡기량을 충족시켜 주지 못하는 경우에 사용되며 정확한 FiO_2를 환자에게 전달할 수 있는 장점이 있다.

다) 만성 폐쇄성 폐질환 환자의 산소 요법
(1) 가능한 한 저농도(1 L/min)로부터 시작하여 동맥혈 pH와 PCO_2 변화를 추적검사하면서 동맥혈 산소 분압이 55~60 mmHg(O_2 saturation 90%)될 때까지 서서히 농도를 증가시킨다.
(2) 산소투여 후 또는 농도 변경 후 20분 후에 반드시 동맥혈 가스분석을 재시행하여 동맥혈 산소 분압이 계속 낮고 이산화탄소 분압이 계속 증가되면 기계호흡 치료를 고려한다.

라) 기관지 천식 환자의 경우 일반적으로 동맥혈 이산화탄소의 분압은 과호흡에 의하여 낮은 것이 보통이나 심해짐에 따라 정상치로 올라가므로 천식발작이 있는 환자에서 동맥혈 이산화탄소 분압이 정상 범위에 있을 경우 심한 천식 발작을 의미한다.

마) 호흡 중추의 기능이 저하되어 호흡부전이 발생한 환자에서 중추신경 억제제 등의 투여는 금기이다.

4) 동맥혈 가스분석 결과의 해석 : 총론-(7) 동맥혈 채취법 및 검사의 해석-참조

가) 7가지 기본적 동맥혈 가스분석 결과 분류표

나) 산염기 장애에 따른 보상반응

(1) 대사성 산증 : $\nabla PCO_2 = 1.2 \times \nabla HCO_3^-$

(2) 대사성 알칼리증 : $\Delta PCO_2 = 0.7 \times \Delta HCO_3^-$

(3) 호흡성 산증

(가) 급성 : $\Delta HCO_3^- = 0.1 \times \Delta PCO_2$

(나) 만성 : $\Delta HCO_3^- = 0.35 \times \Delta PCO_2$

(4) 호흡성 알칼리증 :

(가) 급성 : $\nabla HCO_3^- = 0.2 \times \nabla PCO_2$

(나) 만성 : $\nabla HCO_3^- = 0.5 \times \nabla PCO_2$

나. 객혈(Hemoptysis)

응급을 요하는 대량객혈은 대개 24시간 내 100~600 mL 이상의 경우로 정의하며 병력, 신체검사 및 흉부 X-ray 소견을 포함한 제반 검사를 시행하고 또한 비강, 구강 및 후두부위도 함께 조사하여 출혈부위가 적어도 기관계통인지, 폐실질인지, 상기도인지의 여부를 즉시 판단되어야 하며 토혈과는 반드시 감별되어야 한다.

또한 객혈의 양상, 분량, 기간, 선행 폐질환 등으로 객혈의 원인을 감별하는 데 도움을 얻도록 한다. 기관지 내시경은 대량 객혈이 일단 멎고 기관지 내시경이 환자상태의 악화를 초래치 않는 한도 내에서 시행되어야 한다. 대량객혈의 주요사인은 질식이므로 기도폐쇄를 방지하는 것이 필수적 요소인데 대량객혈 환자는 진단적 과정을 수행함과 동시에 환자의 체위는 병변 부위를 아래로 하고 산소를 공급하며 절대안정을 시키고 금식을 시켜 응급조치에 대비한다. 출혈에 의한 쇼크를 염두에 두어 정맥주사 부위를 확보하고 혈액 교차반응검사와 함께 혈액을 미리 준비한다.

심한 기침은 코데인(10~30 mg tid)이나 모르핀(5~10 mg)을 사용해서라도 억제해야 하며 만약 객혈이 심하여 질식의 위험이 있거나 $PaCO_2$가 증가하거나 호흡성 산증이 발생하면 즉시 기관내 삽관술 및 호흡기 부착이 필요하다. 기관 내관은 출혈하지 않는 쪽의 기관지로 튜브를 삽관해야 한다. 이런 제반적 요법에도 불구하고 출혈이 계속될 때는 특별한 수술 금기증이 없으면 수술하는 것을 원칙으로 하며 폐기능의 저하나 말기암 상태 같은 수술 금기증이 있는 경우엔 기관지 동맥 색전술을 시행할 수 있다.

다. 천식의 급성 악화에 대한 응급 처치

초기 평가

- 병력, 진찰 소견
- 폐활량 측정, 동맥혈 가스 분석

초기 치료

- β_2 agonist 흡입 20~30 min × 3회
- 비관을 통한 산소(2 L/min) 투여
- 정맥 부신피질 호르몬제 투여 고려(solumedrol 60~80 mg IV 24 hr)
  (기관지 확장제에 즉각적인 반응이 없는 경우, 경구부신피질 호르몬제의 규칙적인 사용에도 불구하고 악화된 경우)

라. 폐색전증(Pulmonary thromboembolism)

폐색전증은 폐동맥이 다른 혈관계에서 생성된 혈전 혹은 이물에 의해 막히는 것을 의미한다. 혈전의 생성부위는 말초정맥, 특히 하지의 심부정맥에서 기원하는 것이 가장 흔하다.

폐색전증의 임상 증세는 폐색전이 생긴 혈관의 크기에 따라 다양하나 호흡곤란, 흉막성 흉통, 기침 등이고 증후로는 빠른 호흡, 빈맥, 수포음, 제2 심음 항진 등이 주된 소견이다. 호흡곤란, 흉통이나 객혈 등과 같은 전형적인 증상을 보이는 경우는 약 22%에 불과하여 진단을 내리기 쉽지 않다. 따라서 원인 모를 호흡곤란과 저산소혈증(hypoxemia)이 있으면 반드시 폐색전증의 가능성을 염두에 두어야 하며, 특히 위험 인자(고령, immobility, bed-ridden state, 악성 종양, estrogen 사용, 하지 수술, 골절)가 있을 때에는 반드시 그 가능성을 생각하여야 한다. 폐색전증이 강하게 의심되면 흉부색전증 CT를 시행한다. 만약에 조영제를 사용할 수 없다면 2차적으로 환기관류 스캔이 유용하며, 단순 흉부 방사선 검사에서는 정상이며 환기관류 스캔에서 폐분절 이상의 환기 관류 불일치가 보이면 폐색전증의 가능성을 강력히 시사해 주는 소견이이다. 폐색전증이 진단되면 항응고요법으로 헤파린 정맥 내 주입(7~10일) 치료를 시행하고 warfarin의 경구투여를 병행한다.

폐색전증의 95%는 하지 심부정맥의 혈전증이나 골반강내 정맥혈전증에 기인하므로 하지 정맥 도플러 검사를 시행한다.

항응고요법이 금기인 경우와 항응고 요법에도 불구하고 폐혈전증이 재발한 경우에는 방사선학적 중재적 시술로서 하대정맥 필터를 설치해서 큰 혈전의 폐색전을 차단시키는 것이 최선의 치료법이다. 대량 폐색전으로 인해 심폐기능이 허탈상태에 빠지면 혈전 용해술을 시도할 수 있고 수술적 색전 제거술이나 경도자 색전 제거술이 시도되기도 한다.

마. 긴장성 기흉(Tension pneumothorax)

긴장성 기흉은 호기 시 흉막강 내의 압력이 대기압보다 높은 기흉을 말하며 one-way valve 기전에 의해 발생된다. 흡기 시에는 흉막강 내 압력이 음압이 되므로 공기가 흉막강 내로 들어오고, 호기 시에 흉막강 내 압력이 양압이 되면 공기통로가 막혀 공기가 나가지 못

해 흉막강 내의 압력이 높아져 심장과 종격동이 반대편으로 밀리게 되고 정맥압이 높아져 심장으로 돌아오는 정맥혈류의 양이 줄어 혈역학적인 문제를 초래하게 되는 초응급 질환이다.

기흉이 있던 환자나 기흉을 유발할 수 있는 시술을 한 환자에서 임상증상이 급격히 나빠지거나, 기계적 호흡을 받은 환자 특히 PEEP(positive end-expiratory pressure)을 사용하는 환자에서 환자의 상태가 급격히 나빠지고 기도 내 압력이 매우 상승하여도 긴장성 기흉을 의심해야 한다. 기계적 호흡을 받는 환자에서 기흉이 발생하면 one-way valve의 기전 없이도 긴장성 기흉이 발생한다.

기계호흡을 받는 환자는 호기 시와 흡기 시 모두 폐의 압력이 흉막강 내 보다는 높기 때문에 항상 흉막강 내로 공기가 들어가 긴장성 기흉이 발생한다.

긴장성 기흉이 발생하면 호흡이 가빠지고, 청색증, 빈맥, 쇼크 증상을 나타낸다. 임상적으로 호흡곤란, 저혈압, 그리고 흉부 진찰상 호흡음의 감소 및 소실과 타진상 공명음이 들리면서 혈역학적으로 불안정하면 흉부 X-ray를 찍기 전이라도 긴장성 기흉을 의심하여 즉시 고농도의 산소를 투여하고 두 번째 늑골간으로 굵은 바늘을 찔러 늑막강 내의 압력을 낮추어야 한다. 시간이 허락되면 플라스틱으로 된 바늘을 사용하는 것이 좋고 50 cc 주사기에 생리식염수를 조금 담아 연결해서 사용하면 식염수를 통해 공기가 나오는 것을 관찰할 수 있어 바늘로 긴장성 기흉을 진단할 수 있다.

주사바늘을 계속 꽂아 두어 흉막강 내의 압력을 대기압과 동일하게 만들어 더 이상의 진행을 막아야 한다. 그 후에 흉부 X-ray를 찍고 흉관을 삽입하는 등 정상적인 진단 및 치료 과정을 시행한다.

바. 폐기능 검사의 해석

1) 폐활량 측정법(spirometry) : 총론 참조
2) 기관지 확장제 반응(Bronchodilator response) : 총론 참조
3) 폐용적

정상치는 예측치의 80~120% 사이이다.

총폐용량, 기능적 잔기량(functional residual capacity)이 증가하면 hyperinflation, 잔기량(residual volume)이 증가하면 air trapping을 의미한다.

4) 폐확산능

일산화탄소의 확산능(DLCO)으로 평가하며, 폐용적으로 보정한 수치(DLCO/VA)를 예측치와 비교하여 판정한다.

DLCO/VA < 80% : 감소
DLCO/VA 80~140% : 정상
DLCO/VA > 140% : 증가

사. 상기도 폐쇄

상기도 질환 중 후두부와 기관의 폐쇄를 일으키는 질환으로는 성대마비, 화상 혹은 유

독 가스에 의한 상기도의 손상, 이물질 흡입, 혈관신경성 부종, 감염에 의한 후두기관지염, 후두개염, 그 외 종양에 의한 폐쇄 등이 있다.

병력상 애성 혹은 변성이 있는 경우는 후두부 질환을 의심하여야 하며 croup의 경우는 개가 짖는 듯한 기침이 특징적이다. 또한 이전에 갑상선 수술 혹은 폐암의 병력이 있는 경우는 성대마비를 의심하여야 하며, 이전에 기관삽관술의 병력이 있는 경우는 후두부 및 기관 폐쇄의 가능성이 있으며, 또한 이물질 흡입의 경우 성인에서는 의식장애가 선행하는 경우가 많으며 혈관신경성 부종의 경우는 아스피린이나 NSAIDs의 복용 혹은 가족력 등이 도움이 된다.

진찰 소견상 흡기 시 천음이 들리는 경우는 후두부 폐쇄를 강력하게 시사하며, 흡기 및 호기 시 모두 천음이 들리는 경우는 기관 폐쇄를 시시하며 혈관신경성 부종의 경우는 눈주위와 입술의 부종을 동반한다.

심하면 환자는 호흡보조근육을 사용하고 청색증을 보이며 또한 흡기시 복부는 팽창, 흉부는 수축하고 호기 시는 그 반대 현상이 일어나는 소위 기이호흡(paradoxical breathing)을 보이기도 한다.

검사 소견으로는 폐기능검사로 유량용적곡선상 흡기 시 혹은 호기 시 평탄부 소견을 보이며 경부 연부조직 방사선 촬영이 도움이 된다. 구체적 진단은 후두경 혹은 기관지 내시경 및 CT 촬영 등이 필요하겠으나 치료가 무엇보다 중요하다.

기도를 확보하여야 하며 환자가 의식이 없는 경우에는 머리를 과신전 상태로 하고 혀를 앞쪽으로 당겨 혀에 의한 기도 폐쇄를 방지하고, 최대한의 산소공급을 함과 동시에 기관삽관술을 실시한다. 이때 다소 작은 직경의 기관 내 튜브를 사용할 수도 있다. 무리한 삽관술로 출혈이 생기면서 기관삽관술을 실패하였을 경우는 추후 기관삽관술이 더욱 어려워지므로 성대를 직시하고 천천히 삽관술을 실시하여야 한다. 이를 위해 평소 술기를 익혀야 한다.

이물질에 의한 후두부 폐쇄 시는 Heimlich 수기를 이용한 흉강압력의 급작스러운 상승을 유도하여 이물질 배출을 시도하고 실패하였을 경우는, 즉시 기관절개술이나 윤상 갑상막절개술(cricothyrotomy)을 고려하여야 한다.

Chapter

02 심장 내과

1. 수련 목표

가. 다음 심장질환에 대하여 각 1 예 이상의 임상 경험을 습득한다.

1) 협심증 및 급성 심근경색증 : 흉통의 원인을 정확히 감별 진단하고, 이에 따른 진단 방법 및 치료 원칙을 알아야 한다.
2) 부정맥 : 환자가 호소하는 증상을 정확히 이해하고, 심전도, Holter monitoring 및 그 밖의 진단 방법 및 치료를 알아야 한다.
3) 심부전증 : 원인, 진단 및 일반적 치료 원칙을 알아야 한다.
4) 판막질환 : 판막질환을 초래하는 원인, 임상 경과 및 치료를 알아야 한다.
5) 고혈압 : 고혈압의 원인 및 일반적 치료 원칙을 습득해야 한다.
6) 심낭 질환, 대동맥 질환

나. 심장질환이 있는 경우 시행하는 기본 검사를 이해한다.

1) 심전도 기계의 조작 및 기본적인 심전도 소견의 이해
2) 심초음파가 필요한 일반적인 적응증
3) 관상동맥질환이 의심되는 경우 시행되는 운동부하검사, 핵의학 동위원소 주사를 이용한 심근관류스캔(thallium SPECT), 관상동맥 조영술 및 경피적 관동맥 성형술(coronary angiography with PTCA, STENT) 및 이에 따른 합병증
4) 홀터 검사(Holter monitoring), 경사테이블 검사(head-up tilt test)의 시행 방법

2. 근무시 숙지해야 할 기본 술기

1) 심전도 : 총론-17 심전도 기록 및 심전도 소견 참조
2) 대퇴동맥 지혈

중재시술 후 대퇴동맥에 삽입된 sheath을 제거하게 되는데, 이때 혈종이 생기지 않도록 조심스럽게 30분 이상 압박해야 한다. Sheath를 제거할 때 중요한 점은 sheath 내에 함유되어 있는 혈전을 혈관 속으로 밀어넣지 않아야 하는 것이다. 이를 위해서는 sheath 제거 시 너무 강한 압력을 주면 안되고, sheath가 완전히 제거되자마자 적절한 timing을 맞추어 압박을 시작해야 한다. 지혈하는 위치는 천자부위 약 1 cm 상방에서 아래로 밀듯이 압박하면 되며 이때 4×3 gauze 3장 정도를 6등분해서 동그랗게 만들어 누르면 된다(대퇴 정맥의 지혈인 경우는 위치와 방향이 반대로 되어 천자 부위 1 cm 하방에서 위쪽으로 밀며 눌러야 한다). 이때 하지의 순환(color, warmth & pedal pulse)은 유지되어야(dorsalis pedis artery가 촉지되어야) 하므로 심한 압박은 금기. 기립성 저혈압과 미주 신경성 반응(vasovagal reaction)이 생기면 수액과 atropin을 정주한다.

3. 인턴 선생님들이 알아야 할 약물

가. 협심증(Angina)

1) Nitroglycerin 설하정 또는 Isoket spray를 흉통 발생 시 및 흉통 발생 전에 투약하도록 교육하며, 반드시 휴대하도록 교육한다. 5분 간격으로 3회 투여시에도 증상의 호전이 없는 경우는 급히 응급실을 찾도록 교육한다.

2) Heparin and/or Nitroglycerin(NTG) infusion
   가) IV heparin : 5,000 U bolus IV loading 후 800~1,000 U/hr로 정주하면서 aPTT가 45~60 sec 되도록 조절한다.
   나) Low molecular heparin인 경우는 aPTT monitoring이 필요하지 않다. Dalteparin 120 IU/kg S.C. injection q 12 hrs Enoxaparin 1 mg/kg S.C. injection q 12 hrs
   다) D5W 500 cc + NTG 10 mg : 10 μg/min(15 cc/hr)에서 시작해서 기저 동맥압이 10% 감소할 때까지 5분마다 10 ㎍/min씩 증량해서 최고 200 μg/min까지 가능
   라) D5W 400 cc + Isoket 100 mg : 10 ㎍/min(4 mg/hr)에서 시작해서 100 μg/min(7 mg/ hr)까지 사용 가능. 만약 수축기 혈압이 90 mmHg 이하로 감소하면 중지

3) glycoprotein IIb/IIIa inhibitor
   헤파린 및 나이트레이트 정주를 포함한 최대 항협심증 치료에도 불구하고 안정 시 협심증이 지속되며, troponin이 상승하거나 심전도에서 ST 분절의 하강이 동반된 경우에 사용을 고려한다. Agrastat(Tirofiban)을 30분간 0.4 μg/kg/min로 정주한 뒤 0.1 μg/kg/min으로 48~72시간 정주

나. 급성 심근경색증(Acute myocardial infarction)

1) Aspirin 200 mg p.o. qd : **즉시 모든 환자들에게 투여**
   Atenolol 25~50 mg p.o. qd
   - 저혈압에 주의(필요시는 short acting 베타 차단제인 esmolol 정주가 안전)
     ACE inhibitor : Enalapril 5~10 mg, Lisinopril 5~10 mg, orRamipril 2.5~5 mg p.o. qd
   - 저혈압에 주의
   - 급성 심근경색 24시간 이내에 시작하는 것이 좋다.

2) **칼슘 차단제는 사용하지 말 것, 단 심근경색 후 반복적인 흉통 시 사용**
   하벽 심근경색, 특히 우심실 경색에서는 혈압강하제(나이트레이트 등)는 요주의.
   만약 혈압이 저하되는 경우에는 중지하고 수액을 충분히 줄 것

만약 심전도상 ST 분절이 상승한 급성 심근경색 환자가 흉통 시작 12시간 이내 응급실 내원 시는 담당 내과 전공의 또는 심장내과 전임의에게 보고하여 일차적 관동맥 성형술 시행 여부 또는 혈전용해제 투여 여부를 결정한다.

3) Heparin

Heparin : 5,000 U IV bolus followed by 1,000 U/hr(adjusted to maintain aPTT between 1.5 and 2 times the control value) for 3~5 day

다. 변이형 협심증(Variant angina)

나이트로글리세린 설하정에 반응이 좋은 안정 시 흉통 특히 새벽에 흉통이 발생하는 경우, 협심증의 일일주기 변동이 있거나, 또는 음주 후 흉통이 악화되는 경우 변이형 협심증을 고려한다.

1) Isoket 40 mg p.o. bid or elantan 20 mg p.o. bid
2) Diltiazem 90 mg p.o. bid, verapamil 120 mg p.o. bid, or Norvasc 5 mg p.o. qd
3) 변이형 협심증에 대한 진단적 검사(즉 Ergonvine 유발검사) 전 72시간 동안은 항협심증제제(혈관 확장제)를 투약하지 말 것(고혈압 환자인 경우는 ACEI 혹은 ARB 제재로 조절)

라. 울혈성 심부전(Congestive heart failure)

1) Digoxin (1 T = 0.25 mg, 1Ⓐ = 0.25 mg/l mL)
   가) very rapid digitalization(within 12 hr) : 0.5~1 mg IV initially, and then 0.125~0.25 mg q 2~4 hr as needed
   나) Rapid digitalization(within 24 hr) : 1~1.5 mg by mouth initially, and then 0.5 mg q 6 hr until digitalized
   다) Moderately rapid digitalization(within 2~3 days) : 0.5 mg tid by mouth for 2~3 days until digitalized
   라) Slow digitalization(within 5~8 days) : 0.25 mg tid by mouth for 5~8 days until digitalized
   마) Usual method
      (1) 0.5~0.75 mg IV or p.o. initially, and then 0.125~0.25 mg p.o qd
      (2) 나이와 체중, 신장 기능에 따라 유지 용량 조절 Digoxin level은 경구 투여 6시간 이후 측정

2) Dobutamine(250 mg/5 mL Dobuject)
: 1~2 ㎍/kg/min부터 10 ㎍/kg/min까지 사용
D5W 250 mL + Dobutamine 250 mg ~ 1,000 mg

과별 진료지침

마. Hypertensive crisis

1) Nitroprusside(Nitroprusside sodium : 50 mg /2 mL Nipride)
   : 0.5 ㎍/kg/min에서 시작하고 일반적으로 10 ㎍/kg/min을 넘지 않도록 한다.
   D5W 250 mL + Nitroprusside 50 mg

2) Labetalol(1 T = 100 mg, 1Ⓐ = 100 mg/20 mL)
   가) 20 mg IV and 20~80 mg q 10 min(total 300 mg)
   나) 0.5~2 mg/min(240 mL/d) ex) D5W 260 cc + Labetalol 12Ⓐ (4.2 g) (= 2.4 mg/mL)

3) Adalat 10 mg 설하제는 고혈압 시 흔히 사용되나 혈압하강이 환자별로 큰 차이가 있고 오히려 허혈성 심질환을 악화시킬 수 있어 단순히 높게 측정된 고혈압에는 사용하지 않아야 한다.

4. 동의서가 필요한 특수검사에 대한 설명서

가. 관상동맥 조영술과 경피적 관동맥 성형술

1) 환자분의 진단명은 협심증/심근경색증 또는 _____입니다.
2) 관상동맥 조영술은 협심증이나 심근경색증이 의심되는 경우에 (1) 관상동맥질환이 있는지를 확인하고, (2) 관상동맥 협착이 있다면 위치와 협착의 심한 정도 및 그 모양을 파악하여 (3) 치료방침(약물치료, 경피적 관동맥 성형시술, 관상동맥 우회수술 등)을 정하고자 시행하는 검사입니다. 검사 방법은 팔목 또는 대퇴부에 국소 마취를 한 후 혈관(동맥)을 통하여 카테터를 심장 혈관까지 삽입하고 조영제를 투여하여 혈관을 촬영합니다.
3) 경피적 관동맥 성형술은 조영술과 유사한 방법으로 좁아진 관동맥의 협착 부위를 넓혀주는 시술법입니다. 관동맥 협착 부위로 유도 철선을 통과시킨 후 풍선 도자로 확장하고 잔여 협착 정도에 따라 스텐트(그물망)를 삽입합니다. 풍선, 스텐트와 함께 다이아몬드칼과 같은 기구로 혈관 내벽에 죽상반을 절제하는 시술(rotatabulation, directional atherectomy) 등을 병행하기도 합니다. 혈관이 광범위하게 막힌 복합 병변이거나 혈관이 완전히 막혀서 유도 철선이 병변 부위를 통과할 수 없을 때는 시술이 실패할 수도 있습니다.
4) 촬영 및 시술에 따르는 합병증
   가) 국소적 합병증(0.1~1%)
      통증, 출혈, 혈종, 감염, 혈관 손상, 동정맥(향후 수술이 필요할 수도 있다), 가성 동맥류

나) 조영제 사용과 관련된 합병증

과민반응으로 안면 홍조, 화끈거림, 오심, 구토, 두드러기, 가려움, 기침, 발열, 신기능 저하(투석이 필요할 수도 있다), 호흡 곤란, 폐부종, 저혈압, 쇼크, 사망 (1/50,000~1/70,000)

다) 촬영 및 시술에 따르는 전신적 합병증

(1) 부정맥, 심근경색

(2) 혈관 혈전 색전증, 콜레스테롤 색전증 → 하지 혈관 막힘, 신장경색, 뇌경색 (중풍) 등

(3) 관상동맥 손상 → 응급 관상동맥 우회수술 가능

(4) 심낭압전 → 응급 심낭 천자술 또는 응급 수술

(5) 급성 재협착 : 시술 24시간 이내에 혈관이 다시 막히는 것 → 재시술

(6) 아급성 혈전증 : 시술 24시간 이후, 주로 시술 2주 이내에 스텐트 내 혈전 형성으로 혈관이 완전히 막히는 것 → 급성 심근경색증 발생 가능하며 재시술 필요

(7) 저혈압, 쇼크, 예기치 못한 사망 가능

(8) 시술에 따르는 전반적인 사망률은 대개 1% 이내임

Chapter

03 소화기 내과

1. 수련 목표

가. 일반 목표

소화기계 질환에 대한 접근방법을 습득하고 진단과 치료로 시행되는 각종 검사 및 수기에 대하여 정확하게 이해하고 시술하여야 한다. 또한 의료진 및 환자와 그 가족의 인격을 존중하는 인간성을 함양한다.

나. 구체적 목표

1) 소화기계 질환에 대한 병력청취 및 신체검사를 숙지하여 일차진료의 능력을 함양한다. 특히 응급환자에 대해 신속하고 정확한 평가와 처치를 할 수 있어야 한다.
2) 소화기 내과에서 행해지는 기본수기들의 적응증과 방법, 우발증에 대해 이해하고 직접 행할 수 있어야 한다.
3) 소화기 내과에서 흔히 사용하는 약물들의 작용기전과 용량, 주의할 점에 대해 이해하고 처방할 수 있어야 한다.
4) 소화기 내과에서 시행되는 각종 검사들의 적응증과 방법, 우발증에 대해 이해하고 환자와 보호자들에게 이를 설명할 수 있어야 한다.

2. 필요한 기본수기

가. 위비관삽입술

“기본수기” 편 참조

나. 위세척술

1) 목적
   - 가) 상부위장관 출혈과 하부위장관 출혈의 감별
   - 나) 출혈의 속도 평가
   - 다) Blood clots를 제거함으로써 내시경 시야에 도움

2) 방법
   - 가) 16-18 Fr의 위비관을 통하여 주입한다.
   - 나) 한 번에 200~300 cc의 위세척액을 위비관을 통하여 주입한다.
   - 다) Gravity drainage(자연적으로 배액되게 하는 것)가 forceful aspiration (syringe로 억지로 aspiration 하는 것)보다 더 효과적이고 위점막에 덜 손상을 준다.
   - 라) Forceful aspiration 시 위점막에 손상을 주어 내시경 시 진단에 혼동을 일으킬 우려가 있다.

마) 식도정맥류나 Mallory-Weiss tear가 의심될 때는 주의한다.
바) 저체온, 폐흡인, 흡인에 의한 위점막손상 등이 있을 수 있다.

다. 복수천자

"기본수기" 편 참조

라. Sengstaken-Blakemore 관의 삽입과 이에 대한 관리

"기본수기"편 참조

마. 내시경 시술 전후의 환자관리

1) 적응증의 확인
2) 상대적 금기증의 확인 :
   나이가 아주 많을 때, 급성 심근경색증(AMI) 직후, 부정맥, 심부전, 대동맥류, 대동맥박리, 고도의 호흡기 질환, 소화관 천공 혹은 폐색, 소화관 수술 직후
3) 설명 및 동의 : "동의서가 필요한 특수검사 및 시술에 관련된 주요 합병증" 참조
4) 전처치
   가) 전날 저녁 9시부터 금식
   나) 심장약, 혈압약, 천식약은 그대로 복용(아침 일찍 복용하게 한다)
   다) 기포제거제(simethicone), 위분비 및 운동억제제(anticholinergic), 인두부 국소마취제(lidocaine) 등과 필요시 진정제(midazolam) 등을 전처치
5) 검사 후 인두마취가 풀릴 때까지 30분~1시간 금식, 조직검사 후에는 부드러운 음식부터 먹게 교육, 특히 진정제를 사용한 경우에는 당일은 운전금지
6) 검사 및 시술이 끝난 후 V/S, 증상 등을 확인하고 이학적 검사를 하여 필요시 좀 더 관찰

3. 흔히 사용하는 약물

다음 모든 약제들의 용량은 연령, 간부전이나 신부전 등 동반질환에 따라 적절히 조절해야 하며 아래에서는 성인에서 일반적으로 쓰이는 용량을 표기한다.

가. 제산제

성분명	효능	부작용	용법
Aluminium hydroxide	산중화 보호막 형성	변비, 저인산혈증, 투석치매, tetracycline 흡수억제	매 식후 1시간, 3시간과 취침 전 (총 7회) 혹은 함량에 따라 4회 분복
Magnesium hydroxide	동일	설사, 고마그네슘혈증(신부전시)	동일
Sodium alginate	상처부위에 전자적으로 부착되어 보호막 형성 및 상처 치유	흡수문제 없음	하루 4회 2팩씩 복용

나. H_2 차단제

성분명	효능	부작용	용법
Cimetidine	위의 벽세포의 H_2 수용체에서 histamine에 길항하여 위산분비를 억제	오심, 구토, 설사, 두통, 간기능이상, Cr증가, 소양증, 발진, 유즙분비, 여성형 유방, 성기능감소, 어지러움, 의식장애, 백혈구 및 혈소판감소, 알레르기반응, CYP450 억제	800 mg 취침 전 혹은 400 mg b.i.d (질환에 따라 약간 다름)
Ranitidine	유사	유사	300 mg 취침 전 혹은 150 mg b.i.d
Famotidine	유사	유사	40 mg 취침 전 혹은 20 mg b.i.d
Nizatidine	유사	유사	300 mg 취침 전 혹은 150 mg b.i.d
Roxatidine	유사	antiandrogenic activity 적음	150 mg 취침 전 혹은 75 mg b.i.d

다. PPI (proton pump inhibitor)

성분명	효능	부작용	용법
Omeprazole	위의 벽세포의 H^+ pump를 비가역적으로 억제하여 위산분비를 강력히 억제	오심, 설사, 복통, 두통, 근골격계 통증, 어지러움, 요이상, CYP450 억제	20 mg/day
Lansoprazole	유사	유사	30 mg/day
Rabeprazole	유사	유사	20 mg/day
Pantoprazole	유사	유사	40 mg/day
Esomeprazole	유사	유사	40 mg/day

라. 기타 궤양치료 약제

성분명	효능	부작용	용법
Sucralfate	위산과 펩신에 물리화학 적인 장벽형성 성장인자 촉진 PG합성 촉진 점액과 중탄산생성 증가	변비(2~3%), 알루미늄 독성 (신부전 시) 저인산혈증	1g q.i.d
Bismuth	궤양을 코팅 펩신과 결합 PG, 점액, 중탄산의 분비를 촉진 *H. pylori*억제	대변변색 신경독성 (장기간사용 시) 간기능이상	240 mg b.i.d 혹은 120 mg q.i.d
Misoprostol	중탄산분비 증가 점막혈류 증가	설사(10~30%), 복통 자궁수축과 출혈 (임산부는 금기)	200μg q.i.d
Teprenone	PG, 중탄산 분비 촉진 등 세포 보호작용	경한 간기능이상 외	50 mg t.i.d
Pirenzepine	항콜린제로 위산분비 억제	구갈, 변비, 시야장애, 배뇨장애 등 항콜린성 작용	50 mg b.i.d 혹은 t.i.d

마. 소화제

: 약제에 따라 다양한 성분들 서로 다른 용량으로 혼합되어 있음

성분명	효능	부작용	용법
Pancreatin, Pancrelipase	lipase, amylase, protease	과요산혈증, 오심, 설사, 과민반응	췌장염의 치료를 위해서는 고용량 투여가 가능

바. 진경제

복통 환자에서 사용 가능하나 반드시 복부 진찰로 surgical abdomen을 감별하고 신중히 사용해야 함.

성분명	효능	부작용	용법
Hyoscine-N-butylbromide	scopolamine의 반합성 유도체로 항콜린작용	구갈, 변비, 시야장애, 안압상승, 배뇨장애 등 항콜린성 작용	10~20 mg t.i.d 혹은 q.i.d 필요시 10~20 mg IV, IM, SC
Caroverine Spamon	Ca channel 차단과 glutamate의 길항작용	구갈, 발진	20~40 mg t.i.d 혹은 q.i.d
Tiropramide	평활근세포 내의 Ca 조절로 진경작용	저혈압, 오심, 구토,변비, 구갈, 졸음,	100 mg b.i.d 혹은 t.i.d 필요시 50 mg IV, IM
Pinaverium	Ca channel을 차단	식도점막자극, 구갈,식욕감퇴, 복부팽만감	50 mg t.i.d
Tiquizium bromide	atropine과 유사한 항무스카린 작용	구갈, 변비, 시야장애, 안압상승, 배뇨장애 등 항무스카린성 작용	5~10 mg t.i.d

사. 진토제

성분명	효능	부작용	용법
Metoclopramide	5HT4항진, 도파민길항	불안, 수전증, 근육긴장, 부정맥, Parkinsonism, 프로락틴 증가 등 도파민 길항효과	10~20 mg t.i.d 혹은 q.i.d 필요시 10~20 mg IV, IM, SC
Domperidone	말초 도파민길항	중추신경계에 대한 도파민 길항효과 적음	20~40 mg t.i.d 혹은 q.i.d
Erythromycin	motilin 항진	식욕, 알레르기, 복통, 간기능 이상, 정맥염	250 mg b.i.d PO 혹은 IV
Cisapride	5HT4 항진	QT 연장 등의 심각한 부작용	발매 중지됨
Ondansetron	5HT3 길항	변비, 두통, 무력감, 간기능 이상, 복통, 설사 등	항암치료 시 사용 (혈액종양내과 참조)
Granisetron	5HT3 길항	변비, 두통, 무력감, 불면, 불안, 간기능 이상	항암치료 시 사용 (혈액종양내과 참조)

아. 정장제

성분명	효능	부작용	용법
유산균 제제	장내세균의 균형 회복	복부 팽만, 유당 불내성 시 금기	균종에 따라 조절

자. 하제 : 장폐쇄 환자에서는 주의해야 함

성분명	효 능	부작용	용 법
차전자피(psyllium)	부피형성하제 장기복용 가능	알레르기, 복통, 구토	식전이나 식간에 물과 함께 q.dt.i.d
Lactulose	고삼투성하제 대장내 독소 제거 효과 장기복용 가능	복부팽만, 방귀, 오심, 구토, 갈락토스혈증시 금기	15~30 mL q.d(변비치료 시) 약 25 mL t.i.d (1일 2~4회 보게) (간성혼수 예방 시)
Glycerin	고삼투성하제	별로 없음	5~15 mL (관장용으로만)
d-sorbitol	고삼투성하제 대장내 독소 제거 효과	부종, 전해질 이상	70% 액제로 30~150 mL(경구) 25~30% 액제로 30~60 mL (관장)
산화마그네슘 (MgO)	염류성 하제 (마그네슘염)	고마그네슘혈증 (신기능 저하 시 조심)	1일 1~3 g을 분복
콜른라이트 산	염류성 하제 (나트륨염)	구토	검사 4시간전 물에 녹여 4 L로 만들어 10분마다 240 mL씩 대장내시경 전 처치
Anthraquinone 제제 Aloe, Senna, Cascara, Casanthranol	자극성 하제	복통, 오심, 구토, 대장 흑색증	저녁식후 5 g 혹은 5 g b.i.d (아락실과립)
Polyphenol 제제 Bisacodyl, Phenophthalein	자극성 하제	복통, 오심, 구토	5~15 mg q.d 경구 10 mg/회 관장 (둘코락스정)
계면활성제 Caster oil, Docusate	자극성 하제	복통, 오심, 구토	

과별 진료지침

차. 지사제

성분명	효 능	부작용	용 법
Loperamide	opioid 약제로 장관운동억제	구토, 변비	하루 2~6 g을 분복
Diphenoxylate	opioid 약제로 장관운동억제	구토, 변비	20 mg/day
Smectite	흡착효과	별로 없음	3 g(1포) t.i.d

카. 간염 치료제, 간보호 및 이담제

성분명	효능	부작용	용법
Interferon-α	만성 B형 및 C형 간염의 치료	flu-like syndrome, 근육통, 두통, 오심, 골수억제, 불안, 우울증, 자가면역성 갑상선염, 탈모증, 발진	매일 5백만 단위 혹은 주 3회 1,000만 단위 SC×16 wk(in HBV) 주 3회 300만 단위 SC×6 Mo (in HCV)
Lamivudine	만성 B형간염의 치료	거의 없음, 치료 중 일시적인 ALT 상승, 치료중단 후 ALT 상승, YMDD mutant 발현	100 mg q.d PO×1yr 하면서 재평가
Silymarin	간세포재생, 간세포막안정, 항산화, 항염증	경미한 설사	35~140 mg t.i.d
Biphenyl dimethyl dicarboxylate	ALT 감소	일과성 황달, 오심	25~50 mg t.i.d
Ornithine	간의 해독작용증가, 에너지평형개선	오심, 후두부의 열감	3g q.d 혹은 b.i.d PO 상태에 따라 적절한 양 IV
Ursodeoxycholic acid	담즙, 담석내의 콜레스테롤 함량을 낮춤	설사, 근골격통	200~250 mg t.i.d
Terpene	담석용해, 담석으로 인한 통증 완화	트림, 오심, 구토	1~2 capsule t.i.d

타. 기타 약제

성분명	효능	부작용	용법
Octreotide	내장혈류 감소, 문맥압 감소, 췌장외분비 감소, 소장운동 촉진	저혈당, 지방변, 담낭기능저하	25~50 μg/hr 점적(정맥류 출혈) 100 μg이하(소장운동 촉진)
Simethicone	표면장력을 감소시켜 거품을 없애고 가스배출을 쉽게	설사, 오심, 구토, 복통	40~50 mg t.i.d (복부팽만시) 검사 15분전 25~50 mg + 물 10 ml
Sulfasalazine	항염증제로 염증성 장질환에 사용	별두통, 오심, 설사, 발진	2~6 g/day PO(경과에 따라) 500 mg b.i.d suppository

4. 동의서가 필요한 특수검사 및 시술에 관련된 주요 합병증

모든 검사와 시술에는 환자의 상태, 협조, 기술적인 어려움 등으로 실패 가능성이 항상 있다.

가. Hollow Viscus Division

1) 상부위장관 출혈에 대한 치료 내시경(정맥류 출혈은 제외)

가) 순수 에탄올 주사법(ethanol injection) : 천공(1~3%), 궤양크기의 증가

나) 고장생리식염수와 에피네프린주입법(hypertonic salineepinephrine injection) : 심혈관계 이상

다) 전기응고소작법(electrocoagulation) : 천공, 출혈의 악화

라) 열도자법(heat probe) : 천공

마) 아르곤 플라즈마 응고소작법(APC)

바) 교액법(hemoclipping)

사) 밴드 결찰술(band ligation) : 천공

아) 내시경적 살포법(조직접합제, 교원질, 혈액응고인자 등)

2) 이물제거술

열상, 궤양, 천공, 출혈, 이물의 매복, 불충분한 제거, 이물의 기도 내 흡인

3) 경피 위루술(PEG, Percutaneous Endoscopic Gastrostomy)

사망(0.5%), 출혈, 천공 및 복막염, 창상 감염, 문합부 유출, 영양관의 일탈, 복강 기종, 흡인성 폐염, 발열

4) 위·식도 점막절제술(EMR, Endoscopic Mucosal Resection) 및 위·식도 점막하박리술(ESD, Endoscopic submucosal dissection)

출혈(5~10%), 천공(0.5~1%), transmural burn

5) 식도확장술(부우지 혹은 풍선)

천공(0.5%), 출혈, 패혈증

6) 상부 혹은 하부 위장관 용종 제거술

궤양, 출혈, 천공, 정맥염, 패혈증, 장내 가스 폭발

7) 초음파 내시경

8) 초음파 내시경유도 세포흡인술(EUS-FNAB)
출혈, 천공, 복막염, 종격동염(식도 및 종격동 시술시)

나. Hepatology Division

1) 간생검
사망(0.01%), 출혈(간내 혈종, 복강내 출혈, 흉강내 출혈, 담관내 출혈), 담즙성 복막염, 감염, 주위 조직손상(신장, 대장), 동정맥루

2) 진단적 복강경
사망(0.1%), 피하기종, 기흉, 공기색전증, 출혈, 쇼크, 감염, 장천공

3) 간동맥 화학색전술(TACE, Transarterial Chemoembolization)
색전후 증후군(동통, 고열, 오심, 구토), 간기능 저하, 간부전, 간파열, 간내 담관 손상, 간농양, 감염성 담즙종, 패혈증, 담낭염, 담낭경색, 췌장염, 비장경색, 식도 정맥류의 악화, 위와 십이지장의 미란과 궤양, 폐경색, 폐부종, 폐렴, 폐전이, 폐농양, 피부발적, 척수동맥 색전

4) Lipiodol 전산화 단층촬영(Lipiodol CT)
혈관폐색, 뇌색전증, 과민반응, 요오드 중독증

5) 경피적 에탄올 주입치료(PEIT, Percutaneous Ethanol Injection Theraphy)
통증, 발열, 출혈, 흉수, 담관손상으로 인한 담관염과 황달, 간농양, 간경색, 담관내 출혈, 천자침 경로를 통한 종양전파

6) 고주파 열치료(RITA, Radiofrequency Interstitial Tissue Ablation)
복통, 우측 견갑통, 간기능 이상, 간내 혈종, 전극 경로를 통한 종양전파

7) 식도 정맥류에 대한 내시경적 경화요법(EIS, Endoscopic Injection Therapy)
흉통, 발열, 연하곤란, 흉수, 식도 협착, 식도 궤양, 식도 괴사, 식도 천공, 흡인성 폐렴, 알레르기 반응, 쇼크, 간문맥 혈전증, 폐색전증, 척수 마비, 균혈증

8) 식도 정맥류에 대한 내시경적 결찰술(EVL, Endoscopic Variceal Ligation)
흉통, 연하곤란, 식도 궤양, 흡인성 폐렴

9) 경내경정맥 간내 문맥정맥 단락술
(TIPS, Transjugular Intrahepatic Portosystemic Shunt)
사망(1% 미만), 간성 혼수, 간기능 악화, 감염, 출혈, 단락의 폐색, 스텐트의 일탈, 만성적인 혈관 내 용혈

다. Pancreaticobiliary Division

1) 내시경적 역행성 췌담관 조영술
(ERCP, Endoscopic Retrograde Cholangio- pancreatography)
췌장염, 담관 내 출혈, 천공, 조영제에 의한 알레르기, 쇼크, 담관염, 장관 손상

2) 내시경적(유두)괄약근 절개술
(EST, EPT, Endoscopic Sphincterotomy, Endoscopic Papillotomy)
출혈, 천공, 췌장염, 담관염, 담낭염, 결석감돈, 바스켓 감돈, 담즙유출, 후기 합병증(유두부 협착, 담석 재발, 담도염, 담낭염)

3) 내시경적 담즙 배액술
(1) ENBD(Endoscopic Nasobiliary Drainage)
배액관의 일탈, 비점막자극, 점막궤양
(2) ENPD(Endoscopic Nasopancreatic Drainage)
췌장염, 가성 낭종의 감염, 농양, 배액관의 자연일탈, 비점막자극, 점막궤양
(3) ERBD(Endoscopic Retrograde Biliary Drainage)
십이지장 천공, 출혈, 췌장염, 췌담도폐색으로 인한 담관염과 황달, 일탈(담관 상부 혹은 십이지장)

4) 경피 경간적 담도조영과 담즙배액술
(1) 경피 경간적 담도조영술
(PTC, Percutaneous Transhepatic Cholangiography)
(2) 경피 경간적 담도배액술
(PTBD, Percutaneous Transhepatic Biliary Drainage)
(3) 경피 경간적 담낭배액술
(PTGBD, Percutaneous Transhepatic Gallbladder Drainage)
통증, 출혈, 감염, 조영제 부작용, 담도손상, 담관 내 출혈, 담즙유출

5) 담도 내시경
(1) T 튜브를 통한 술후 담도경(POCS, Postoperative Cholangioscopy)

(2) 경피 경간적 담도경
(PTCS, Percutaneous Transhepatic Cholangioscopy)

(3) 경피 경간적 담낭경
(PTCCS, Percutaneous Transhepatic Cholecystoscopy)
통증, 발열, 출혈, 패혈증, 누공파열, 담즙성 복막염(∵시술을 위해 PTBD와 PTBD 누공의 확장이 필요), 오심, 구토, 설사, 체액량 증가

(4) 경구 담도경(PCS, Peroral Cholangioscopy)
ERCP의 합병증과 유사
(∵ ERCP술기로 모내시경과 자내시경을 이용해 접근)

6) ESWL(Extracorporeal Shock Wave Lithortripsy)

7) MRCP(MR Cholangiopancreatography)

8) EUS(Endoscopic Ultrasonography)

5. 진료지침

가. 위장관 출혈(Gastrointestinal bleeding)

1) 원인

가) 상부위장관 출혈

(1) 소화성 궤양(peptic ulcer)
(2) 급성 위점막 병변(acute gastric mucosal lesion : AGML)
(3) 식도 · 위 정맥류(esophageal/gastric varices)
(4) 위암(gastric cancer)
(5) Mallory-Weiss syndrome
(6) 기타 혈관성 및 전신성 질환
(7) 원인 불명(5~10%)

나) 하부위장관 출혈

(1) 대장암(colon cancer)
(2) 양성 용종(benign polyp)
(3) 대장게실(colonic diverticulosis)
(4) 혈관종(angiodysplasia)
(5) 만성 염증성 장질환(chronic inflammatory bowel disease)
(6) anal bleeding, portal hypertensive enteropathy.
(7) 원인 불명(20%)

2) 병력 청취

가) 출혈 증상 : 토혈(hematemesis), 혈변(hematochezia), 흑변(melena), 기타 출혈 증상(현기, 호흡곤란, 심계항진, 협심증 증상)

나) 출혈시각 및 양상 : single, continuous, recurrent

다) 소화성 궤양을 시사하는 증상 및 병력

라) 음주력 및 최근의 투약(특히 NSAID)

마) 연관된 전신 질환 유무(특히 간질환의 병력)

바) 과거 위장관 출혈력 유무(특히 염증성 장질환)

3) 신체검사

가) 혈액학 평가 : 혈압 저하 및 빈맥은 혈액량의 20% 이상의 손실을 의미한다. 혈압 및 맥박수가 정상이면 상체를 일으킨 자세로 다시 측정한다. 이완기 혈압이 10 mmHg 이상 감소하거나 맥박수가 20/min 이상 증가 시 hypovolemia를 의미한다.

나) 만성 간질환의 징후(복수, 거미 혈관종, 황달 등)

다) 임파선 종대 및 복부종괴 유무

라) 수지 직장 검사(종괴, 치핵)

4) 검사 항목

가) CBC, urinalysis, BUN, Cr, electrolyte, coagulation profile, liver function test, glucose

나) 출혈이 나타난 직후의 hematocrit는 blood loss를 정확히 반영하지 못하므로 hematocrit가 정상범위에 있어도 병력 및 이학적 소견상 많은 양의 출혈이 의심되면 수혈을 준비하여야 한다.

5) 위 세척 : "기본수기" 참조

6) 진단

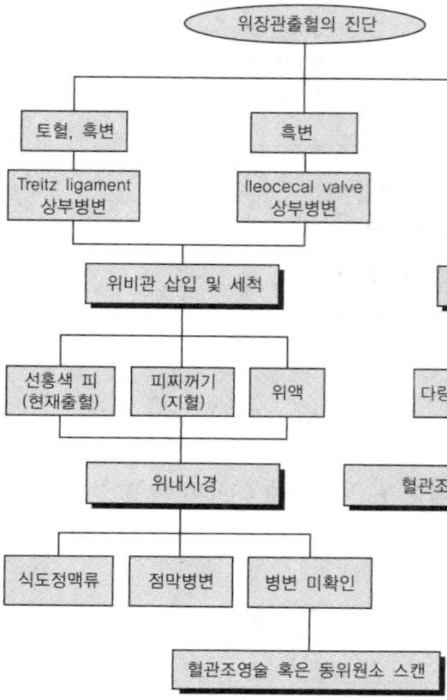

7) 병변의 확인 및 감별

가) 내시경 검사

(1) 상부위장관 출혈이 의심되면 가능한 빨리 시행한다(24시간 내 내시경 검사 시행하면 90% 이상에서 진단 가능하나 48시간 이후에는 진단율 감소)

(2) IV line 확보와 수혈 위한 cross-matching 채혈(PT 연장된 경우 FFP 투여)

(3) 내시경적 치료에 대한 동의서

(4) 응급 내시경 및 지혈요법의 시행

나) 혈관 조영술(arteriography) : 0.5~1.5 mL/min 이상 출혈 시 진단가능

다) 핵의학 주사(radioisotope scan) : 0.1 mL/min 이상 출혈 시 진단가능

8) 치료

가) 응급처치 : Hemodynamic status의 평가와 함께 응급처치를 시행하여야 하며, 이는 자세한 병력 청취 및 이학적 검사에 앞서 시행하여야 한다.

(1) Largebore IV line 확보 후 fluid replacement

(2) 환자의 발과 다리를 높게 위치시킴 : 수축기 혈압이 낮은 경우(흡인되지 않도록 주의)

(3) O_2 흡입 : 특히 노인이나 심폐질환 환자에서 중요(COPD 환자는 저용량 산소)

(4) 수혈 : whole blood 혹은 packed RBC 및 FFP(fresh frozen plasma)

(hematocrit를 최소한 30%로 유지)

나) 경험적 치료

(1) 점막병변

① 위 세척 : 그 효율성에 대하여 이론의 여지가 많다.

② H_2 길항제 혹은 omeprazole 및 제산제 투여 : 일단 지혈이 되면 H_2 길항제의 정주와 함께 강력한 제산제 30 cc를 1시간 간격으로 투여한다. 3일이 지나면 궤양치료의 표준용량을 투여한다.

(2) 식도 정맥류

① Vasopressin 정주 : 식도정맥류 출혈 시 vasopressin을 정주하여 내장순환 혈류량(splanchnic blood flow)을 적게 하여 출혈을 멎게 하는 데 효과가 있는 것으로 되어 있다. 0.2~0.4 unit/min의 속도로 정주한다. 부작용으로 뇌허혈과 심근허혈을 야기할 수 있어 수축기혈압이 100 mmHg 이상인 경우 nitroglycerin patch 혹은 nitroglycerin 5~20 ㎍/min으로 지속 정주한다.

② Octreotide 정주 : 25 ㎍/hr로 2~5일 투여한다. 가격이 비싸다.

③ 식도압박법 : 식도정맥 출혈 시 Sengstaken-Blakemore관을 삽입(시술방법 참조)하여 정맥류를 압박하여 지혈시킬 수 있다. 식도정맥류 출혈 시 75~90%에서 지혈되나 식도천공, 폐흡인 등의 합병증이 15%에서 일어날 수 있다.

다) 특수 치료

(1) 점막병변의 내시경적 치료

궤양을 비롯한 점막병변의 출혈시 여러 가지 내시경적 치료방법이 개발되어 있으며, epinephrine 및 ethanol injection 방법, laser photocoagulation 등을 사용하고 있다. 지혈효과는 보고자마다 다르나 90~95%의 성공률이다.

(2) 혈관조영술요법(arteriographic treatment)

혈관조영술로 출혈 부위를 찾아 해당 혈관에 vasopressin을 정주하거나 젤폼(gelfoam) 혹은 coil을 넣어 혈관전색(embolization)을 일으켜 지혈시킬 수 있다. 기술적인 어려움이 있으나 지혈효과는 좋은 것으로 알려져 있다.

(3) 정맥류의 내시경적 치료 요법(EIS, EVL)

내시경을 통해 식도정맥류내에 경화제를 투여하여 정맥류를 경화시킬 수 있다. 최근에는 EVL(Endoscopic Variceal Ligation)도 많이 시행되고 있다. 급성출혈 시 지혈 목적으로 사용되며 정맥류의 출혈은 대부분의 경우(2/3 이상) 재출혈되므로 출혈이 멎거나 멎게한 후 재출혈의 예방목적으로 널리 쓰인다.

(4) TIPS(Transjugular Intrahepatic Portosystemic Shunt)

정맥류 특히 위정맥류 출혈이 상기 방법으로 조절되지 않는 경우 응급으로 시행할 수 있다.

(5) 수술 : 문합수술(shunt operation) esophageal transection

나. 간성혼수(Hepatic coma)

1) 유발인자

간성혼수의 원인 유발인자의 약 1/2은 의인성(iatrogenic)이라는 점을 유의하여야 한다.

2) 병력 청취

가) 임상증상에 대하여

(1) 수면습관의 변화여부 : 낮에 자고 밤에는 불면을 호소하지 않는가?

(2) 의식상태의 변화여부 : 안절부절 못하고 불안정하지 않은가?

(3) 이상행동 및 언어장애의 존재여부 : 질문에 엉뚱한 대답을 하거나 더디게 반응하지 않는가?

나) 원인에 대하여

(1) 신경안정제, 진통제, 이뇨제 및 기타 투약을 하지 않았는가?

(2) 토혈 또는 흑색변은 없었는가?

(3) 최근에 변비가 계속되지는 않았는가?

(4) 과량의 단백섭취(육식)를 하지 않았는가?

(5) 감염증의 증세는 없었는가? : 특히 자발성 세균성 복막염

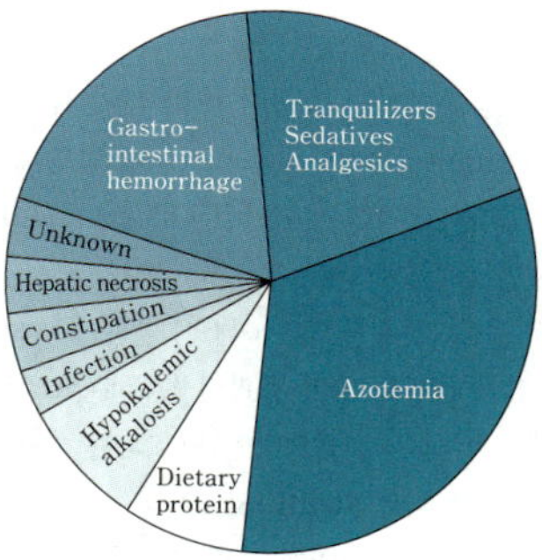

간성혼수의 원인

3) 신체 검사

가) Flapping tremor(asterixis)

환자의 팔을 앞으로 뻗게 하여 손목을 신전시키고 손가락을 펴게 한 뒤 1~2분간 관찰한다. 신전된 손목과 손가락이 갑자기 굴곡되었다가 원래 자리로 돌아가

는 것이 flapping tremor이다.

나) rigidity

다) hyperreflexia

라) fetor hepaticus

4) 검사실 소견

가) Azotemia, hypokalemia, alkalosis, hyperammonemia 등의 여부를 알기 위한 검사를 실시한다.

나) 복수가 있는 경우 천자하여 복막염이나 hemoperitoneum 등의 여부를 꼭 확인하여야 한다(시술방법 참조).

5) 치료

- 신속한 진단에 의한 조기치료가 필수적이며 치료가 늦어질 경우 회복이 불가능한 보다 깊은 혼수상태에 빠질 수 있다.
- 일반적인 간질환 및 환자들에 대한 보조적 치료
- 유발인자의 제거 및 치료
- 암모니아의 생성 및 흡수를 줄이기 위한 치료

가) 일반적 치료

(1) 활력 징후(vital sign)를 정확히 측정 기록하면서 수시로 환자의 의식상태, 변화와 반사반응 상태 및 호흡상태를 관찰한다.

(2) 수분 및 전해질 균형 유지

① 포도당 용액을 정주함으로써 저혈당을 예방하고 단백질의 대사를 감소시킴.

② Hypokalemic alkalosis가 있으면 수액에 KCl을 섞어서 투여한다.

③ Azotemia가 있는 경우 탈수를 교정해 주어야 하며 필요한 경우 투석도 유용할 수 있다.

④ 탈수가 교정된 후에는 일반적으로 전날의 배뇨량을 넘지 않게 수액을 투여하는 것이 과수분현상이나 dilutional hyponatremia 및 폐수종을 예방하는 방법이 된다.

(3) 산소공급

저산소증이 흔히 동반되며, 이는 간세포 재생에 악영향을 미치므로 저산소증이 있는 경우는 2~5 L/min 산소를 공급해 준다.

나) 유발인자의 제거 및 치료

(1) 신경안정제, 진통제 또는 이뇨제의 사용을 피한다.

(2) 감염증의 치료

과별 진료지침

요로감염, 흡인성 폐렴, 자발성 세균성 복막염 등의 감염증이 흔하며 이들 간성혼수의 원인 또는 악화요인이 되므로 찾아서 치료한다.

(3) 위장관 출혈의 치료

출혈에 의하여 장내에는 암모니아의 근원인 혈액의 단백질이 많게 될 것이며 또한 출혈에 의한 hypovolemia나 hypoxia는 간세포 재생에 악영향을 미치게 될 것이므로 지혈에 최선을 다해야 할 것임은 물론 위세척, lactulose를 경구 투여 혹은 관장에 의하여 장내 단백을 제거하도록 하여야 한다.

다) 암모니아의 생성 및 흡수를 줄이기 위한 치료

(1) 단백 섭취제한

(2) Lactulose

① Lactulose enema

심한 간성혼수의 경우 300 mL의 lactulose를 tap water에 희석하여 하루 2~4회 retention enema(lt. lat. decubitus로 넣은 후 rt. lat. decubitus 혹은 supine position으로 유지)를 시행한다. 간성혼수의 정도가 경한 경우는 lactulose의 경구투여만 시행해도 되며, 심한 간성혼수에서 회복된 경우도 경구 투여로 대치한다.

② Oral lactulose

심한 간성혼수의 경우 lactulose enema와 함께 설사가 유발될 때까지 매시간 30~50 mL의 lactulose를 경구 혹은 위비관을 통하여 투여한다. 일단 설사가 유발되면 하루 2~4번의 묽은 변을 볼 수 있도록 용량을 조절한다(대개 15~30 mL po tid). 경한 간성혼수의 경우는 처음에 매시간 주는 용량을 생략할 수 있다.

③ 항생제

Neomycin을 0.5~1.0 g을 매 6시간마다 경구 투여한다. 거의 흡수되지 않으나 간혹 흡수되어 신장애를 일으키기도 하므로 신장애가 있는 환자에서는 조심하여야 한다. 처음부터 사용하기보다는 lactulose에 반응이 없는 경우 lactulose와 병용한다. Metronidazole을 사용하기도 한다.

다. 급성 췌장염(Acute pancreatitis)

1) 원인

가) 흔한 원인 : 담도계 질환, 술, 원발성

나) 가끔 보이는 원인 : 고지질혈증, 복부 수술, 복부 외상, ERCP, 췌담관 조영술, 약물, 감염, 소화성 궤양, 고칼슘혈증, 신장이식

다) 드문 원인 : 췌장종양, 낭성섬유증, 허혈, 혈관염, 유전성 췌장염, 임신, 기생충 감염, 간부전증, 자가면역성 췌장염

2) 병력 및 신체 검사

가장 중요한 증상은 복통이며 특징적으로 지속적인 심한 통증이 주로 심와부에 위치한다. 그러나 경우에 따라 통증이 심하지 않거나 복부가 전체적으로 아픈 경우도 있으며 통증의 시작부터 가장 심할 때까지의 시간도 수 초에서 수 시간까지 다양하다.

- 통증이 심와부뿐만 아니라 좌상복부에도 있다(담낭의 통증은 우상복부).
- 통증이 지속적이다(장관의 통증은 간헐적).
- 토해도 통증이 없어지지 않는다(위염이나 장폐색 때는 일시적으로 호전).
- 통증에 비해 복부경직이 없거나 경미하다(궤양의 천공 시에는 현저).
- 통증이 등으로 전파되며 누우면 통증이 심해지고 앞으로 구부리면 경감된다.
- 전에 췌장염을 앓은 병력이 있다(가장 믿을 만한 근거가 됨).

3) 검사실 소견

가) amylase↑, lipase↑, WBC↑, glucose↑, calcium↓, bilirubin↑, AST ↑, ALT↑, LDH↑, alkaline phosphatase↑, TG↑, PaO_2↓

나) X선 검사

- 단순 복부 촬영
- 복부 초음파
- 복부 전산화 단층 촬영

다) 진단/치료 내시경적 역행성 췌담관 조영술

4) 예후인자(Ranson Criteria)

가) 입원당시

(1) 55세 이상
(2) 백혈구 수 > 16,000/mL
(3) 혈당 > 200 mg/dL(전에 고혈당증이 없었던 경우)
(4) 혈청 LDH > 350 IU/L
(5) SGOT > 250 IU/L

나) 입원후 48시간 이내

(1) hematocrit : 10% 이상 저하
(2) BUN : 5 mg/dL 이상 증가
(3) 동맥혈 PaO_2 <60 mmHg
(4) Base 결핍 >4 mEq/L
(5) 혈청 칼슘 <8.0 mg/dL
(6) 추정되는 수분 sequestration > 6 L

라. 황달(Jaundice)

1) 병력청취

가) 황달이 나타나기 전 식욕부진, 오심, 권태감, 발열 등은 없었는가?

나) 복통은 없었는가? 복통이 있다면 지속적인가 또는 반복적인가? 발열 및 오한을 동반하는가?

다) 황달이 점차 심해지는가 또는 반복해서 나타나는가?

라) 최근 들어 체중감소가 있는가?

마) 소변 및 대변 색깔은?

바) 과거력 및 사회력 : 수술, 수혈, 음주력, 투약, 간질환 또는 담석증의 병력

2) 신체 검사

가) 수장홍반(palmar erythema), 수지상 혈관종(spider angioma), 여성형 유방(gynecomastia)

나) 복수, 간종대, 비장종대, 측부순환

다) 담낭 촉지 여부

라) 심부전 소견 유무

3) 검사

가) CBC, urinalysis, BUN/Cr, liver function test, prothrombin time, serologic markers

나) Radiologic studies

4) 감별진단

간기능 검사 및 요검사로 다음과 같이 감별 진단한다.

특성	Unconjugate bilirubin	Conjugate bilirubin
Van den Vergh reaction	Indirect (+ alcohol)	Direct
Solubility in aquous solution	−	+
Solubility in liquid solvents	+	−
Attachment to plasma albumin	+	+
Presence in icteric urine	−	+
Presence in bile	−*	+
Affinity for brain tissue	+	−
Association with hemolytic jaundice	+ +	+
Association with obstructive and hepatocellular jaundice	+	+ + +

* A small quantity of unconjugate bilirubin may be present in common bile duct bile. There is a relative increase in unconjugate bilirubin in bile in condition associated with severe unconjugated hyperbilirubinemia such as Criggler-Najjar syndrome.

Test	Type of liver disease	
	Obstructive	Parenchymal
AST(SGOT) and ALT(SGPT)	↑	↑~↑↑↑
Alkaline phosphatase	↑↑↑	↑
Albumin	N	↓~↓↓↓
Prothrombin	N~↑*	↑~↑↑↑
Bilirubin	N~↑	N~↑↑↑
γ-glutamyl transferase	↑↑↑	N~↑↑↑
5'-nucleotidase	↑~↑↑↑	N~↑

* correctable with vitamine K if elevated. N, normal ; ↑, elevated ; ↓, decreased

마. 복통(Abdominal pain)

특히 급성 복통의 진단에서 반드시 고려해야 할 것은 수술이 필요한 상황인지, 필요하다면 그 시기를 결정하는 것이다.

1) 병력 청취

가) 복통

(1) 복통의 위치

(2) 복통의 시작 양상 : sudden, rapid, gradual

(3) 복통의 성격 : intermittent, continuous, dull, sharp, crampy

(4) 복통의 기간 및 지속 시간

(5) 복통의 전파

(6) 복통의 경과 : 호전 또는 악화

(7) 복통의 악화 또는 완화 요인

나) 복통과 관련 증상 및 병력

(1) 소화기 증상 : 구역/구토, 변비, 설사, 황달, 가스 배출 장애, 출혈(토혈, 혈변, 흑색변)

(2) 배변 양상 및 성상

(3) 배뇨 양상 및 성상

(4) 산부인과력 : 월경, 임신, 질 분비물, 성 접촉력

(5) 기타 : 복부수술력, 복부외상, 유사복통의 병력, 최근 약제 복용력 및 특이 음식 섭취력

2) 신체 검사

가) 전신상태 : 활력 징후, 쇼크, 의식상태, 탈수증의 유무

나) 복부 진찰(시진-청진-타진-촉진 순서)

(1) 복부팽만, 복벽강직 유무, 복벽 외상 징후 및 피부 색조 변화(황달, 자반 등) 관찰
(2) 장 연동음의 청진
(3) 타진 시 공명음, 복수 여부 확인
(4) 압통, 반동통의 유무 및 위치, 늑연골각 압톡 여부 확인
(5) 간장, 비장의 비대여부, 종괴촉지, 탈장 유무

다) 직장수지검사
라) 골반강 내진
마) 복부 천자 혹은 복강 세척

3) 검사 항목

가) CBC, urinalysis(U/A), BUN/Cr, glucose, bilirubin, ASL/ALT, ALP
나) amylase, lipase
다) 대변(잠혈) 검사
라) 기타 혈청 생화학 검사
마) 기립 chest-PA 혹은 복부 left lateral decubitus : free gas 유무
→ 5~10분 자세 유지 후 촬영, 장천공 시 70~80% 양성
바) 복부 X선 촬영 : radioopaque stones, airbiliary gram, pneumoperitoneum, ileus pattern, aortic calcification 등
사) 심전도 : 허혈성 심질환 배제
아) 필요한 경우 응급 복부 초음파 혹은 컴퓨터 단층촬영

4) 임상상 및 감별 진단

Pain Originating in the Abdomen	
Partetal peritoneal inflammation	Vascular disturbances
Bacterial contamination	Embolism or thrombosis
Perforated appendix or other perforated viscus	Vascular rupture
Pelvic inflammatory disease	Pressure or torsional occlusion
Chemical irritation	Sickle cell anemia
Perforated ulcer	Abdominal wall
Pancreatitis	Distortion or traction of mesentery
Mittelschmerz	Trauma or infection of muscles
Mechanical obstruction of hollow viscera	Distension of visceral surfaces. e.g., by hemorrhage
Obstruction of the small or large intestine	Hepatic or renal capsules
Obstruction of the billary tree	Inflammation
Obstruction of the ureter	Appendidtls
	Typhold fever
	Neutropenic enterocolitis or "typhlittis"

Pain Referred from Extraabdominal Source	
Cardiothorack Acute myocardial infarction Myocarditis, endocarditis, pericarditis Congestive heart failure Pneumonia (espectally lower lobes) Pulmonary embolus	Pleurodynta Pneurmothorax Esophageal disease, induding spasm, rupture, or inflammation Genitalta Torston of the testis
Metabolic Causes	
Diabetes Uremia Hyperlipidemia Hyperparathyroldism	Acute adrenal insuffidency Familial Mediterranean fever Porphyrla C1 esterase inhibitor defidency (angioneurotic edema)
Neurologic/Psychlatric Causes	
Herpes zoster Tabes dorsals Radiculitis from infection or arthritis	Spinal cord or nerve root compression Functional disorders Psychlatric disorders
Toxic Causes	
Lead palsoning Insect or animal envenomation Black widow spider bites Snake bites	
Uncertain Mechanisms	
Narcotic withdrawal Heat stroke	

바. 설사(Diarrhea)

설사는 발병기전에 따라 크게 분비성 설사(secretory diarrhea), 삼투성 설사(osmotic diarrhea)로 분류할 수 있으며 기간에 따라 급성 설사(2주 미만)와 만성 설사(4주 이상)로 나눌 수 있다.

1) 급성 설사의 진단법

가) 병력

(1) 대변의 성상대변의 양, 점도, 색깔, 냄새, 점액이나 피와 같은 내용물 등은 설사의 원인을 진단하는 데 많은 도움을 준다. 아주 묽은 수양변이 많이 나오면서 점액이나 혈액이 섞이지 않은 것은 독소에 의한 설사의 특징이고, 대변에 점액이나 혈액이 섞이면 침습성 세균 감염에 의한 설사의 가능성이 높다. 대변에 악취가 나며 고형성분이 많이 섞이면서 양이 많고, 특히 지방이 많은 경우는 흡수장애에 인한 설사일 수 있다.

(2) 배변의 양상 설사를 하는 시간, 음식물 섭취와의 관계, 배변횟수 등도 중요

한 정보를 제공한다. 밤중에 설사를 하는 경우는 기능성 질환보다는 기질성 이상의 가능성을 시사하며, 12시간 이상 금식을 유지하며 관찰할 때 수양변의 설사를 계속하면 분비성 설사의 가능성이 높으나, 금식을 할 때 설사가 멎으면 삼투성 설사를 생각할 수 있다. 어느 집단에서 동시에 급성 설사가 일어나면 전염성 내지 독소를 의심해야 한다. 특정 음식이나 물을 먹은 후 급성 설사가 발생했을 경우 그 간격이 14시간 이내면 식중독일 가능성이 높고, 14시간 이상이면 세균성 설사의 가능성이 크다. 배변 횟수가 잦고, 대변량이 적으며 변의가 있을 때 복통이 있고 후증이 심하면 좌측 대장, 즉 하행결장 및 직장, S상 결장에 병변이 있고, 반대로 배변횟수가 많지 않고 한 번의 대변량이 많으며, 배변 전에는 복통이 있을 수 있으나, 배변 후에는 후증이 없으면 우측, 즉 소장이나 상행결장에 병변이 있음을 의미한다.

(3) 수반하는 증상복통, 발열, 구역, 구토, 복부팽만감, 전신쇠약감 등의 증상이 수반되는지의 여부도 진단에 도움이 된다. 심한 구역과 구토가 동반되면 식중독 혹은 화학물질에 의한 중독상태의 가능성이 있고, 발열은 여러 가지 감염증에 의한 급성 염증을 의심하게 된다.

Pathobiology/Agents	Incubation Perlod	Vomiting	Abdominal Pain	Fever	Diarrhea
Toxin producers					
Preformed taxin Bacllus cereus, staphylococus, autus Clostidium perfringens	1-8 h 8-24 h	3-4+	1-2+	0-1+	3-4+, watery
Enterotoodin vibrion cholerae, enterataxigenic Escherichia coll, Klebsiella pneumoniae, Aetomonas specles	8-72 h	2-4+	1-2+	0-1+	3-4+, watery
Enteroadherent Enteropathogenic and enteroadherent E,coll. Glardia organisms, cryptosporidiosis, helminths	1-8 d	0-1+	1-3+	0-2+	1-2+, watery, mushy
Cytotocdin ptoducers C. difficle Hemorrhagic E, call	1-3 d 12-72 h	0-1+ 0-1+	3-4+ 3-4+	1-2+ 1-2+	1-3+, usually watery, occasionally blaady 1-3+, Initially watery, Quickly bloody
Invasive organisms Minimal inflammation Rotavirus and norovirus	1-3 d	1-3+	2-3+	3-4+	1-3+, whtery

Pathobiology/Agents	Incubation Perlod	Vomiting	Abdominal Pain	Fever	Diarrhea
Vartable inflammation Salmonella, Campylobacter, and Aeromonas spedes, Vibrio parahaemolytricus, Yersinia	12 h-11d	0-3+	2-4+	3-4+	1-4+, whtery or bloody
Severe inflammation Shigella specles, enteroinvaslve E. coll, Entamoeba histolytka	12 h-8 d	0-1+	3-4+	3-4+	1-2+, bloody

Source : Adapted from DW Powell, in T Yamada (ed): Textbook of Gastroontoralagy, 4th ed, phiaddphia, Lippincott Willams & Wilkins, 2003.

나) 신체검사 소견

: 급성 설사를 가진 모든 환자에서 수분 전해질 상태를 파악해야 한다. 저혈압, 기립성 저혈압, 빈맥, 피부탄력의 감소 등은 탈수를 의미하는 소견이다. 과호흡이 있으면 탈수에 의한 대사성 산증을 의심해 보아야 한다. 이학적 검사상 복수의 압통, 종괴, 이상잡음, 항문주위 누공, 빈혈, 임파절종대, 간종대, 복수, 직장 내 대변괴에 의한 폐색 등이 발견되면 진단에 도움을 줄 수 있다.

다) 검사실 소견

(1) 전해질을 포함한 일반화학검사, 요검사, 혈액가스검사 등은 설사의 원인을 진단하기 보다는 설사에 의한 탈수상태, 전해질 균형상태의 이상 등을 알아내어 응급적인 처치를 하는 데 필수적인 검사이다. 설사가 심하면 탈수상태와 산혈증이 나타나게 되는데, 적절한 수액요법을 실시하기 위해서는 상기 검사들을 여러 번 반복해야 할 때도 있다.

(2) 대변검사대변의 기생충검사, 균 배양, 잠혈반응 등의 검사와 더불어 대변을 직접 도말하여 백혈구의 출혈양상과 지방과립의 양을 검사하는 것은 설사의 원인을 진단하는 데 중요하다. 원충 검사 시 반드시 대변이 마르지 않은 상태에서 채취 후 30분~1시간 내에 곧장 현미경 검사를 시행하여야 양성의 결과를 얻을 수 있다. 대변의 전해질 농도도 꼭 필요한 경우가 많다. 백혈구가 많이 나타나면 염증성 설사, 전해질양이 많은 경우는 분비성 설사 및 삼투성 설사를 생각할 수 있고 지방과립이 많이 보이면 흡수장애에 의한 것임을 알 수 있다.

Secreory Causes
Exagenous stimulant laxatives
Chronic ethanol ingestion
Other drugs and toxins
Endogenous laxatives (dilhydroxy bile acids)
Idiopathic secretory dilarrhea or bile acid diarrhea
Certain bacterial infections
Bowel resection, disease, or fistula(↓ absorption)
Partial bowel obstruction of fecal impaction
Hormone-producing tumors (carclnoid, VIPoma, medullary cancer of thyroid, mastocytosls, gastrinoma, colorectal villous adenoma)
Addison's disease
Congenital electrolyte absorption defects
Osmotic Causes
Osmatic laxatives (Mg^{2+}, PO_4^{-2}, SO_4^{-2})
Lactase and other disaccharides deficlencies
Nonabsorbable carbohydrates (sorbitol, lactuiose, polyethlene glycal)
Gluten and FODMAP intaterance
Steatorrheal Causes
Intraluminal maldigestion (pancreatic exocrine insufficiency, bactertal over growth, bariatric surgery, liver disease)
Mucosal malabsorption (cellac sprue, whipple's disease, infections, abetalli poprotelnemia, ischemia, drug-induced enteroparthy)
Postmucosal obstruction (1° of 2° lymphatic obstruction)
Dysmotile Causes
Irritable bowel syndrome (Including postinfectious IBS)
Visceral neuromyopathies
Hyperthyroidism
Drugs (prokinetic agents)
Postvagotomy
Factitial Causes
Cholecystectomy
Ileal resection
Bariatric surgery
Vagotomy, fundoplication

abbreviation : FODMAP, fermentable oligasaccharides, disaccharides, monoccharides, and polyals

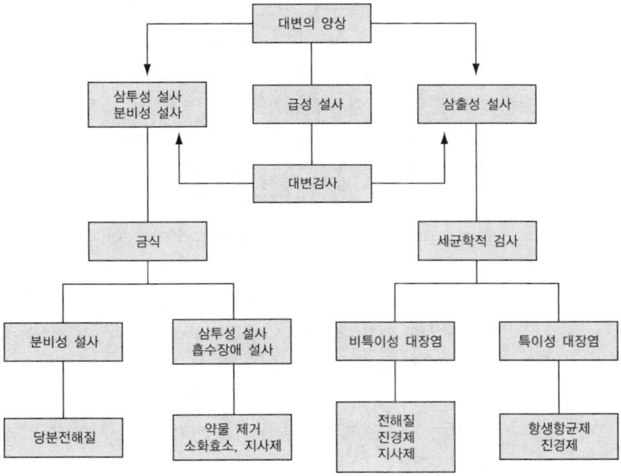

(3) 직장경 혹은 S상 결장경 검사 급성 설사를 감별하기 위하여 직장경 검사가 꼭 필요한 것은 아니지만 대변에 혈액이나 점액이 많이 섞여 나오는 경우나 후증이 심할 경우, 배변통이 있는 경우 최근에 항생제를 과다하게 사용한 경우 등에는 직장경 검사를 실시하여 염증의 유무, 궤양 혹은 출혈의 양상을 확인할 필요가 있다. 세균성 및 아메바성 이질, 궤양성 대장염, 위막성 대장염 등에 의한 설사의 감별진단에는 중요한 검사법이다. 급성 설사 환자에서는 직장경 검사를 하기 전 관장을 시행하면 직장의 점막에 손상을 주어 진단에 혼선을 가져올 수 있다.

2) 급성 설사의 응급처치

급성 설사의 경우, 그 원인을 정확하게 알기 어려울 때가 많고, 원인을 알더라도 이를 제거하는 데는 시간이 걸리므로 대증적인 치료를 해야 할 경우가 많다.

가) 수분 및 전해질 공급가장 신속한 방법은 정맥을 통하여 전해질과 포도당이 혼합된 수액을 주사하는 것이다. 또한, 염분이 들어 있는 음식을 수분과 함께 먹이거나, 포도당식염수 용액을 마시게 할 수 있다. 콜레라의 치료를 위하여 이러한 방법이 개발된 이후로 분비성 설사, 특히 여행자 설사나 식중독 등에서 이러한 치료법이 많이 이용되고 있다. 대표적인 처방으로는 포도당 120 mM ; NaCl 60 mM ; KCl 10 mM ; $NaHCO_3$ 40 mM을 포함하는 용액을 경구적 투여하는 것이다.

나) 항생제 및 항균제 세균성 이질, 아메바성 이질 등이 확진되었을 경우에는 합당한 항생제나 항균제의 사용이 필요하다. 그러나 일반적으로 식중독 및 여행 중 설사 등에서는 항생제의 사용으로 설사가 빨리 멎는다는 근거는 미약하며, 항생제를 사용하였을 때 위막성 대장염 등과 같은 합병증을 유발할 수 있으므로 항생제는 반드시 필요한 경우가 아니라면 사용하지 않는 것이 좋다.

다) 진경제, 진통제 및 진토제 : 복통이 있을 때에는 항콜린제와 같은 진경제를 사용할 수 있으며 구토가 심하면 도파민 길항제를 사용할 수 있다. 가장 많이 사용하는 것으로는 buscopan 등과 같은 항콜린제, dicetel이나 polybutin과 같은 향근성 약물, motilium과 같은 도파민 길항제 등이 있다.

라) 지사제 : 일반적으로 급성 설사에는 지사제를 사용하지 않는 것이 좋지만, 심한 설사가 잘 멎지 않으면 codeine, morphine, diphenoxylate, loperamide 등의 마약성 지사제를 사용할 수도 있다. 이러한 약제는 지사효과가 매우 좋지만 장기 사용 시 습관성을 일으킬 수 있으므로 조심해야 한다. 또한 열이 있거나 대변에 피가 같이 나오는 경우는 병의 경과를 길게 하거나 악화시킬 염려가 있으므로 이런 약제를 사용해서는 안 된다.

사. 복수천자법(Paracentesis)

1) 복수(Ascites)의 원인

2) 복수의 병태생리

가) 복막 모세혈관의 투과성 증가 : 암, 염증성 질환

나) 혈장 교액 삼투압의 감소 : 신증후군, 간경변증

다) 간 동양구조(hepatic sinusoid) 내 수압의 증가 : 간경변증, 하대정맥폐쇄, 심부전, 심낭염, Budd-Chiari 증후군

라) 복부 림프 배출 감소 : 림프종, 암, 결핵, 간경변증

마) 복부 장기에서의 유출 : 췌장성 복수, 요복수, 담즙 복수

3) 복수의 감별검사

가) 복수천자 : "기본수기" 편 참조

나) 복수의 감별

(1) 복수의 분류

(2) 기타 검사법

① 혈성 복수 : 암, 결핵, 출혈성 췌장염, 외상

② 백혈구 : 500/mL 이상이면 감염이나 암에 의한 염증소견 시사

- 급성 세균성 감염 : 다형핵 호중구
- 결핵, 암 : 단백 림프구

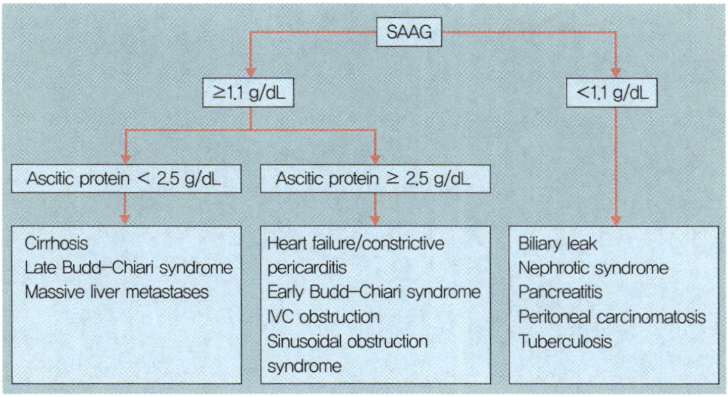

③ 세포학적 검사 : 암의 50~80%에서 악성 세포 검출
④ 그람, 항산성 염색 및 균배양
⑤ 아밀라제 : 췌장염, 장관파열
⑥ 중성지방 : 유미성 복수(chylous ascites > 200 mg/dL)

04 혈액 내과

1. 수련 목표

가. 다음의 질환에 대하여 1예 이상씩 담당의로서의 임상 경험을 갖는다.

1) 급성 백혈병 : 진단 및 치료의 원칙
2) 양성 혈액 질환의 진단 및 치료(예, 특발성 혈소판감소증, 재생불량성 빈혈 등)

나. 기본 검사의 수기를 익힌다.

1) 말초혈액도말 검사의 판독
2) 골수검사의 방법 및 판독
3) 히크만카테터를 통한 채혈법

2. 관찰 수기

가. 골수생검과 흡인

1) 적응증

- 범혈구감소증의 감별진단
- 급/만성 백혈병, 골수이형성 증후군, 재생불량성 빈혈, 육아종성 질환 등의 진단
- 림프종의 병기 판정(양측성)

2) 방법

가) 장골능선(iliac crest) 전방부 생검의 경우에는 환자를 옆으로 눕히고 다리를 약간 눕힌다. 장골능선 후방부 생검인 경우에는 환자를 엎드리게 한다. 혈소판감소증 및 출혈경향으로 두개내출혈이 발생할 것이 우려되는 경우 측와위(lateral decubitus)로 눕힌다.

나) 생검 부위를 설정한다.
장골능선 후방부 : 상후 장골극의 중앙부 쪽
장골능선 전방부 : 상전 장골극의 하순부 쪽

다) 생검 부위를 소독하고 방포를 덮는다.

라) 2% 리도케인을 적정량 주사기에 계량 후 25G 주사침으로 피내 팽진을 22G 주사침으로 피하조직에서 골막까지 침윤시켜 마취시킨다. 충분한 마취는 골수생검 과정에서 환자의 통증을 줄이는 데 매우 중요하다.

마) 주사침 등으로 마취가 적절히 이루어졌는지 확인한 후 #11 칼날로 3 mm 정도 피부절개를 한다.

바) 안침(stylet)을 고정시킨 채로 생검 침(Jamshidi needle)을 골면에 수직으로 찔러 넣는다.

사) 장골능선 후방부에서는 15° 정도 아래쪽으로 장골능선 전방부에서는 15° 정도 머리 쪽으로 방향을 잡는다. 생검 침을 회전시키다가 저항이 낮아지면 골수 내강에 들어갔으므로 안침을 뺀 뒤 침을 회전시키면서 3 cm 정도 밀어 넣고 뒤로 2~3 mm 물린 뒤 다른 방향으로 다시 2~3 mm 찔러 넣어 검체를 채취한다. 회전시키면서 침을 뺀 후 압박 지혈한다.

아) 탐침봉(probe)을 생검 침의 아래쪽에서 위쪽으로 밀어 넣어 검체를 빼서 멸균 거즈 위에 얹고 검체 면을 커바글라스에 옮겨 붙여 touch print를 시행한 다음 10% 포르말린 완충액 또는 Zenker 액에 넣는다.

자) 생검 부위에서 조금 떨어진 부위에 골수 천자 침(Ilinois needle)을 찔러 넣는다. 최근의 골수검사 생검 키트는 생검 침과 천자 침 겸용으로 사용하게 되어 있는 경우도 있다.

차) 골수강 내에 들어간 후 안침을 빼고 천자 침을 주사기(10~20 cc syringe)에 접속시킨 후 조용히 골수 내용 0.5 mL를 흡인한다. 난폭하게 흡인하면 통증을 일으키고 말초혈액이 섞여 검체가 희석된다.

카) 주사기를 빼고 난 다음, 바로 천자 침에 안침을 삽입한다. 슬라이드 몇 장에 각각 천자액을 한 방울씩 떨어뜨리고 즉시 다른 슬라이드로 도말하여 검체 표본을 작성한다.

타) 천자침을 제거한 후 출혈이 멎을 때까지 탈지면을 대고 압박한다. 혈소판감소증 환자의 경우 더욱 오랫동안 압박해야 한다.

파) 멸균 거즈를 대고 반창고로 고정한다.

하) 최소 15분간 검사부위에 모래주머니를 대고 반드시 누워 있도록 교육한다.

3) 합병증

: 천자부 출혈 – 국소압박이 지혈에 가장 효과적이다.

나. 특수 검사

1) BM morphology + PBS + Iron stain + CBC
2) BM biopsy section
3) BM aspiration biopsy
4) Leukemia marker study
5) Chromosome analysis(BM)
6) Chromosome analysis(PB)
7) PML-RARA rearrangement(BM)
8) Major/minor BCR-ABL rearrangement(BM and PB)

3. 진료 지침

가. 빈혈

1) 진단

가) 기본 검사 : 병력 청취 및 이학적 검사 후

(1) 일반 혈액 검사 : 적혈구 지수(red cell indices)

(2) 망상 적혈구치(reticulocyte count) Absolute Reticulocyte Count(ARC)

= reticulocyte count(%) × 환자 Hb(PCV)/15(45)

Reticulocyte Production Index = ARC/2(1~2.5)

(3) 말초 혈액 도말(peripheral blood smear)

MCV	RDW	진단
↓	→	Anemia of chronic disease, thalassemia minor
↓	↑	Iron deficiency anemia, RBC fragmentation,Hb H disease, beta-thalassemia
→	→	Anemia of chronic disease, hereditary spherocytosis, hemoglobinopathy
→	↑	VitB_{12}/folate deficiency(early), sickle cell anemia, Hb SC disease
↑	→	Aplastic anemia, myelodysplastic anemia
↑	↑	VitB_{12}/folate deficiency,immune hemolytic anemia, cold agglutinin

나) 추가 검사 : 기본검사의 결과에 따라

(1) Hemolytic anemia(immune/RBC fragmentation)

- Coombs' test, direct and indirect
- Haptoglobin, Plasma hemoglobin
- Test for autoantibodies(FANA, anti-neutrophil Ab 등)
- CD55, CD59 for PNH
- Osmotic fragility test for hereditary spherocytosis

(2) Iron deficiency anemia

- Iron, TIBC, ferritin, GI study

(3) Megaloblastic anemia(MCV 증가)

- Vitamin B_{12}, Folate, RBC folate level

(4) Normocytic anemia

- Endocrinopathy evaluation
- Hemoglobin electrophoresis for hemoglobinopathy(hemoglobin S, thalassemia)

다) 골수 검사

적응증 :

(1) Presence of circulating nucleated red cells(leukoerythroblastosis)

(2) Pancytopenia

(3) Absence of reticulocytes

(4) Presence of circulating blasts

(5) Monoclonal gammopathies

(6) Definitive estimation of marrow iron stores

(7) Suspicion of sideroblastic anemia

(8) Moderate to severe anemia of unknown cause

(9) Combined nutritional deficiencies

2) 치료

가) 철결핍성 빈혈 : 철제제로는 sulfate, gluconate 및 fumarate 제제를 이용할 수 있는데 일반적으로 1일 150~200 mg elemental iron을 공급해 주면 된다. 가장 대표적인 제제인 ferrous sulfate의 경우 1일 900 mg(절대 철, elemental iron으로 300 mg)을 3회 분복하는데, 식사 1시간 전에 복용하면 흡수율을 올릴 수 있으나 가끔 소화장애 증세를 일으킬 수도 있다. 충분한 체내 철분저장을 위해 빈혈이 교정된 뒤에도 약 6개월 이상을 투약한다.

나) 용혈성 빈혈

(1) 자가면역용혈성 빈혈 : steroid 요법 → splenectomy → immunosuppressant 만성적인 용혈에 의한 손실을 보충하기 위해 철분과 엽산 복용이 필요하며 담석 발생률이 높아 정기적으로 복부초음파 시행을 고려한다.

(2) 발작성 야간혈색소뇨증 : androgen 제제와 prednisolone이 이용되는데, 먼저 oxymetholone을 6~8주간 투여해서 경과를 보고 호전되지 않으면 prednisolone을 1일 20~60 mg(0.25~1 g/kg)을 투여한다. 철결핍이 동반되어 있으면 철제제를 투여하는데, 이때 용혈반응이 합병되면 적혈구 수혈 또는 prednisolone을 투여한다. 한편 일부 환자에게는 혈전증이 발생할 수도 있는데, 이때는 heparin, warfarin 등의 항응고제를 투여해야 한다. 심한 정도에 따라 면역억제제(antithymocyte grobulin, cyclosporin A), 조혈촉진제(G-CSF, erythropoietin), 조혈모세포 이식을 고려할 수도 있다.

다) 거대적아구성 빈혈

(1) Vitamin B_{12} 결핍증의 치료에는 hydroxocobalamin 또는 cyanocobalamin을 일반적으로 1일 1회 1,000 ㎍씩 2주 근주하고 이후에는 빈혈이 소실될 때까지 주 2회 1,000 ㎍씩 근주하며 악성 빈혈환자에서는 헤모글로빈치가 정상화된 뒤에도 월 1회 1,000 ㎍씩 평생 vitamin B_{12}의 투여를 필요로 한다. 신경

증상이 있으면 6개월간은 2주마다 1,000 ㎍씩 투여하는 것이 좋은데 12~18 개월 이상 신경증상이 소실되지 않으면 대개 비가역적이다.

(2) 엽산결핍증은 일반적으로 엽산을 1일 1~2 mg씩 4~8주간 경구투여하여 호전된다.

라) 재생불량성 빈혈

(1) 관해 유도 요법

① Androgen 제재 : Oxymetholone

② 면역 억제 요법 : Antilymphocyte globulin, Cyclosporin A, Steroid

③ 조혈모세포 이식

(2) 보조 요법

① 감염 및 출혈에 주의

② 원인 물질, 유해 물질에의 노출 회피

③ 수혈 : 동종골수이식 시행을 고려하여 신중하게 시행, 가능한 가족 내 수혈은 하지 않는다.

④ 감염/출혈 등 각종 합병증 병발 시 적극적인 치료

나. 출혈성 질환

1) 기본 검사

가) Platelet count

나) Bleeding time

다) Peripheral blood smear

라) Activated partial thromboplastin time

마) Prothrombin time

바) Mixing test

사) Thrombin time

아) Fibrinogen time

2) 진단

가) 1차 지혈장애와 2차 지혈장애의 감별

	Coagulation defects	Capillary, platelet defects
Family history	usually positive	usually negative
Sex predominance	males	females
Type of bleeding	visceral and intramuscular deep hematoma : usually after trauma	skin and mucosal surfaces petechiae and ecchymoses spontaneous
Duration	delayed after trauma persistent	immediate after trauma short-lived
Local pressure	not effective	may stop bleeding

나) Approach to the patients with abnormal bleeding and petechiae

(1) 가장 먼저 CBC를 하여 platelet count를 확인한다.

(2) Platelet count가 정상이라면 functional disorder of platelet를 감별한다.

① Drugs(aspirin, NSAIDs)

② Uremia, postcardiopulmonary bypass

③ Hereditary platelet disorder
Glanzmann's thrombasthenia
Storage pool disorder
Bernad-Soulier syndrome

(3) Platelet count가 낮다면 먼저 peripheral blood smear 확인하여 pseudo-thrombocytopenia, microangiopathic hemolytic anemia 및 bone marrow disease 유무를 확인한다.

(4) CBC 및 PB smear상 true thrombocytopenia이고 상기 이상이 배제되었다면 자세한 병력, 투약력, 신체 검사(splenomegaly, lymphadenopathy, petechiae) 및 실험실 검사를 통해 가능성 있는 질환을 감별해 나간다.

① Viral Serology : Heterophil Ab, EBV Ab(VCA IgM, IgG), CMV Ab(IgM, IgG), HIV Ab, HBV/HCV serology

② Platelet associated IgG, anti-platelet Ab

③ ANA, anti-dsDNA Ab, C3/C4, anti-toxoplasma Ab

④ USG of HBS, Liver scan, Spleen scan

⑤ BT, PT, PTT, FDP/Fibronogen, D-dimer

⑥ 필요한 경우 bone marrow examination을 시행한다.

다) Prolonged PT/aPTT 환자의 감별진단

(1) PT/aPTT가 비정상적으로 연장되어 있는 경우 가장 먼저 재검사를 시행하여 검사 error를 배제한 후 추가 검사에서도 증가되어 있다면 병력상 비정상적인 출혈(자연 출혈, 수술 후 또는 외상 후 출혈) 유무를 확인한다.

(2) Mixing test를 확인하여 factor deficiency(mixing test시행 시 PT/aPTT가 교정됨)인지 factor inhibitor 존재에 의한 것인지(mixing test 시행 시 PT/aPTT가 교정되지 않음) 확인한다.

(3) Factor deficiency가 의심되면

① PT 단독, aPTT단독, PT/aPTT 모두 연장인지를 확인하여 각각에 대해 factor assay를 실시하여 감별진단을 한다.

② PT 단독 연장 : factor VII deficiency, early phase of vitamin K deficiency

③ aPTT 단독 연장 : factor VIII, factor IX, factor XI, factor XII deficiency

④ PT/aPTT 동반 연장 : Multifactor deficiency(liver disease, Vitamin K deficiency), factor II, V, X deficiency

(4) Factor inhibitor가 의심되면

① Lupus anticoagulant

② specific factor inhibitor(antifactor VIII, IX)

3) 치료

Problems of Primary Hemostasis	Problems of Secondary Hemostasis	Life-Threatening Illnesses with Bleeding
Thrombocytopenia 1) Idiopathic - prednisone - splenectomy(immune) 2) Drug induced - stop drug - platelet transfusion 3) Other - platelet transfusion Von Willebrand's disease - DDAVP - cryoprecipitate - fresh frozen plasma Other Platelets Defect - platelet transfusion Vascular - treat underlying cause - prednisone (controversial)	Hemophilia A - Factor VIII concentrate - Cryoprecipitate(mild cases) Hemophilia B - factor IX concentrate (prothrombin complex) - fresh frozen plasma (mild cases) ? - *Concentrates carry a high risk of inducing hepatitis B and non-A, non-B hepatitis* Other Factor Deficiencies 1) Liver Disease - fresh frozen plasma 10~15 mL/kg 2) Acquired inhibitors -Treat underlying disease and consult hematologists. 3) Heparin - protamine sulfate 1 mg for every 100 units of heparin 4) Coumadin Compounds - vitamin K 10 mg, - fresh frozen plasma or both	Liver Disease - fresh frozen plasma 10~15 mL/kg DIC and Other Consumptive Coagulopathies - treat underlying causes - fresh frozen plasma - platelets - The use of heparin, AT-III and exchange transfusion are controversial

* 참고 : 가) 프로트롬빈 시간의 국제적 기준은 INR(International normalized ratio)이다.
(특히 %는 임상적 의미가 없다)

4) 혈액 성분 제제

종류	용량(mL)	성분함유
신선전혈(whole blood) 농축적혈구(packed RBC)	400	모든 혈액 응고인자
신선냉동혈장 (fresh-frozen plasma)	150	혈소판을 제외한 모든 혈액 응고인자
혈소판농축액 (platelet concentrate; 전혈에서 분리)	50	혈소판(0.5×10^{11})
Haemonetics(platelet pheresis)	240	혈소판(3.0×10^{11})
Cryoprecipitate	50	Ⅶ/vWF(100 IU), 섬유소원, XIII

과별 진료지침

종류	용량(mL)	성분함유
제 Ⅶ 혈액응고인자 농축액	-	Ⅸ(100 IU, 500 IU)
프로트롬빈복합제 농축	-	Ⅸ(500~1,000 IU), Ⅱ, Ⅶ, X
섬유소원	-	섬유소원(1.0 g)

다. 혈전증

1) 진단

가) ^{99m}Tc radionuclide venography : 최근에 거의 사용하지 않음

나) X-ray venography : 최근에 거의 사용하지 않음

다) Lung scan : embolism CT로 대체

라) doppler USG

마) Pulmonary embolism CT

2) 치료

가) Unfractionated heparin

(1) 금기증

① Cerebral or subarachnoid hemorrhage

② Abdominal or thoracic bleeding into a closed space

③ Severe traumatic bleeding

④ Hepatic, renal, splenic or arterial injury

⑤ Recent liver or renal biopsy

⑥ Recent cerebrospinal surgery (including lumbar puncture and epidural anesthesia)

⑦ Recent eye surgery

⑧ Severe hemostatic defect

⑨ Major bleeding during anticoagulant therapy

⑩ Arterial thrombosis with heparin-associated thrombocytopenia

⑪ Heparin-associated severe thrombocytopenia

⑫ Recent bleeding from proven peptic ulcer

(2) 투여 방법

① Loading

ⓐ 심부정맥혈전증 : 5,000 U

ⓑ 폐색전증 : 10,000 U

② Maintenance

ⓐ Continuous IV infusion(start at 1,000 U/hr)

ⓑ 12 days

③ Monitoring heparin dose

ⓐ 4 hr after the bolus injection and starting of infusion, adjust infusion rate according to aPTT every 4 hour until the desired effect is achieved, then on a once-daily basis.

ⓑ aPTT : 2× above baseline value

ⓒ If a heparin dose in excess of 40,000 U/24 hr is required to double the normal control aPTT, the heparin level should be checked, and if it is in excess of 0.4 U/mL, no further increase in dose is necessary. Overlapping heparin and warfarin after 7 days of heparin treatment; warfarin is begun at the expected maintenance dose, and the heparin is continued for another 5~7 days.

나) Low-molecular weight heparin

(1) Unfractionated heparin과 비교한 장 · 단점

① Factor Xa를 억제시키지만 thrombin에는 영향이 없어 aPTT를 연장시키지 않으면서도 혈전/색전증에 대해 동등한 효과를 보임

② 생체이용률이 높고 작용기간이 더 긺

③ aPTT 모니터링이 필요하지 않아 외래 등에서 안전하게 투여할 수 있음

④ Heparin-induced thrombocytopenia를 일으킬 확률이 더 낮음

(2) 투여 방법(enoxaparin, 피하투여)

① Hip/knee surgery : 30 mg q 12 h(수술 후 12~24시간 이내), 이후 10일간 또는 DVT 위험성이 사라질 때까지 투여

② Abdominal surgery : 40 mg q 24 h(수술 전 2시간 전), 이후 7~10일간 또는 DVT 위험성이 사라질 때까지 투여

③ 움직임이 제한된 내과계 환자의 DVT예 방 : 40 mg q 24 h,
이후 6~11일간 또는 DVT 위험성이 사라질 때까지 투여

④ DVT 치료(폐색전증이 있는 경우) : 1 mg/kg q 12 h 또는 1.5 mg/kg q 24 h.

⑤ DVT 치료(폐색전증이 없는 경우) : 1 mg/kg q 12 h.

다) warfarin

(1) 금기증

① Mental impairment

② Uncooperative patients

③ Alcoholism

④ Severe uncorrected hypertension

⑤ Sustained elevation of blood urea above 10 mmol/L(28 mg/dL)

과별 진료지침

⑥ Recent non-embolic cerebrovascular accidents

⑦ Recent surgery or trauma to CNS or eye

⑧ Inflammatory bowel disease

⑨ Esophageal varices

⑩ Uncompensated cirrhosis

⑪ Preexisting Hemostatic defect

(2) 투여 방법

① 5 mg on day 1 and 2

② The dose is reduced if

ⓐ the baseline PT is prolonged

ⓑ the LFT is abnormal

ⓒ the patient is in congestive heart failure

ⓓ the patient is on parenteral feeding

ⓔ the patient is less than average weight

ⓕ the patient is over 80 years of age

③ INR on day 3 : Check PT q wks with maintenance dose.

INR	Clinical State
2.0~2.5	Prophylaxis of DVT including high-risk surgery
2.0~3.0	Treatment of DVT PE(pulmonary embolism) Hip surgery and fractured femur operations
3.0~4.5	Recurrent DVT and PE Arterial disease including MI Cardiac prosthetic valves and grafts

라. 급성 백혈병

1) 진단

가) Pancytopenia, 또는 백혈구증가증을 동반한 빈혈/혈소판감소증이 발견된 경우는 Leukemia의 가능성을 주지하고, 이를 감별하기 위한 다음의 검사를 시행해야 한다.

(1) 백혈구증가증을 동반한 빈혈/혈소판 감소증(급성 백혈병 신환)

① CBC with reticulocyte count

② Peripheral blood smear(blood cell morphology)

③ Chemical battery, electrolyte, BUN, LD

④ Coagulation battery

⑤ FDP/D-dimer test/fibrinogen, antithrombin III

⑥ Routine UA Micro

⑦ ABO Grouping/RH Typing, Crossmatching

⑧ Syphilis high quality reagin test

⑨ HIV Ag/Ab, HBs-Ag/HBs-Ab, Anti-HCV Ab.

(2) Pancytopenia

① (1)항의 9가지 검사에 아래 검사를 추가한다.

② C3/C4, CH50, ANA 1 : 40 screening(serum), anti-ds-DNA

③ Iron/TIBC/ferritin

④ Vitamin-B_{12}, Folate, RBC Folate

⑤ Paroxysmal nocturnal hemoglobinuria study

나) 골수검사 시 반드시 면역학적 지표(Leukemia/lymphoma marker study)에 대한 검사를 같이 시행하여 급성 골수성, 급성 림프구성, 만성 골수성, 만성 림프구성을 구분한다.

2) 치료

가) 각 질환에 대한 특이적 항암화학요법 시행

나) 일반적 혈액 종양 내과 환자의 처치

(1) 출혈의 문제

① 혈소판감소증이 있는 경우 근육주사는 피한다.

② 혈소판감소증으로 인한 출혈성 소인을 지닌 환자에서 혈소판 수혈을 시행하며 혈소판농축액(platelet concentrate) 6~12 u 또는 platelet-pheresis 1~2 u를 환자의 상태와 건강보험 급여기준에 맞게 투여한다.

③ 혈액 응고이상이 의심되는 경우 만성 간질환의 유무에 대한 검색은 필수이며 이런 경우 신선 냉동 혈장의 사전준비가 필요하다.

④ 출혈환자에서 검사성적보다 환자의 증상의 변화를 면밀히 관찰해야 하며 특히 두통, 오심, 구토의 발생은 뇌압상승의 증상으로 뇌출혈 가능성이 크므로 신속한 대책이 필요하다.

⑤ 광범위한 피하출혈이 동반된 경우는 혈소판기능이상, 응고인자결핍, Acute promyelocytic leukemia, DIC의 가능성을 항상 주지하고 즉시 대처해야 한다.

(2) 수혈의 문제

① 재생불량성 빈혈, 과립구가 감소된 항암화학요법 중 백혈병 환자 등을 수혈할 때 이식편대숙주반응(graft-versus-host reaction)이 발생할 가능성이 있는 경우 방사선 조사(radiation, RT)를 시행한다.

② 수혈되는 혈액 중 함유된 백혈구 표면의 항원에 의해 항원-항체 반응이 발생, 발열이 발생하는 것을 예방하기 위해서는 백혈구 제거필터를 사용한 백혈구제거혈액(leukocyte depleted)을 수혈한다.

③ 고령의 환자에서는 다량의 혈액제제를 수혈하게 될 경우 volume-overload에 의한 폐부종 등에 유의한다.

④ 수혈 시 발열반응 등의 부작용을 줄이기 위한 목적으로 anti-histamine, tylenol 등을 전처치로 투여 후 수혈을 시행할 수 있다.

(3) 감염 문제

감염 예방에 최선의 노력을 기울여야 한다.

(a) 병실출입자의 제한

㉮ 방문객을 최소화한다.

㉯ Reverse isolation이 실행 중인 병실 출입 시에는 반드시 지시된 수기를 따른다.

(b) 의료진의 노력

㉮ 환자를 직접 만지거나 모든 시술 직전에 반드시 손을 씻는다.

㉯ 환자를 진찰하거나 대화 시 반드시 마스크를 착용한다.

㉰ 긴소매 옷을 피하고 소독된 반팔상의와 하의를 착용하며 가운을 착용할 경우 자주 갈아입는다.

(c) 면밀한 진찰

일반적인 위생상태의 점검은 감염예방의 필수사항이며 특히 피부감염, 구강내감염, 항문주위감염은 흔히 간과하기 쉬운 감염부위임을 주지해야 한다.

(d) 모든 술기조작에서의 무균처치

㉮ 피부천자부위의 소독 시에는 alcohol sponge와 povidone iodide 소독을 병행한다.

㉯ 주사침 고정 시 천자 부위의 antiseptic 도포 후 asceptic dressing이 필요하다.

㉰ IV route의 side injection은 3-way를 이용하며 asceptic technique이 절대적이다.

㉱ IV catheter는 특히 주의해서 다루어야 한다.

㉲ 각종 혈액검사는 가급적 1회의 피부천자로 필요한 모든 검사물을 채취하도록 한다.

(e) 감염 또는 발열 환자의 처치

㉮ 면밀한 진찰이 가장 기본적이다.

㉯ 가능한 모든 방법의 배양검사를 시행한다.

㉰ 혈액배양 검사 시 피부 전 처치는 상기한 바와 같고 특히 배양병에 주입 시 배양병 입구와 주사침의 무균적 처리는 필수이다.

㉱ Empiric antibiotics의 full dose를 발열 발생 직후 신속히 투여한다.

㉲ Liver, renal, respiratory function을 monitoring 한다.

㉳ Coagulation profile의 이상 여부를 확인한다.

Chapter

05 종양 내과

1. 수련 목표

가. 다음의 질환에 대하여 각 1예 이상씩 담당의로서의 임상 경험을 갖는다.

1) 고형암 : 항암제 치료의 원칙과 방법
2) 악성 림프종 : 진단 및 병기를 알기 위한 검사, 치료의 원칙

나. 기본 검사의 술기를 익힌다.

1) 흉수 천자
2) 복수 천자
3) 중심정맥카테터 삽입 및 관리
4) 골수 생검

2. 진료 지침

가. 항암화학요법

1) 원칙

항암제는 살세포 작용이 있는 약물로서 정상 및 암세포에 모두 작용하므로 therapeutic index(maximun tolerated dose/minimum effective dose, MTD/MED)가 좁다. 그러므로 약물을 다루는 의사는 therapeutic-to-toxic ratio를 생각하고, 부작용이 생길 수 있는 빈도, 조기발견, 회복가능성, 합병증의 정도를 판단하여야 한다. 또한 약물의 종류, 용량, 투여방법, 병합된 약물의 종류, 환자의 상태, 기존 장기(organ)의 손상 정도에 따라 달라지므로 사전 지식과 경험이 필요하다. 그 외 의문시되는 점이 있으면 투약 전 주치의와 상의하여야 한다. 약물의 부작용을 발생시기에 따라 immediate, early, delayed 및 late type으로 나누어 기억하는 것이 환자를 치료할 때 편리하다. 즉 부작용의 발생 시기를 예견하고 대책을 세울 수 있다. 항암화학요법에 따른 부작용 및 주의사항을 보면 다음과 같다.

2) 항암화학요법의 부작용 정도 판정

항암화학요법에 따르는 각각의 부작용의 빈도와 대처 방법뿐만 아니라 발생한 경우 그 정도의 판정도 향후 항암제의 용량조절(dose modification)과 항암제의 변경(switch)에 중요하다. 특히 임상연구(clinical study)에서 적절한 독성의 판정은 향후 최적의 항암화학요법제 선택에서 중요한 자료가 된다.

일반적으로 경미한(mild) 독성이 있는 경우 제1도(grade 1), 중등도의(moderate) 독성이 있는 경우 제2도(grade 2), 중증의(severe) 독성이 있는 경우 제3도(grade 3)라고 하며 생명을 위협하는(lethal) 독성이 발생한 경우를 제4도(grade 4)라고 한다. 독

성으로 인한 사망을 제5도의 독성이라고 칭하기도 한다. 대부분의 임상연구 및 실제 환자를 치료할 때, 2도 이상의 독성이 있는 경우는 일시적으로 항암치료를 중단하며, 3도 이상의 독성이 있는 경우 용량을 감량하고, 4도 이상의 독성이 있는 경우 동일한 약제를 더 이상 사용하지 않는다. 각각의 장기별, 증상별 독성은 항암치료를 받고 있는 환자의 의무기록에 첨부되어 있으며, NCI의 홈페이지에서도 down 받을 수 있다(NCI Common Terminology Criteria for Adverse Events; CTCAE, https://ctep.cancer.gov/protocolDevelopment/electronic_applications/ctc.htm).

3) 항암화학요법에 대한 반응 판정의 기준(response criteria)

항암화학치료의 궁극적인 목표는 환자의 생명연장과 삶의 질 개선(improvement of Quality of Life)이지만, 이러한 목표는 임상시험 중 또는 실제 환자의 치료에서 쉽게 판정할 수 없다. 또한 여러 가지 임상시험에 있어 동일한 판정기준을 가지는 것은 정보를 공유하고, 상대적인 반응을 평가하는 데 무척 중요하다. 그러므로 1960년대부터 항암요법에 대한 종양반응을 통일화하는 작업이 이루어져 왔으며 현재 가장 널리 사용되는 것은 WHO 기준과 RECIST 기준이다. WHO 기준은 2차원적인 측정인 반면 RECIST 기준은 일차원적인 기준이다(표 5-1 참조).

표 5-1. Definition of best response according to WHO and RECIST

Best response	WHO change in sum of products	RECIST change in sum of longest diameters
CR	Disappearance; confirmed at 4 wks	Disappearance; confirmed at 4 wks
PR	50% decrease; confirmed at 4wks	30% decrease; confirmed at 4wks
SD	Neither PR nor PD criteria met	Neither PR nor PD criteria met
PD	25% increase; no CR, PR, or SD documented before increased disease	20% increase; no CR, PR, or SD documented before increased disease

※ WHO = World Health Organization; RECIST = Response Evaluation Criteria in Solid Tumors; CR = complete response, PR = partial response, SD = stable disease, and PD = progressive disease.

4) 피부 국소 괴사

약물의 혈관 외 유출(extravasation)에 의한 피부의 국소 괴사는 심한 경우 full-thickness loss뿐 아니라 신경, 건, 근육까지 괴사시킨다. Doxorubicin에 의한 경우가 가장 많으나 그 외 daunorubicin, actinomycin-D, mechlorethamine(nitrogen mustard), vincristine, vinblastine, mitomycin-C 등도 보고되고 있다. 그러므로 투약 전 I.V. line을 잘 확보하고, 주사 전 주사기에 음압을 가하여 혈액이 freely withdrawal되는 것을 확인하거나, 생리 식염수를 주어 새지 않는 것을 확인하여야 한다. 일단 extravasation된 경우의 치료는 controversial 하나, 가장 좋은 처치는 다음과 같다.

※ 약물의 extravasation 시 처치

가) I.V. line을 그대로 두고 blood withdraw시킨다.

나) antidote를 투여하고, 이어 steroid를 투여한다. 이때 doxorubicin의 antidote로는 sodium bicarbonate, mechlorethamine에는 sodium thiosulfate를 사용한다.

다) steroid intralesional injection을 고려할 수 있다.

라) 괴사가 시작되면 무균적 dressing 및 debridement으로 healing을 돕고, 필요하면 skin graft를 해준다.

5) 오심 및 구토(Nausea and Vomiting)

대부분의 항암제는 오심 및 구토를 유발하며, 이로 인하여 환자가 치료를 거부하거나 음식물의 섭취가 불가능해지면 지속적인 항암치료가 불가능하게 되는 경우도 적지 않다. 그러므로 이에 대한 적절한 치료가 필요하다. 항암제 투여 시점을 기준으로 24시간 이내를 acute emesis, 24시간 이후를 delayed emesis라 칭하며 각 시점에 따라 치료제 선택에 차이가 있다.

가) 치료원칙 및 방법

(1) 항구토제(antiemetics)는 항암제 투약 전부터 예방적으로 투여하기 시작하여 투약 schedule 기간 동안 지속하여야 한다. 일반적으로 항암제가 구토를 유발하는 위험도에 따라서 예방적 투여 약제가 달라지며 권고되는 사항은 표 5-2와 같다.

(2) 약물에 의한 오심 및 구토를 경험한 환자는 차후 약물을 생각만 하여도 미리 예견하여 오심, 구토를 하게 된다. 그러므로 최초 항암제 치료 시 오심, 구토를 효과적으로 조절하여야 한다. 이러한 예견구토(anticipatory nausea and vomiting)는, 약물투여 전날 밤에 antiemetics나 minor tranquilizer를 주어 좋은 효과를 얻을 수 있다.

(3) 반드시 아래 사항을 배제한 후 약물치료에 의한 오심과 구토라고 진단한다.

Fluid and electrolyte imbalance

Tumor invasion or growth in GI tract, liver, CNS

Constipation

Infection or septicemia

Uremia

Drugs(esp, opioids)

표 5-2. NCCN guideline for prevention of chemotherapy induced nausea and vomiting

Risk	NCCN guideline	
	Day 1	Day 2-4
HEC (〉90%)	NK1 antagonist+5-HT3 antagonist + steroid (category 1) Netupiant 300 mg/palonosetron0.5 mg PO + dexamethasone 12 mg Olanzapine 10 mg PO + palonosetron 0.25 mg IV + dexamethasone 20 mg IV	If aprepitant 125 mg PO given days 1) Aprepitant 80 mg PO daily on days 2,3 + Dexamethasone 8 mg daily on days 2,3,4 Dexamethasone 8 mg daily on days 2,3 Olanzapine 10 mg PO daily on days 2,3,4
MEC (30-90%)	5-HT3 antagonist + steroid (category 1) ± NK1 antagonist Netupiant 300 mg/palonosetron0.5 mg PO + dexamethasone 12 mg Olanzipine 10 mg + palonosetron 0.25 mg IV + dexamethasone 20 mg IV	If no NK1 antagonist given on day 1 5-HT3 antagonist or steroid monotherapy on days 2,3 If NK2 antagonist given on day 1 Aprepitant 80 mg PO ± Dexamethasone 8 mg on days 2,3 ± dexamethasone 8 mg on days 2,3 Olanzapine 10 mg PO daily on days 2,3,4
LEC (10-30%)	Dexamethasone 8-12 mg q 6 hrs PRN or Metoclopramide 10-20 mg 6 hrs PRN or Procholorperazine 10 mg q 6 hrs PRN or 5-HT3 antagonist (granisetron 1-2 mg PO or ondansetron 8-16 mg PO)	
Minimal (〈10%)	No routine prophylaxis	

6) 골수억제(Bone marrow suppression)

항암제에 의한 골수억제로 인한 합병증 및 사망은 말초혈액 내의 pancytopenia에서 유발된다. 빈혈은 수혈로 극복될 수 있으나 과립구 감소증이나 혈소판 감소증은 감염 및 출혈 등 심각한 합병증을 초래한다. 감염에 관한 대책은 후면에 설명하였다. 대부분의 약물이 골수억제를 유발하나 vincristine, bleomycin, L-Asparaginase 및 steroids 등은 골수억제능이 매우 약하여 이들을 기억하여 두는 것이 유용하다.

7) 심독성(Cardiotoxicity)

anthracycline계(doxorubicin, epirubicin 등) 약물은 심독성이 있으며, 특히 cardiomyopathy에 의한 심부전증이 가장 심각한 합병증이다. doxorubicin의 경우 총축적용량이 550 mg/m^2 미만인 경우 심부전증 발생률은 0.1~0.27%에 불과하나, 550 mg/m^2 이상에서는 약 30%의 발생률을 보인다. 일단 발병하면 특별한 치료가 없고 치명적이기 때문에 적정 용량 이상의 투여를 하지 말아야 한다. Anthracycline

계 항암제의 심독성 발생 예방을 위해서 dextrazoxane 투약을 고려할 수 있다(20:1 doxorubicine, 10:1 epirubicin).

8) 폐독성(Pulmonary toxicity)

여러 가지 약제에 의해 드물게 발생될 수 있으나, 투여된 총량(total dose)과 관련하여 간질성 섬유화를 유발하는 bleomycin의 경우와 축적용량(cumulative dose)과 연관되어 발생하는 nitrosourea계 약물의 경우는 깊이 인식되어야 한다.

가) Bleomycin 투여된 총량이 400~500 U에서는 폐독성 발생률이 매우 낮으나 500 U 이상에서는 현저히 증가되므로 총량이 500 U를 넘지 않도록 한다. 특히 노인(Age >70), 흉부에 방사선 조사를 받은 경력이 있는 환자, high O_2 therapy를 받는 환자에서는 적은 양에서도 폐독성이 나타날 수 있다. 일단 의심이 되고, 청진상 폐기저부의 미세한 악설음(crackle)과 흉부 X-선상 미세한 망상침윤이 있으면 약을 중단한다. 초기에는 회복될 수 있으나 hypoxemia 및 심한 X-선 소견을 보이면 대개 사망한다. steroid의 효과는 확실치 않다.

나) Nitrosourea 총 투여량이 1 g/m^2 이상에서 폐독성이 선상으로 증가되어 1.5 g/m^2 이상 투여한 경우 50%에서 폐독성이 관찰된다. 치사율은 매우 높아 24~80%에 이르며 steroid에 효과가 없다.

9) 간독성(Hepatotoxicity)

Hepatotoxin으로는 nitrosourea계 약물, methotrexate, 6-mercaptopurine, azathioprine, mithramycin 및 L-asparaginase가 있는데, 이들 약물은 간 기능에 이상이 있는 환자에서는 되도록 피하는 것이 좋다. 대부분의 항암제는 간에서 대사되기 때문에 간기능이 저하된 환자에게 투여할 때는 용량을 감량해야 한다.

10) 신 및 대사독성(Renal and metabolic toxicity)

신독성 약물들은 streptozotocin, nitrosourea, methotrexate, cisplatin으로 투여방법에 신중을 기함으로서 신 독성을 경감시킬 수 있다.

가) Nitrosourea 약물투여를 중단 후 신장크기가 계속 감소하고 수년에 걸쳐 신부전증을 초래하는데, 축적용량에 관련하여 발생하므로 1 g/m^{2}가 넘지 않도록 한다.

나) Cisplatin 신장손상은 대개 dose-limiting toxicity이며 1회 투여 시는 가역적이고 경한 손상을 일으키나 축적용량 800 mg/m^2 이상에서는 비가역적인 신손상이 초래될 가능성을 예상하여야 한다. 적절한 prehydration과 diuresis로써 신독성을 감소시킬 수 있다.

11) 호중구 감소증 환자에서 감염의 치료(Management of neutropenic patients with infection)

가) 백혈구 감소를 유발할 수 있는 모든 약물을 중지한다.

나) 호중구수가 500/mm^3 미만이며 체온이 38.3℃ 이상인 경우는 감염원을 찾기 위한 혈액, 소변, 대변 및 객담 배양검사 등을 시행 후 바로 항생제를 투여한다.

다) 이러한 경우 anti-pseudomonas penicillin(piperacillin) 또는 anti-pseudomonas cephalosporin(cefepime, ceftazidime), carbapenem (imipenem, meropenem) 계통의 광범위 항생제를 배양검사의 결과가 나오기 전에 투여한다. 기저질환, 중심정맥도관의 유무, 중증정도에 따라 그람양성 구균 감염 위험성이 높게 판단될 경우 초기부터 glycopeptide(vancomycin, teicoplanin)를 추가할 수 있다.

라) 임상경과 및 배양검사의 결과에 따라 항생제를 재조정한다.

12) 암환자에서의 심폐소생술

암환자에서의 심폐소생술의 시행여부는 종교적, 철학적, 그리고 가족적인 상황 등의 복합적인 요소가 관계되므로 일률적으로 말하기는 어렵다. 그러나 일반적으로 비가역적인 말기 암환자(end-stage malignancy)에서의 심폐소생술의 시행은 그 효과보다는 죽음에 이르는 과정(process of dying)의 연장으로 보는 견해가 많으므로, 환자의 존엄성 훼손과 시간, 비용, 인력소모 등을 고려하여 통상적으로 시행함은 권고되지 않는다. 따라서 말기 상황이 예측되는 경우 이러한 점에 대하여 사전에 환자와 상의하는 것이 중요하며(연명의료계획서) 환자가 의사표현을 하기 힘들 때에는 환자의 가족 및 담당 주치의와 상의가 중요하겠다(연명의료결정 등에 대한 환자 의사 확인서, 연명의료결정 등에 대한 친권자 및 환자가족 의사확인서).

나. 림프절 비대의 진단적 접근

1) 국소적 림프절 비대

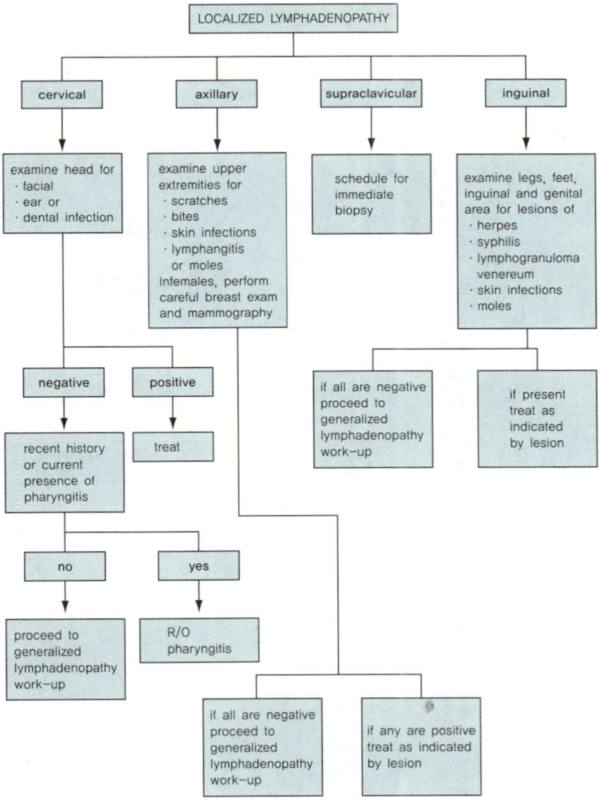

2) 전신적 림프절 비대

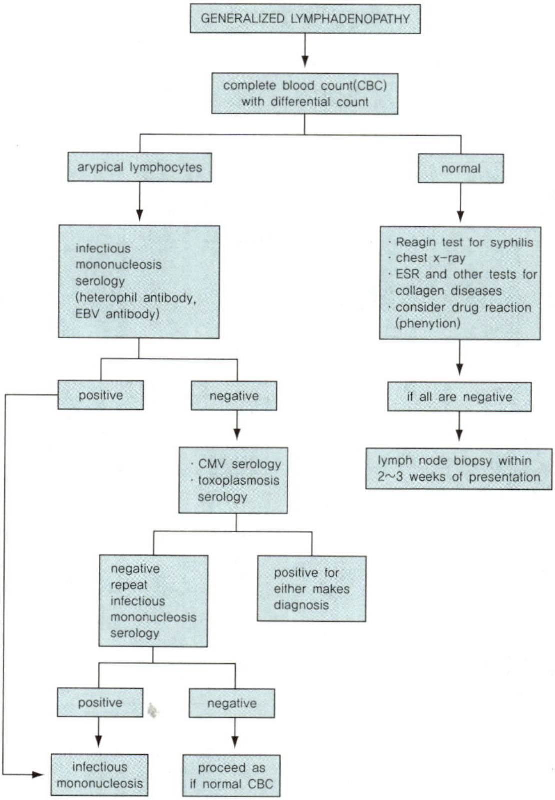

다. 혈액학적, 종양학적 응급

1) 전이성 뇌종양

가) 진단

(1) 증상 및 증후

① 두통 : 특히 오전에 심하고 오후에 소실

② 의식장애

③ 운동 실조증

④ 반신마비

⑤ 지적 능력 감소

⑥ 지각 이상

⑦ 유두 울혈

(2) 방사선학적 소견

① 두개 촬영 : 두개골 전이병소 뇌실질내 전이의 경우에는 특이 소견 없음

② 전산화 단층 촬영 : 90%(+) 예측치(>1 cm), stroke 및 abscess 등과의 감별에 중요, 대개 contrast énhancement가 있다.

③ 자기 공명 영상법 : small posterior fossa lesion의 경우

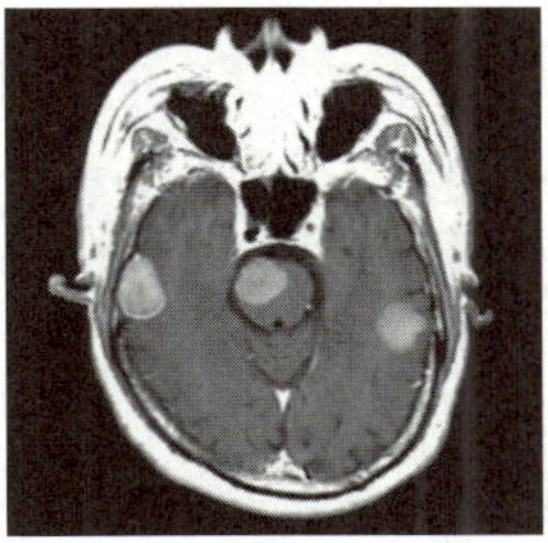

*** 일반적인 진단순서**

CT→ MRI → CSF study(if leptomeningeal carcinomatosis is suspected)

(3) 척수 천자

뇌실질 내(intracerebral) 전이의 경우에는 불필요

연수막(leptomeningeal) 전이 - 뇌척수압, 단백량, 세포검사 등 시행

(4) 감별진단

① Iatrogenic causes(chemotherapeutic agents, narcotic analgesics, antiemetics)

② Metabolic disorders(hypercalcemia, hyponatremia, hypomagnesemia, hypoglycemia, hyperviscosity, hepatic encephalopathy)

③ Paraneoplastic syndrome(subacute cerebral degeneration, limbic encephalitis, progressive multifocal leukoencephalopathy, optic neuritis, dementia)

④ Strokes(coagulation disorders, thrombocytopenia, Trousseaus syndrome) Sepsis

⑤ CNS infection

나) 치료

(1) Dexamethasone 10 mg IV loading → 4 mg qid, onset : 6~12시간 이내

(2) 방사선 요법 : 전뇌 방사선 요법(3,000 cGy/2 weeks), 또는 GKRS(gamma knife radiosurgery) 주된 치료법

(3) 일반적으로 예방적인 항경련제는 필요없으나 증상이 있거나, 아래의 경우 신중하게 고려하여 먼저 투여할 수 있다.

① motor cortex metastasis ② both brain metastasis

③ leptomeningeal metastasis ④ multiple melanoma metastasis

(4) 수술요법 : 일반적으로 사용되지는 않으며 대개 방사선요법을 병용 시행함

① 적응증

(a) 양호한 전신 상태

(b) Solitary lesion

(c) 전이부위가 접근 가능하고 심한 신경계 후유증 없이 절제 가능할 때

(d) 원발부위 및 기타 부위에 전이가 없을 때

(e) 무병 기간(disease-free interval)이 2년 이상인 경우

② 결과

(a) 수술 사망률 : 10~30%

(b) 생존기간 : 중앙치 8~10개월/1년 : 20~25%/2년 : 5~10%

2) 전이성 종양에 의한 척수 압박

가) 진단

(1) 증상 및 종류

① Midline or paravertebral back pain

② Radicular pain

③ Weakness of lower extremities

④ 변비 혹은 변실금

⑤ 방광 조절능 상실

⑥ 운동실조증

표 5-3. Physical findings in spinal cord compression

Finding	Location		
	Cord (above T10)	Conus medullaris (T10-L2)	Cauda equina (below L2)
Motor impairment	Symmetric; may have Progression	Symmetric; mild to moderate weakness	Asymmetric; rarely severe
Tendon reflexes	Increased	Increased knee jerk, decreased ankle jerk	Asymmetric

(2) 방사선학적 소견

① 척추촬영 : loss of pedicles(winking owl sign), destruction or collapse of vertebral body

② 자기 공명 영상법(MRI) : 확진 및 정확한 부위와 침범 범위의 결정

(3) 감별진단

① Epidural hematoma ② Epidural abscess

③ Retroperitoneal metastasis, HIVD, DJD

④ Paraneoplastic neuro - or myopathy

나) 치료

(1) 원칙 : 신속한 진단 및 처치가 무엇보다 중요

(2) 의심되면 가장 먼저 dexamethasone 10 mg IV loading → 4~10 mg 6 hrs

(3) 수술요법 : laminectomy + removal of some tumor + post-op RT

① 조직학적으로 확진되지 않은 경우

② 방사선요법을 받은 과거력이 있거나 방사선 요법에 반응을 안 하는 경우

③ 신경학적 증상이 빨리 진행하는 경우

(4) 방사선요법 : 3,000~4,000 cGy over 24 weeks

(5) 화학요법 : 원발종양에 따라 효과가 상이함

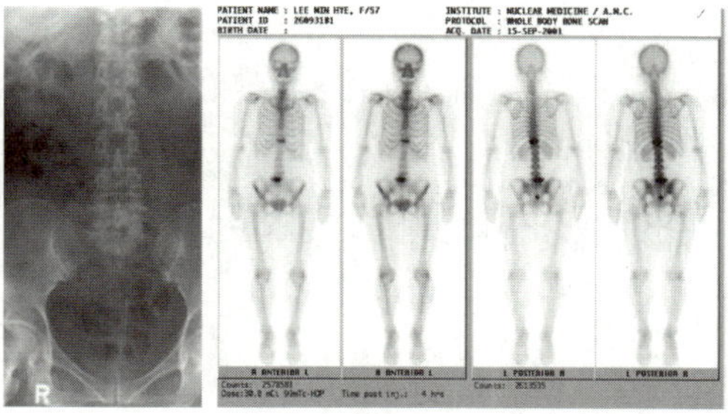

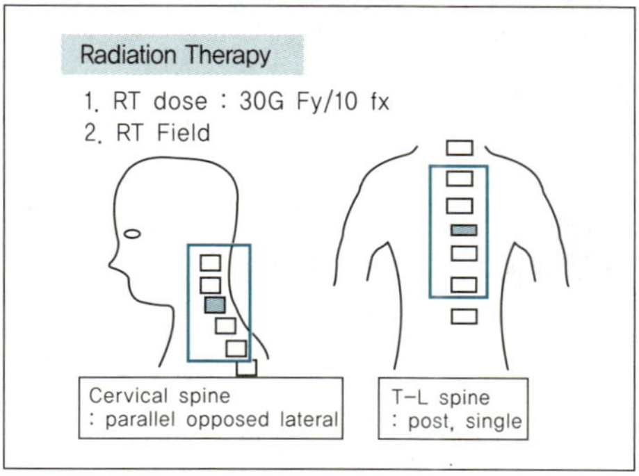

3) 상대정맥 증후군

가) 진단

(1) 대개 특징적인 임상상만으로도 가능 : 증상이나 증후들은 몸을 앞으로 굽히거나, stooping, 또는 누울 때 악화된다.

① 호흡 곤란

② 안면 부종

③ 상지 부종

④ 흉통, 기침, 연하곤란 등

표 5-4. Physical findings of superior vena cava syndrome

Findings	Percent (%)
Thorax vein distention	67
Neck vein distention	59
Edema of face	56
Tachypnea	40
Plethora of face	19
Cyanosis	15
Edema of upper extremities	9.5
Paralyzed true vocal cord	3.5
Horner's syndrome	2.3

(2) 흉부 X선 : superior mediastinal mass(75%가 우측), pulmonary lesion or hilar adenopathy

(3) 전산화 단층 촬영

(4) 조직검사(생검)는 먼저 응급처치 시작한 후 시행

나) 치료

(1) 방사선 요법

(2) 항암화학요법

① 임파종, 호지킨씨병 : ± 방사선 요법

② 소세포 폐암

(3) 수술요법 : 제한적 역할

(4) 기타

① Steroids

② 이뇨제

③ 항응고제 혹은 섬유소 용해성 물질

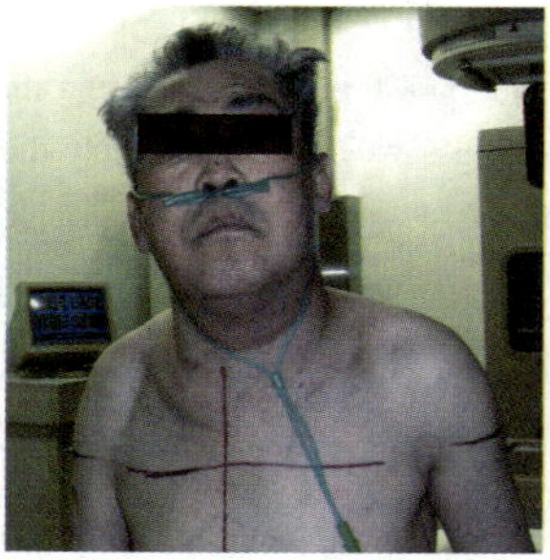

치료 전

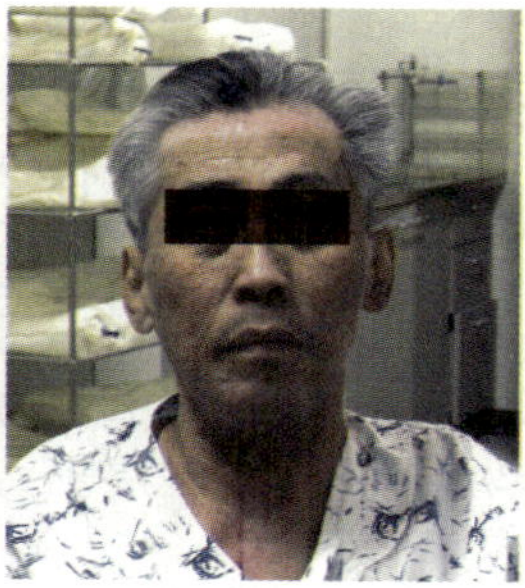

치료 후

4) Acute tumor lysis syndrome

가) 항암제에 감수성이 높은 종양 환자에서 항암제 투여 제4~5일경 발생함.
hyperkalemia, hyperphosphatemia, hyperuricemia, hypocalcemia, ARF (due to acute uric acid nephropathy and hyperphosphatemia)/arrhythmia/ neuromuscular irritability

나) 치료

① 즉시 IV hydration, diuretics 투여 및 urine alkalinization을 시행한다.

② Rasburicase(urate oxidate)

③ 투석

④ 예방 : allopurinol, resburicase, hydration, urine alkalinization, loop diuretics(not thiazides)

5) Hypercalcemia

가) 증상 및 증후

(1) 피로, 식욕부진, 쇠약감, 변비 등의 비교적 가벼운 증상 발생 가능

(2) 교정되지 않는 고칼슘혈증 지속 시 오심, 구토, 복통, 장마비, 의식변화, 고혈압, 부정맥 등의 비교적 심각한 증상 발생

나) 진단

(1) 임상적인 증상으로 의심되면 혈액의 전해질 검사를 통해 진단한다.

(2) 알부민 보정 혈중농도가 13 이상이면 응급치료가 필요[corrected calcium: 측정된 calcium+0.8*(4.0-albumin)]

다) 치료

(1) 수분 섭취 (약 3 리터 수분 섭취) 또는 IV hydration

(2) 충분한 hydration 이후 이뇨제 사용, hypercalciuria 유도(Lasix 20~40 mg

IV bid-qid)

(3) I.V. bisphosphonate(pamidronate 60~90 mg, zoledronate 4 mg)

(4) SQ Denosumab 120 mg weekly for 4 weeks, then monthly thereafter

(4) SQ calcitonin(4~8 units/kg q6~12 hours),

6) Cancer bleeding

가) 출혈의 종류

코피 : 비인강암 등 두경부암

각혈 : 폐암, 식도암

토혈 : 위암 등 상부위장관암

혈변 : 직장암, 자궁암

복강내출혈 : 간암(Hepatic rupture)

나) 치료

(1) 방사선치료

(2) 색전술(예, 기관지동맥색전술, 간동맥색전술 등) : 단일 혈류 공급을 받는 기관의 경우 허혈 및 괴사 발생의 우려가 있다.

3. 종양내과 기본 수기

가. 흉수 천자(https://www.youtube.com/watch?v=ivTyH09BcHg)

나. 복수 천자(https://www.youtube.com/watch?v=KVpwXK7cvzQ)

다. 중심정맥카테터 삽입 및 관리(https://www.youtube.com/watch?v=fMylXjt_ja4)

라. 골수 생검(https://www.youtube.com/watch?v=N-Evp9oYljE)

Chapter

06 내분비 내과

1. 수련목표

가. 임상 의학 지식의 습득

1) 당뇨병의 유형 및 진단기준을 알고 당뇨병 관리의 기본적인 원칙을 이해하여야 한다.
2) 의식 변화를 호소하는 환자에서 문진과 진찰, 검사를 통해 저혈당, 고혈당을 감별 진단해 낼 수 있어야 한다.
3) 갑상선 기능이상의 원인 질환을 분류하고 감별 진단할 수 있어야 한다.
4) 칼슘대사이상 및 골다공증의 임상증상 및 진단을 위한 기본 검사를 이해하여야 한다.
5) 쿠싱 증후군, 갈색세포종, 알도스테론증, 부신기능저하증 등 부신 관련 질환 관련 검사법을 이해하고 해석할 수 있어야 한다.
6) 뇌하수체호르몬 과분비 및 결핍 시 임상 증상을 이해하고 관련 검사 방법을 설명할 수 있어야 한다.
7) 내분비내과에서 흔히 사용되는 약물의 종류, 특성 및 주의점을 이해하여야 한다.
8) 내분비내과에서 접할 수 있는 응급 질환의 진단 및 치료 방법을 이해하여야 한다.

나. 기본 검사 수기의 습득, 적용 및 해석

1) 복합 뇌하수체 자극검사, 수분 제한 검사, 급속 부신피질자극호르몬 자극 검사, 덱사메타손 억제시험 등이 필요한 상황과 검사 원리를 이해하고 실제 검사를 수행할 수 있어야 하며 결과를 해석할 수 있어야 한다.
2) 혈당검사방법을 숙지하고 직접 모세혈액을 이용한 혈당검사를 시행할 수 있어야 하며, 당뇨병 환자의 하지 진찰 방법 및 족부 병변 치료 방법을 습득하여야 한다.

2. 기본수기

가. 복합 뇌하수체 자극검사

1) 적응증
   가) 뇌하수체 전엽 기능부전이 의심되는 환자
   나) 뇌하수체-시상하부 부근의 수술, 방사선 치료 등이 필요한 경우

2) 준비사항
   - TRH 400 μg
   - LHRH 100 μg
   - Regular Insulin(RI) 0.1 unit/kg

   ※ 당뇨병, 쿠싱증후군, 비만, 말단비대증 등 당불내인성(glucose intolerance)이 있는 경우는 RI 0.15~0.2 unit/kg, 부신피질 기능저하증이 강력히 의심되는 경우

는 RI 0.05 unit/kg 사용

- 주사기에 준비된 50% D/W 50 cc와 hydrocortisone 100 mg을 준비

3) 검사과정

가) 밤사이 금식시킨다.

나) 검사기간 중 환자는 앙와위로 유지한다.

다) 오전 8시에 한쪽 팔에 18G needle, threeway cock과 heparin lock으로 혈액채취가 가능한 IV line(A)을 확보하고, 다른 팔에 생리식염수를 점적하는 IV line(B)을 확보하며 자세한 설명을 해주어 검사에 대한 공포심을 갖지 않도록 한다.

라) 8 : 30, 8 : 45, 9시에 IV line(A)을 통해 정맥혈 3 mL씩을 채취하여 한 tube에 혼합하고 "basal"이라고 표시한다.

마) 준비된 cocktail 검사 호르몬(TRH, LHRH, RI)을 IV line(B)으로 의사가 서서히 정맥주사 한다.

바) 주사 후 30분, 60분, 90분, 120분에 IV line(A)을 통하여 정맥혈을 채취하여 환자이름, 등록번호, 채취 시간을 표시한다. 채혈시마다 병실의 혈당측정기를 이용해 혈당을 측정하며 basal과 30, 60분 sample은 응급검사실로 내려 혈장 혈당을 빨리 확인한다(보통은 30~45분 사이에 혈당이 최하로 떨어짐).

사) Basal(0분), 30분, 60분, 90분, 120분 sample을 핵의학 검사실로 보내 TSH, prolactin, GH, cortisol, LH, FSH 측정을 의뢰한다.
※ 환자의 상황에 따라 각 환자에게 필요한 검사만을 의뢰할 수 있다.

4) 주의사항

가) 검사기간 중 반드시 의사의 입회하에 검사가 진행되어야 하며, 50% 포도당 용액과 hydrocortisone 주사를 미리 준비해 놓는다.

나) 저혈당 증상이 나타나는 경우는 먼저 혈당측정기로 혈당을 측정하고 혈장 포도당과 cortisol 측정을 위한 sampling을 하고 50% 포도당 용액 50 mL를 정주한 후 검사를 진행한다. 포도당 용액을 주사하여 혈당이 회복된 후에도 증상의 호전이 없으면(저혈당 증상이 지속되거나 의식의 변화 등이 보이면) hydrocortisone 100 mg을 투여한다.

다) 인슐린에 의한 자극은 의미 있는 교감신경계 자극증상이 나타나고, 혈당이 40 mg/dL 이하 또는 기저치의 50% 이하로 떨어진 경우에만 충분한 것으로 판정한다.

라) RI 투여 후 60분에도 충분히 혈당이 떨어지지 않으면 RI 0.1 unit/kg를 추가로 투여하고, 이후 30분, 60분 째에 포도당, GH 및 cortisol sampling을 다시 한다.

마) RI 투여 시 부신피질 기능저하증이 있는 환자는 심한 저혈당이 발생할 수 있으므로 주의를 요하며 심혈관질환, 뇌혈관질환 혹은 seizure disorder가 있는 경우에는 저혈당이 환자에게 매우 위험하므로 RI 투여는 금기이다.

바) 흔히 사용하는 여러 약물들이 호르몬 검사에 영향을 끼칠 수 있으므로 꼭 필요한 약 이외에 다른 약물은 끊고 검사를 시행한다.

5) 검사 결과의 해석

Hormone	Time for Maximal Response	Normal Response
GH	40~90 min	Peak : > 3 μg/L
Cortisol	30~60 min	Peak :> 18 μg/dL
TSH	20~30 min	Peak :> 5μU/mL (unless thyroid hormone levels are increased)
FSH	60 min	Peak : > 2 IU/L (or 〉 1.5~2× basal)
LH	20~30 min	Peak : > 10 IU/L (or 〉 2~3× basal)
PRL	15~20 min	Peak : > 2.5× basal

나. 수분 제한 검사(Water deprivation test)

1) 목적

본 검사는 요붕증의 진단(및 감별진단)을 위하여 시행한다.

2) 사전 검사항목

혈청 creatinine, electrolyte 및 osmolality, 24 h-urine volume, urine osmolality

3) 검사의 준비

본 검사는 입원 환자를 대상으로 시행한다. 수분 제한이 확실히 이루어지도록 감시하여야 하며 탈수로 인해 환자의 상태가 악화되지 않는지 잘 관찰하여야 한다.

가) 수분 제한 검사 전에는 수분 섭취를 충분히 하도록 한다.

나) 저녁식사는 간단히 하되 홍차, 커피, 음주나 흡연은 금해야 한다.

다) 검사 전 desmopressin(DDAVP)이나 aqueous vasopressin(pitressin)을 준비해 놓는다.

4) 수분 제한 검사

가) 검사의 시작요량이 10 L/day 이상이면 새벽 4~6시 사이에 시작하고 요량이 10 L/day 이하이면 전날 저녁 6시~12시 사이에 시작한다.

나) 검사 과정

(1) 저녁 식사 이후 계속 금식 상태를 유지하도록 한다.

(2) 수면 중에는 소변을 보기 위해 깬 경우에만 소변 삼투압과 혈청 삼투압을 측정한다.

과별 진료지침

(3) 아침에 일어난 후(7 AM)에는 매시간마다 체중, 혈청 삼투압, 소변량, 소변 삼투압을 측정하며 탈수 증상이 나타나는지 유심히 관찰한다.

(4) 환자가 무의식적으로 음료수를 마시지 않도록 한다.

5) 수분 제한 검사의 종료 기준(목표)

가) 소변 삼투압이 안정치를 보일 때 즉, 두 번 또는 세 번 연속 측정한 소변 삼투압이 안정적(10% 이하의 차이)일 때

나) 혈청 삼투압이 정상의 상한선(>295~300 mOsm/kg)을 넘어섰을 때

다) 체중이 기저치에 비해 2~5% 이상 감소했을 때

※ 상기 3가지 조건 중 어느 한 가지를 만족하면 목표에 도달한 것으로 간주한다.

6) Desmopressin(DDAVP) 투여

가) 수분 제한 검사가 목표에 도달하면 desmopressin(DDAVP) 2~4 μg (또는 0.03 μg/kg) 혹은 aqueous vasopressin(pitressin) 5단위를 피하 주사(subcutaneous injection)하고 1시간과 2시간째 소변 삼투압을 측정한다.

나) Desmopressin이나 pitressin 주사 전의 혈장 삼투압은 최소한 288 mOsm/kg 이상이어야 한다.

다) 주의 : Pitressin의 경우 부주의로 정맥주사 하는 일이 없어야 한다.

※ 수분제한 검사 시작 전과 desmopressin 투여 전(수분 제한 검사가 목표에 도달했을 때)에 채혈을 해서 혈장 ADH를 측정하면 감별진단에 도움이 될 수 있다.

7) 검사 결과의 해석

항목 진단명	최대 요중 삼투압 (mOsm/kg)	DDAVP 주사 후 요중 삼투압(mOsm/kg)	최대 혈중 삼투압 (mOsm/kg)
정상	농축 (800〉)	변화 없음(5% 이하)	285~295
완전 중추성 요붕증	심한 희석 (〈200)	심한 증가(50% 이상)	310~320
부분 요붕증	중증도 증가 (250~500)	중증도 증가(9~50%)	295~305
신성 요붕증	희석 (〈200)	변화 없음(5% 이하)	302~320
일차성 다음증	농축되지만 최대로 안 된다 (500~900 〉600)	변화 없음(5% 이하)	〉288

* partial DI의 경우에는 false positive, false negative가 있을 수 있다.

다. 부신피질 기능저하증 검사

1) 급속 부신피질 자극호르몬 자극검사(rapid ACTH stimulation test)

가) 의미 : 일차성 또는 이차성 부신피질 기능저하증이 의심될 때 부신피질의 예비능을 평가하는 검사이다.

나) 방법 : 반드시 공복이거나 아침에 해야 할 필요는 없다. 하루 중 아무 때나 시행 가능하다. Synthetic ACTH 250 μg을 정주하고 기저값(ACTH 포함), 30분, 60분의 cortisol을 측정하며 일차성이 의심되는 경우에는 알도스테론을 함께 측정한다.

다) 해석 : 정상인의 경우 최대자극치가 18 μg/dL 이상이어야 정상 반응이다.

※ 주의사항 : ACTH 채혈을 위한 EDTA 용기는 미리 냉동실에 넣어 두었다가(pre-chilled EDTA tube) 사용해야 하며, ACTH 채혈 후에도 용기를 얼음이 담긴 통에 박아서 최대한 빨리 검사실로 보내야 한다.

라. 쿠싱 증후군의 검사

1) 선별검사

A. 밤사이 1 mg 덱사메타손 억제검사

가) 11 : 00 PM~자정 사이에 dexamethasone 1 mg을 경구 투여
→ 다음날 아침 8 : 00 AM에 혈청 cortisol을 측정

나) >2.0 μg/dL이면 쿠싱 증후군의 가능성이 있는 것으로 판정

B. 24시간 소변 free cortisol

가) 24시간 소변에서 free cortisol을 측정

나) 소변이 제대로 수집되었는지를 확인하기 위해 반드시 24시간 소변 creatinine을 함께 측정

다) >50 μg/day이면 쿠싱 증후군의 가능성이 있는 것으로 판정

C. Midnight cortisol 측정

가) 11 : 00 PM~자정 사이에 혈청 cortisol 측정을 위한 채혈 시행
※ 혈장 ACTH도 함께 검사하면 추후 원인을 감별하는 데 도움이 된다.

나) 최대한 환자가 안정된 상태에서 스트레스를 가하지 않고 채혈

다) >7.5 μg/dL이면 쿠싱 증후군의 가능성이 있는 것으로 판정

2) 쿠싱 증후군의 확진검사(저용량 덱사메타손 억제검사)

가) 방법 : 0.5 mg의 dexamethasone을 6시간마다 2일간 투여(Day 1부터) → 투여 전(baseline; Day 0)과 투여 후 2일째(Day 2)에 24시간 소변 free cortisol을 측정하여 비교하며 혈청 cortisol(Day 0과 Day 3에 측정)도 비교

나) 정상 결과

- Day 3 오전에 채혈한 혈청 cortisol <5 μg/dL
- Day 2에 수집한 24시간 소변 free cortisol <10 μg/day

다) 쿠싱 증후군의 경우 95%에서 비정상적으로 억제가 안 되며 위양성은 아주 적다. 내인성 쿠싱 증후군을 확진하기 위한 검사방법이지만 임상상과 선별검사 결과에서 쿠싱 증후군이 거의 확실한 경우에는 시행하지 않는다.

3) 쿠싱 증후군의 감별진단

가) 고용량 덱사메타손 억제검사

(1) 방법 : 저용량 덱사메타손 억제검사와 동일하나 덱사메타손을 2 mg씩 6시간마다 2일간 주는 것이 다르다.

(2) 결과 해석

① 24시간 urine free cortisol이 기저치의 1/2 이하로 감소 → 쿠싱병(Cushing's disease)을 추정

② 24시간 urine free cortisol이 기저치보다 90% 이상 억제되는 것을 기준으로 할 경우 쿠싱병을 진단하는 데 있어 특이도가 100%이다.

③ 억제되지 않을 때 : 뇌하수체 거대선종에 의한 부신증식증, 부신종양, 이소성 부신피질 자극호르몬 증후군이 가능

나) CRH 자극 검사(optional)

(1) 방법 : CRH 100 ㎍을 정맥 주사한 후 ACTH, cortisol 반응을 15, 30, 60, 90, 120분에 측정

(2) 결과 해석

① 쿠싱병 : CRH 투여에 ACTH, cortisol의 분비가 매우 증가

② 이소성 부신피질 자극호르몬 증후군과 부신종양은 반응이 없다.

(3) 단점 : CRH가 고가이며 구하기 어렵다. 쿠싱병 환자의 10%가 위음성을 보이며, 이소성 ACTH 증후군에서도 위양성을 보일 수 있다.

다) 검사 결과를 종합한 감별 진단

Test	Pituitary Macroadenoma	Pituitary Microadenoma	Ectopic ACTH or CRH production	Adrenal Tumor
Plasma ACTH	↑ to ↑↑	N to ↑	↑ to ↑↑↑	↓
Respond to High Dose DX Suppression test (%)	〈10	95	〈10	〈10
Respond to CRH test (%)	〉90	〉90	〈10	〈10

3. 많이 사용되는 약물의 용량 및 주의점

가. 경구혈당강하제 및 인슐린

분류	약물	기전	일차효능	장점	단점
Biguanides	Metformin	AMP-kinase 활성	간내 당합성 감소	풍부한 임상경험 저혈당 없음 심혈관 합병증 감소 (UKPDS)	소화기계 부작용 유산혈증 비타민 B_{12} 결핍 금기증이 많음 (CKD 등)
Sulfonylurea (2세대)	Glyburide/ glibenclamide Glipizide Gliclazide Glimepiride	베타세포막의 KATP channel을 닫음	인슐린 분비능 증가	풍부한 임상경험 미세혈관 합병증 감소 (UKPDS)	저혈당 체중증가 심근경색 발생시 preconditioning의 둔화, 효능의 지속성이 낮음
Meglitinides	Repaglinide Nateglinide	베타세포막의 KATP channel을 닫음		식후혈당 감소 용량조절이 용이함	저혈당 체중증가 심근경색 발생시 preconditioning의 둔화 잦은 복용횟수
TZDs	Pioglitazone	Nuclear transcription factor PPAR-γ 활성화	인슐린 감수성 증가	저혈당 없음 우수한 지속성 HDL 콜레스테롤 증가 중성지방 감소	체중증가 부종/심부전 골절위험도 증가
α-glucosidase inhibitors	Acarbose	장내 α-glucosidase 억제	탄수화물의 장흡수 저해	저혈당 없음 식후혈당 감소 심혈관계 합병증 감소 (STOP-NIDDM) 국소적인 작용기전	HbA_{1c} 감소효과가 적음 소화기계 부작용 잦은 복용횟수
DPP-4 inhibitors	Sitagliptin Vildagliptin Saxagliptin Linagliptin Alogliptin Teneligliptin Gemigliptin Evogliptin Dutogliptin Anagliptin	DPP-4 활성 억제를 통한 active incretin (GLP-1, GIP)의 농도 증가	인슐린 분비능 증가 및 글루카곤 분비 저하	저혈당 없음 부작용이 적음	혈관부종/ 두드러기 급성췌장염(논란) 심부전으로 인한 입원율 증가 (SAVOR-TIMI, 논란)
SGLT2 Inhibitors	Dapagliflozin Empagliflozin Canagliflozin	근위세뇨관에서 SGLT2 작용 억제	신장의 당재흡수 억제를 통한 요중 당 배설	저혈당 없음 체중감소 혈압감소 인슐린 비의존적 기전	비뇨생식기계 감염 다뇨, 탈수, 저혈압 LDL 콜레스테롤 증가 일시적인 Cr 상승
GLP-1 RA	Exenatide Liraglutide Albiglutide Dulaglutide Lixisenatide	GLP-1 수용체 활성화	인슐린 분비 증가 및 글루카곤 분비 저하 위배출속도 지연, 포만감 증가	저혈당 없음 체중감소 식후혈당 강하 심혈관계 위험도 감소 (일부)	소화기계 부작용 심박수 증가 급성 췌장염(논란) 갑상선암(동물실험, 논란) 주사제형, 교육필요

분류	약물	기전	일차효능	장점	단점
Insulins	Rapid-acting analogs - Lispro, aspart, glulisine Short-acting (Regular) Intermediate-acting (NPH) Basal insulin analogs - Glargine, determir, degludec Premixed	인슐린 수용체 활성화	Glucose disposal 증가, 간의 당신생합성 억제	일관된 효과 용량 의존적 효과 미세혈관 합병증 감소 (UKPDS)	저혈당, 체중증가 세포분열능 촉진(논란) 주사제형 환자의 심적 부담 교육 필요

나. 항갑상선제

약제	초기 용량	유지 용량	부작용
Propylthiouracil(PTU)	200~300 mg/d	50~100 mg/d	발진, 두드러기, 소양감,
Methimazole	15~30 mg/d	2.5~5 mg/d	발열, 백혈구 감소증,
Carbimazole	20~40 mg/d	2.5~5 mg/d	무과립구증, 간염

다. 골다공증에 사용되는 약제 (골흡수 억제제)

종류	상품명(일 반 명)	상용량	부작용	예방
Calcium 제제	Dicamax, Cal-D-Vita (Calcium carbonate)	500~1000mg/d (Elementary Ca)	위장장애, 변비, 요로결석	요중 칼슘 배설량 측정
Estrogen	Premarin (conjugated estrogen)	0.625 mg/d	↑Endometrial Ca. ↑Breast Ca.(?)	progesterone병용 mammography
Calcitonin	Miacalcic (Salmon calcitonin) Elcitonin(Elacatonin)	50~100 U/d	안면홍조, 오심, 위장장애, 과민반응	Skin test
Bisphosphonate	Fosamax(Alendronate)	10 mg/d, 70mg/wk	위장장애, 두통, 발진, 설사, 부종	복용법 주의
	Actonel(Risedronate)	5mg/d, 35mg/wk		
Vitamin D 제제	Onealfa(Alfacalcidol) (1α-OH-D_3) Bonky(Calcitriol) (1,25[OH]$_2D_3$)	0.5~1 ㎍/d 0.25~0.5 ㎍/d	고칼슘혈증, 고칼슘뇨증	혈청 칼슘 및 요칼슘배설량 측정
SERM제제	Evista(Raloxifene)	60 mg/d	작열감, 사지경련	* 심부정맥혈전증 주의

바. 부신피질 호르몬제

약 품 명	혈중 반감기 (시간)	작용 시간 (시간)	Relative Potency Glucocorticoid Mineralocorticoid		H-P-A axis Suppression
Cortisol	1.5~2	8~12	1	1	1
Prednisolone	2~5	8~12	4	0.8	4
Methylprednisolone	2~3	18~36	5	0.5	4
Triamcinolone	0.5	18~36	5	0	4
Betamethasone	5	36~54	25	0	
Dexamethasone	3~5	36~54	30	0	17
Fludrocortisone	3	18~36	12	125	12

4. 내분비내과에서 접하는 응급 질환

가. 뇌하수체 질환

1) 뇌하수체 졸중(pituitary apoplexy)

뇌하수체선종 내로의 자발적인 출혈이나 두부외상 또는 두개골 기저부 골절 후에 발생할 수 있으며, 급성 저혈량성 쇼크 후나 임신 시에도 발생할 수 있다.

가) 증상 및 증후

1~2일 사이에 급속하게 진행되는 심한 두통, 경부 강직, 점진적인 뇌신경 손상 등이 발생하며, 심혈관계 허탈과 의식 변화를 동반한다. 심한 저혈압, 양측성 시야장애, 저혈당, 발열, 중추신경계 출혈, 혼수 등이 나타날 수 있다.

나) 진단

뇌하수체 영상 : 뇌하수체 내 또는 선종 내 출혈 소견이 보이고, stalk의 편위, 정상 뇌하수체 조직의 압박 등의 소견이 있으며, 심한 경우 뇌하수체 주변의 출혈이 관찰된다.

※ MRI가 imaging tool의 choice : 출혈과 경색의 감별, suprasellar extension, compression of optic chiasm 그리고 carvernous sinus로의 extension 여부 파악

다) 감별 진단

(1) Ruptured cerebral aneurysm : 주로 한쪽 안구 마비

(2) 뇌 농양

(3) Bacterial meningitis

(4) Viral meningoencephalitis

(5) CVA

(6) Transtentorial herniation

라) 치료 : 치료 시작 전에 포도당, 전해질, 호르몬 검사 등을 위한 채혈 시행

(1) Hydrocortisone, 50 mg IV 6 hrs → 환자상태가 안정되면 tapering

(2) 의식수준이 나빠지거나 시야 및 시력 장애가 동반된 경우 craniotomy 혹은 transsphenoidal approach로 감압술 시행

(3) 뇌하수체 기능에 대한 정확한 평가 후에 호르몬 부족이 확인되면 호르몬 치료를 한다.

나. 당뇨병 및 당대사 장애

1) 당뇨병성 케톤산혈증

가) 정의

인슐린의 심한 결핍으로 인한 고혈당, 케톤산혈증 및 대사성 산증

나) 유발인자

(1) 유발인자 : 감염(30~50% 폐렴, 요로감염, 패혈증, 위장관염 등), 부적절한 인슐린 치료(20~40%), 심근허혈 혹은 경색(3~6%)

(2) 그 외 : 뇌졸중, 뇌출혈, 급성 폐색전증, 급성 췌장염, 외상 등

다) 진단

(1) 병력 : 약물복용, 감염, 순환기질환 등을 반드시 확인한다.

(2) 증상 및 증후

① 다음, 다뇨, 다식, 전신 쇠약감

② 식욕부진, 오심, 구토 및 복통

③ Kussmaul 호흡

④ 과일 혹은 아세톤 냄새

⑤ 감염이 있는 환자는 발열(10% 미만) 혹은 저체온증

(3) 검사실 검사

① CBC with differential count

② Urinalysis

③ Plasma glucose, BUN/Cr, electrolyte, osmolality, ketone

④ ABGA, blood and urine culture

⑤ Chest PA, EKG

⑥ ABO/Rh/Crossmatching(저혈압 시)

라) DKA(diabetic ketoacidosis)와 HHS(hyperglycemic hyperosmolar state)의 감별

	DKA	HHS
Plasma glucose(mg/dL)	250~600	600~1200
Arterial PH	6.8~7.3	> 7.3
Serum bicarbonate(mEq/L)	<15	Normal to slightly ↓
Serum Ketone	++++	+/-
Arterial PCO_2, mmHg	20~30	Normal
Anion gap[Na-(Cl+HCO_3^-)], mEq/L	↑	Normal to slightly ↑
Osmolarity(mOsm/L)	300~320	330~380

※ Ketone 측정 시 주의사항 : nitroprusside reagent를 사용해 케톤 검사를 시행할 경우, β-hydroxybutyric acid는 측정되지 않고 acetone은 약하게 반응하므로 실제보다 케톤산혈증의 정도가 낮게 측정될 수 있다. 반면, DKA가 호전되는 과정 중에는 β-hydroxybutyric acid가 acetoacetate로 전환되기 때문에 회복 과정에서 오히려 케톤산혈증이 강양성으로 나타날 수 있다.

마) 치료 : 반드시 flow sheet를 작성한다(별지 참조).

(1) 수액

① 처음 1~3시간동안 생리식염수 2~3 L 정맥주입(10~15 mL/kg/h)

② 이후 half-saline 150~300 mL/h로 주입

③ 혈당이 250 mg/dL가 되면 5% DW+ half-saline 용액을 100-200 mL/h로 주입해서 혈당이 150~250 mg/dL가 되도록 유지

④ 최초 sodium이 150 mEq/L 이상, 치료 도중 155 mEq/L 이상으로 상승, 혹은 심부전증 동반 시에는 처음부터 half-saline(0.45% NaCl)을 사용할 수 있음. 단, 혈역학적으로 불안정한 상태일 때는 sodium이 높더라도 normal saline을 사용

(2) 인슐린

① RI 0.1 IU/kg를 정맥주사 한 후에 0.1 IU/kg/hr로 지속적 정맥 내 주입

② 첫 2~4시간동안 혈당이 감소하지 않으면 인슐린 주입 속도를 2~3배 증량해야 함

③ 초기 혈청 포타슘이 3.3 mEq/L 미만일 경우에는 포타슘이 3.3 mEq/L 이상으로 상승할 때까지 인슐린 주입을 미뤄야 함

④ RI infusion은 혈당에 맞게 주입속도를 조절할 수 있으나 절대로 주입을 완전히 멈추어서는 안 됨(DKA가 다시 악화될 수 있음)

(3) 포타슘

① 혈청 포타슘이 5.5 mEq/L 미만이면 포타슘을 10 mEq/h로 투여. 단, EKG가 정상이고 소변이 나오면서 혈청 크레아티닌이 정상이어야 함

② 혈청 포타슘이 3.5 mEq/L 미만이면 40~80 mEq/h로 보충함

③ 혈청 포타슘이 4~5 mEq/L가 되도록 유지함

(4) Sodium bicarbonate

① 수액을 보충한 후에도 동맥혈 pH가 7.0 미만일 때만 투여한다.

(5) 기타

① Gastric decompression : aspiration 위험 시

② 항생제 : 감염이 의심될 경우 가검물을 채취한 후 투여한다.

③ CVP monitoring : 고령의 환자, 쇼크, 순환기 또는 만성 신질환 환자

④ 의식이 없거나 4시간 내 소변이 안 나오면 방광 내 삽관

마) 관찰(Monitoring)

① 혈당검사를 혈당이 안정될 때까지 1~2시간마다, 그리고 필요시 측정

② 전해질, BUN/Cr, anion gap, ABGA는 첫 24시간 동안은 4시간 간격으로 측정

③ Vital sign, fluid intake/output은 1~4시간마다 측정

※ 케톤혈증이나 케톤뇨증의 소실보다는 bicarbonate 농도의 정상화, pH의 상승 및 anion gap이 정상화 되는 것으로 치료효과를 판정한다.

2) 고혈당성 고삼투압성 상태(HHS)

가) 특징 : 심한 고혈당(> 600 mg/dL) 및 고삼투압(>320 mOsm/L) 상태와 신기능장애 동반

※ Osmolality = 2 × (sodium+potassium) +

※ 고혈당이 있을 경우 혈당이 100 mg/dL 상승함에 따라 혈청 Na^+은 1.6 mEq/L씩 감소한다.

나) 유발요인

(1) 당뇨병성 케톤산혈증과 유사함

(2) 감염, 뇌졸중, 경막하 출혈, 심근경색증

(3) 약물

① potassium-wasting diuretics : 저칼륨혈증은 인슐린 분비를 억제함

② phenytoin : 인슐린 분비 억제

③ 당류코르티코이드 : 당신생을 증가시키고 말초 인슐린 기능을 길항

(4) Hyperalimentation, 농축 포도당 용액의 주입, 복막 투석

다) 치료

(1) 당뇨병성 케톤산혈증과 유사함

(2) 수액 부족은 DKA보다 많다(평균 8~10 L 정도). 처음 1~2시간 동안 normal saline 2~3 L 주입 → 이후 환자상태에 따라 half saline 주입

(3) Potassium 보충이 필요하나 부족량은 DKA보다 적은 편임

DKA 및 HHS Flow Sheet

날 짜								
시 간								
의식상태								
체 중								
체 온								
혈 압								
호 흡 수								
혈액	glucose							
	ketone							
	ABGA							
	BUN/Cr							
	Na/K/Cl							
	Sosm							
	Anion gap							
	기 타							
소변	ketone							
	기 타							
인슐린	type							
	dose (u/hr)							
	route							
	기 타							
	type							
	rate							
	K 혼합양							
	기 타							
	U/O(mL/hr)							
	기 타							
EKG								

3) 저혈당증

가) 개요

(1) 정의 : 증상이 나타날 정도로 혈장 포도당농도가 떨어지는 것을 말하며 임상적 용어이지 정량적 용어는 아니다.

(2) 증상

아드레날린성(자율신경계) 증상 : 발한, 진전(tremor), 빈맥, 불안, 공복감

- 신경포도당 결핍 증상 : 현기증, 두통, 시야가 흐려짐, 혼미, 행동이상, 경련, 의식 소실

※ 정상인에서는 혈장 포도당 농도가 감소되면 길항호르몬에 의한 자율신경계 반응이 먼저 나타나나, 길항 호르몬 및 자율신경계 반응이 저하된 당뇨병 환자의 경우 저혈당 인지불능(hypoglycemia unawareness)을 보일 수 있으며, 저혈당을 자주 경험하는 환자의 경우 자율신경계 증상 없이 신경포도당 결핍 증상이 먼저 나타날 수 있다.

나) 진단 과정

(1) 병력

① 공복 시 저혈당인지, 식후 저혈당인지 구별(식후 5시간을 기준)
② 발작 유무
③ 최근 체중 증가 여부 혹은 운동 시 증상이 유발되는지 유무
④ 부신 및 뇌하수체 기능 부전의 증상
⑤ 위 수술 병력
⑥ 가족력 : 당뇨병, 저혈당증, 다발성 내분비종 등
⑦ 직업
⑧ 약물 사용 여부 : 인슐린, sulfonylurea, 과음, propranolol, salicylate

(2) 신체 검사 : 내분비 질환의 증후, 간질환의 증후, 복부 종괴 등

(3) 공복 저혈당증이 의심될 때

: Prolonged fasting until spontaneous hypoglycemic Sx(+) or 72 hours fast

→ 혈청 인슐린, C-펩티드, 포도당 (± proinsulin, cortisol)을 일정한 시간대별로 측정하고 저혈당 증상이 생겼을 때도 측정

다) 치료

저혈당으로 환자가 응급실로 왔을 때

(1) 반드시 인슐린, C-펩티드, 포도당(± proinsulin, cortisol) 측정을 위한 채혈을 먼저 한 후 50% 포도당 용액을 정맥주사 해야 함

(2) 환자가 식사를 할 수 있을 때까지 지속적으로 포도당 용액을 정맥주사

(3) 혈당검사(BST)를 자주 시행

(4) 약물 투약력을 반드시 확인해 놓을 것

다. 갑상선 질환

1) 갑상선 중독 위기(Thyrotoxic crisis)

갑상선기능항진증의 임상증상이 매우 심한 상태로 고열과 중추신경계 증상, 빈맥이 동반된 상태를 말한다.

가) 유발인자
  (1) 감염
  (2) 수술
  (3) 폐 색전증
  (4) 조절 안 된 당뇨병, DKA
  (5) 외상
  (6) 심근경색증
  (7) 분만

나) 증상 및 증후
  (1) 발열(>39℃)
  (2) 빈맥(>140/min), 종종 심방세동이나 heart block, 심부전
  (3) 중추신경계 증상 : 불안, 섬망(delirium), 혼수상태
  (4) 오심, 구토, 복통
  (5) 심한 발한, 진전

다) 갑상선 중독 위기의 치료
  (1) Propylthiouracil (PTU) : 200 mg을 4시간마다 경구 혹은 경비위관(nasogastric tube)으로 주입
  (2) Iodine : 5% Lugol 용액 5방울을 물에 충분히 희석하여(원액 사용 시 점막 손상) 6시간마다 경구투여(PTU를 먼저 투여하고 적어도 1시간 이상 지나서 Lugol 용액을 투여해야 함)
  (3) Propranolol : 60~80 mg을 6시간마다 투여
  천식이 있거나 기타 다른 이유로 propranolol을 사용할 수 없는 경우에는 esmolol이나 metoprolol과 같은 선택적 $\beta 1$ 차단제를 사용할 수 있음
  (4) Corticosteroid : hydrocortisone 50 mg IV q 6 h
  (5) Digitalis : 심부전, 심방성 빈맥에 심실이 빠른 반응을 보일 때
  (6) 보존적 치료
    ① 수액 및 전해질 균형
    ② 차가운 담요나 스폰지로 체온을 하강시킴
    Acetaminophen(300~600 mg) q 4~6 h
    ③ 필요시 안정제나 승압제 투여
    ※ 아스피린이나 NSAIDs는 갑상선 호르몬을 결합단백으로부터 유리시키므로 사용하면 안됨

2) 점액수종 혼수(Myxedema coma)

갑상선기능저하증이 극심한 형태로 나타나는 것이며, 오랜 기간 치료받지 못한 갑상선기능저하증을 지니고 있던 고령의 여자에서 비교적 드물게 나타난다.

가) 유발 인자 : 뇌졸중, 감염, 약제(진정제 등)의 사용, 외상 등, 겨울에 주로 발생

나) 증상 및 증후

(1) 서맥, 저체온, 저호흡

(2) 거칠고 건조한 피부, 심부건반사의 지연

(3) 의식장애, seizure

(4) 울혈성 심부전, 심근경색

(5) 검사 소견 : hypercholesterolemia, anemia, hyponatremia, CK, LDH 상승

다) 치료

(1) 유발인자의 발견과 치료 : 감염 등

(2) 갑상선호르몬의 투여 : 위장관에서의 흡수가 잘 되지 않으므로 정맥주사가 원칙이나 국내에는 주사제가 없으므로 위관을 통하여 T4 500 ㎍을 한 번 투여하고, 이후 매일 100~200 ㎍을 경구투여 한다.

(3) 보존적 치료

① 호흡부전 : ABGA monitoring, 기계적 호흡보조

② 저나트륨혈증 : 수분제한, 고장식염수와 이뇨제의 주사

③ 저혈당증 : 초기에는 50% 포도당, 이후 5~10% 포도당으로 유지

④ 저혈압 : 필요 시 승압제 사용

⑤ 저체온 : 외부에서 가열하지 않고 담요 등으로 덮어준다.

⑥ 스테로이드투여(부신피질 기능저하증이 동반되었을 경우) : hydrocortisone 50 mg IV q6 hr

라. 부신질환

1) 부신피질 기능저하증(Adrenal insufficiency)

가) 부신피질 기능저하증을 의심해야 하는 임상상

(1) 탈수나 저혈압, 혼수 등이 현재 질환의 정도 보다 심할 때

(2) 체중감소나 식욕감소의 병력과 오심, 구토가 있을 때

(3) acute abdomen을 의심케 하는 복통

(4) 설명이 안 되는 저혈압

(5) 설명이 안 되는 발열

(6) 저나트륨혈증, 고칼륨혈증, 고칼슘혈증, 호산구과다

(7) 과다 피부 색소침착 혹은 vitiligo

(8) 갑상선기능저하증 혹은 성선부전 등의 자가면역성 내분비 질환 동반 시

나) 진단

(1) ACTH/Cortisol at early morning

ACTH 측정을 위한 sample은 미리 냉각시킨 EDTA 용기(pre-chilled EDTA tube)에 채혈한다.

(2) Rapid ACTH stimulation test

기저(0분) 코티솔 검사를 하고 Cosyntropin 250 μg을 정맥 주사한 후 30분, 60분의 혈청 코티솔을 측정

(3) 인슐린 유발 저혈당 검사(Insulin-induced hypoglycemia test)

뇌하수체성 또는 시상하부성 부신피질 기능저하가 의심될 때 시행한다.

다) 급성 부신피질 기능저하증(Adrenal crisis)의 치료

(1) Glucocorticoid replacement

① hydrocortisone 50 mg IV q 6 h

② 이후 환자상태에 따라 50 mg q 8 h, 25 mg q 6 h, 25 mg q 8 h, 25 mg q 12 h로 감량

③ 환자 상태를 보면서 3~5일에 걸쳐 경구 유지용량(Pd 5~7.5 mg p.o. qd)까지 감량

(2) 일반적인 보조요법

① IV saline과 glucose

② 감염 등 유발요인을 찾아 치료

2) 크롬친화성 세포종(Pheochromocytoma)

가) 크롬친화성 세포종을 의심해야 하는 임상상

(1) 고혈압과 3대 주증상(symptomatic triad)이 있는 경우

※ Symptomatic triad : sweating attacks, palpitation, headache

(2) 악성 고혈압이 있는 경우, 항고혈압 약제(β-blocker, ganglionblocker 등)에 반응이 없거나 모순적(paradoxical) 혈압상승 반응을 보이는 경우

(3) 마취유도, 수술, TRH 검사나 분만 등의 도중에 고혈압이 발생한 경우

(4) Imipramine이나 desipramine의 사용과 연관되어 고혈압이 발생한 경우

(5) 빈도가 낮은 증상들 : 신경과민, 불안, 진전, 창백함, 오심, 구토, 피로감, 흉통 및 복통, 체중감소 등

※ Epinephrine이 주로 분비될 때는 hypotension이 주증상으로 나타날 수도 있다.

나) 진단적 검사

(1) 24시간 소변 VMA, fractionated metanephrine, catecholamine (and creatinine)

(2) Localization

① Abdomen CT scanning

② MIBG(123I 혹은 131I-metaiodobenzyl guanidine) scan : 필요한 경우에만

다) 치료

수술적 치료가 필요하며 수술 전 준비기간이 필요하다.

(1) doxazocin 2~8 mg/d를 적어도 2주간 투여 후에 수술에 들어간다.

(2) 빈맥이나 부정맥이 있으면 소량의 β-blocker(propranolol 10~20 mg p.o. q 6~8 hr)를 병용할 수 있는데 반드시 충분한 α-blockade 후에 사용해야 함

(3) 수술 전 또는 수술 중 고혈압 발작 시 Phentolamine 2~5 mg IV q 5 min

마. 부갑상선 질환

1) 일차성 부갑상선 기능 항진증(Primary hyperparathyroidism)

가) 개요

(1) 일차성 부갑상선 기능항진증은 한 개 이상의 부갑상선의 기능이 항진되어 부갑상선 호르몬이 부적절하게 과다분비되어 나타나는 증후군이다.

(2) 고칼슘혈증 : 가장 중요한 검사소견

나) 증상 및 증후

증상이 전혀 없는 경우가 대부분이고, 무력감, 피곤 등의 비특이적 증상만을 호소

(1) 신장 : 신결석으로 인한 통증, 다뇨, 다음

(2) 신경근육계 : 근위부 근육의 무력감, 관절통, 골 압통, 병적골절

(3) 중추신경계 : 사고장애, 기억력감퇴, 정서장애, 우울증, 후각소실, 혼수, 심부건반사 저하

(4) 소화기 : 소화성 궤양, 심한 췌장염, 식욕 부진, 구토, 소화장애, 변비

(5) 가려움증, 결막하 칼슘 침착

(6) 고혈압

다) 진단

(1) 고칼슘혈증 및 혈청 intact PTH 농도의 상승이 있을 때 일차성 부갑상선 기능항진증 진단이 가능하다.

라) 고칼슘혈증의 감별진단

(1) Primary hyperparathyroidism(adenoma vs. hyperplasia)

(2) Malignancy-related

① Solid tumor with bone metastasis(breast cancer 등)

② Solid tumor with humoral mediation of hypercalcemia (PTHrP-mediated)

③ Hematologic malignancy(multiple myeloma, lymphoma, leukemia)

(3) Vitamin D-related

① Vitamin D intoxication

② ↑1,25(OH)2D : Sarcoidosis

(4) Associated with high bone turnover

① Hyperthyroidism

② Immobilization

③ Thiazides

④ Vitamin A intoxication

(5) Associated with renal failure

마) 고칼슘혈증의 치료

※ Ca level에 따른 위험도

11.5~12.0 mg/dL : 증상이 나타나기 시작하나 증상이 없을 수도 있다.

> 13.0 mg/dL : renal insufficiency and calcifications in kidney, skin, vessels, lung, heart and stomach

> 15.0 mg/dL : medical emergency

(1) 수분공급 및 이뇨제

① Normal saline 6 L/day IV(250~300 mL/hr)

② Furosemide 20~40 mg IV q 6~8 h

※ Congestive heart failure, renal impairment : CVP monitoring 필요

※ K^+, Mg^{++} replacement가 필요

(2) Calcitonin

① 용량 : 25~50 units IV, IM, SC q 6~8 hr

② 며칠 이상 계속 사용하면 escape phenomenon이 나타나 효과가 없어짐

(3) Glucocorticoid

① 용량 : Prednisolone 40~100 mg/day #4 p.o.

② 적응증 : multiple myeloma, leukemia, lymphoma, Hodgkin's disease, breast cancer, Vit.-D intoxication, sarcoidosis

(4) Pamidronate

① 용량 : 60~90 mg IV infusion as a single dose over a 4-hour period.

(5) Phosphate

① 용량 : oral phosphate 250 mg q 6 hr PO
IV phosphate 1,500 mg q 12 hr IV

※ Keep serum P <5~6 mg/dL and frequently monitor serum Ca and P levels

② 부작용 : ectopic calcification

2) 부갑상선 기능저하증(Hypoparathyroidism)

가) 정의 : PTH의 결핍에 의해 임상적으로 신경근육계의 과반응(hyperactivity)의 증상이 나타나며, 생화학적으로 저칼슘혈증, 고인산혈증 및 혈청 PTH의 감소를 보이는 상태를 말한다.

나) 원인

(1) Surgically induced hypoparathyroidism : 갑상선 절제술 후

(2) Idiopathic hypoparathyroidism

(3) Functional hypoparathyroidism : Mg 결핍

다) 임상상

(1) 신경근육계의 흥분 증가 : 이상 감각(numbness, tingling), tetany, seizure

(2) Basal ganglia calcification

(3) 뇌압 상승, papilledema

(4) 정신 장애

(5) Lenticular cataract

(6) 심전도상 QT 간격의 지연

(7) Mucocutaneous candidiasis

(8) 치아 발육부전, 성장 지연

라) 진단

(1) Hypocalcemia, hyperphosphatemia

(2) 혈청 PTH의 감소

마) 저칼슘혈증의 치료

(1) Tetany : 10% calcium gluconate 10~20 mL IV(rate <10 mL/min)

① 증상 호전 혹은 혈청 Ca이 7 mg/dL 이상될 때까지 투여

② digitalis 투여 중인 환자는 심전도를 monitor 해야 함

③ hypercalcemia가 되지 않도록 주의(Ca 7.5~9 mg/dL로 유지)

(2) Vitamin D : 50,000~100,000 U/d(1~2 mg/d)

또는 $1,25(OH)_2D_3$ (active form) 0.5 μg으로 시작하여 0.25 μg씩 증량

(3) Calcium : elemental calcium으로 1~2 g/d

※ Elemental calcium(% by weight) : Ca gluconate(9%), $CaCl_2$ (27%), $CaCO_3$(40%)

(4) Low phosphate diet, aluminium hydroxide gel(phosphate binder)

신장 내과

1. 수련 목표

신장질환의 진단 및 치료과정에 참여하여 신장 질환의 임상적 특성과 병태 생리학적 기전을 이해하고, 산염기 · 전해질 평형장애, 급성 신부전 등 기본적인 신장질환의 진단과 치료능력을 기른다.

2. 흔히 사용되는 약물의 용량 및 주의점

가. 항고혈압약

1) ACE 억제제 : 부작용 - 고칼륨혈증, 기침
   (1) enalapril : 2.5~20 mg/day
   (2) lisinopril : 5~20 mg/day
   (3) ramipril : 2.5~10 mg/day

2) angiotensin II receptor 차단제 : 부작용 - 고칼륨혈증
   (1) losartan : 50~100 mg/day
   (2) valsartan : 80~160 mg/day
   (3) irbesartan : 150~300 mg/day

3) β-차단제 : 부작용 - 서맥(bradycardia)
   (1) atenolol : 25~100 mg/day

4) 칼슘 길항제 : 부작용 - 두통, 안면홍조(facial flushing)
   (1) amlodipine : 2.5~10 mg/day
   (2) felodipine : 5~10 mg/day
   (3) long acting nifedipine : 30~90 mg/day

나. 이뇨제

1) furosemide(lasix) : 필요에 따라 20~80 mg 하루 1~2회
2) hydrochlorothiazide : 25~50 mg/day
   (주의 - 저나트륨혈증, 저칼륨혈증)

다. 만성 신부전에 사용되는 약

1) 항고혈압약
2) 이뇨제

3) 인(phosphorus)을 낮추는 약
(1) calcium carbonate : 매 식사 중 0.5~1 g(부작용 - 고칼슘혈증, 변비)
(2) sevelamer : 하루 3회 매 식사 중 800~1600 mg(부작용 - 소화기 장애)
(3) lanthanum carbonate : 하루 3회 매 식사 중 500~1,250 mg(부작용 - 소화기 장애)

4) 빈혈 교정을 위한 약
(1) 철분제제
(2) recombinant human erythropoietin : 2000~5000 U SC(또는 IV) 주 1~3회

5) 수용성 비타민

6) calcitriol

7) 신장으로 배설되는 약물은 감량이 필요하고, 신독성이 있는 약은 피하도록 한다.

3. 진료지침

가. 산염기 대사 이상(Acid-Base Imbalance)

1) 용어

가) $H^{+} = 24 \times \frac{PCO_2}{HCO_3^-}$

나) pH 7.2 → H^{+} 63 nanomole/L   pH 7.4 → H^{+} 40 nanomole/L

다) 음이온차(anion gap) = $Na^{+} - (Cl^{-} + HCO_3^{-})$
정상치 : 12 ± 4 mEq/L

라) Osmolar gap =
measured Osm − $\left(2Na(mEq/L) + \frac{Glucose(mg/dL)}{18} + \frac{BUN(mg/dL)}{28} \right)$
(1) 정상 : 10 mOsm/kg
(2) >15~20 → 비정상적인 삼투질이 존재함을 의미

마) 요 음이온차(urine anion gap) = $(u\text{-}Na^{+} + u\text{-}K^{+}) - u\text{-}Cl^{-}$
의미 : 요 암모늄 배설의 간접 지표로 대사성 산증의 경우 −20~−50 mEq/L의 음의 값이며, 신부전, 제1형 및 제4형 신세뇨관성 산증에서는 양의 값이다.

2) 산염기 대사의 단순 및 복합 장애

산염기 상태 이상의 의심 : $CO_2(HCO_3^{-})$나 $[Cl^{-}]$ 농도 이상이 있을 때

표 7-1. 산염기 대사이상의 특징

	pH	일차장애	보상반응
대사성 산증	↓	↓$[HCO_3^-]$	↓PCO_2
대사성 알칼리증	↑	↑$[HCO_3^-]$	↑PCO_2
호흡성 산증	↓	↑PCO_2	↑$[HCO_3^-]$
호흡성 알칼리증	↑	↓PCO_2	↓$[HCO_3^-]$

표 7-2. 산염기 대사 장애에 따른 호흡성 및 신성 보상작용

	일차 변화	보상반응	기간	한계
대사성 산증	↓$[HCO_3^-]$	$[HCO_3^-]$ 1 mEq/L 감소 시 PCO_2 1.2 mmHg 감소	12~24시간	10 mmHg
대사성 알칼리증	↑$[HCO_3^-]$	$[HCO_3^-]$ 1 mEq/L 증가 시 PCO_2 0.7 mmHg 증가	12~24시간	55 mmHg
호흡성 산증	↑PCO_2			
급성		PCO_2 10 mmHg 증가 시 $[HCO_3^-]$ 1 mEq/L 증가	수분 내	30 mEq/L
만성		PCO_2 10 mmHg 증가 시 $[HCO_3^-]$ 3.5 mEq/L 증가	3~5일	45 mEq/L
호흡성 알칼리증	↓PCO_2			
급성		PCO_2 10 mmHg 감소 시 $[HCO_3^-]$ 2 mEq/L 감소	수분 내	18 mEq/L
만성		PCO_2 10 mmHg 감소 시 $[HCO_3^-]$ 5 mEq/L 감소	2~3일	12~15 mEq/L

가) 대사성 산증(Metabolic Acidosis)

(1) 진단

(가) pH↓, HCO_3^-↓이면 대사성 산증

(나) 음이온차를 계산한다.

① ↑음이온차 : 신부전, 유산증, 케톤산증

∴ 당, BUN/Cr, 케톤 측정

② 정상 음이온차

→ K+ 정상 또는 ↑: 저알도스테론혈증, posthypocapnia, HCl 주입

K^+ 정상 또는 ↓: 설사, 신세뇨관성 산증, ureteral diversions (ureterosigmoidostomy, ileal bladder)

(다) 고음이온차 대사성 산증에서는 $\Delta AG/\Delta HCO_3^-$를 계산해 본다. 단순한

고음이온차 대사성 산증에서는 1~2인데, 1 이하이면 정상 음이온차 대사성 산증이 혼합된 경우이고, 2 이상이면 대사성 알칼리증이 동반된 경우이다.

(라) 보상의 적절여부 판정 → 호흡성 산증 또는 알칼리증이 동반되었는지 알 수 있다.

(2) 대사성 산증의 치료 : 원인 질환과 대사성 산증의 정도, 진행속도 등에 따라 치료가 다르다.

(가) 원인에 따른 치료 원칙

① 신장에서 산 배설 장애 또는 중탄산염 재형성(regeneration) 장애

㉮ 만성 신부전 : HCO_3^- 20~24 mEq/L 유지되도록 중탄산염 보충

㉯ 원위 세뇨관성 산증 : 중탄산염 30~60 mEq/day 투여

② 체외로 중탄산염 소실

㉮ 위장관을 통한 중탄산염 소실 : 중탄산염 투여

HCO_3^- 결핍량 = 0.6×체중×(목표 HCO_3^- −측정된 HCO_3^-)

pH가 7.1 이하로 떨어지면 즉시 치료를 해야 하고 혈장 HCO_3^- 농도를 16 mEq/L로 올릴 수 있는 양을 12~24시간에 걸쳐준다.

㉯ 유기산(organic acid)의 축적

ⓐ 유산증(lactic acidosis) : 조직관류(tissue perfusion) 개선(중탄산염 정맥투여 : 도움이 되는지 논란이 있으나 혈청 HCO_3^-를 8~10 mEq/L, pH를 7.10 이상으로 유지하는 것이 목표이다).

ⓑ 당뇨병성 케톤산증 : 인슐린(중탄산염 정맥투여 : pH가 6.95 이하이면 반드시 주고, 7.15 이상이면 투여하지 않는다.)

㉰ Salicylate, Methanol, Ethylene glycol : 혈액투석으로 제거한다.

(나) 중탄산염 투여경로

① 경구 투여

㉮ Sodium Bicarbonate 1 g 하루 3회로 시작하여 조절

㉯ Shohl's solution : sodium citrate와 citric acid의 혼합물 (1 mL : 1 mEq HCO_3^-)

② 정맥 투여

㉮ 제제 : Sodium Bicarbonate

㉯ 투여 농도: 50~150 mEq/L

(다) 심한 산증시 중탄산염 투여량 : 심한 산증의 초기치료 목표는 pH를 7.2 {$[H^+]$=63 nM}로 올리는 것이다.

$$63 = 24 \# \frac{PCO_2}{[HCO_3^-]} \rightarrow HCO_3^- = \frac{24}{63} \times PCO_2 \fallingdotseq 0.4\ PCO_2\ [HCO_3^-]$$

HCO_3^- 결핍량 = 0.5~0.6 × 체중 × (목표 HCO_3^- − 측정된 HCO_3^-)

└ 0.7(혈청 HCO_3^- < 8~10 mEq/L일 때)

계산양을 수시간(1~4 hr)에 걸쳐 정맥주사한다.

증례) 70 kg, pH 7.10, PCO_2 20 mmHg, HCO_3^- 6 mEq/L

$$63 = 24 \times \frac{20}{X'} \quad \times = 8\ mEq/L$$

그러나, 산증을 교정하면 호흡에 의한 보상이 덜해지면서 PCO_2도 올라가므로 20 → 25 mmHg로 된다고 가정하면

$$63 = 24 \times \frac{25}{X'} \quad \times = 10\ mEq/L$$

∴ HCO_3^- 결핍량 = 0.7 × 70 × (10 − 6) = 196 mEq
즉, HCO_3^- 196 mEq를 수 시간(1~4 hr)에 걸쳐 정맥주사한다.
HCO_3^- 투여시 15분내 전체 세포외액에 분포하고 2~4 hr후 세포내액 및 뼈 완충제와 평형을 이룬다.

∴ HCO_3^- 투여직후 pH를 측정하면 최후 결과를 과대평가할 수 있다.

주의

1) 저칼슘혈증, 저칼륨혈증, 고나트륨혈증 및 체액 과다, overshoot alkalosis, paradoxical CSF acidosis
2) 칼슘염과 bicarbonate는 같은 IV line으로 주지 않는다.(∵ 침전될 수 있다.)

나) 대사성 알칼리증(Metabolic Alkalosis)

(1) 원인 : 구토, 경비위액제거(nasogastric suction), 이뇨제, 저칼륨혈증, 알칼리 투여 등

(2) 감별진단

(가) 요 Cl^- 농도

< 15 mEq/L	> 20 mEq/L
① 구토 또는 경비위액제거 ② 이뇨제(late) ③ Cl^- 섭취부족	① 염류 코르티코이드 과잉 ② 이뇨제(early) ③ 알칼리투여 ④ 심한 저칼륨혈증 (<2.0 mEq/L)

(나) 요 Cl^- 농도 : 대사성 알칼리증에서 요 Na^+ 농도보다 체액양을 더 잘 반영한다.

(3) 치료

(가) 원칙

① 체액량, Cl^-, K^+ 결핍 시 HCO_3^- 재흡수가 증가하므로 이를 교정한다.

② 기저 질환을 치료하여 계속되는 H^+ 소실을 막는다.

(나) 요 Cl^- 농도에 따른 치료

① saline 반응형(구토, 이뇨제)- normal saline 또는 half saline

② saline 저항형

㉮ 심부전, 간경변증, 신증후군 등 부종을 동반한 질환에서 이뇨제 사용으로 인한 대사성 알칼리증 : saline 투여는 부종을 증가시키므로 적응증이 되지 않고, 가능하면 이뇨제를 줄이거나 끊고, acetazolamide(250~375 mg qd 또는 bid) 경구 또는 정맥 투여, 투석을 고려할 수 있다.

㉯ 염류 코르티코이드 과잉

ⓐ 칼륨 보존 이뇨제(K^+ sparing diuretics), 부신선종의 수술적 치료

ⓑ 저칼륨혈증 교정

㉰ 심한 저칼륨혈증 (K^+ <2.0 mEq/L) : 칼륨을 보충해 줌으로써 saline에 대한 반응도 회복될 수 있다.

㉱ 신부전(경비위액제거에 의한 위산의 소실에 의해 발생) : 혈액투석

나. 급성신부전

1) 급성 신부전의 감별진단

	신전성 신부전	급성 세뇨관 괴사
① 요삼투농도(mOsm/L)	>500	<350
② 요나트륨농도(mEq/L)	<20	>40
③ 요/혈청 urea의 비	>8	<3
④ 요/혈청 creatinine의 비	>40	<20
⑤ 신부전 지수(RFI)	<1	>1
⑥ 요나트륨 배설률(FENa)	<1	>1
⑦ 요침사	정상 혹은 과립원주	갈색 과립원주

* Renal Failure Index(RFI) : 요나트륨 농도/(요/혈청 creatinine의 비)
* FENa(%) = (요/혈청나트륨 농도의 비×100)/(요/혈청 creatinine의 비)

2) 치료

(1) 초기치료는 저혈압을 교정하고, 핍뇨성을 비핍뇨성으로 전환해 본다. 부종이 없는 경우 : normal saline 500 mL 정맥투여 · 부종이 있는 경우 : furosemide를 필요에 따라 2~10 mg/kg까지 정맥투여

(2) 고식적 치료

(가) 의무적 용질의 부하감소 : 단백질 음식 제한한다.

(나) 체액 및 전해질 유지 : 수분섭취 제한으로 1일 허용량은 400 mL + 요량 및 체외손실로 유지하고, 1일 0.2~0.3 kg의 체중감소가 바람직하다. 염분 섭취제한으로 부종, 체중증가, 고혈압을 조절하고 칼륨섭취도 제한한다.

(다) 약물투여 시 : 소염진통제와 같은 신혈류를 줄이는 약이나 조영제와 같은 신독성 약물을 피하고, 신장으로 배설 약물은 투여량을 감량한다.

(라) 합병증 치료 : 폐부종, 전해질 장애, 특히 고칼륨혈증의 치료가 중요하다.

(3) 투석 치료 : 투석의 적응증은 다음과 같다.

(가) 난치성 체액증가, 심부전 및 폐부종

(나) 전해질장애 : 고칼륨혈증

(다) 증상이 있는 요독증 : 의식장애

(라) 출혈 혹은 심낭염

(마) 심한 고질소혈증(BUN > 100 mg/dL)

(바) 예방처치적 투석 : 조기투석으로 패혈증, 위장출혈 등의 합병증을 감소시켜 유병률과 사망률의 감소를 기한다.

다. 기타

1) 투석을 위한 내경정맥 카테터 관리

투석을 위한 내경정맥 카테터는 응급상황을 제외하고는 병실에서 사용하지 않는다. 응급상황시에는 이 카테터는 heparin 원액(5000 U/mL)으로 채워져 있음을 고려한다.

2) 동정맥루(A-V fistula) 관리

(가) 향후 계속 투석이 필요한 것으로 기대되는 환자는 입원 당시부터 동정맥루를 만들 팔에 IV하거나 채혈하는 것을 금지한다.
(이유 : 상처받은 정맥은 동정맥루를 만든 후에 잘 커지지 않는다.)

(나) 동정맥루 수술 후 수술 받은 팔의 혈액흐름이 방해되지 않도록 한다.
(예 : 수술 받은 팔을 구부려 가슴 위에 놓거나 맞잡는 행위, 손목이 조이는 내복이나 시계, 팔찌 등 악세서리 부착, 수술받은 쪽을 아래로 하고 돌아 눕는 행위, 수술받은 쪽에서 채혈을 하거나 지혈 등 혈관을 누르는 행위)

(다) 동정맥루의 bruit나 thrill이 없어지면 혈관이 막혔음을 의미하며, 이 경우 외과에 의뢰하여 thrombectomy를 시행하거나, urokinase를 투여하여 혈전을 녹인다.

(라) 인조혈관이 아닌 경우, 수술 2~3일 후 통증이 적어지면 정맥이 충분히 굵어지도록 하기 위해 squeeze 운동을 시작한다. 통상 수술 4주 이후에 동정맥루를 사용할 수 있게 된다.

(마) 일단 동정맥루 수술이 성공된 팔에서 혈압을 측정해서는 안 된다.

3) 신장생검 과정

(가) 오후에 시행한다면, 환자는 아침식사는 가볍게 하고 그 이후부터 신장생검이 끝난 후 4시간이 경과할 때까지 NPO를 유지하게 한다.

(나) 환자가 배에 배개를 깔고 엎드린 상태에서 초음파로 신장의 위치를 확인하는데, 이때 숨을 깊이 들이쉬고 참게 한 후(약 10초 내) 다시 내쉬게 하는 과정을 몇 차례 반복하여 신장의 위치를 확인한다. 조직검사를 할 부위(the lower pole of kidney)에 소독을 하고, lidocaine으로 국소마취를 한 다음 biopsy gun을 사용하며 통상 2개의 적절한 조직이 나올 때까지 시행한다.

08 알레르기 내과

1. 수련 목표

가. 알레르기 질환의 기초의학 지식을 습득한다.

1) 알레르기 질환의 기전, 병태생리를 이해한다.
2) 면역 반응의 종류와 그 임상 예들을 이해한다.

나. 기관지천식에 대한 병력청취, 이학적 검사의 요령을 익힌다.

다. 기관지천식에 대한 기본 검사와 치료를 적용하는 법을 익힌다.

1) 기도폐쇄 가역성 시험
2) 알레르기 피부시험
3) 휴대용 최대호기유속 측정기 사용법
4) 흡입제 사용법

라. 다음 질환에 대하여 담당의로서의 임상 경험을 갖는다.

1) 기관지 천식
2) 아나필락시스
3) 두드러기

2. 진료 지침

가. 기관지 천식의 진단

천식은 가역적인 기도폐색에 의한 호흡곤란과 천명 등의 증상을 보이며 기관지 과민성을 특징으로 하는 만성적인 알레르기성 기도염증 질환으로 정의된다.

1) 자세한 병력 청취

(1) 주증상 : 반복적인 호흡곤란, 천명, 기침, 흉부압박감
(2) 야간에 악화되는 경향(nocturnal symptom)
(3) 악화인자에 노출될 경우 증상이 악화됨(ex. aeroallergens, infection, respiratory irritants, cold air, drugs, emotional stress)
(4) 약물 복용력 확인

천식의 진단에 유용한 질문

1. 천명의 발작이 있었거나 반복되는가?
2. 쉴 때에도 숨이 찬 경우가 있는가?
3. 밤에 기침이나 천명으로 잠을 깨는 일이 있는가?
4. 특정 자극에 의해 숨이 차거나 천명이 생기는가?
5. 감기에 걸리면 증상이 악화되고 오래가는가?
6. 운동 후에 숨이 차거나 천명이 발생하는가?
7. 천식치료제로 호전을 경험하였는가?

2) 진찰 소견

(1) 천명(wheezing), 타진 시 과공명, 비강내 용종
(2) 심한 경우 : 빈맥, 흉곽의 과팽창, 부호흡근의 사용, 늑간함몰, 청색증, 의식저하 등

천명 시 감별진단

Common	Acute bronchiolitis (infectious, chemical) Aspiration (Foreign body) Bronchial stenosis Cardiac failure Cystic fibrosis Chronic bronchitis Eosinophilic pneumonia
Uncommon	Airway obstruction d/t mass Carcinoid sundrome Endobronchial sarcoid Pulmonary embolism Systemic mastocytosis Systemic vasculitis

3) 가역적인 기도폐색 혹은 기관지과민성을 증명

(1) 최고호기유속(Peak flow meter variability)의 가변성 측정 : 최고호기유속의 일중변동 관찰(>20%)
(2) 기관지 확장제 반응검사(Bronchodilator response)
  가) 진찰 시 호흡곤란, 천명 등의 증상을 보이거나, 증상이 뚜렷하지 않더라도 FEV_1이 정상예측치의 80% 이하인 환자
  나) 양성 판정 : FEV_1이 속효성 베타2 항진제 투여 후에 12% 상승과 동시에 200 mL 이상 호전되면 양성
(3) 메타콜린 기관지 유발시험(Methacholine Bronchial Provocation Test, MBPT)

가) 비특이적 기관지 과민성 검사로 천식에 합당한 증상이 있지만 폐기능이 정상일 경우에 시행(FEV_1 >70%)

나) 양성 판정 : 메타콜린을 점차 농도를 증가시켜 투여하면서 폐기능의 변화를 관찰하여 FEV_1이 처음 생리 식염수를 투여했을 때의 FEV_1(basal FEV_1)보다 20% 이상 감소하는 최저 농도, 즉 PC20가 25 mg/mL(혹은 엄격하게는 16 mg/ mL) 이하인 경우 판정

4) 원인 물질 판정

(1) Skin prick test : 검사시행 전 항히스타민제는 1주일 전에 중단하여야 한다.

(2) RAST(radioallergosorbent test) or ImmunoCAP : allergen specific IgE

(3) Specific inhalation challenge test : 직업성 천식, 아스피린 과민성 천식의 진단에 도움

나. 기관지 천식의 일반적 치료

1) 회피요법 : 원인물질과 자극물질을 제거하거나 노출을 최소화

2) 약물요법 : 최소한의 부작용과 최대한의 약제효과를 나타낼 수 있는 약제를 선택

3) 면역요법 : 원인물질에 대한 면역반응의 조절을 유도

4) 천식의 약물 치료를 위해서는 천식의 조절 상태를 평가하는 것이 필수적이다. 조절 상태에 따라 지속적으로 현재의 치료 단계를 유지할 것인지, 혹은 높이거나 낮출 것인지를 평가해야 한다. 치료 단계는 대부분의 천식 가이드라인에서 5단계로 구분하며, 조절 상태가 충분치 않을 경우 치료 단계를 1단계씩 높이고, 오랜 기간 잘 조절될 경우 최소한의 약물을 사용하기 위해 치료 단계를 낮추는 것을 고려한다. 천식 치료를 처음 시작할 때에는 간헐적인 증상만 있는 경우 1단계, 지속적인 증상이 있는 경우 2단계 혹은 3단계로 치료를 시작하는 것을 권장한다.

천식의 조절 상태 분류

분 류	Controlled	Partly controlled (다음 중 한 개 이상 해당)	Uncontrolled
주간 증상	주 2회 이하	주 2회 초과	Partly controlled의 이상 소견 중 3개 이상
야간 증상	없음	있음	
증상 완화제 (속효성 베타 항진제)의 사용	주 2회 이하	주 2회 초과	
일상 활동의 제한	없음	있음	
폐기능 (PEF or FEV_1)	기저 or 예측 폐기능의 80% 이상	기저 or 예측 폐기능의 80% 미만	

천식의 조절약물 치료단계

분류	Conventional treatment	Alternative treatment
1단계	사용하지 않음	
2단계	Low-dose inhaled corticosteroid (ICS)	Sustained-release theophylline or Leukotriene modifier
3단계	Low-dose ICS + long-acting β_2 agonist (LABA)	Medium or high-dose ICS or Low-dose ICS + Leukotriene modifier or Low-dose ICS + Sustained-release theophylline
4단계	Medium or high-dose ICS + LABA	Medium or high-dose ICS + LABA에 Sustained-release theophylline and/or Leukotriene modifier 를 추가
5단계	Add oral glucocorticoid	Add anti-IgE

* 필요에 따라 속효성 베타 항진제 (SABA) 또는 formoterol 함유 ICS/LABA 복합제를 급성 증상의 완화를 위해 사용한다.

다. 기관지천식의 응급치료(treatment of acute exacerbation of asthma)

평소 잘 조절되던 천식도 상기도 감염, 약물, 알레르겐 노출 등 유발 요인에 의해 급성 천식 악화 증세가 올 수 있다. 천식의 급성 악화는 알레르기 질환 중 응급상황이며 심한 천식발작이 적절히 치료되지 않는다면 생명에 위협을 줄 수도 있으므로 즉각적이고 적절한 치료가 시행되어야 한다.

1) 천식 발작의 정도에 대한 평가

가) 병력(history)

(1) 이번 발작의 중증도는 어느 정도인가?

(2) 과거에 천식으로 입원 또는 중환자실에서 치료받은 적이 있는가?

(3) 과거 급성 발작의 중증도와 치료에 대한 반응은 어떠하였는가?

(4) 사용 중인 천식 약제의 종류와 순응도는 어떠한가?

(5) 악화 요인은 어떤 것인가? 이 중 과거 발작의 양상을 파악하는 것은 치료 계획을 세우는 데 있어서 중요하다. 천식 발작은 비슷한 양상으로 반복되는 것이 보통이기 때문이다. 또한 향후의 발작을 예방하기 위해 악화요인(precipitating factor)을 확인하는 것이 중요한데, 주된 악화요인은 상기도 감염, allergens, chemical irritants, 운동, 약물 등이다.

나) 신체 검사 및 검사실 검사다음의 지표들로 천식 발작의 중증도를 파악한다. pulse rate, respiratory rate, pulsus paradoxus, accessory muscle use, ABGA, pulmonary function(FEV_1, PEFR), dyspnea, wheezing, chest X-ray(: 폐렴, 기흉, pneumomediastinum 등의 동반여부를 감별함)

	경증 발작	중등증 발작	중증 발작	치명적 발작
증상	보행 시 호흡곤란 말하는 데 지장 없음	누우면 호흡곤란 한 구절 말하기 힘듦	앉아서도 호흡곤란 한 단어 말하기 힘듦	의식 장애
호흡수	증가	증가	> 30회/분	
보조 호흡근 사용	없음	일부	대개 사용	흉복부 운동 부조화
천명	약간	심함	심함	없음
맥박수	< 100/분	100~120/분	≥ 120/분	서맥
FEV_1/PEFR % 정상예측치 혹은 % 개인최고치	≥ 80%	60~80%	< 60%	
PaO_2	정상	≥ 60 mmHg	< 60 mmHg	
$PaCO_2$	< 45 mmHg	< 45 mmHg	≥ 45 mmHg	
SaO_2%	≥ 95%	91~95%	≤ 91%	

2) 치료

가) 산소 공급(oxygen) 모든 환자에게 5~6 L/min(nasal prong)의 산소를 공급하며 계속적인 산소 투여 여부는 ABGA에 따라 재조정

나) 수액 요법(fluid therapy) 천식 발작이 있는 경우는 대개 탈수가 동반되므로, 적절한 용량의 수액 공급이 필요하다.

다) 기관지 확장제(bronchodilators)

(1) β_2 agonist inhaler(salbutamol, ventolin®); MDI, nebulizer

(2) Anticholinergic inhaler(ipratropium bromide, atrovent®); MDI, nebulizer

(3) Aminophylline(containing 85% theophylline by weight) infusion

① 부하용량(loading dose) : 5~6 mg/kg/hour

② therapeutic serum level : 10~20 μg/mL

라) Corticosteroid

- 대상 : beta agonist 흡입에 의해 즉각적인 호전을 보이지 않는 모든 환자에게 즉시 투여하는 것이 중요하다.
- 방법 : methylprednisolone 40 mg qd or bid

마) 기계 호흡

- 대상 : 호흡근육의 극도 피로(exhaustion)의 징후, 의식의 장애 기관지확장제 투여 후에도 PCO_2 상승 등 호흡부전 소견이 있을 때 즉시 시행한다.

라. 아나필락시스(Anaphylaxis/anaphylactoid reaction)

1) 정의

아나필락시스는 원인 물질에 노출된 후 즉시 발생하는 중증의 전신적 알레르기 질환으로 제1형 면역 반응에 의해 일어나며 즉각적인 응급 처치가 필요하다. 혈액이나 조직의 호염기구(basophil) 혹은 비반세포(mast cell) 표면의 IgE가 항원과 반응하면 세포 내의 각종 매개물질들이 유리되고 국소 및 전신적으로 작용하여 반응을 일으킨다. 아나필락시스양 반응(anaphylactoid reaction)은 아나필락시스와 유사한 임상 양상을 보이지만 기전이 항원항체 반응에 기인하지 않는 것으로 혈관조영제에 의한 것이 대표적이다.

2) 병태 생리

활성화된 호염기구나 비반세포는 histamine, leukotriene, kinin, platelet- activating factor(PAF), eosinophil chemotactic factor of anaphylaxis(ECF-A), prostaglandin 등을 유리하는데, 이러한 매개물질들은 각 장기에서 혈관 투과성을 증가시키고, 평활근의 수축, 기관지 수축 및 chemotaxis 등의 작용으로 증상을 일으킨다.

3) 원인

임상에서 경험하는 아나필락시스/아나필락시스양 반응의 흔한 원인은 다음과 같다.

가) 약제 : β-lactam 항생제 : penicillin, cephalosporin 등
- 소염진통제(NSAIDs)
- 국소마취제 : lidocaine, procaine 등
- opiate계 : morphine, codeine 등

나) 호르몬 제제

다) 방사선 조영제

라) 혈액 제제

마) Stinging insect, snake venom

바) 동물 또는 사람의 단백질(antilymphocytic globulin, antitoxin, toxoid류)

사) 음식

아) Allergen extract

자) 라텍스(latex)

4) 증상

원인 물질에 노출된 후 수분에서 20~30분 이내에 증상이 나타나며, 일반적으로 증상의 발생까지의 시간이 짧을수록 더 심한 반응이 일어난다.

가) 전신증상 : 권태(malaise), 쇠약감, 현기증, 실신(syncope), 열감, 사지와 배부의 저린 감각, 불안, 초조감, 어지러움

나) 피부 : 홍반(erythema), 두드러기, 맥관부종(angioedema), 소양증

다) 호흡기 : 재채기, 비루(rhinorrhea), nasal congestion, 후두연축(laryngospasm), 기관지 연축(bronchospasm), stridor, 호흡곤란, 빠른 호흡, 천명(wheezing), 청색증

라) 심혈관계 : 빈맥, 저혈압, 부정맥, 실신(faintness), 심계항진(palpitation)

마) 소화기 : 구토, 설사, 오심, 후증(tenesmus)

5) 치료

가) 반응의 정도에 따라 다르다.

나) 기도의 개통(patency) 여부와 심폐 상태를 신속히 파악한다.

다) 필요하면 경구기도유지기(oropharyngeal airway)나 기관내 튜브(endotracheal tube)로 기도를 확보한다.

라) 호흡곤란, 청색증, 천명이 들리면 산소를 투여한다.

마) Epinephrine(1 : 1,000) 0.3 mL를 근육주사, 15~20분마다 필요시 반복 투여한다.

바) Antihistamine(pheniramine, avil® 1~2 amp) IM 또는 IV, 4~6시간마다 필요시 반복 투여한다.

사) 저혈압

(1) 횡와위(recumbent position), 다리를 올린다.

(2) 내경이 큰 카테터를 정맥에 삽입하고 normal saline 또는 colloid solution을 정주한다.

(3) 혈압상승제(vasopressor)

아) 기관지연축(bronchospasm)

(1) β agonist(MDI or nebulizer) 흡입

(2) Aminophylline 주사

① aminophylline 6 mg/kg을 D5W 100 mL에 혼합하여 20분에 걸쳐 부하(loading)

② 이후 0.5~0.8 mg/kg/hour 속도로 지속 정주한다.

자) 중등도(moderate) 또는 중증(severe) 환자에서 late phase reaction을 예방하기 위해 corticosteroid를 투여한다. Hydrocortisone 200 mg or methylprednisolone 60 mg IV q6hrs

차) 경과 관찰

(1) 경증중등도 반응 : 6시간 이상

(2) 중등도중증 반응 : 입원하여 close monitor

마. 두드러기

1) 정의

두드러기(담마진, urticaria)는 피부 비만세포의 탈과립으로 분비된 히스타민을 포함

하는 다양한 화학매체에 의해 일어나는 현상으로 혈관의 투과성이 증가되어 혈장 성분이 일시적으로 조직 내에 축적되어 형성되는 팽진(wheal) 및 발적(erythema)이 나타나며, 흔히 진피 상부의 혈관 주위에서 일어난다. 한편 혈관부종(angioedema)은 이와 동일하거나 유사한 증상이 보다 깊은 진피 또는 피하조직에 나타나는 현상으로, 피부 표면은 정상처럼 보이나 부종이 특징이다. 두드러기는 기간에 따라서 급성과 만성 두드러기 및 혈관부종으로 나누며 급성 두드러기는 대개 음식물이나 약물에 의해 발생되며, 수일에서 최대 6주 이내에 호전되는 것이 대부분이고, 6주 이상 지속되는 경우를 만성 두드러기로 정의한다.

2) 발생기전

비반세포의 탈과립을 유도하는 기전은 크게 면역학적 기전, 비면역학적 기전 및 원인을 알 수 없는 특발성(idiopathic) 등으로 나눌 수 있다. 면역학적 기전에 의한 두드러기는 IgE 매개성 두드러기와 보체 매개성 두드러기가 있으며 비면역학적 기전으로는 직접 비반세포나 호염기구를 자극하여 히스타민과 다른 매개물질을 유리하거나, 아라키돈산 대사를 변화시키는 물질에 의한 두드러기 발생이 있다. 급성 두드러기는 대개 원인물질을 알 수 있는 경우가 많으나 만성 두드러기의 약 90% 정도에서는 발생 원인을 알 수 없다.

3) 원인

가) 약제 : 페니실린(I형 과민반응), opioid, 진통제(비반세포에서 직접 히스타민을 유리), 아스피린, 비스테로이드성 진통소염제(NSAIDs), (아라키돈산 대사와 관계), sulfonamide, 수면제, 안정제, 조영제, 이뇨제 등

나) 식품 및 식품첨가물 : 설파이트(sulfite), 첨가색소, 안식향산 나트륨(sodium benzoate)

다) 감염증 : 간염, 전염성 단핵구증 등 바이러스 감염, 기생충 질환

라) 자가면역성 : 만성 두드러기 환자의 약 40%에서 anti-FceRIa/IgE antibody가 발견됨

4) 진단

가) 병력두드러기는 임상증상만으로도 비교적 쉽게 진단할 수 있는데 소양증 동반 여부와 병변이 같은 곳에 24시간 이상 지속되지 않는 점을 확인해야 한다. 병변이 동일 부위에 하루 이상 지속되었다면 두드러기성 혈관염(urticarial vasculitis) 등 다른 질환의 가능성을 생각해야 한다. 두드러기 발생 시에 눈 주위, 혹은 입술이 붓는다면 혈관부종이 동반된 경우이고 배가 아프거나 메스꺼움, 구토 등의 소화기 증상을 동반하거나 쉰 목소리, 호흡곤란 등의 호흡기 증상을 동반하는지 여부를 반드시 확인해야 하며 급성 후두부종의 가능성에 대비하여 치료 방침을 결정하는 데 도움이 된다. 두드러기 진단에서 중요한 것은 원인물질을 밝히는

것이며, 이는 치료에 중요한 영향을 미칠 수 있다. 급성 두드러기의 경우 원인물질을 알 수 있는 경우가 많으나 만성 두드러기에서는 원인물질과의 인과관계를 밝히기가 어렵다.

5) 치료

가) 유발원인의 규명과 제거 및 악화요인의 회피특정 음식물, 아스피린, 비스테로이드성 항염증 약제(NSAIDs), 몰핀 제제 등 분명한 원인이나 악화요인을 피하도록 한다.

나) H_1 항히스타민제

두드러기의 치료약물은 H_1 항히스타민제가 근간을 이룬다. 경구나 정맥을 통해 빠르게 흡수되어 30분 이내에 증상의 완화를 일으킨다. 1세대 항히스타민제는 진정 작용이 강하여 작업장 사고의 위험이나 치명적인 자동차 사고의 원인이 될 수 있으며 항콜린 효과로 구강건조감, 눈의 건조와 소변저류 증가, 빈맥, 발기부전, 녹내장, 두통도 발생할 수 있다. 2세대 항히스타민제는 비교적 진정 작용이 없거나 적다. 첫 선택약물로 충분한 치료가 안 될 경우, 다른 항히스타민제와의 혼합투여 H_2 blocker의 혼합투여도 고려할 수 있다. 만성 두드러기는 항히스타민제를 규칙적으로 장기간 사용하는 것이 도움이 되는 경우가 많다.

과별 진료지침

국내에서 시판되는 대표적 H_1 항히스타민제

약품명	상품명	사용량
1세대 항히스타민		
Chloropheniramine	Peniramine	1회 2~6 mg, 1일 2~4회
		1회 2 mL, 1일 1~2회
Hydroxyzine	Ucerax	1회 10~25 mg, 1일 1~3회
Mequitazine	Primalan	1회 5 mg, 1일 2~3회
Piprinhydrinate	Plakon	1회 3 mg, 1일 3회
2세대 항히스타민		
Ebastine	Ebastel	1회 10 mg, 1일 1회
Levocetirizin	Xyzal	1회 5 mg, 1일 1회
Loratadine	Clarityne	1회 10 mg, 1일 1회
Cetrizine	Zyrtec	1회 10 mg, 1일 1회
Azelastine	Azeptin	1회 1~2 mg, 1일 2회
Fexofenadine	Allegra	1회 120~180 mg, 1일 1회
Epinastine	Alesion	1회 10~20 mg, 1일 1회
Emedastine	Remicut	1회 1 mg 1일 2회

다) 부신피질호르몬제 : 일상적인 두드러기 치료법은 아니며 두드러기가 심한 경우에 한시적으로 전신적으로 사용할 수 있다.

Chapter

09 류마티스 내과

1. 수련 목표

1) 류마티스 질환 환자에 대한 병력청취, 이학적 검사의 요령을 익힌다.
2) 류마티스 내과 기본 검사의 임상 적응과 그 해석을 익힌다.
3) 관절 천자를 견학하고 방법을 숙지한 후 직접 1례 이상 시술한다.
4) 다음의 류마티스 질환에 대하여 담당의로서의 임상 경험을 갖는다.
   가) 류마티스 관절염
   나) 통풍
   다) 전신성 홍반성 루푸스

2. 진료 지침

가. 관절의 통증을 호소하는 환자의 진단적 접근 방법

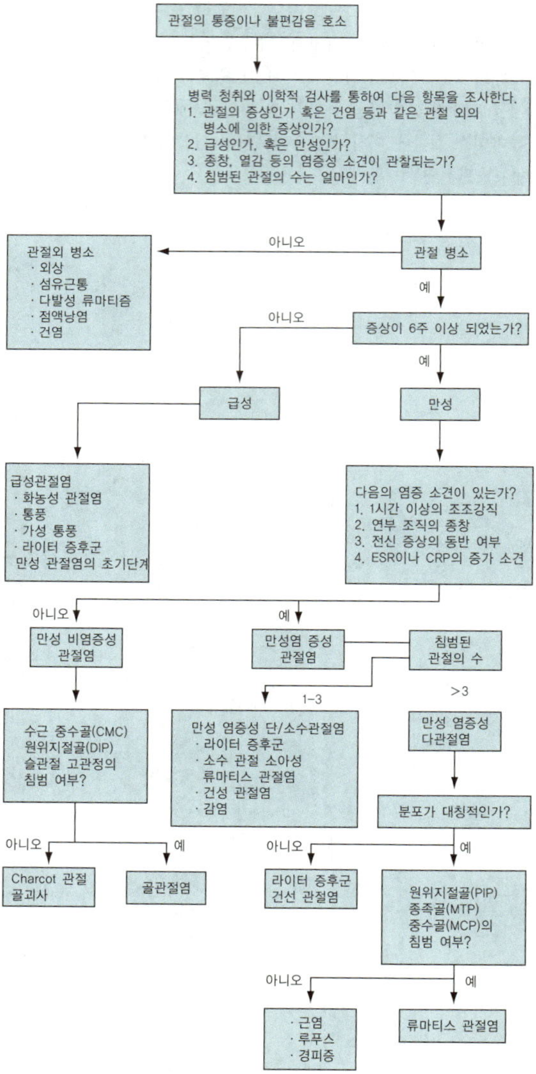

나. 활액 천자와 결과 해석 모식도

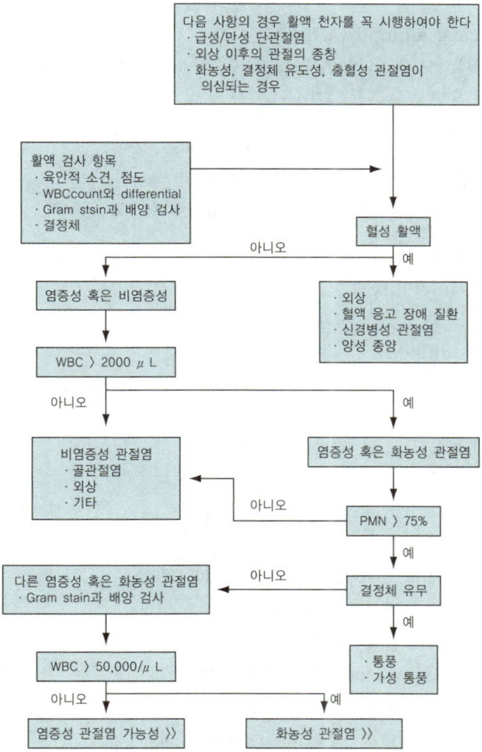

다. 혈청학적 검사의 의의

1) Acut phase reactant

- inflammation의 지표
- 치료의 평가와 경과의 관찰에 유용
- ESR(erythrocyte sedimentation rate), CRP(Creactive protein)

2) Rheumatoid factor

- IgG의 Fc fragment에 대한 autoantibody
- 류마티스 관절염 환자의 80%에서 양성

- 류마티스 관절염 외 viral infection, neoplasm, bacterial endocarditis 등에서도 양성

3) Anti-nuclear antibody(ANA)
- 정상인에서도 발견되나 ANA associated disease에서는 high titer임
- 전신성 홍반성 루푸스 환자 95%에서 양성

4) Anti-Ro/SS-A and Anti-La/SS-B antibody
- SLE, Sjogren's syndrome 등에서 양성
- Neonatal lupus와 관련(congenital heart block, skin rash)

5) Anti-Sm antibody
- SLE에 특이적인 항체

6) Anti-RNP antibody
- MCTD(mixed connective tissue disease)에서 high titer로 관찰됨

7) Anti-ds DNA
- SLE에 특이적인 항체
- SLE disease activity의 marker로도 이용

8) Antineutorphilic cytoplasmic antibody(ANCA)

가) cytoplasmic ANCA(C-ANCA)
- protease 3에 대한 항체
- Wegener's granulomatosis에서 양성

나) perinuclear ANCA(P-ANCA)
- myeloperoxidase or elastase에 대한 항체
- Microscopic polyangitis, Churg-Strauss syndrome, Inflammatory bowel disease 등에서 양성

9) Anti-phospholipid antibody
- arterial or venous thrombosis, recurrent fetal loss, thrombocytopenia
- lupus anticoagulant, Anti-cardiolipin antibody, β_2 Glycoprotein-I antibody

라. 통풍

1) 치료 목표와 일반 치료 원칙

- 급성 관절염 발작에 대한 안전하고 신속한 치료
  → 항염증 치료(antiinflammatory therapy)
- 급성 통풍성 관절염의 재발 방지 → 예방(prophylaxis)
- 조직에 요산결정 침착에 의한 조직손상을 예방, 치료
  (예) 통풍성 관절염, 신석증(nephrolithiasis), 요산 신증(urate nephropathy), 통풍결절(tophi) → 혈중 요산을 낮추는 치료(antihyperuricemic therapy), 비만, 고혈압, 고중성지방혈증 등 동반 이상을 예방, 치료 → 체중을 조절하고, 음주를 피한다(quit alcohol).

가) 항염증 치료

- 고요산혈증을 조절하지는 않고 단지 통증과 염증을 조절하는 치료임
- aspirin을 제외한 모든 소염진통제, colchicine, steroid제가 효과 있다.

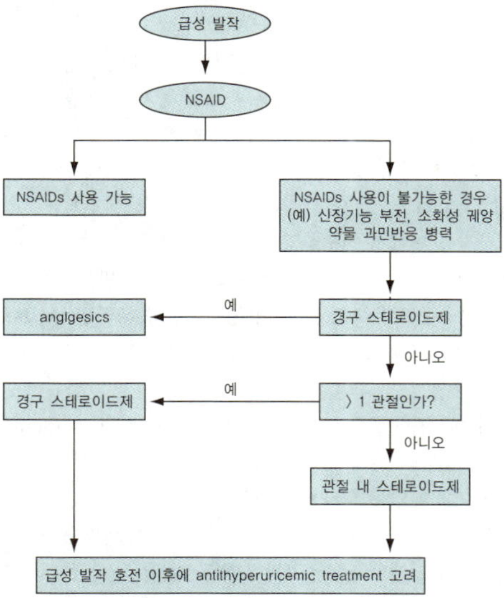

나) 예방 및 요산을 낮추는 치료

- prophylactic therapy : colchicine, 소염진통제
- antihyperuricemic therapy : xanthine oxidase (allopurinol), uricosuric agents

마. NSAIDs(nonsteroidal antiinflammatory drugs)

1) 효과

가) 항염 효과

- 개인에 따라 반응이 다양하게 나타나므로 특정한 약물이 가장 우수하다고 알려진 것은 없다.

나) 진통 효과

- 소염 효과보다는 적은 용량으로 진통 효과가 있는 것으로 알려짐
- 대부분이 사용한지 1일 이내에 효과가 나타남

다) 해열 효과

라) 혈소판 기능 억제

- 가역적으로 cyclooxygenase를 억제하여 혈소판 기능을 억제함
- 출혈성 경향이 있는 환자에서는 사용을 삼가고, 수술 등이 예정되어 있는 환자에서는 2~3일 전(약물 반감기의 4~5배)에 약물을 끊어야 한다.

2) 선택과 처방 시 고려할 사항들

가) 효과나 부작용 면에서 친숙하고 잘 아는 약물을 처방

나) 환자가 전에 경험한 효과나 부작용을 고려해서 처방

다) 2주 이상 사용해도 효과가 없는 경우는 다른 종류의 NSAIDs로 처방

라) 여러 가지 소염진통제 병합요법은 부작용만 증가시킬 뿐 효과를 증대시키지는 않는다.

마) 약물의 상호작용을 주의 : 소염진통제는 phenytoin, warfarin의 약리작용을 증대시키므로 혈중 약물 농도나 prothrombin time을 자주 측정해야 된다.

바) 신장기능이 좋지 않는 환자는 사용을 피하여야 한다.

사) 약물에 의한 소화성 궤양 예방 → 고위험군을 선별한다. → 가능한 적은 양 혹은 단순 진통제로 대체한다. → 고위험군은 omeprazole을 투약한다.

3) 소염진통제(NSAID)에 의한 위십이지장 궤양 발생 위험군

가) Age over 65 years

나) Comorbid medical conditions

다) Oral glucocorticoids

라) History of peptic ulcer disease and upper gastrointestinal bleeding

마) Anticoagulants

바. 류마티스 관절염

1) 치료 지침

가) 전통적인 피라미드 방식의 치료는 이제 사용하지 않고 조기에 적극적으로 치료한다.

나) 류마티스 인자 양성, 방사선상 골미란, HLA-DR4 유전자와 종창을 보이는 관절수가 많을수록 불량한 예후를 시사하며 적극적인 치료의 대상이 된다.

다) DMARDs(disease modyfing antirheumatic drugs)가 효과를 나타내기까지는 6주에서 3개월 이상 소요되므로 관절의 염증과 통증을 완화하기 위해 비스테로이드성 항염제를 사용하며 항염작용이 불충분한 경우에는 스테로이드를 추가하여 DMARDs가 작용할 때까지 연결 치료(bridging therapy)로 사용한다.

라) DMARDs는 병합요법으로 투여한다.
예) methotrexate+sulfasalazine+hydroxychloroquiine

마) DMARD는 불충분한 반응을 보이는 경우 항TNF 제제를 투여한다.

2) 류마티스 관절염 치료에 사용되는 약물들

가) specific Cox-2 inhibitor
기존의 비스테로이드성 항염제의 부작용(위장관 출혈과 궤양, 혈소판 응집 기능 감소)을 감소시킨 약제로 수술 전이나 위장관 궤양 발생 고위험군에서 사용

나) 부신 피질 호르몬 : 단기 작용 부신 피질 호르몬을 사용해야 하며 용량은 고용량을 사용해야 하는 혈관염의 경우를 제외하고는 하루 prednisolone 10 mg 이하로 사용한다. 하나 혹은 두세 개의 관절에 악화된 경우 관절 내로 부신 피질 호르몬을 투여하여 조절하기도 하지만 같은 관절에 연간 4회 이상의 주사는 금하고 있다.

다) Disease modyfing antirheumatic drugs : DMARDsGold salts, hydroxychloroquine, sulfasalazine, azathioprine, cyclosporin, penicillamine, methotrexate, chlorambucil, cyclophosphamide

라) Methotrexate : DMARDs 중 가장 많이 사용되며 용량은 1주일에 7.5 mg부터 시작한다. 반응이 미약하면 4~8주 간격으로 증량할 수도 있으며 임산부나 간질환자, 알코올 중독자에게 사용해서는 안 된다.

마) 새로운 약제들 : 항 TNF 약물(antiTNF α drugs)
Tumor necrosis factor(TNF)을 억제하는 약제
효과의 우수성은 입증되었지만 장기적 치료 시의 안정성과 고가인 점이 문제

Chapter

10 감염 내과

1. 수련 목표

1) 혈액배양법의 원칙을 숙지하고 원칙대로 수행한다.
2) 그람염색을 직접 시행하고 이를 판독한다.
3) 항생제를 분류하고 항균 범위를 숙지한다.

2. 기본 수기

가. 혈액배양

총론의 기본수기 참조

나. 그람염색

1) 염색할 슬라이드의 준비

가) 깨끗한 유리슬라이드에 백금이나 멸균면봉을 이용하여 검체를 얇게 바른다.
나) 공기 중에서 말리고, 열을 이용하여 검체를 고정한다.

2) 그람염색의 시행

가) 슬라이드를 crystal violet으로 60초간 처리한 후 흐르는 물로 씻어낸다.
나) Gram's iodine으로 60초간 처리한 후 흐르는 물로 씻어낸다.
다) Acetone alcohol로 탈색시킨다. 탈색을 10~30초간 시행한 후 물로 씻어낸다.
라) Safranin으로 30~60초간 대조염색을 시행하고 물로 씻어낸다.
마) 공기에서 말린다.

3) 그람염색 결과의 판독

가) 슬라이드의 어느 부위에 염색된 검체가 있는지 확인한다.
나) 저배율에서 검체가 적절한지 분석한다. 만약 객담검체에서 백혈구가 적고 상피세포들이 많이 관찰되면 부적절한 검체를 뜻한다.
다) 고배율 시야에서(×1,000배) 관찰되는 세균의 특성을 관찰한다.

3. 흔히 사용하는 항생제의 종류 및 용량

가. 항생제의 분류

1) Penicillin 계열 항생제

계열	항생제
Natural penicillin	penicillin G, penicillin V
Penicillinase-resistant penicillin	methicillin nafcillin oxacillin
Aminopenicillin	ampicillin, amoxicillin
Carboxypenicillin	carbenicillin, ticarcillin
Extended-spectrum ureidopenicillin	azlocillin, mezlocillin, piperacillin

2) Cephalosporin 계열 항생제

세대		비경구	경구
1세대		cephalothin cefazolin	cephalexin cephradine cefadroxil
2세대	혐기성 세균에 대한 항균력(−)	cefuroxime cefamandole	cefuroxime axetil cefaclor cefprozil
	혐기성 세균에 대한 항균력(+)	cefoxitin cefotetan cefmetazole	
3세대	*Pseudomonas*에 대한 항균력(−)	cefotaxime ceftizoxime ceftriaxone	cefixime cefpodoxime ceftibuten
	*Pseudomonas*에 대한 항균력(+)	cefoperazone ceftazidime	
4세대		cefepime cefpirome	

3) 기타 beta-lactam 항생제

가) Monobactam 계열 항생제 : aztreonam

나) β lactam/β lactamase inhibitor : ampicillin/sulbactam, amoxicillin/clavulanic acid, piperacillin/tazobactam

4) Carbapenem계 항생제

Imipenem, meropenem, ertapenem, panipenem

5) Aminoglycoside

Gentamicin, tobramycin, amikacin, streptomycin, kanamycin

6) Glycopeptide

Vancomycin, teicoplanin

7) Fluoroquinolone

Ciprofloxacin, ofloxacin, norfloxacin, pefloxacin, levofloxacin, gatifloxacin, sparfloxacin, gemifloxacin, moxifloxacin

8) Macrolide

Erythromycin, azithromycin, roxithromycin, clarithromycin

9) Tetracycline 계열

Tetracycline, doxycycline, minocycline, tigecycline

10) Lincosamide

Clindamycin, lincomycin

11) Streptogramin, oxazolidinone

Quinupristin/dalfopristin, linezolid

12) 기타 항생제

Chloramphenicol, metronidazole, trimethoprim/sulfamethoxazole

나. 주요 항생제의 용량

항생제	경구	정주
Penicillin G		0.5~4 million U every 4 hour
Ampicillin	500 mg every 6 hour	1~2 g every 4~6 hour
Amoxicillin	250~500 mg every 8 hour	
Ampicillin/sulbactam		1.5~3.0 g every 6 hour
Amoxicillin/clavulanate	200~1,000 mg every 8 hour	
Nafcillin		1~2 g every 4~6 hour
Cefazolin		1~2 g every 8 hour
Cephradine	0.5~2.0 g every 4~6 hour	
Cefuroxime		0.75~1.5 g every 8 hour

항생제	경구	정주
Cefaclor	250~500 mg every 8 hour	
Cefoxitin		2 g every 8 hour
Cefotetan		1~2 g every 12 hour
Cefotaxime		1~2 g every 8 hour
Ceftizoxime		1~2 g every 8 hour
Ceftriaxone		1 g every 12 hour 혹은 2 g every 24 hour
Ceftazidime		1~2 g every 8 hour
Cefixime	200~400 mg every 12~24 hour	
Aztreonam		0.5~2.0 g every 6~12 hour
Imipenem/cilastatin		0.5~1.0 g every 6~8 hour
Meropenem		0.5~1.0 g every 8 hour
Gentamicin		1.7 mg/kg every 8 hour
Amikacin		7.5 mg/kg every 8 hour
Vancomycin		0.5 g every 6 hour or 1 g every 12 hour
Teicoplanin		6 mg/kg/day every 24 hour
Ciprofloxacin	250~750 mg every 12 hour	200~400 mg every 12 hour
Ofloxacin	200~400 mg every 12 hour	200~400 mg every 12 hour
Levofloxacin	500 mg every 24 hour	500 mg every 24 hour
Erythromycin	250~500 mg every 6 hour	0.5~1.0 g every 6 hour
Azithromycin	250~500 mg every 24 hour	
Clarithromycin	250~500 mg every 12 hour	
Doxycycline	100 mg every 12 hour	
Clindamycin	150~450 mg every 6 hour	600~900 mg every 8 hour
Metronidazole	250~500 mg every 8 hour	250~500 mg every 8 hour
TMP/SMX*	1 double strength every 12 hour	

* Trimethoprim/sulfamethoxazole

Chapter 11 노인병학

1. 수련 목표

1) 노인환자의 진단 치료에서 젊은 성인 환자와 차이점이 어떤 것이 있는지 습득한다.
2) 노인에 흔한 질병과 만성적인 노인질환에 대한 진단과 치료 기준을 숙지한다.
3) 포괄적 노인평가의 개념과 필요성에 대하여 인식하고 노인 기능 측정도구를 임상에 적용하고, 기능 유지를 위한 단계적 치료 계획을 수립할 수 있는 능력을 배양한다.
4) 노인의 신체기능 및 인지기능을 평가할 수 있다.
5) 노인의 혈액검사 해석과 부적절한 약물을 숙지한다.

2. 진료 지침

가. 노인 진료의 특성

1) 질병 다발성
2) 증상의 비전형성 및 무증상
3) 만성 퇴행성 질환 및 난치성
4) 약물 및 치료에 대한 부작용 위험
5) 기능장애의 동반
6) 의학외적 요인과 높은 관련성

나. 노인병 증후군(Geriatric syndrome)

1) Iatrogenic Disease
2) (mental) Incompetence
3) Incontinence
4) Immobility
5) Impaired homeostasis

다. 노인기능평가

1) 기능평가의 중요성

기능이란 신체적, 정신적, 사회적 및 감성적인 것을 총괄해서 일컫는 것으로, 이러한 총괄적인 기능을 측정함으로써 신체적, 인지적(cognitive), 감성적, 경제적, 환경적, 그리고 사회적인 능력의 정도를 측정할 수 있으며, 이는 노인들의 삶의 질을 결정하는 중요한 척도가 된다. 노인의 삶의 질은 질병의 유무보다는, 혼자 독립적인 생활을 유지할 수 있는가에 따라 좌우되기 때문이다.

2) 기능 측정의 목적

(1) 질병 발견의 좋은 척도 : 어떤 질병의 발생 시 처음 나타나는 증상으로 기능 저하를 볼 수 있는 경우가 흔하다.

(2) 질병의 심한 정도를 기능 저하 정도에 따라 가름할 수 있다.

(3) 치료수준과 방향 결정에 도움 : 말기 환자, 또는 만성적인 질병을 가진 환자의 경우, 치료 효과에 대하여 기능적인 측면에서 판단해 볼 때, 단순히 생명은 연장하지만 기능적 호전이 없다면, 치료를 하지 않는 것을 택할 수도 있다.

(4) 치료 반응을 관찰하는 중요한 지표 : 흔히 치료에 대한 반응을 보는 검사 기준이 환자 상태의 변화나 환자에게 중요한 의미를 갖지 않는 경우가 많다. 예를 들면, 관절염이 있는 환자에서 관절의 부기가 많이 빠졌다거나 혈액 침강 속도가 줄어든 것보다는, 환자가 통증 없이 적당한 거리를 보행할 수 있다는 것이 더 의미가 있기 때문이다.

3) 기능 평가도구

(1) 일상생활기능 평가도구(Katz Scale : Activity of Daily Living; ADL) : 환자 자신의 일상생활에 필수적인 기능의 정도를 측정, 최근에 대한 노인병학회에서 한국형으로 번역하여 사용하고 있다(표 11-1).

(2) 도구적 일상생활 기능평가도구(Instrumental Activity of Daily Living) : 혼자서 독립적으로 생활할 수 있는지를 측정(표 11-2)한다.

(3) 기타 : 인지기능, 치매 여부 측정(지남력, 기억력, 주의력) : Mini-Mental State Examination(MMSE), 노인 우울증 유무 측정 : Geriatric Depression Scale

표 11-1. Activity of Daily Living (Korean version)

항목	질문
1. 옷입기	어르신께서는 옷을 챙겨 입을 때 다른 사람의 도움 없이 혼자 하십니까?
2. 세수하기	어르신께서는 세수나 양치질을 하고, 머리를 감을 때 다른 사람의 도움 없이 혼자 하십니까?
3. 목욕	어르신께서는 목욕을 하실 때 다른 사람의 도움을 받지 않고 혼자 하십니까?
4. 식사하기	어르신께서는 음식을 차려주면 남의 도움 없이 혼자 식사를 하십니까?
5. 이동	어르신께서는 이부자리에 누웠다가 일어나 방문 밖으로 나올 때 다른 사람의 도움 없이 혼자 하십니까?
6. 화장실 사용	어르신께서는 대 · 소변을 보기 위해 화장실 출입할 때 남의 도움 없이 혼자 하십니까?
7. 대 · 소변 조절	어르신께서는 대변이나 소변을 지리거나 흘리지 않고 잘 보십니까?

표 11-2. Instrumental Activity of Daily Living

항목	질문
1. 몸단장	어르신께서는 머리 빗질이나 손 · 발톱 깎는 것, 화장(여자), 면도(남자)를 남의 도움 없이 혼자 하십니까?
2. 집안 일	어르신께서는 집안의 일상적인 청소나 정리정돈, 침구정리, 설거지 등을 다른 사람의 도움 없이 혼자 하십니까?
3. 식사준비	어르신께서는 식사 준비(음식재료를 준비하고, 요리를 하고, 밥상을 차리는 일)를 다른 사람의 도움 없이 혼자 하십니까?
4. 빨래하기	어르신께서는 빨래(손으로 빨든 세탁기를 이용하든 상관없이)를 다른 사람의 도움 없이 혼자 하십니까?
5. 근거리 외출	어르신께서는 걸어서 갔다 올 수 있는 상점이나 이웃, 병원, 관공서 같은 가까운 곳의 외출을 다른 사람의 도움 없이 혼자 하십니까?
6. 교통수단 이용	어르신께서는 버스나 전철, 택시 혹은 승용차 등을 타고 외출할 때 남의 도움 없이 혼자 하십니까? 또는 직접 운전을 하고 다니십니까?
7. 물건사기(쇼핑)	어르신께서는 사고 싶은 물건을 사려고 상점에 갔을 때 다른 사람의 도움 없이 혼자 구입하십니까?
8. 금전 관리	어르신께서는 용돈이나 통장, 재산관리 같은 금전관리를 남의 도움 없이 혼자 하십니까?
9. 전화사용	어르신께서는 전화를 걸고 받는 일을 다른 사람의 도움 없이 혼자 하십니까?
10. 약 챙겨먹기	어르신께서는 약을 다른 사람의 도움 없이 혼자 잘 챙겨 드십니까?

표 11-3. MMSE (Mini-Mental State Exam)

항목		K-MMSE
지남력-시간 (5점)	연	0 1
	월	0 1
	일	0 1
	요일	0 1
	계절	0 1
지남력-장소 (5점)	나라	0 1
	시, 도	0 1
	무엇하는 곳	0 1
	현재 장소명	0 1
	몇 층	0 1
기억 등록 (5점)	비행기	0 1
	연필	0 1
	소나무	0 1
주의 집중 및 계산 (5점)	100-7	0 1
	-7	0 1
	-7	0 1
	-7	0 1
	-7	0 1

항목			K-MMSE
기억 회상 (3점)	비행기		0 1
	연필		0 1
	소나무		0 1
언어 및 시 · 공간 구성능력 (9점)	이름대기	시계	0 1
		볼펜	0 1
	명령시행	종이를 뒤집어	0 1
		반으로 접은 다음	0 1
		저에게 주세요	0 1
	따라말하기	"백문이 불여일견"	0 1
	읽기		0 1
	쓰기		0 1
	오각형		0 1
총점	/ 30		

표 11-4. GDS (Global Deterioration Scale)
환자의 인지능력은?

1 = c	**인지장애 없음**	임상적으로 정상. 주관적으로 기억장애를 호소하지 않음. 임상 면담에서도 기억장애가 나타나지 않음.
2 = c	**매우 경미한 인지 장애**	건망증의 시기. 주관적으로 다음과 같은 기억장애를 주로 호소함 : (1) 물건을 둔 곳을 잊음; (2) 전부터 잘 알고 있던 사람 이름 또는 물건 이름이 생각나지 않음. 임상 면담에서 기억장애의 객관적인 증거는 없음. 직장이나 사회생활에 문제 없음. 이러한 자신의 증상에 적절한 관심을 보임.
3 = c	**경미한 인지장애**	분명한 장애를 보이는 가장 초기 단계. 그러나 숙련된 임상가의 자세한 면담에 의해서만 객관적인 기억장애가 드러남. 새롭게 소개 받은 사람의 이름을 기억하기 어려울 수 있음. 책을 읽어도 예전에 비하여 기억하는 내용이 적을 수 있음. 단어나 이름이 금방 떠오르지 않는 것을 주위에서 알아차리기도 함. 귀중품을 엉뚱한 곳에 두거나 잃어버린 적이 있을 수 있음. 낯선 곳에서 길을 잃은 적이 있을 수 있음. 임상 검사에서는 집중력의 감퇴를 보일 수 있음. 직업이나 사회 생활에서 수행 능력이 감퇴함. 동료가 환자의 일 수행 능력이 떨어짐을 느낌. 환자는 이와 같은 사실을 부인할 수 있음. 경하거나 중등도의 불안증이 동반될 수 있음. 현재 상태로는 더 이상 해결할 수 없는 힘든 사회적 요구에 직면하면 불안증이 증가됨.
4 = c	**중등도의 인지장애**	후기 혼동의 시기. 자세한 임상 면담 결과 분명한 인지장애. 다음 영역에서 분명한 장애가 있음: (1) 자신의 생활의 최근 사건과 최근 시사 문제들을 잘 기억하지 못함; (2) 자신의 중요한 과거사를 잊기도 함; (3) 순차적 빼기(예; 100-7, 93-7…)에서 집중력 장애가 관찰됨; (4) 혼자서 외출하는 것과 금전 관리에 지장이 있음. 그러나 대개 다음 영역에서는 장애가 없음 : (1) 시간이나 사람에 대한 지남력; (2) 잘 아는 사람과 낯선 사람을 구분하는 것; (3) 익숙한 길 다니기. 더 이상 복잡한 일을 효율적이고 정확하게 수행할 수 없음. 자신의 문제를 부정하려고 함. 감정이 무디어지고 도전적인 상황을 피하려고 함.

5 = c	초기 중증의 인지장애	초기 치매. 다른 사람의 도움 없이는 더 이상 지낼 수 없음. 자신의 현재 일상 생활과 관련된 주요한 사항들을 기억하지 못함(예를 들면, 집 주소나 전화 번호, 손자와 같은 가까운 친지의 이름 또는 자신이 졸업한 학교의 이름을 기억하기 어려움). 시간(날짜, 요일, 계절, 등)이나 장소에 대한 지남력이 자주 상실됨. 교육을 받은 사람이 40에서 4씩 또는 20에서 2씩 거꾸로 빼나가는 것을 하지 못하기도 함. 이 단계의 환자들은 대개 자신이나 타인에 관한 주요한 정보는 간직하고 있음. 자신의 이름을 알고 있고 대개 배우자와 자녀의 이름도 알고 있음. 화장실 사용이나 식사에 도움을 필요로 하지는 않으나 적절한 옷을 선택하거나 옷을 입는 데는 문제가 있을 수 있음(예를 들면 신을 좌우 바꾸어 신음).
6 = c	중증의 인지장애	중기 치매. 환자가 전적으로 의존하고 있는 배우자의 이름을 종종 잊음. 최근의 사건들이나 경험들을 거의 기억하지 못함. 오래된 일은 일부 기억하기도 하나 매우 피상적임. 일반적으로 주변 상황, 연도, 계절을 알지 못함. '1-10' 또는 거꾸로 '10-1'까지 세는데 어려움이 있을 수 있음. 일상 생활에 상당한 도움을 필요로 함 (예를 들면 대 · 소변 실수가 있음). 또한 외출 시 도움이 필요하나 때때로 익숙한 곳에 혼자 가기도 함. 낮과 밤의 리듬이 자주 깨짐. 그러나 거의 항상 자신의 이름은 기억함. 잘 아는 사람과 낯선 사람을 대개 구분할 수 있음. 성격 및 감정의 변화가 나타나고 기복이 심함 : (1) 망상적인 행동(예를 들면 자신의 배우자가 부정하다고 믿음, 주위에 마치 사람이 있는 것처럼 얘기하거나 거울에 비친 자신과 얘기함); (2) 강박적 증상(예를 들면 단순히 바닥을 쓸어내는 행동을 반복함); (3) 불안증, 초조, 과거에 없었던 난폭한 행동이 나타남; (4) 무의지증, 즉 목적 있는 행동을 결정할 만큼 충분히 길게 생각할 수 없기 때문에 나타나는 의지의 상실임.
7 = c	후기 중증의 인지장애	말기 치매. 모든 언어 구사 능력이 상실됨. 흔히 말은 없고 단순히 알아들을 수 없는 소리만 냄. 요실금이 있고 화장실 사용과 식사에도 도움이 필요함. 기본적인 정신 운동 능력이 상실됨(예를 들면 걷기). 뇌는 더 이상 신체에 무엇을 하라고 명령하는것 같지 않음. 전반적인 피질성 또는 국소적 신경학적 징후나 증상들이 자주 나타남.

라. 노인환자에서의 임상검사 결과 해석 시 주의사항

1) 건강한 노인에서 낮은 혈청 알부민 수치는 대개 식사 때문이지만, 특히 영양실조가 동반되는 경우, 심각한 질병을 의미하기도 한다.
2) 당뇨병의 범위에 들지는 않지만, 공복 혈당 수치는 나이에 따라 증가되는 경향이 있으며, Glucose tolerance는 나이에 따라 감소하는 경향이 있다. 따라서 노인에서는 당뇨병이 아니라도 요당이 검출될 수 있다. 그러나 혈액검사에서 당뇨병의 진단기준은 젊은 성인과 동일하다.
3) ESR : 그 자체가 나이에 의해 영향을 받지는 않지만, 일반적으로 노인에서 더 높게 측정되는 경향이 있으며, 이는 아마도 노인에서 질병의 유병률이 높기 때문인 것으로 생각된다. ESR의 상승은 대개(감염을 포함하는) 만성 염증, monoclonal gammopathy, cancer 등에 의한 혈청 단백질의 상승을 의미한다.

표 11-5. Effect of Aging on Laboratory Values

Increased	Decreased
Alkaline phosphatase Cholesterol, serum Clotting factors VII and VIII Copper, serum Ferritin, serum Fibrinogen, serum Glucose, serum(postprandial) Immunoreactive parathormone, serum Interleukin-6(IL-6) Norepinephrine, serum Parathyroid hormone Prostate-specific antigen(PSA) Triglycerides, serum Uric acid, serum	Calcium, serum Creatine kinase, serum Creatinine clearance* Dihydroepiandrosterone(DHEA) 1,25-Dihydroxycholecalciferol, serum Estrogen, serum Growth hormone Insulin-like growth factor I (IGF-I) Interleukin-(IL-1) Iron, serum (minimally) Phosphorus, serum Selenium, serum Testosterone, serum Thiamine, serum γ-Tocopherol(vitamin E), plasma Triiodothyronine (T3) Vitamin B6, serum Vitamin B12, serum Vitamin C, plasma Zinc, serum

* Serum creatinine may be normal, even though creatinine clearance is decreased with age, because creatinine production decreases with age.

마. 노인에서의 약물처방의 특성 및 주의점

1) 대부분의 노인은 규칙적 약물복용을 하고 있다.
2) 노화에 따른 생리적 변화로 인해 약동학 및 약력학에 차이가 있다.
3) 쉽게 약물 부작용 및 약물 상호작용에 의한 부작용이 발생할 수 있다.
4) 80세 이상의 고령환자는 대부분의 약물 연구 대상에서 제외되어 있으므로, 효과 및 안전성에 대한 자료가 미비하다.
5) 노인에서 갑자기 원인을 알 수 없는 임상상태의 변화가 있을 때에는 약물 부작용의 가능성을 우선 생각해야 하며, 특히 주의해야 할 약물과 흔히 발생하는 문제에 대해 숙지해야 한다(표 11-4).

표 11-6. Common problems and the drugs that can cause them

Drugs that cause confusion or affect memory	
antipsychotics antimuscarinics some anticonvulsants	benzodiazepines opioid analgesics
Drugs with a narrow therapeutic window	
digoxin phenytoin warfarin	lithium theophyllines
Drugs with a long half-life	
long-acting benzodiazepines (diazepam) glibenclamide	fluoxetine
Drugs that can cause hypothermia	
antipsychotics	tricyclic antidepressants
Drugs that can cause parkinsonism or movement disorders	
metoclopramide	antipsychotics
Drugs that can cause bleeding	
NSAID	warfarin
Drugs that predispose to falls	
antipsychotics sedatives antihypertensives (especially alpha blockers, nitrates, ACE inhibitors) diuretics antidepressants	

Chapter 12 중환자의학

1. 수련 목표

1) 중환자의 임상적 특성을 경험하고, 담당의료진이 중환자의 의학적, 사회적 문제에 임하는 과정을 관찰함으로써 향후 본인의 의료 행위를 의학적 및 윤리적으로 뒷받침 할 수 있는 간접 경험을 얻어야 한다.
2) 중환자실은 침습적 수기가 다양하고 빈번하게 이루어지는 곳으로 중환자실 근무 기간 동안 의사로서 기본적으로 습득해야 하는 의료 수기를 익히게 하는 데 있다.
3) 쇼크 환자의 초기 사정과 기본처치를 할 수 있는 경험을 습득 한다

2. 기본 수기

1) 혈액검사, 혈액배양, 수액주사 및 수혈을 위한 정맥천자
2) arterial puncture와 arterial cannula 삽입
3) nasogastric tube 삽입
4) 요도관 삽입(urethral catheterization)
5) 심폐소생술
6) dressings
7) 기도 : (1) tracheostomy cannula 관리, (2) airway suctioning
8) 복수천자
9) Sengstaken-Blakemore tube 삽입과 nasogastirc irrigation*
10) 흉강천자(thoracentesis)*
11) 쇄골하정맥관 삽입(subclavian vein catheterization)*
12) 기관내 관 삽관(endotracheal intubation)*

* 상급 전공의의 감독 하에 실시한다.

3. Shock의 치료

1) 수액의 종류

가) Crystalloids

Fluid(mEq/L)	Na^+	Cl^-	K^+	Ca^{2+}	Lactate	Osmolarity (mOsm/L)	pH
Ringer's lactate	130	106	4	3	28	273	5.1
Normal saline	154	154	0	0	0	308	6

나) Colloid Solutions

(1) albumin

- 5% solution : 1 L isotonic saline 내 50 g의 albumin 함유 (colloid osmotic pressure = 20 mmHg)
- 5% albumin 500 mL의 정주는 intravascular volume을 450~500 mL 증가시킴

(2) plasma protein fraction

- 5% 용액으로 사용되며 albumin이 83%이고, 그 외 alpha 및 beta globulin으로 구성

2) 쇼크(Shock) 치료의 지침

가) 치료목표 : 혈압을 유지하고 조직으로 충분한 산소를 공급한다.

- Oxygen transport = cardiac output × arterial oxygen content
- Oxygen content =(% saturation × Hb × 1.39) + 0.003 × PaO_2

나) 패혈성 쇼크(septic shock)

(Surviving Sepsis Campaign : International Guidelines for management of Sepsis and Septic Shock : 2016)

(The Surviving Sepsis Campaign Bundle : 2018 update)

(1) 정의

① Sepsis : Life threatening organ dysfunction caused by a dysregulated host response to infection.

② Organ dysfunction : Acute change in total SOFA score ≥ 2 points consequent to the infection.

③ Septic Shock : Subset of sepsis in which underlying circulatory and cellular/metabolic abnormalities are profound enough to substantially increase mortality.

- Vasopressors to maintain MAP ≥ 65 mmHg
- Serum lactate level > 2 mmol/L

(2) 중증도 지표

① Sequential Organ Failure Assessment (SOFA) score

System	Score				
	0	1	2	3	4
Respiration					
Pao_2/Fio_2, mmHg (kPa)	≧400(53.3)	<400(53.3)	<300(40)	<200(26.7)with respiratory support	<100(13.3)with respiratory support
Coagulation					
Platelets, $\times 10^3/\mu L$	≧150	<150	<100	<50	<20
Liver					
Bilirubin, mg/dL (μmol/L)	<1.2(20)	1.2-1.9 (20-32)	2.0-5.9 (33-101)	6.0-11.9 (102-204)	>12.0(204)
Cardiovascular	MAP ≧70 mmHg	MAP <70 mmHg	Dopamine <5 or dobutamine (any dose)[b]	Dopamine 5.1-15 or epinephrine ≦0.1 or norepinephrine ≦0.1[b]	Dopamine >15 or epinephrine > 0.1 or norepinephrine ≦0.1[b]
Central nervous system					
Glasgow Coma Scale score[c]	15	13-14	10-12	6-9	<6
Renal					
Creatinine, mg/dL (μmol/L)	<1.2(110)	1.2-1.9 (110-170)	2.0-3.4 (171-299)	3.5-4.9 (300-400)	>5.0(440)
Urine output, mL/d				<500	<200

② Quick SOFA (qSOFA) criteria :

Respiratory rate ≥ 22 breaths/min

Altered mentation

Systolic blood pressure ≤ 100 mmHg

(3) 패혈성 쇼크(septic shock)의 치료

① Measure lactate level. Remeasure if initial lactate level > 2 mmol/L.

② Obtain blood cultures before administering antibiotics.

③ Administer broad-spectrum antibiotics.

④ Begin rapid administration of 30 mL/kg crystalloid for hypotension or lactate level ≥ 4 mmol/L.

⑤ Apply vasopressors if patient is hypotensive during or after fluid resuscitation to maintain MAP ≥ 65 mm Hg.

Identifying sepsis and septic shock

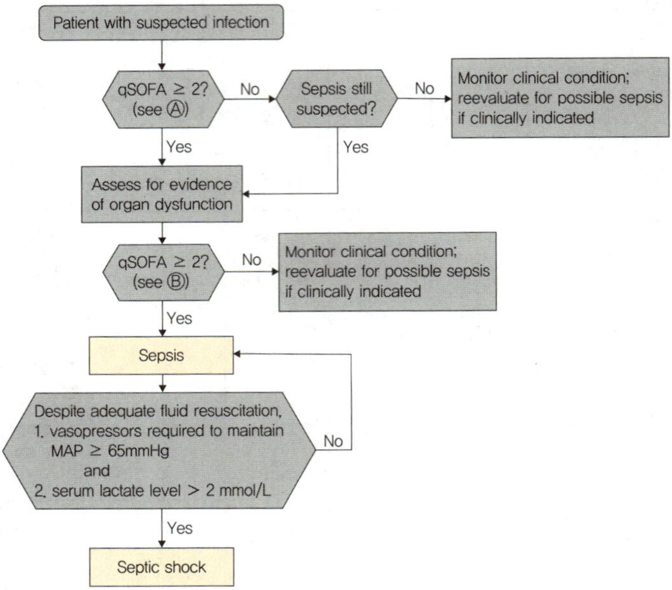

Singer M, et al. JAMA. 2016 Feb 23;315(8):801-10.

다) 치료에 반응이 없는 shock의 원인들

① unrecognized pneumothorax

② Addison's disease

③ unrecognized pericardial effusion

④ shock secondary to intestinal ischemia

⑤ cold septic shock

⑥ shock secondary to brainstem dysfunction

Chapter

13 소아청소년과

1. 수련목표

소아청소년과 영역 질환의 진단과 치료과정에 참여하여 진단 및 치료적 기본 술기를 익히고 각종 질환의 병태생리학적 기전을 이해한다. 소아청소년과 영역의 각종 응급상황에 대처할 수 있는 능력을 기른다.

가. 구체적 목표

1) 소아 환아의 진료에서 의사로서의 기본 자세를 인지하여야 한다.
2) 소아 환아의 심폐 소생술 및 응급처치를 수행할 수 있어야 한다.
3) 환자의 병력 청취 및 이학적 검사를 수행할 수 있어야 한다.
4) 각 임상 검사의 목적을 이해하여야 한다.
5) 각 환자 처치의 목적을 이해하여야 한다.
6) 흔한 질병의 원인 및 병태 생리를 이해하여야 한다.
7) 소아 환자의 가족의 문제점에 대해 이해하여야 한다.
8) 입원 기록 및 경과 기록을 수행하여야 한다.
9) 소아청소년과내의 각 집담회에 참석하여야 한다.

2. 소아과 order 체계

1) 기본처방
   가) Vital sign
   나) Patient Activity
   다) Diet
   라) Body Weight, Height, 머리둘레, 가슴둘레, 복부둘레
   마) I/O

2) 약/주사 처방
   가능한 한 IV, IM, PO순으로

3) 검사처방

4) Consult

5) Comment
   가능한 한, 이 난에 환자처치에 대한 사항들을 구체적으로 기록한다.

3. 중요 질환의 이해

가. 신생아의 기본적 관리
나. 신생아 질환(호흡곤란 증후군, 패혈증, 선천성 심장 기형 등) 기타 선천성 기형
다. 소아청소년과 영역에서 흔히 사용되는 약제의 용량, 적응증 및 부작용
라. 수액요법
마. 급성 발열 질환
바. 급성 호흡기 질환(상기도염, 폐렴, 크룹, 기관지 천식, 기도 이물, 모세기관지염 등)
사. 경련, 중추신경계 감염증(뇌염, 뇌막염)
아. 급성 위장관 질환(급성 복통, 구토 및 설사, 탈수증, 장중첩증 등)
자. 급성 출혈성 질환의 개요(DIC, 혈우병, 자반증 등)
차. 각종 중독의 응급 처치
카. 예방 접종의 종류, 접종시기 및 금기

4. 기본 술기 제목

가. 주사(피내, 피하, 근육, 정맥)
나. 채혈(모세혈관, 정맥혈)
다. 동맥혈 가스분석 검사
라. 경비위 삽관 및 요관 삽관(도뇨법)
마. 이경(otoscope) 검사
바. 천자술 : 뇌척수액천자, 흉강천자, 방광천자
사. 기관내 삽관 및 흡입법
아. 심폐소생술

5. 진료지침

가. 소아청소년과에서 필요한 수기

수기 중 내과 및 타과와 중복되는 것은 생략한다.

1) 채혈(blood sampling)
2) 혈압 측정
3) 주사(injection)
4) 수혈
5) 요 단백 검사
6) 요 침사 검사
7) 말초혈액 도말검사(Wright staining)
8) Gram staining

9) Blood culture

가) 채혈

(1) 정맥천자

정맥천자는 연령에 따라 적당한 부위를 선정해서 충분한 양의 혈액을 뽑을 수 있는 편리한 부위에서 해야 한다.

① Veins of forearm and antecubital fossa
② External Jugular Vein
③ Internal Jugular Vein
④ 손등 또는 발등의 정맥
⑤ Scalp vein

cf.
- Radial artery
- Femoral vein, ulnar artery, femoral artery : 절대 금기 부위!!

(2) 모세혈관 천자

Micromethod로 측정할 때에는 혈액이 0.75 mL면 electrolyte/CBC가 가능하며, 이런 양의 혈액은 capillary puncture로 충분히 얻을 수 있다.

Capillary puncture에 적당한 부위 :
뒤꿈치 : 2세 미만(신생아 제외)
손가락 : 2세 이상
엄지발가락 : 모든 연령
귀, 발 : 이상의 부위가 쓸 수 없을 때
(출혈 경향이 있을 때는 귀에서 하는 것을 피하도록 한다.)

나) 혈압 측정

(1) 혈압대의 넓이는 그 어린이의 상완이나 대퇴 직경의 125% 정도 되는 것이 좋다. 이보다 넓은 것을 사용한 경우에는 혈압이 실제보다 낮게 나온다.
대략, 다음과 같은 넓이가 된다.

환자의 Hb	1회 수혈량
< 3 mg/dL	6 mL/kg
4 gm/dL	8 mL/kg
5 gm/dL	10 mL/kg

다) 주사

주사의 통증을 적게 하려면

- 예리한 바늘을 쓸 것
- 주사침이 들어가고 있는 도중에 약이 주입되지 않도록
- 근육주사인 경우 주사량이 한 부위에 2 cc가 넘지 않도록
- 너무 빨리 주입하지 않도록
- 주사약의 온도를 실온 정도로 할 것, 냉장고에 넣었던 것은 주사 전에 따뜻하게 할 것
- 피부 소독약이 마른 후에 주사할 것

(1) 근육주사

근육주사의 적당한 부위는 우선 주신경과 혈관으로부터 떨어져 있어야 하며 약이 들어가 흡수될 만큼 근육량이 있는 부위여야 한다.

흔히 사용되는 부위는 gluteal muscle, thigh의 vastus lateralis muscle, deltoid muscle 등이다.

(2) 정맥주사

① Scalp vein

Scalp vein은 영아, 특히 신생아에 있어서 지속적 정맥내 주입을 하는데 가장 알맞은 부위이다. 동맥이 정맥과 나란히 지나가고 있으므로 박동을 만져 보아 정맥과 구분해야 된다. 주사하고자 하는 부위를 면도하고 소독을 한 다음 scalp vein needle로 정맥을 처치한다. 이때 고무줄로 머리를 졸라 매면 정맥을 노출시키는 데 도움이 된다.

② Veins of forearm and antecubital fossa

전박 또는 전부와에는 정맥주사에 알맞는 혈관들이 많다. 그중 cephalic, basilic, median basilic vein이 잘 이용된다.

③ Veins on dorsum of hand

Veins on dorsum of foot

Gauge 21 혹은 23의 scalp vein needle 또는 피하주사침으로 주사한다.

라) 수혈

(1) 급성 실혈(acute blood loss) 직후에는 hemoglobin이나 RBC수는 실혈의 정도를 아는 데 도움이 되지 못한다(vasoconstriction, stasis). 실혈 후 1~2일에 걸쳐서 혈액량이 복귀됨에 따라 비로소 hemoglobin이 떨어지기 시작한다.급성 실혈 때에는 전혈(Whole blood)을 추측되는 실혈량보다 약간 적은 량을 준다.

(2) 만성 실혈, chronic anemia(예를 들면 aplastic anemia, iron deficiency anemia)에는 Hb이 정상보다 낮다고 해서 정상 치료될 때까지 수혈할 필요는 없고 Hb이 6 g/dL 정도로 떨어지기까지는 일반요법을 하면 된다(Iron

deficiency anemia 같으면 거기에 대한 일반요법을 한다). 그리고, 만성 실혈에 대해서는 전혈보다는 packed 또는 sedimented cell을 주는 것이 효과적이다.

(3) Aplastic anemia나 백혈병 환자와 같이 혈액량의 보충과 동시에 혈소판의 보충이 필요한 경우에는 plastic bag에 받은 신선한 혈액을 사용하는 것이 좋다.

(4) 수혈량

한 번에 안전하게 수혈할 수 있는 최대량

전혈(Whole blood) :

- 체중 25 kg 미만－20 mL/kg25 kg 이상－500 mL

침전 적혈구(Packed red cells) :

- 체중 20 kg 미만－15 mL/kg20 kg 이상－300 mL

Plasma : 10~15 mL/kg

(5) 수혈의 속도 : 15~20 drops/분

만성 빈혈자에는 빈혈이 심하면 심할수록 수혈에 의한 혈액량의 증가로 인하여 심부전이 오기 쉬우므로 1회의 수혈량은 적게 하고 필요하면 24시간(때로 12시간) 간격으로 반복한다

환자의 Hb	1회 수혈량
< 3 mg/dL	6 mL/kg
4 gm/dL	8 mL/kg
5 gm/dL	10 mL/kg

(6) 수혈 시 주의

① 수혈은 어느 정도로 부작용의 위험성을 내포하고 있으므로 확실한 적응증 없이 수혈해서는 안될 것이다.

② 확실한 typing, cross-matching이 중요하다.

③ 혈액병에 약을 섞어서 주사하지 않도록 한다.

④ 대량 수혈을 할 때에는 수혈직전에 혈액을 실온으로 해서 주사한다. 그러나 너무 덮히면 혈액에 변성이 생긴다.

⑤ Citrated blood bottle에는 응고를 방지하기 위하여 acid citrate dextrose (A.C.D)가 1/5 용량이 들어 있다는 것을 고려한다.

⑥ 1회의 수혈은 2~4시간에 끝내도록 한다.

⑦ 처음 20~30 mL는 서서히 주사하면서 부작용의 유무를 관찰하고 부작용이 없으면 계속 주입한다.

(7) 수혈의 부작용

① 심장에 대한 과중한 부담을 주어 심부전이 되는 수가 있다. 특히 만성 빈혈 환자로서 Hb이 낮으면 낮을수록 일어나기 쉽다.

② 과민반응 : Urticaria, angioneurotic edema, asthma 같은 증상이 일어날 수가 있다. 특히 수혈을 여러 번 반복하는 경우에 일어나기 쉽다. 그러나 환자에게서 수혈 반시간 전에 antihistamine, prednisone을 투여해 두면 도움이 된다.

③ 간염

마) 요 단백 검사

* 외래 및 병실에서의 단백뇨 검사

방법 : Urine 5 cc + 20% SSA 5방울 1분 후 판독

판 독	Reading	Approximate protein concentration(mg/dL)
no turbidity	-	0.4
slight turbidity	±	4~10
definite turbidity, light print readable	+	15~30
light cloud, heavy print readable	++	40~100
moderate cloud with slight precipitate	+++	200~500
heavy cloud with precipitation	++++	800~1,000

바) 혈액배양검사(Blood culture)

혈액배양의 오염을 없애기 위해서 올바른 방법으로 혈액배양검사를 보내는 것은 매우 중요하다.

(1) 환아가 안정된 상태에서 채혈한다. 만일 환아가 몹시 움직인다면 반드시 도움을 요청하여 채혈하고자 하는 부위가 움직이지 않도록 고정 후 안정된 상태에서 다음 단계를 취한다.

(2) 채혈 부위를 소독한다.
70% 알코올을 적신 면봉으로 안에서 밖으로 원을 그리면서 닦아내고 10% povidone iodine 용액을 적신 면봉으로 닦고 마를 때까지 기다린다. 10% povidone iodine 용액 대신 새로운 알코올 면봉으로 닦아낼 수 있다.

(3) 호기성과 혐기성 혈액배양병 한 세트를 준비하여 입구를 요오드액으로 소독한다.

(4) 무균적으로 채취한 혈액이 담겨져 있는 syringe에 aseptic transfer needle을 새롭게 연결 후 Bactec 병의 고무마개에 찔러 각각 anarobic vial, aerobic vial에 담는다.
소아 : 2 mL씩 / vial
신생아 : 0.5 mL씩 / vial

(5) 다른 검사를 위해 동시에 혈액 채취를 할 경우 우선 혈액 배양검사에 필요한

혈액을 먼저 담은 후 나머지 검사에 필요한 혈액을 맞는 용기에 담도록 한다.

나. 소아청소년과 진료

1) 병력 청취와 진찰
2) 챠트 정리
3) 체표 면적
4) 체중(kg), 체표 면적(m^2) 및 약 용량(성인량에 대한 %)의 관계
5) 소아의 예방접종표
   : 대한소아과학회 예방접종 지침서 제9판 2018 참고

다. 소아의 정상 검사치(正常檢査値, Normal Laboratory Data)

혈액				
alkaline phosphatase	1~9년 12~13년 14~15년 16~19년	145~420 U/L M 200~495 U/L M 130~525 U/L M 65~260 U/L	10~11년 여아 여아 여아	130~560 U/L 105~420 U/L 70~230 U/L 50~130 U/L
ammonia	<1개월 1~14yr	21~95 umol/L 17~68 umol/L	1~12개월 >14년	18~74 umol/L 19~71 umol/L
amylase	신생아	5~65 U/L	1~19년	30~100 U/L
a1 antitrypsin	0~5일 9~19년	143~440 mg/dL 152~317 mg/dL	1~9년	147~245 mg/dL
calcium, ionized	3~24시간 그 이후	4.3-5.1 mg/dL 4.48~4.92 mg/dL (2.24~2.46 mEq/L)	24~48시간	4.0~4.7 mg/dL
calcium, total	신생아 4~7일	3~24 hr 9.0~10.6 mg/dL 9.0~10.9 mg/dL	24~48시간 소아	7.0~12.0mg/dL 8.8~10.8 mg/dL
chloride, serum	제대혈 그 이후	96~104 mmol/L 98~106 mmol/L	신생아	97~110 mmol/L
cholesterol, total	1~3년	45~182 mg/dL	4~6년	109~189 mg/dL
CO_2 content, serum	미숙아 영아 그 이후	14~27 mmol/L 20~28 mmol/L 23~30 mmol/L	신생아 소아	13~22 mmol/L 20~28 mmol/L
copper	0~5일 10~14년	9~46 ug/dL 80~121 ug/dL	1~9년 15~19년	80~150 ug/dL 64~160 ug/dL
creatinine	신생아 소아 성인남	0.3~1.0 mg/dL 0.3~0.7 mg/dL 0.6~1.2 mg/dL	영아 청소년 성인여	0.2~0.4 mg/dL 0.5~1.0 mg/dL 0.5~1.1 mg/dL
fibrinogen	신생아	125~300 mg/dL	성인	200~400 mg/dL
glucose	신생아 1일 소아	40~60 mg/dL 60~100 mg/dL	1일 이후 성인	50~90 mg/dL 70~105 mg/dL
iron~binding capacity, total	영아	100~400 ug/dL	그 이후	250~400 ug/dL

iron	신생아 소아 여	100~250 ug/dL 50~120 umg/dL 40~150 ug/dL	영아 그이후 남	40~100 ug/dL 50~160 ug/dL
lactic dehydrogenase	<1년 10~19년	170~580 U/L 120~330 U/L	1~9 년	150~500 U/L
magnesium	0~6일 2~14년	1.2~2.6 mg/dL 1.5~2.3 mg/dL	7일~2년	1.6~2.6 mg/dL
osmolality	275~295 mOsm/kg H_2O			
phophorus	0~5일 4~11년 16~19년	4.8~8.2 mg/dL 3.7~5.6 mg/dL 2.7~4.7 mg/dL	1~3년 12~15년	3.8~6.5 mg/dL 2.9~5.4 mg/dL
potassium	<2개월 >12개월	3.0~7.0 mmol/L 3.5~5.0 mmol/L	2~12개월	3.5~6.0 mmol/L
protein, total	미숙아 1~7년 13~19년	4.3~7.6 g/dL 6.1~7.0 g/dL 6.6~8.2 g/dL	신생아 8~12년	4.6~7.4 g/dL 6.4~8.1 g/dL
albumin	신생아 <6일 5~19년	2.5~3.4 g/dL 4.0~5.3 g/dL	<5년	3.9~5.0 g/dL
sodium	신생아 소아	134~146 mmol/L 138~145 mmol/L	영아 그 이후	139~146 mmol/L 136~146 mmol/L
transaminase (AST/ALT) transferrin	0~5일 1~3년 10~19년	6~50 U/L 218~347 mg/dL 224~444 mg/dL	1~19년 4~9년	5~45 U/L 208~378 mg/dL
urea nitrogen	신생아 그 이후	3~12 mg/dL 7~18 mg/dL	영아, 소아	5~18 mg/dL
uric acid	1~5년 12~19년 남	1.7~5.8 mg/dL 3.0~7.7mg/dL	6~11년 여	2.2~6.6 mg/dL 2.7~5.7 mg/dL
bleeding time coagulation time, capillary venous	1~6분 3~4분 4~10분			
fragility test	0.46~0.30% saline			
partial hromboplastin time (PTT)	25~35초 (영아 <90초)			
prothrombin time	11~15초			
erythrocyte sedemintation rate	소아 성인 남	0~10 mm/시간 0~15 mm/시간	여	0~20 mm/시간
소변				
pH	신생아	5~7	그 이후	4.5~8 (평균 6)
albumin	음성, 간혹 trace로 나오는 것은 의미가 없다			
glucose	음성			
ketone	음성			
specific gravity	1.002~1.030(12시간 수분 섭취 제한 후 > 1.025)			
bilirubin	음성			
red blood cells	0~4/HPF(원심침전)			
white blood cells	남 0~3 /HPF, 여, 소아 0~5/HPF			

casts	없다(소수의 hyaline cast가 나오는 것은 의미가 없는 경우가 많다)

척수액		
압력	신생아 <10 cmH_2O, 소아 < 18 cmH_2O	
세포수	0~1년 0~10/uL 1~3년 0~8/uL	이후 0~5/uL
protein	신생아 40~80 mg/dL 영아 10~25 mg/dL 소아 15~45 mg/dL	
glucose	혈당치의 2/3 이상	

: 홍창의 소아과학 제 11판 참고

6. 소아과 분야별 정리

가. 신생아학　　나. 순환기학
다. 신장학　　라. 혈액종양학
마. 호흡기학　　바. 유전 및 대사질환
사. 내분비질환　　아. 신경학
자. 소화기학　　차. 소아의 항생제 요법

가. 신생아(Neonatology)

1) 신생아의 일반적 관리

가) 신생아의 환경

(1) 감염을 예방하기 위하여 항상 손을 철저히 씻고 때에 따라서는 gowning 및 glove를 착용하도록 한다(예 : MRSA 환아).

– 손씻는 방법 –

1. 소매를 팔꿈치까지 걷어 부치고 끼고 있는 반지, 시계 및 기타 장신구를 모두 제거한다.
2. Scrub brush를 사용하여 iodophor 제제나 chlorhexidine을 사용하여 2분간 닦는다.
3. 손톱도 청결히 닦는다.
4. 흐르는 물에 깨끗이 손을 씻는다.
5. 종이 towel로 물기를 닦는다.
6. 한 환아를 만진 후 다른 환아를 만지게 될 경우에는 적어도 15초간 지정된 세제를 이용하여 손을 닦는다.

(2) 신생아실의 온도는 24℃(27℉), 습도는 60%를 유지라는 것이 좋다.

(3) 조명은 너무 밝지 않아야 하며, 조용하게 해준다.

나) 신생아의 체온 측정

처음에는 직장(rectum)으로 체온을 재는 것이 core temperature를 알 수 있고 imperforate anus를 발견할 수 있어 좋다. 그 후에는 4~6시간 간격으로 액와(axilla)에서 체온을 재는 것이 좋다.

다) 눈의 처치

임질균에 의한 결막염(gonorrheal conjunctivitis) 혹은 Chlamydial conjunctivitis를 예방하기 위하여 erythromycin 안연고를 눈에 넣어준다.

라) 배꼽(제대 : umbilical cord)의 처치

분만장에서 배꼽이 완전히 결합되었는지, 단면을 관찰하여 동맥이 두 개인지를 확인해야 한다. 동맥이 하나뿐인 경우에는 선천성 기형(요로의 기형, 18 trisomy) 등이 동반되어 있는지 알아본다. 제대의 소독은 triple dye로 한다.

마) 피부의 처치

(1) 몸에 묻은 피는 솜으로 닦아주고, 태변이 묻어 있는 항문주위는 멸균한 솜과 증류수로 닦아주면 된다. 대야에 몸을 담아서 목욕을 시키는 것은 vital sign이 안정되면 시킬 수 있다.

(2) 신생아실에 Staphylococcal infection이 유행할 때는 미숙아를 제외한 만삭아에게 희석된 hexachlorophen 용액으로 목욕을 시켜 주기도 한다.

바) Vitamin K1

(1) 신생아 출혈성 질환(hemorrhagic disease of newborn)을 방지하기 위하여 vitamin K1(Phytonadione) <1,500 g 0.5 mg IM or 1 mg p.o>1,500 g 1 mg IM or 2 mg p.o

사) 영양(Feeding)

(1) 출생 후 2시간 후에 증류수/D5W를 먹여보고 괜찮으면 농도를 서서히 올려가면서 주기 시작한다.

(2) 모유를 먹는 경우에는 출생 후 가능한 빨리 젖을 물리도록 하고 초유는 꼭 먹이도록 하며, 처음에 잘 안나오더라도 계속 빨려야만 젖이 잘 나오게 된다. 미숙아일 경우 모유를 냉동/냉장 보관 후 G-tube을 통해 줄 수 있다.

아) 신생아 대사이상 검사(Newborn Screening Test)

선천성 갑상선 기능저하증(congenital hypothyroidism)(1 : 4,000~6,000)과 PKU(phenylketonuria) (1 : 70,000~80,000)와 같이 그 빈도가 높고 후에 mental retardation이나 경련을 일으키는 질환을 예방하기 위하여 신생아기에 퇴원 전 screening 검사를 해야 한다. 본원에서는 그 외 galactosemia, congenital adrenal hyperplasia, homocystinuria 검사 등을 screening하고 있다. 퇴원 전 screening 검사를 시행하는 것은 인턴의 임무이다.

2) 신생아 황달

Neonatal hyperbilirubinemia

Criteria for nonphysiologic hyperbilirubinemia

가) clinical jaundice in the first 24 hours of life

나) serum bilirubin increasing by more than 5 mg/dL/day

다) serum bilirubin >13 mg/dL in full-term
>15 mg/dL in preterm

라) clinical jaundice persisting for > 1 wk in full-term
> 2 wks in preterm

마) direct bilirubin >1.5~2.0 mg/dL

Lab. W/U

– Bil(T/D)	– ABO, Rh(Mother & Infant)
– Coombs' test(D/I)	– CBC, retic
– PBS morphology	– prn. LFT, TFT

3) 검사 및 처치

가) Umbilical Arterial Line(UAC), Umbilical Venous Line(UVC), C-line

(1) UAC : BP monitor 및 sampling을 자주하게 될 경우 필요한 line으로서 tip이 T6-T9에 있도록 고정시킨다.

(2) UVC : Peripheral line access가 어렵거나 고농도의 포도당을 주입해야 할 경우 필요한 line이다. Catheter의 tip이 diaphragm level에 있도록 고정시킨다.

(3) C-line : Catheter의 tip이 right atrium과 SVC junction에 위치하도록 고정시킨다.

어떤 종류의 line이 삽입되어 있든지 간에 검사 및 dressing 시술 동안 line이 삽입되어 있는 사지에 (특히 distal part) 색깔 변화가 있든지 capillary refill 시간이 3초 이상인 것이 발견되면 즉시 윗사람에게 보고하여 central line과 동반될 수 있는 vascular injury를 예방한다.

나) Guiac test(DENCOCCULT™ III)

신생아에서 궤사성 장염, 우유 알레르기 및 복부팽만을 동반하는 기타 질환이 있을 때 대변의 잠혈반응을 검사하는 것이다. 의양성 반응을 나타내는 물질로는 육류, 아스피린, ibuprofen, indomethacin, naproxen, reserpine, anticoagulants, corticosteroids 등이 있을 수 있다. DENCOCCULT™ III 슬라이드 내에는 Guiaiac 수지가 이식되어 있는 전기영동구역 6개가 함유되어 있는데, 여기에 대변을 묻히게 되면 대변 내에 혈액이 peroxide가 함유되어 있는 전개액과 반응(guaiac-peroxidase-like 반응)이 나타나면서 변을 묻힌 장소가 청색(양성)으로 변하게 된다.

사용방법

1. 검체 채취 기구로 슬라이드의 A역과 B구역에 각각 두 곳에서 채취한 변을 얇게 펴 바른다.
2. 슬라이드의 뒤편, 즉 검체가 있는 반대 부분을 열고 DENCOCCULT™ III 전개액 2 방울을 떨어트린다.
3. 동시에 전개액 1방울을 control spot에 떨어뜨린다.
4. 30초 후 결과 판독 : control spot과 같은 청색이 나타나면 양성이다.

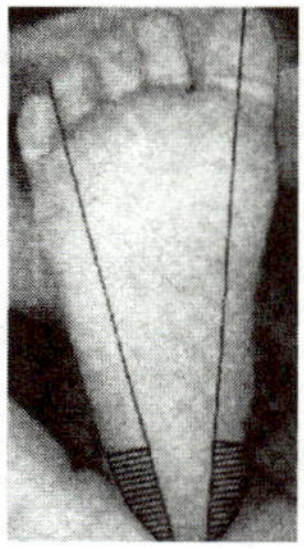

다) Heel stick 황달이 있을 때 bilirubin의 농도를 측정하는 capillary sampling은 인턴이 시행한다. Capillary sampling은 반드시 phototherapy의 불을 끄고 실시해야지 불을 킨 상태에서 sampling을 할 경우 bilirubin의 수치가 실제보다 낮게 나올 수 있다. Heel stick의 올바른 장소(그림) : (소독된 lancet으로 빗금친 부위의 heel을 찌른다.)

라) Apt test

흡인된 모체의 피와 아기의 피를 감별하기 위해 실시하는 검사이다.

실시방법

1. 피가 섞여 있는 검체(예 : gastric aspirate, stool)와 물을 1 : 1로 섞은 후 centrifuge 시킨다.
2. Supernatant(반드시 핑크빛을 띄어야 한다)와 0.25 mMol/L (1%) NaOH를 5 : 1 비율로 섞는다.
3. 핑크빛의 supernatant가 2분 동안 남아 있으면 아기의 피이고, 핑크빛의 supernatant가 노랗게 변한다면 흡입된 모체의 피이다.

마) Surfactant 보충 방법

Surfacten® 혹은 Newfacten®(120 mg surfactant/vial) 분말을 생리식염 4 mL에 용해하여 4 mL/kg 용량을 orogastric tube를 사용하여 기관지 관을 통하여 투여한다. Surfactant 제재가 폐에 골고루 분포할 수 있도록 5가지 체위변동을 시켜 투여한다. ABGA는 투여 직전 및 투여 후(환아 상태에 따라 변할 수 있음) 30분 내, 1시간, 3시간, 그 후에는 환아의 상태 및 지시에 따라 follow-up 한다.

4) 신생아실 및 신생아 집중치료실 근무 중 익혀야 되는 사항

가) 무균적 처치에 익숙해야 한다.

나) 동맥혈 가스 결과를 분석할 수 있어야 하고, 그 결과에 따른 인공환기 지표의 변화를 할 수 있어야 한다.

다) 정상 신생아의 일반적인 처치에 대하여 숙달되어야 한다.

라) 전해질 및 혈당이상에 대한 처치를 할 수 있어야 한다.

마) 신생아 황달의 치료에 대하여 이해하여야 한다.

바) 모세 천자채혈(NST 검사, capillary blood gas analysis)에 대하여 숙달되어야 한다.

사) 각종 central line을 다루는 데 익숙하여야 한다.

아) 신생아 중환자 이동 시 경험할 수 있는 돌발적인 사태에 대비하여 Neonatal Resusutation 기술에 대하여 알아둔다.

나. 순환기(Cardiology)

1) 소아 심혈관 도자술 환아 관리

가) Pre heart cath.

(1) Routine precath lab.CBC, UA, chemistry battery, electrolyte battery, coagulation battery, HBs Ag/Ab, blood type(CXR, ECG, Echocardiograpy)

(2) NPOsmall infant의 경우는 cath 하기 3~4시간 전부터 시작한다.

(3) IVhand에 한다. stable 하게 tape를 붙인다. small children에서는 IMED를 반드시 사용한다.

(4) Cath permit/consent

나) Post heart cath

(1) 발열이 있으면 acetaminophen을 준다.

(2) IV line은 oral feeding이 시작되면 제거한다. 단 spell이 의심되는 청색증형 심장병 환자는 퇴원 시까지 IV line을 유지한다.

(3) puncture site 출혈 유무와 족배동맥 박동을 확인한다.

2) 소아부정맥(Guideline in the emergency management of patient with palpitation)

가) Normal sinus tachycardia와 pathologic tachycardia(SVT, VT, atrial flutter)를 감별할 것

	Sinus Tachycardia	Pathologic Tachycardia
1) onset and termination	gradual	abrupt
2) underlying cause/condition	+	−
3) HR	variable	fixed, not variable
4) P wave	+ seen	±

* 감별진단을 위해서 12 lead ECG 기록이 중요하다.

과별 진료지침

나) ECG monitor

* Recording(ECG strip recording) – 기록을 남겨 놓는 것이 매우 중요하다. (Defibrillator 기계로도 기록이 가능하다)

다) SVT이든 VT이든 환자상태가 나쁠 때는, 즉 vital sign이 불안정할 때는(fainting, syncope, hypotension, shock state) 등이 있을 때는 DC cardioversion을 먼저 할 것.

cardioversion dose : SVT 시 : 0.5 joule/kg
VT 시 : 1~2 joule/kg

반응이 없으면, 2배의 energy로 시도한다.

* DC cardioversion이나 약물을 사용하여 빈맥치료 시에는 12 lead ECG는 tachycardia 도중에는 물론이고 conversion 되어 sinus rhythm으로 돌아온 후에도 반드시 찍어야 하며, 그 기록이 chart뿐만 아니라 ECG Lab에도 영구 기록으로 보관되어야 한다.

라) SVT가 확실하면

(1) try vagal maneuver

- Infant, young children에서는 얼굴에 ice cold water cloth를 먼저 시도한다. 얼음물에 적신 찬 물수건으로 얼굴 전체를 약 5초간 덮는다.
- (*이때 – contiunous ECG strip recording 하면서 시행한다.)
- if not successful, try Adenosine

(2) try Adenosine

- dose : initial dose 0.1 mg/kg
  if no response, try 0.15 mg/kg
  if no response, try 0.2 mg/kg
  if no response, try 0.25 mg/kg(max dose) – 반응이 없으면 중단한다.
  각 dose를 1분 내지 2분마다 준다.
  성인 : initial dose = 6 mg
  max dose = 12 mg

* 주의점 – IV line은 brachial vein 등 가능한 큰 vein에 large size cannula를 꼽고, very rapid bolus injection, followed by rapid flush solution injection해야 한다.
* 부작용 – 매우 일시적임 : flushing, 가슴 답답, nausea

(3) try verapamil – (Adenosine로 conversion이 되지 않을 경우)

* 주의점
  - 2세 미만의 유아에서는 절대 사용 금지
  - VT가 의심되는 환자에게는 절대 사용 금지
  - 반드시 calcium과 atropine을 준비한 후에 줄 것

- 반드시 혈압을 주기 전후로 잴 것
  Dose : 0.1 mg/kg IV over 1 minute
  (먼저 위 용량의 1/2를 주고 5분 기다려서 BP가 안 떨어지고 tachycardia가 계속되면 1/2를 준다)

마) SVT나 VT가 확실치 않을 때
IV procainamide 10 mg/kg over 1 hr를 시도할 수 있다.
(반드시 소아과 전문의와 상의해야 함)

다. 신장학(Nephrology)

1) Urinary Tract Infection

가) Acute Febrile Infection(Suggestive of pyelonephritis)

(1) UA with micro, Urine culture,

(2) CBC with ESR, CRP, BUN/Cr, Blood culture

(3) Kidney sonography(as soon as possible)

(4) ^{99m}Tc-DMSA scan(within 48~72 hours)

(5) Repeat urine culture(2 days, 7 days after treatment)

(6) Treatment(Antibiotics)

① Initially cefotaxime(100 mg/kg/24 hour)

② Consider to change antibiotics Consider to select one appropriate antibiotics(culture 결과 후 or clinical response 따라)

③ 적어도 5일간은 정맥주사로 투여

④ Duration of antibiotic therapy : 10~14일

(7) VCUG

① neonate, infant : 가능하면 입원 중에 시행(Acute stage 지난 후)

② older children : neonate, infant와 같으나 경우에 따라 OPD에서 시행

(8) VCUG 결과 전까지 항생제 예방적 치료
Bactrim : 1/3 dose(취침전)

(9) 6개월 후 ^{99m}Tc-DMSA scan(if renal defect present on the initial scan)

(10) prn>IVP, ^{99m}Tc-DTPA scan, ^{99m}Tc-MAG3 scan, cystoscopy, CT

나) Afebrile Infection(Suggestive of lower tract infection)

(1) Antibiotics : 7~10 days(oral 투여 고려)

(2) Urine culture : initial, final

(3) Kidney sonography

(4) prn) febrile infection 때 protocol

다) Asymptomatic Bacteriuria
treatment 하지 않는다.

2) Hematuria

가) History

Associated urinary symptoms, Urine color

Pattern of hematuria

Precipitating event(URI, skin infection etc.)

Previous history(renal calculi, bleeding disorder, medication etc)

나) Physical examination

Blood pressure, pallor, edema, skin lesion

joint, kidney enlargement, CVA tenderness.

heart murmur, anterior urethral meatus

다) Laboratory studies

Urinalysis : most important(Microscopic exam. should be performed by the physician)

Glomerular or Non-glomerular origin에 따라 검사 선택적으로 한다.

(1) Basic study.

CBC with ESR

Urine culture(if hematuria is symptomatic)

Urine RBC morphology (×3)

BUN/Cr, Electrolyte, Ca/P. Uric acid

Protein, albumin, cholesterol

C3, ASO

24 hour urine protein, calcium & creatinine, kidney sonography, MT.

(2) Glomerular origin

Ig G/A/M, C4, CH5O, FANA, HBsAg, Anti-HCVAudiogram(prn), ophthalmologic study(prn)

(3) Non-glomerular origin

IVP(prn), VCUG(prn) CT(prn)Radioisotope scan(prn)

라) 학교 신체 검사 Asymptomatic microscopic hematuria

CBC, chemical B, C3, C4, CH50

U/A with micro

24 HU Ca/Pr/Cr

Kidney USG

3) Proternuria

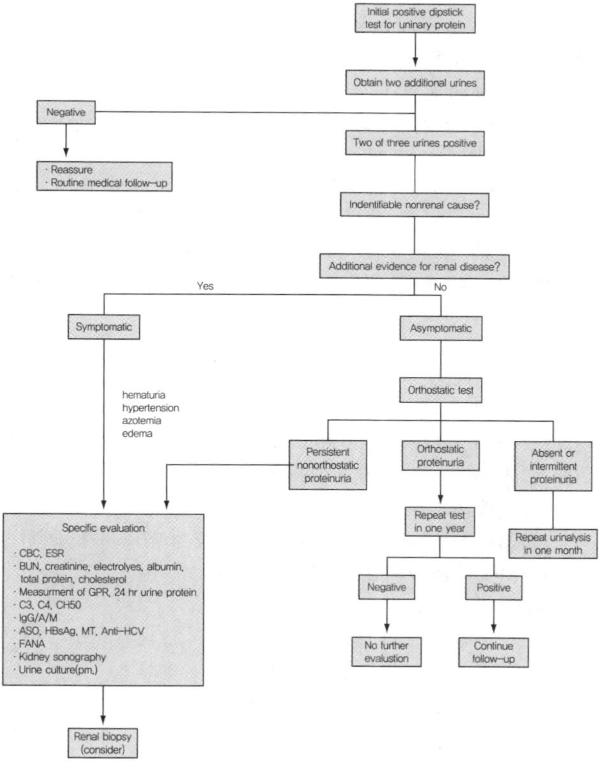

4) Nephrotic Syndrome

(1) Symptomatic proteinuria 해당검사에 준한다.

(2) Treatment(compatible with minimal change NS)

- Initially

  Prednisolone 60 mg/m^2/day(2 mg/kg/day) × 4 weeks

  (하루 3번 분복, tablet 형태로 준다.)

  → 40 mg/m^2/every other day x 4weeks

- Relapse

  Prednisolone 60 mg/m^2/day(3일간 연속적으로 proteinuria 음성일 때까지)

→ 40 mg/m²/every other day

(3) Hypovolemia 증상 시(구토, 복통, 복막염과 감별할 것)
Albumin(1 gm/kg) IV for 1~2hr under the BP monitoring,
then laxis 1 mg/kg IV

(4) Primary peritonitis
- Ascitic fluid cell count, chemistry, smear, culture, blood culture, Urine culture
- Antibiotcs
(*S. pneumoniae*, *E. coli*, *H. influenzae* infection 고려한다.)
Ampicillin sulbactam + 3세대 Cephalosporin IV
duration : min. 7 days

5) Renal Biopsy

가) Biopsy 전날 확인
(1) Acute infection, bleeding tendency, hypertension 확인
(2) CBC with platelet, UA with micro, PT/PTT, X-matching, BUN/Cr
(3) 동의서(Complication 설명 : bleeding, infection등)
(4) 방사선과 초음파실 예약 확인
(5) 해부병리과 신조직 검사실 예약 확인 : 외과 병리기록지에 자세히 병록기록 LM, IF, EM slip 확인

나) Pre-biopsy order
(1) NPO
(2) Hartman solution IV(가능한 큰 바늘로)
(3) Premedication 1 hour before biopsy
Demerol 1 mg/kg(max. 30 mg) IM
(4) Send patient to sono-room with chart, sandbag and intubation set.

다) Post-biopsy order
(1) V/S q 15 min till stabilized → q 1 hr x 3 → q 4 hr
(2) NPO for 4 hr → SOW → TD
(3) ABR on sandbag for 24 hr
(4) Check hematocrit 4 hr later
(5) Sufficient hydration till urination
(6) Collect & check color of urine (×3)
(7) Avoid strenuous exercise for 1 mo

라. 혈액종양학(Hemato-oncology)

1) 항암요법 시 보조적 치료

가) Neutropenia with fever

(1) If fever develops(oral/axillar BT≥38.3℃ once, or >38℃ for 1 hr), start antibiotics after all culture studies, Chest PA and CRP

(2) Initial antibiotics selection : ANC>1000 : monotheraphy (Cefepine), ANC<1000 : Combination theraphy(cefepine + amikion)

(3) If fever persists more than 3 days despite of above regimen, consider to change antibiotics such as meropenem, vancomycin (teicoplanin) etc

(4) Check CRP q2~3 days

(5) Check aspergillus Ag/fungus culture weekly in neutropenic patients (ANC≤500)

(6) Do not perform procedure via rectum in neutropenic patients such as suppositories or enema

(7) Check oral cavity, anal area, vagina and glans frequently

나) Prophylaxis at contact with infected patients(give only at DAYTIME)

(1) Those who have history of previous infection, DO NOT need prophylaxis

(2) Chickenpox : VZIG 1 vial/10 kg 1M(max. dose 5 vials) within 96 hours of exposure

다) Treatment of extravasation of vesicant chemotherapeutic drug

(1) Common to all vesicants

Vinca alkaloids, AMD, Anthracyclines, Mitomycin C,
Mithramycin, Nitrogen mustard, Streptozotocin(Nitrosourea)

→ A) Stop infusion

B) Withdraw as much remaining solution as possible
국소부위에 15분씩 pressure 주지 말고 ice pack, 4회 시행
(예외 : vinca alkaloids는 warm pack 시행)

(2) 혈액질환

(가) ITP(Idiopathic Thrombocytopenic Purpura)

① IV gamma-globulin 1.0 g/kg/day for 2 days
Check anti-Platelet Ab(circulating, platelet-associated IgG)

② Prednisone 1~2 mg/kg or 2세 이내 40 mg/m^2,
2세 이상 60 mg/m^2

(나) Hemophilia

Antihemophilic factor(AHF) 100 u/50 mL/1 B
AHF 1 u/kg → 2% 교정

과별 진료지침

① minimal bleeding(hemarthrosis without swelling)
→ 10 u/kg(20% 교정)

② moderate bleeding(hemarthrosis with swelling)
→ 20~25 u/kg(50% 교정)

③ ICH & major trauma : 40~50 u/kg loading
→ 20~25 u/kg/12 hrs(50% 교정) or constant infusion
2 u/kg/hr for 2 wks

④ dental extraction : Coagulant T(EACA) 100 mg/kg 6 hrs (1,000 mg/5 mL/L A) AHF 25 u/kg IV × 1

(다) Blood transfusion

① Maximum transfusion amount
Packed RBC 10 mL/kg
Plasma 10~15 mL/kg
Platelet concentrate 1 u/m^2 → 10,000 ↑
* Hb 3~4 g% → 1회 수혈량 6 mL/kg
>4~5 g% → 1회 수혈량 8 mL/kg
>5 g% → 1회 수혈량 10 mL/kg

② Transfusion speed
15~20 gtt/min(within 2~4 hrs)

③ Irradiated blood transfusion
All blood products with 1,500 rads

마. 호흡기-알레르기(Pulmonology-Allergy)

1 천식

1) 소아 천식의 중증도 분류

중등도	증상	일상생활 및 야간 발작	폐기능(측정 가능한 경우)
경증 간헐성	증상 ≤ 주 1~2회 발작 < 월 1회 발작 사이 무증상	야간발작 ≤ 월 2회 일상생활 정상유지	PEF ≥ 80% 예측치 일중변동률 ≤ 20%
경증 지속성	증상 > 주 2회	야간발작 > 월 2회	PEF ≥ 80% 예측치 일중변동률 20~30%
중등증 지속성	주 1~2회 발작 발작 사이 간헐적 증상	일상생활에 약간의 지장 야간발작 > 월 2회	PEF 60~80% 예측치 일중변동률 ≥ 30%
중증 지속성	잦은 증상 악화 발작 사이 지속적 증상 생명이 위독할 정도의 발작 과거력	일상생활에 지장 잦은 야간발작	PEF ≤ 60% 예측치 일중변동률 ≥30 %

* 폐기능을 측정할 수 없는 영 · 유아는 증상 및 일상생활 및 야간발작만으로 중증도를 평가함.

2) 소아 천식 발작의 중증도 분류

* 나이가 어려서 MDI를 들이마실 수 없는 소아에서는 마스크가 부착된 보조 기구를 사용하거나 연무기 사용

* 모든 단계에서 필요시 베타 2 항진제 간헐적으로 흡입(흡입이 어려운 유아는 경구제도 가능)하되 단, 1일 4회를 초과하지 않도록 함

3) 소아 천식 급성 발작의 치료 지침

가) 경증 발작

- 속효성 베타 2 항진제(β_2-agonist) 흡입

: 식염수 1~2 mL에 섞어 연무기로 흡입, 증상에 따라 30분~1시간 간격으로 재흡입

- 약 15분에서 1시간 정도 관찰 후 호전되면 약제와 함께 통원 치료

* 치료계획 : 투약, 교육(흡입기구 및 약제 사용법), 다음 방문 예약 후 귀가

나) 중등증 발작

- 산소를 2~3 L/min로 투여
- 정맥 수액공급이 필요
- 기관지 확장제 : 베타 2 항진제를 필요에 따라 30분~1시간마다 반복적으로 흡입, 아미노필린(aminophylline) 4 mg/kg를 부하량으로 정주, 유지량으로 0.7~0.9 mg/kg/hr를 투여(발작전 4시간 이내에 이미 경구용 서방형 테오필린(theophylline)을 복용한 경우는 혈중 농도를 유념하여 부하량을 생략하든가 아니면 1/2만을 정주)
- 1시간마다 환자 상태와 치료 효과를 재평가하여 치료에 반응이 없을 때에는 반복하여 베타 2 항진제 연무기로 투여
- 테오필린은 혈중농도가 15~20 ㎍/mL를 초과하지 않게 조절
- 항염증제 : 크로몰린(cromolyn) 1일 4~5회 흡입 투여, 증상이 조절되면 1일 2회 흡입으로 감량
- 스테로이드 흡입제 : 베클로메타존(Beclomethasone), 부데소나이드(Budesonide) 일일용량 200~300 μg
- 증상이 심해지면 중증 발작 단계로 치료를 강화시키거나 입원치료를 고려

  * 치료계획 : 응급실에서 3시간 동안 관찰, 무증상이면 귀가, 증상이 남아있으면 입원

다) 중증발작

- 산소투여
- 정맥주사로 수액 공급
- 연무기로 베타 2 항진제를 20~30분 간격으로 흡입
- 아미노필린 부하량 투여

과별 진료지침

- 기도가 심하게 좁아져 있는 경우 : 1 : 1,000 에피네프린(0.01 cc/kg, 최대 0.3 cc)을 피하 주사
- 하이드로코티존(hydrocortisone) 5~7 mg/kg를 5~8시간마다 정주
  * 치료계획 : 입원 치료

라) 치명적 발작

- 중환자실에 입원시켜 활력 증후, 진찰소견과 임상증상을 면밀히 기록
- 산소투여
- 수액공급
- 연무기로 베타 2 항진제를 20분마다 흡입
- 아미노필린 정주
- 메틸프레드니솔론(Methylprednisolone) 1~2 mg/kg을 6시간마다 정주
- 최대호기유속(PEFR)과 동맥혈 가스소견 그 밖에 모든 임상상태를 재평가하여 호전이 없으면 터부탈린(terbutaline) 정주를 고려(0.2~0.4 μg/kg/min부터 시작하여 15분마다 두 배로 증량하여 최고 3~6 μg/kg/min될 때까지 투여할 수 있음)
- 기계적 환기요법(mechanical ventilation)
  * 치료계획 : 중환자실에 입원

2 소아 호흡기 바이러스의 하기도 감염

1) 바이러스 감염은 소아에 있어서, 특히 5세 이하의 연령에서 하부기도 질환을 일으키는 가장 흔한 원인이며, RSV, parainfluenza virus type 1, 2, 3, influenza virus type A와 B, adenovirus 등이 중요

- Respiratory syncytial virus(RSV)

  소아에서 하부기도 질환을 일으키는 가장 흔한 원인이며, 영아에서 발생하는 급성 세기관지염과 폐렴의 50~90%가 해당 매년 10월경부터 이듬해 4월경 사이에 유행함
- Parainfluenza virus

  5세 이하의 소아에서 하부기도 질환을 일으키는 두 번째로 흔한 원인
  연중 발생하나 봄과 여름에 더 자주 유행하는 경향이 있음
- Influenza virus

  유행성 질환은 A형과 B형에 의해 겨울에 주로 발생하고 두 가지형 모두 영아와 소아에서 심하고 때로는 치명적인 하부기도 질환을 일으킬 수 있음
- Adenovirus

  하부기도의 감염은 흔하지 않으나 폐렴은 주로 제 3, 5, 7, 21형에 의해 발생하며 매우 심하고 수주간 지속되는 양상을 보임

2) 진단

- 직접면역형광항체법으로 항원 검출, 배양
- 검사방법 : 검사 전에 먼저 환자에게 기침을 유도하고 고개를 뒤로 젖혀 목 안의 뒷벽이 보이도록 한다. sterile suction tip을 부드럽게 콧구멍을 통해 nasopharynx(roof of the mouth)까지 삽입하여 흡입한다. Contamination이 되지 않도록 환자의 입이나 코 주변에 닿지 않게 한다. 식염수를 2 mL 정도 흡입하고 난후 빨리 검사실로 검체를 내리거나(2시간 이내는 얼음에 보관), 2시간 이상 지체될 경우 냉장 보관하였다가 검사실로 보낸다.

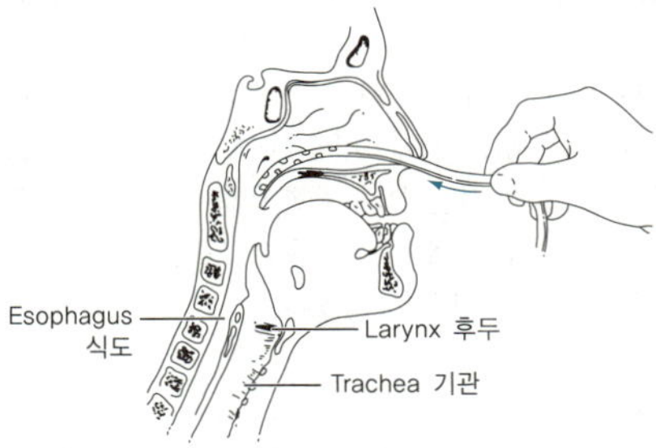

바. 유전 및 대사질환

1) 유전성 질환이 의심되는 환자의 병력청취

가) 산전병력 : 이전의 자연유산, 사산, 임신 첫 3개월의 감염, 약물복용

나) 출생력 : 분만 시 뇌손상유무, 체중, 재태기간, 수유의 진행과 동반된 증상

다) 가족력 : 사산아 또는 기르다가 죽은 아이, 근친결혼 유무, 삼대(three generation)를 조사하여 가계도 구축, 가족사진

라) 발달력 : 정신지체, 경련, 발달연령, 환자의 사진

마) 증상 및 증후 : 반복적 산혈증, 반복적 저혈당, 수유와 관련된 구토, 의식 변화, 경련, 특이한 냄새, 간비종대, 고암모니아혈증

바) 주의사항 : 가족적으로 발생했다고 반드시 유전성은 아님, 섣부른 유전상담은 금물, 가족사항을 면밀히 파악, family psychodynamcis 고려(필요하면 비밀보장), stigmatization(낙인찍음)은 피한다.

2) Routine laboratory findings suggestive of an inborn error of metabolism

가) CBC : thrombocytopenia

나) Clinical test : positive reducing substance

다) ABGA & electrolytes : metabolic acidosis with increased anion gap

라) Blood glucose : hypoglycemia
마) LFT : elevated liver enzyme

3) 선천성 대사 질환이 의심되는 환자의 초기 검사
가) 소변 : 냄새(뚜껑을 닫았다 열면서 냄새를 맡는다), pH, ketone, reducing substance(Benedict test), ferric chloride test, DNPH test, nitroprusside, CTAB test, Sulfitest (Merck), nitrosonaphthol test, 소변의 crystal
나) 혈액 : CBC, ABGA-elcetrolytes(anion gap), glucose, ammonia, lactate-pyruvate, Ca/Mg, uric acid, 말초 혈액도말 표본상 vacuolated lymphocyte 유무
다) 저장 : 치료 시작 전 소변 20~30 mL 이상, Plasma 2~5 mL, CSF 2~3 mL −20℃에 냉장보관, 전혈 5~10 mL씩, 2개의 purple-top EDTA tube에 무균적으로 채혈하여 상온에 24시간 이내에 DNA 추출, lymphoid line을 확보한다. (전혈은 절대로 얼리지 않는다!) 간단한 임상기록, 환자의 등록번호과 함께 보관
라) 기타 : imaging study, 심에코, 뇌초음파, MR, EEG, CSF study 등. 필요하면 피부 조직검사(skin punch biopsy)와 배양

4) Dying infant suspected of having a metabolic genetic disorder
가) 소변과 혈액을 상기한 바와 같이 얻어서 저장하도록 한다.
나) 조직 : heart, liver, muscle, brain, bone marrow 급히 얼려 liquid nitrogen tank에 보관, skin 2~4 mm puch biopsy 하여 배양한다.

사. 소아내분비 질환

1) Growth Hormone Study
screening test 2가지와 stimulation test 2가지를 시행한다.

가) Screening Tests
(1) Sleep Test : 깊은 잠이 든 후(stage IV)

Before Sleep	60 Minutes after Sleep
GH (ng/mL)	

(2) Exercise Test : fasting for at least 4 hrs then 15 min. moderate exercise followed by 5 min. vigorous exercise

Before Exercise	20 Minutes after Exercise
GH (ng/mL)	

나) Stimulation Tests :

(1) Clonidine Test : 100 ug/m^2 of BSA or 4 ug/kg PO

Before Medication	60	90	120 Minutes
GH (ng/mL)			

(2) L-dopa Test : after overnight fasting

L-dopa PO 125 mg(<10 kg) 250 mg(10~30 kg) 500 mg(>30 kg) & Propranolol PO 0.75 mg/kg(max. 40 mg)을 L-dopa 투여 30분 전에 복용한다.

0	20	40	60	90	120 Minutes
GH(ng/mL)					

(3) Insulin tolerance test : after overnight fasting, contraindicated under 5 yr old, be prepared for hypoglycemic event(keep vein open, 50% D/W) 0.05~0.1 U/kg RI IV, blood glucose <50% of basal blood glucose

0	30	60	90	120 Minutes
GH(ng/mL)				

결과해석 : GH > 10 ng/mL 결핍없음
7~10 불확실(부분결핍)
< 7 결핍

2) Ambiguous Genitialia의 진단 및 평가

Psychosocial Emergency !!

가) History : maternal virilization, maternal hormone ingestion, family history (infants with previous ambiguous genitalia, unexplained infant death, relatives with disorders of puberty, amenorrhea or infertility)

나) Physical Examination : baby's blood pressure, status of hydration, heart rate, presence of gonads in the labioscrotal folds, penile length, postion of urethra, degree of pigmentation, rugation, fusion of labioscrotal fold, rectal examination(uterine cervix), somatic stigmata

다) Laboratory Work-up

(1) Endocrine & biochemical studies

(가) Basal level(8 : 00 AM)* cortisol, ACTH, renin, aldosterone, electrolyte, 17-hydroxyprogesterone, dehydroepinadrosterone sulfate(DHEA-S)* LH, FSH, Testosterone, dihydrotestosterone, estradiol, progesterone

(나) Stimulation test

* ACTH stimulation test (Cosyntropin 0.25 mg IM or Corticotropin 40 IU IM)

과별 진료지침

	0 min	30 min(4 hours)
cortisol		
aldosterone		
17-hydroxyprogesterone		
DHEA-S		
androstenediene		
testosterone		
dihydrotestosterone		

* HCG stimulation test

day	1	2	3	4
HCG 2,000 U/day testosterone	× ×	×	× ×	×
	[174 ng/dL ± 27 in prepuberty]			
dihydrotestosterone(DHT)	×	×		

(2) Imaging study : pelvic ultrasonogram, urogenital sinogram, laparoscospy, bone age

(3) Genetic study : KaryotypingDNA study

3) 갑상선 질환

가) 신생아 갑상선 기능항진증

(1) 원인 : born to Graves병 산모, TSH receptor 자극항체(TSH receptor stimulating Ab)가 태반을 통해 넘어 가서 TSH receptor 자극항체는 12주까지도 지속된다(태반통과는 TRH, TSH receptor 자극항체).
산모가 Propylthiouracil(PTU) 복용했으면
아기는 euthyroid – thyrotoxic
goitrous – hypothyroid
(PTU는 태반, 모유통과)

(2) 증상 : 기능항진–저체중, 소뇌증, 빈맥, 구토, 설사, 보챔

(3) 검사 : TSH, free T4, T3, TSI, TBII

(4) 치료 : self-limited : 적절한 영양유지
심한 경우 : PTU 5~10 mg/kg/day 또는
methimazole 0.5~1.0 mg/kg/day
Lugol 용액 8시간마다 1방울씩 경구투여

나) 선천성 갑상선 기능저하증

(1) 원인 :

영구적 : 1. thyroid dysgenesis

2. autosomal recessively inherited dyshormogenesis
3. TSH deficiency
4. thyroid unresponsiveness to TSH
5. peripheral unresponsiveness to thyroid hormone
6. TBG deficiency : benign, euthyroid

일시적 : 1. low T4, normal TSH, normal TBG : premature baby, delayed maturation of axis, stress, perinatal exposure to iodine, 1~4개월에 정상, 정상발달, 치료불필요

2. high TSH, normal T3 & T4 : 9개월까지는 정상화, 정상발달, 치료 불필요
3. low T4, high TSH : primary hypothyroidism으로 생각하고 3세까지 치료, 3~4세 후 재평가, PTU, iodine에 노출되거나 Hashimoto's thyroiditis 항체가 태반을 통해 전달
4. low T3 syndrome : low T3, normal rT3, euthyroid sick infants에서, 치료 불필요
5. high T4, low TSH : Graves disease 산모

(2) 치료 : 영구적 갑상선기능저하증인 경우 synthroid를 10~15 ug/kg/dL 시작, 2주후 T4, TSH 검사, T4 10~15 ug/dL, TSH<20 microunits/mL되게 용량 2주마다 증량, 1세 이내에는 T4 10 ug/dL 이상 되게 유지(synthroid가 25~75 ug/dL 필요), 2~3세 사이에는 T4를 8 ug/dL 이상, 그 후는 7 ug/dL 이상 되게 유지, T4 (또는 free T4, TSH 매 3개월, 발달 monitoring(매 3~6개월), 갑상선기능항진은 craniosynostosis 유발

4) 소아 당뇨병의 관리

가) 처음 발병한 소아 당뇨병

(1) 병력, 이학적 검사preceding viral infection 유무, family history, drug ingestion, growth pattern, dehydration, hidden infection

(2) Laboratory testsFBS, PP2, U/A, glycosylated Hb/HbA1c, anti-islet cell antibodies24 hours urine C-peptide/Cr 정량검사, plasma C-peptide, HLA typing, anti-insulin antibody, free T4, TSH, antimicrosomal Ab, antithyroglobulin Ab., 혈당>300 mg/dL이면 urine/plasma ketone body, ABGA 측정

(3) Management

(가) Insulin dose 결정 : goal-preprandial blood glucose 70~140 mg/dL

① moderate hyperglycemia without ketonuria : 0.3~0.5 unit/kg/day 로 시작, 오전 : 오후=2 : 1, NPH : RI=2 : 1 또는 NPH만

② severe metabolic decompensation with ketonuria without acidosis dehydration

: 0.5~0.7 unit/kg NPH + 0.1 unit/kg RI q4~6 hrs SQ

③ premeal blood glucose 측정, 3~5일마다 필요하면 10% 조절

④ 주사부위 : post. upper ext., ant. thigh, buttocks, ant. abdominal wall rotation

(나) 영양과, 사회사업과, 운동의학과 자문

(다) 소아당뇨병 특수클리닉

(라) 소아당뇨 교육 및 소아당뇨 가족모임

(마) 운동 : 혈당>250~300 mg/dL이면 격렬한 운동 금지

(바) 저혈당증상 및 치료

① 증상 : 성격의 변화, 짜증냄, 두통 및 시력변화, 어지러움, 안면창백, 하품, 악몽, 식은 땀, 공복감, 오심, 전신무력감, 졸리움, 의식혼탁, 경련

② 치료 : 급성기-신생아 : glucose 5~8 mg/kg/min,
영아 및 소아 : 3~5 mg/kg/min

나) Diabetic Ketoacidosis

(1) 정의 : 혈당 300 mg/dL 이상, 케톤혈증, 케톤요증, pH<7.3, HCO_3<15 mEq/L, 당뇨

(2) 증상 : 탈수, 소화기 증상(구토, 복통), 단냄새, 빠른 호흡

(3) 검사 : CBC, chemical battery, lipid battery, ABGA & electrolyte, anion-gap, EKG

(4) 치료

* 두 IV line을 확보

(가) 수액요법 : 10% 탈수로 가정

- initial hydration : N/S 20 mL/kg, 2회까지 반복 가능
- 그 후 1/2 N/S으로 24시간에 4,000 mL/m^2, 그 후 유지는 1,500~2,000 mL/m^2(원칙 : 소실분의 반은 8~16시간에 교정, 나머지 반은 그 후 16~20시간에 완전 교정한다)
- 혈당이 300 mg/dL에 근접하면 D5W in 1/2 N/S에 K을 30~40 mEq/L 혼합(KCl보다는 K_2PO_4 형태로)
- HCO_3는 pH<7.1일 때 사용(pH 7.0~7.1 : 40 mEq/L over 2 hrs, pH<7.0 : 80 mEq/L over 2 hrs)

(나) Insulin : 지속 소량 정맥주입법 : 다른 IV line을 flush한 후
- 처음 RI 0.1 U/kg, IV bolus, 그후 지속주입 0.1 U/kg/hr 혈당 300 mg/dL 되면 glucose 추가, 200 mg/dL 되면 지속적 정맥투여 중지 (혈당 감소속도는 50 mg/dL이 적당)
- RI를 0.25~0.5 U/kg SC q4~6 hrs
- ketonuria 소실 후(24~36시간 후) NPH 추가하여 당뇨병 관리 (3)-1-a에 기술된 원칙하에 사용한다.

(다) 숨겨진 감염의 가능성을 늘 고려한다.!!

아. 소아신경계(Pediatric neurology)

1) 열성 경련(Febrile seizure)

전체 소아의 2~5%의 빈도를 차지할 만큼 흔한 질환임

EEG는 대개 정상

가) 임상적 특징
(1) 경련 시 열이 있다 : >38.3℃(rectal) or 37.8℃(axillary)
(2) 나이 : 6개월~5년
(3) 지속 시간이 짧다 : <15분
(4) 신경계 감염이 없어야 한다.
(5) 경련 발작이 없는 시기에는 신경학적으로 정상
(6) 전신성 강직간대발작(Generalized tonic-clonic seizore)
(7) 열성경련의 가족력

나) 예후 : 매우 좋다
단, 일부 환자에서는 나중에 뇌전증으로 이행할 수도 있는데, 이의 위험 인자들로는
(1) 이전의 신경학적 발달에 이상이 있는 경우
(2) 복잡성(Complex) 혹은 비정형적(atypical) 발작
(가) 발작 시초에 국소성 발작
(나) 발작 지속시간이 긴 경우 : >15분
(다) 한번의 발열 질환도중에 여러 번 발작이 있는 경우
(3) 비열성 경련발작의 가족력

다) 치료
(1) 체온을 낮춘다.
(2) 발작이 있는 경우에는 Diazepam(Valium)이나 Lorazepam(Ativan)을 투여한다.
(3) 만약 뇌전증 지속상태(status epilepticus)이면, status epilepticus에 준해서 치료한다.
(4) 발열의 원인질환이 규명되면, 그 원인질환에 대한 치료를 한다.

(5) 장기간의 phenobarbital 예방요법은 일반적으로 추천되지 않는다.
왜냐하면, 뇌전증발작의 예방효과도 불분명하고 지능저하의 가능성이 있기 때문이다. 또한 장기간의 valproic acid 요법도 약제의 부작용의 위험성 때문에 이보다는 급성기에만 valium 또는 ativan을 경구 혹은 직장투여하는 것이 추천된다.

2) **뇌전증 지속상태**(Status epileticus)

가) 정의(Definition)

(1) 한 번 혹은 연속적인 뇌전증 발작이, 충분히 지속 혹은 계속적으로 반복되어 지속되는 뇌전증 상황을 유발시키는, 임상적 혹은 뇌파상의 상태

(2) 연속적인 임상적 혹은 뇌파상의 경련발작이 최소한 30분 이상 지속되거나 일련의 여러 경련 발작 사이 사이에 의식회복이 없이 30분 이상 지속되는 상태

나) 개요

소아 뇌전증의 16~24%를 차지하며, 연령으로는 2~3세 미만이 대부분 뇌세포 손상의 위험 때문에 응급처치가 필수적임

다) 응급처치

(1) 강직-간대성 뇌전증 지속상태(Tonic-Clonic Status Epilepicus)

응급 치료의 3요소

(가) 호흡과 혈압의 유지와 뇌전증 지속상태의 전신적인 합병증 예방
(나) 뇌전증 발작의 조절 및 재발방지
(다) 뇌전증 지속상태를 일으킨 원인요소나 유발인자 규명

세부 치료 지침

(가) 응급처치 순서

Check the AW & CO
Positioned on his side with the head down slightly
Prn, intubation & O2 supply
Hx & Lab w/u : glucose, Ca, electrohyte, AED levels, blood culture, toxicology screen, ABGA
IV line : D5W & 0.25% or 0.5% N/S
If Blood glucose, 50% glucose, 0.5~1 g/kg or 25% glucose 4 mL/kg
Give bicarbonate if pH $<$ 7.20.

항경련제 투여

Hx : previous seizure & AED tx, recent injuries or febrile illness, recent exposure to toxins or medications
P/E : for possible etiology of status epilepticus, including trauma, meningitis & focal neurologic deficits

Close V/S monitoring
Once the seizure has been controlled, additional study : lumbar puncture, CT, EEG
Watch for complications of status epilepticus : hypoxia, respiratory depression, hypotension or hypertension, cardiac arrhythmia, pulmonary edema, BT, lactic acidosis, myoglobinuria & RF, cerebral edema & cerebral blood flow change

(나) 응급 치료 약물

① Lorazepam, 0.05~0.1 mg/kg IV up to 4 mg maximum
Repeat at 10 min. if seizure persist.
or diazepam 0.3~0.5 mg/kg IV up to 10 mg maximum
Repeat at 10 min. if seizure persist.

② 경련이 멈추지 않으면, intubation을 고려한다. 그리고 18개월 미만아인 경우에는 pyridoxine 100~200 mg IV를 시도한다.

③ 경련이 지속되면, 장시간 약효가 지속되는 항경련제를 투여한다.
phenobarbital 15 mg/kg(20 mg/kg in the neonate) IV over 10~30 min

④ phenytoin 15~20 mg/kg(maximum 1,000 mg) IV(rate : 1 mg/kg/min) bradycardia 나 hypotention이 발생하면, 투여속도를 늦추거나 중단한다.

⑤ diazepam or midazolam constant infusion;
but the dose should be titrated !
diazepam(dilution; 0.04 mg/mL, rate ; 2~3 mg/hr)
midazolam(loading; 0.2 mg/kg IV → 0.75~10 μg/kg/min)

⑥ pentobarbital or thiopental coma ;
pentobarbital(loading; 5~8 mg/kg IV → 1~2 mg/kg/hr부터 시작하여 증량)
thiopental(loading; 5~8 mg/kg IV → 1~14 mg/kg/hr)

⑦ general anesthesia; continuous EEG monitoring 필요, EEG상 burst-suppression 또는 거의 flat 상태로 최소 2시간 이상 지속, 그 후 천천히 마취에서 깨도록 한다. 단, vital signs의 세밀한 감시가 필수적임

3) 뇌압상승(Increased intracranial pressure, IICP)

뇌압이 갑자기 상승하여 뇌헤르니아(herniation)가 발생하면, 환자가 사망할 수 있으므로 이를 조기에 발견하여 응급치료를 하는 것은 매우 중요함.

가) Herniation signs

(1) Uncal herniation; ipsilateral 3rd N paresis → pupil dilatation
contralateral cerebral peduncle compression → ipsilateral hemiparesis
midbrain compression → progressive loss of consciousness
if posterior cerebral artery compressed → occipital lobe infarction & homonymous hemianopsia

(2) Central/Transtentorial herniation;
3rd N paresis, progressive loss of consciousness, decerebrate rigidity

(3) Tonsillar/Foramen magnum herniation;

neck pain & stiffness

progressive loss of consciousness

flaccidity

medulla compression → V/S change

(PR, vasomotor instability, periodic/irregular respiration)

나) 응급처치(Management)

(1) Head elevation : 30도

(2) Mannitol : 0.5~1.0 g/kg을 30분 이상에 걸쳐 투여, 응급상황에서는 full dripping

(3) Dexamethasone(with antacid) : 0.2~0.4 mg/kg IVS → 0.1~0.2 mg/kg IVS 6 hrs

(4) Intubation & Hyperventilation : $PaCO_2$ 25 torr 유지

(5) Pentobarbital coma

(6) Hypothermia

자. 소화기(Gastroenterolgy)

1) 급성 위장염(Acute gastroenteritis) 시 탈수의 평가와 치료

Sign & Sx	General	Eyes	Tears	Mouth/	Thirst	Skin Pinch retracts	%Wt.
				Tongue			loss
No dehydration	Well, alert	Normal	+	Moist	Not thirsty, drinks normally	im-mediately	<3
Mild to moderate	Restless, irritable	Sunken	↓	Dry	Thirsty, drinks eagerly	slowly	3- 9
Severe	Lethargic or unconscious : floppy	Very sunken & dry	–	Very dry	Drinks poorly or not able to drink	very slowly	>9

2) 탈수의 치료

(1) mildly to moderate

Use ORS to correct estimated dehydration in 3~4 hours

Use of hypo-osmolar solution

(60 mmol/L Na, 74-111 mmol/L glucose)

Continuation of breast-feeding throughout

Early refeeding

Prevention of further dehydration : ORS(10 mL/kg/watery stool)

No unnecessary medication

(2) Severe dehydration

Rehydration : Hartman or normal saline in 20 cc/kg IV until perfusion and mental status improve; then administer 100 cc/kg ORS over 4 hours or 5% dextrose half saline IV at twice maintenance fluid rates

Replacement of Losses :

<10 kg - 60~120 cc ORS for each diarrhea/vomiting

>10 kg - 120~240 cc ORS for each diarrhea/vomiting

Nutrition : continue breast-feeding, normal diet

3) 장중첩증(Intussusception) : cyclic irritability, vomiting, current jelly stool

가) V/S check,

나) BR,

다) NPO

라) I/O, Body weight

마) Maintenance fluid + deficit(시술 전 탈수를 반드시 교정하여야 한다)

바) CBC, UA, Electrolyte, Simple abdomen(S/E), cross-matching, AST/ALT

사) Get Barium enema permission

아) Consult to Radiology & Surgical Pediatric department

자) Barium enema(Foley & warm saline)

** Risk of perforation after 2 days

4) 복통

가) 위치를 먼저 확인

(1) 복통, 오심, 구토, RLQ tenderness 등 충수돌기염이 의심되면 소아외과에 consultation 한다.

(2) 배꼽 주변이 아프고 변비가 있으면 simple abdomen을 찍어 feces 가 어느 정도 있는지를 확인하고 glycerin enema를 한다. Enema 후 본 변의 양과 성상, 복통 감소 여부를 노트에 반드시 기록

(3) 상복부의 동통 : 위염, 위궤양, 췌장염 등을 의심할 수 있으며 병력 청취와 진찰로 어느 정도 감별이 되며 routine lab 및 amylase/lipase 검사를 해서 감별.

(4) 췌장염이 의심되면 Vital sign을 확인하고 금식, 경비관 삽입하고 volume replace 및 전해질의 불균형을 교정하는 것이 중요하다.

나) 동반 증세

(1) 설사, 구토가 동반되면 급성 장염일 가능성이 많으므로 volume status 주의

(2) 구토만 있는 경우는 장염, 뇌막염, 장폐색, 대사질환, 요로감염, 패혈증 등이 원인일 수 있음

(3) 구토의 횟수가 증가하는 30일 내외의 환자는 IHPS를 R/O 해야 함

(4) 폐렴 때 복통이 주소인 경우도 있으므로 복통의 원인이 뚜렷하지 않으면서 발열이 동반되면 흉부 방사선 사진을 촬영하여 확인

5) 상부위장관 내시경(Upper gastrointestinal endoscopy)

가) Contraindications

(1) Shock

(2) Acute myocardial infarction

(3) Severe dyspnea with hypoxemia

(4) Coma

(5) Seizure

(6) Acutely perforated ulcer

나) Preparations

(1) NPO for 6~8 hr prior to the procedure

(2) 혈액 응고 검사를 확인해 놓는다(PT, aPTT).

(3) 내시경 검사에 대해서 공포감을 가지지 않도록 설명한다.

(4) Sedation : 일반적으로 1살 이하이거나 말을 알아들을 수 있는 나이(6세 이상 정도)라면 sedation을 하지 않아도 검사가 가능하다.
midazolam 0.1 mg/kg
ketamin 1 mg/kg or fentanyl 1 mcg/kg

(5) Send the patient to the endoscopic room with chart, saturation monitor, sedatives

6) 대장내시경(Colonoscopy)

가) Contraindications

(1) Peritonitis

(2) Bowel perforation

(3) Toxic or fulminant colitis

(4) Acute diverticulitis

(5) Recent myocardial infarction or pulmonary embolism

나) Preparation

(1) Diet

Iron preparation-stop for 3~4 days before.

High residue food-do not eat for 24 hr before.

(2) Enema : 제대로 시행하지 않으면 검사 자체가 불가능해진다.

oral Laxatives on the previous evening(colonlyte)

Tap-water, isotonic saline or soap-saline enema in the early morning and 1~2 hr before examination

→ most important(enema fluid should reach the cecum).

(3) Confirm the lab for coagulopathy.

(4) Sedation(모든 경우에 필요하다.)

demerol 1 mg/kg or fentanyl 1 mcg/kg or ketamin 1 mg/kg

midazolam 0.1 mg/kg(chloral hydrate 50 mg/kg(0.5 mL/kg) P.O. if necessary)

(5) Send the patient to the endoscopic room with chart, saturation monitor, sedatives

7) 경피적 간생검(Percutaneous liver biopsy)

가) Contraindiactions

(1) Uncooperative patient or parent

(2) Abnormal clotting parameters

(가) PT > 3 sec of control

(나) aPTT > 20 sec of control

(다) platelet count <100,000/mm^3

(3) Hematocrit < 30%

(4) Local infection

(가) infected pleural effusion

(나) peritonitis

(5) Massive tense ascites

(6) High grade extrahepatic obstructive jaundice

(7) BUN > 50 mg/dL

나) Preparations

(1) Get consent

(2) Orders

(가) NPO after midnight or omit the meal preceding the procedure

(나) Prepare liver biopsy set

(다) Prepare light microscopy solution and electron microscopy solution (prn)

(라) Prepare virus culture tube if necessary

(마) Sedatives : 작은 아이인 경우 움직이지 않을 정도로 full sedation 해야 한다. 큰 아이인 경우에도 겁이 많아 보이는 경우는 sedation이 필요하다(걱정만 없어질 정도).

다) Post liver biopsy orders

(1) Strict bed rest for 24 hr : Sand bag 사용할 때 호흡이 방해되지 않도록 주의

(2) Check blood pressure & pulse
every 15 min until stabilized
→ every 30 min for 2 hr
→ every 4 hr until next morning

(3) CBC in 6 hr

(4) Diet : clear liquid for 6 hr, full liquid for 18 hr, regular diet in 24 hr

차. 소아감염

1) 국소 증상 없는 36개월 미만의 발열 환아 진료지침

가) Toxic appearance의 경우 무조건 입원

나) CSF studies 시행 여부 결정

(1) Meningitis가 의심되거나 Toxic appearance를 보이는 경우에는 모두 시행

(2) 1개월 미만의 발열 환아는 모두 시행

(3) 아파 보이지 않는 1-3 mo 영아의 경우 : optional(경험적 항생제 사용 여부에 따라 결정)

- 항생제 없이 close observation 예정이라면 lumbar puncture(LP)는 미룰 수도 있다.
- 환아가 임상적으로 나빠진다면, full sepsis w/u 시행하고 정주 항생제 투여해야 함.
- <u>경험적 항생제가 투여된다면, 항생제 투여 전 CSF studies 시행되어야 한다.</u>

(4) 3개월 이상 환아의 경우, any clinical concerns 있는 경우 LP 시행

(5) 18개월 미만의 febrile seizure 환아의 경우 CSF study 시행

다) 1개월 미만 : 무조건 입원하여 검사 및 항생제 치료

검사

- blood, urine and CSF should be cultured
- CSF studies should include cell counts, glucose and protein, Gram stain and culture (HSV and enterovirus PCR 포함)
- stool culture, Stool enterovirus PCR
- Chest radiograph
- CBC with ESR, chemistry, electrolyte, hs CRP, Urinalysis with micro
- Viral studies (resp. virus, stool rotavirus and blood HSV PCR), if indicated

Group	Management
Any toxic-appearing child 0-36 mo and temperature ≥38℃	입원 + 검사* 이후 정주 항생제 투여
Child <1 mo and temperature ≥38℃	입원 + 검사* 이후 정주 항생제 투여 : 검사가 정상이어도, sepsis 배제될 때까지 최소 48 hr 입원 및 항생제 사용 • Ampicillin + cefotaxime are recommended. - Meningitis : ampicillin 300 mg/kg/일 + cefotaxime 200 mg/kg/일 - non-meningitis : ampicillin 200 mg/kg/일 + cefotaxime 150 mg/kg/일 • Acyclovir (60 mg/kg/dose q 8 h) should be included of HSV infection is suspected owing to the presence of CSF pleocytosis or known maternal history of genital HSV, especially at the time of delivery.

라) 1-3개월 경우에는 다음과 같은 단계를 거쳐 검사 및 항생제 투여 여부 결정

Group	Management
≥38℃ & 아파 보이지 않은 경우 (toxic 한 경우에는 입원 및 검사 진행)	**Low risk** • 기저 질환 없고, 아파 보이지 않고, 진찰 정상, 검사 정상 • Urine : negative leukocyte esterase, nitrite and <10 WBC/HPF • Peripheral blood : 5,000-15,000 WBC/mm^3; <1,500 bands • CRP <2.0 mg/dL • CPA without infiltrate • Stool studies if diarrhea (no RBC and <5 WBC/HPF) 항생제 사용하기로 결정한 경우에는 뇌척수액 검사 시행해야 함. • CSF : <8 WBC/mm^3 and negative Gram stain의 경우 low risk • If child fulfills all low-risk criteria, • 항생제 투여하지 않고 귀가 가능 (상태 악화 시 조기 방문 설명) • 입원 원할 경우, 입원하여 관찰 • 최소 1-2일 간격으로 F/U **If child does not fulfill all low-risk criteria** • 입원하여 정주 항생제 투여(투여 전 반드시 뇌척수액 검사) • Menignitis 아닌 경우 - cefotaxime (150 mg/kg/일) - entercococcus 및 GBS 의심 시 : Ampicillin (200-300 mg/kg/일) 추가 • Meningitis 의심되는 경우 : - Vano(60 mg/kg/일) + cefotaxime (200 mg/kg/일)

마) 3-36개월 경우에는 다음과 같은 단계를 거쳐 검사 및 항생제 투여 여부 결정

Group	Management
Child 3-36 mo : ≥38℃ & 아파 보이지 않은 경우 (toxic 한 경우에는 입원 및 검사 진행)	1. 39도 미만이고 발열 발생 2일 이내라면, • self-limiting viral infection의 가능성이 높다고 resassurance • 1-2일 간격으로 외래 F/U : 필요시 아래의 검사 진행 • 경구 항생제는 acute sinusitis, otitis media, pn 등의 소견에만 사용 (amocla neo 0.3 cc/kg/dose bid) 2. 39도 이상의 발열이 24시간 이상 지속시 • U/A with micro + urine culture 시행 → UTI 의심시 입원 ◆ 특히, 여아 및 2세 미만의 남아, recurrent UTI 병력 있는 모든 소앙의 경우 소변검사 시행하여야 함. 3. U/A 정상일 경우 2일 이후 F/U • 39도 이상의 발열 지속시 ✓ 혈액검사(CBC, chemistry. e', CRP +/- B/C), CPA, 설사 있다면 stool rota, stool S/C 등의 검사 고려 • 발열 호전(peak, interval 호전)된다면 2-3일 간격으로 외래 F/U • 환아 상태 악화되는 경우, 또는 입원 필요한 국소 증상 발생 시 입원 ✓ Hib 및 PCV를 접종력 확인 및 기록 ✓ 세균성 뇌수막염 의심되는 경우, ① VM(60 mg/kg/day #4) + cefotaxime(200mg/kg/day #3) ✓ 뇌수막염 아닌 경우 균혈증 배제 전까지 필요하다면, ① cefotaxime (150 mg/kg/day #3) or ② ampicillin/sulbactam (ampicillin base로 200 mg/kg/day #4)

바) 이외, 독감 유행 시에는 호흡기 증상 유무와 관계없이 고열 환자의 경우 influenza Ag 검사를 우선적으로 시행할수 있다. Enterovirus 유행 시기에는 Stool enterovirus PCR을 시행한다.

23) 세균성 호흡기 감염증의 항생제 사용

가) 면역학적으로 정상인 소아의 세균성 호흡기 감염

	Pharyngitis	AOM	Acute Sinusitis	Pneumonia
Streptococcus pyogenes	+++	±	±	±
Streptococcus pneumoniae		+++	+++	+++
Haemophilus influenzae		++	++	++
Moraxella catarrhalis			+	
Mycoplasma and Chlamydia*				++
Stapylococcus aureus				+
Group B streptococcus (*Streptococcus agalactiae*)				Newbom
E. coli, K. pneumoniae				Newbom

• Mycoplasma 및 Chlamydia 외의 나머지 균주는 beta-lactam 항생제를 1st choice로 사용한다.

나) Classes of beta-Lactam Antibiotics

- Penicillins
  * Natural penicillin : PCN G, PCN V
  * Aminopenicillin : ampicillin(AMP), amoxicillin(AMO)
  * Anti-pseudomonal penicillin : Carbenicillin, ticarcillin, piperacillin
- beta-lactamase inhibitors
  * clavulanate, sulbactam, tazobactam
- Chpalosporins
- Monobactam
- Carbapenem
  * imipenem, meropenem, ertapanem

다) 질환별 항생제 요법

(1) Acute Otitis Media

Age	Certain Diagnosis	Uncertain Diagnosis
< 6 mo	Antibacterial therapy	Antibacterial therapy
6 mo - 2y	Antibacterial therapy	Antibacterial therapy if severe illness; observation option* if nonsevere illness
≧ 2 y	Antibacterial therapy if severe illness; observation option* if nonsevere illness	Observation option*

- observation : only when f/u can be ensured and antibacterial agents started if symptoms persist or worsen
- Non-severe illness : mild otalgia and fever 〈 39℃ in the patst 24 hours
- sever illness: moderate to severe otalgia of fever 〉 39℃
- A certain diagnosis of AOM meets all 3 criteria : 1) rapid onset, 2) signs of MEE and 3) signs and symptoms of middle-ear inflammation

American Academy of Pediatrics, Pediatrics, 2004

Temperature = 39℃ and/or Severe Otalgia	At Diagnosis for Patients Being Treated Luitianlly with Antibacterial Agents		Clinically Defined Treatment Failure at 48-72 h After Initial Management with Observation Option		Clinically Defined Treatment Failure at 48-72 h After Initial Management with Antibacterial Agents	
	Recommended	Alternative for Penicillin Allergy	Recommended	Alternative for Penicillin Allergy	Recommended	Alternative for Penicillin Allergy
No	Amoxicillim 80-90mg/kg/day	Non-Type I : cefdinir, cefuroxime, cefpodoxime Type I : azithromycin, clarithromycin	Amoxicillim 80-90 mg/kg/day	Non-Type I : cefdinir, cefuroxime, cefpodoxime Type I : azithromycin. clarithromycin	Amoxicillin-clavulanate (90 mg/kg/day of amoxicillin component, with 6.4 mg/kg/day of clavulanate)	Non-Type I : ceftriaxone-3 days Type I : clindamycin
Yes	Amoxicillin-clavulanate (90 mg/kg/day of amoxicillin with 6.4 mg/kg/day of clavulanate)	Cefiriaxone-1 or 3 days	Amoxicillin-clavulanate (90 mg/kg/day of amoxicillin with 6.4 mg/kg/day of clavulanate)	Ceftriaxone-1 or 3 days	Ceftriaxone-3 days	Tympanocentesis, clindamycin

- 치료
  - amoxicillin (80-90 mg/kg/day divided into 3 doses for 10-14 days) or amocla neo (0.3 cc/kg/dose bid for 10-14 days)
  - 경구용 3세대 cephalosporin은 amoxacillin based regimen에 allergic reaction 또는 부작용이 있을 때 한해서만 사용한다. 효과는 낮을 가능성이 높다.
  - Macrolide (roxithromycin, clarithromycin, azithromycin)는 AOM 치료에 사용하지 않는다.

(2) Acute bacterial sinusitis

- Acute bacterial sinusitis should be suspected in URIs with
  : persist symptoms (nasal or postnasal discharge, daytime cough or both) for 〉 10 days and have not begun to improve.
  : sever symptoms (combination of high fever (〉 39℃) and purulent nasal discharge) for at least 3-4 days
- Classification of sinusitis by duration of symptoms
  acute : 10-30 days/ subacute : 30-90 days / chronic : 〉 90 days
- Management of acute bacterial sinusitis

* amocla neo (0.3 cc/kg/dose po bid for 10-14 days)

* Duration of therapy

: 10-28 days or additional 10 days after becoming free of symptoms

(3) Acute pharyngitis

- 발열을 동반하는 급성 인후염/인후편도염 환아의 대부분은 바이러스성 질환이다.
- 세균성 인후염 중에서도 항생제 치료가 필요한 경우는 Streptococcus pyogenes (GAS)이다.
- GAS에 의한 인후염 가능성을 Modified Centor Criteria에 맞추어 평가하여 가능성이 아주 높을 경우(scores 〉4)에는 인후 도찰 검사 시행 없이 경험적 항생제 요법을 고려할 수 있으나, 이외의 경우에는 검사에서 양성인 경우에 한해 경험적 항생제 요법을 사용한다(아래 그림 참고).
- 치료 : amoxicillin (50 mg/kg/dose once daily or 25 mg/kg/dose bid) for 10 days

Modified Centor Criteria*

Criteria	Points
History of fever >38°C	1
Tonsilar exudate	1
Swollen and tender anterior cervical nodes	1
Absence of cough	1
Age	
3 to 14 years	1
15 to 44 years	0
45 years and old	-1
Cumulative score	

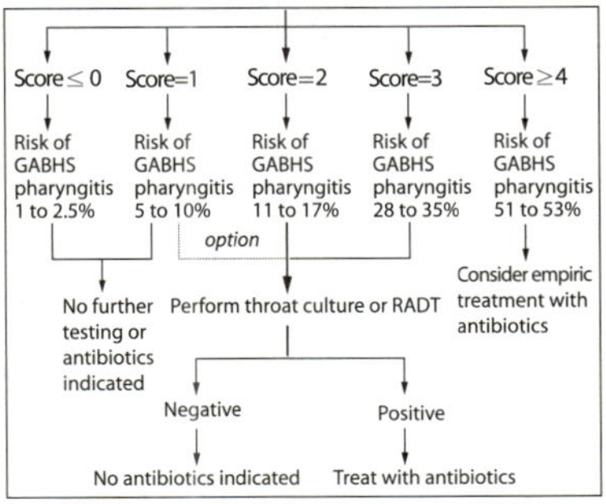

* 인후통 있는 성인에서 세균성 인후염 확인을 위한 기준이나 2세 이상의 소아에서도 적용 가능함 (ref. Choby BA, et al. Am Fam Physician. 2009;79(5):383-90)

라) Community-acquired pneumonia (CAP)

(1) Anti-Infective Therapy : 외래

- 학동전기 어린이들의 CAP의 경우 대부분 viral pathogen이 주 원인으로 작용하기 때문에 antibiotics therapy가 필수적인 것은 아니다.
- Mild to moderate CAP suspected to be of bacterial origin → Amocla neo : 0.3 cc/kg po bid (50 kg 이상, 청소년의 경우 Amox/clav 1 g po bid)
- Macrolide : M. pneumonia 폐렴 의심 또는 유행시기에 사용

(2) Anti-Infective Therapy : 입원

- 비교적 경한 세균성 폐렴의 초기 정주용 치료
  : Ampicllin/sulbactam (ampicillin 용량으로 200 mg/kg/day every 6 hours)
- Moderate to severe pneumonia or empyema 동반 시
  : parenteral 3rd cephalosporin (Ceftriaxone (CRO) or Cefotaxime(CTX)) should be prescribed for hospitalized infants and children(cefepime (FEP), meropenem(MEM) or imipenem(IPM) 보다는 3rd CS이 폐구균에 감수성율 높다)
- Vancomycin(VAN)은 pneumococcal pneumonia에서 3rd CS보다 효과적이지 않다.
  : CTX or CRO MIC 〉 2 경우에는 VAN 추가할 수 있다.
  : S. aureus infection 가능성이 높을 경우 추가 가능하다.

카. 항생제 요법(Antibiotics in pediatrics)

1) Antibiotics

계열	성분명	상품명	약어	제형	용량 및 용법
Penicillin	Amoxicillin	Kymoxin	AMX	Cap.	mod. : 25~50 mg/kg/d #3 CAP : 80~90 mg/kg/d #2~3 GAS : 50 mg/kg qd X 10days UTI px : 10~15 mg/kg qd asplenia : 20 mg/kg/d #2 (max. 500 mg/dose)
	Ampicillin	Penbrex	AMP	Inj.	sepsis : 200 mg/kg/d #4 Meningitis : 300 mg/kd/d #4
	Nafcillin	Nafcilllin Na	NAF	Inj.	150~200 mg/kg/d #4
Cephalo-sporin	Cefadroxil	Duricef	CFR	Syr./Cap.	0.3cc/kg bid (30 mg/kd/d #2)
	Cephradine	Cephradine	RAD	Cap.	50 mg/kg/d #3 (max. 4g/day)
	Cefpodoxime	Banan	CPD	Tab./Syr.	0.3cc/kg tid (10 mg/kg/d #2)
	Cefdinir	Omnicef	CDR	Pow./Cap.	14 mg/kg/d #2~3
	Cefditoren	Meiact	CDN	Pow./Cap.	3 mg/kg/dose tid (max.200 mg/dose)
	Cefexime	Suprax	CFM	Pow./Cap.	8mg/kg/d #2 (max.400 mg/day)
	Ceftriaxone	Triaxone Rocephine	CRO	Inj.	sinusitis: 50 mg/kg/d #1 CAP.: 100 mg/kg/d #1~2
	Cefotaxime	Claforan Cefotaxime	CTX	Inj.	sepsis : 150 mg/kg/d #3 Meningitis : 200 mg/kg/d #4
	Cefepime	Maxipime	FEP	Inj.	150 mg/kg/d #3 (max. 6 g/day)
	Cefazolin	Cefazollin	CFZ	Inj.	150 mg/kd/d #3 (max. 6 g/day)
	Ceftazidime	Tazime	CAZ	Inj.	150~200 mg/kg/d #3 (max. 3 g/day)

계열	성분명	상품명	약어	제형	용량 및 용법
b-lactam/b-lactamase inh.	Ampicillin/sulbactam	Unasyn	SAM	Inj.	〈AMP dose〉 200 mg/kg/d #4 (S.pn PCN MIC〉4 : 300 mg/kg/d)
	Amoxicillin/clavulanic acid	Amocla-neo	AMC	Syr.	〈AMX dose〉 APT : 45 mg/kg/d #2 AOM,CAP : 90 mg/kg/d #2 0.7 cc/kg/d #2
	Piperacillin/tazobactam	Tabaxin Tazoperan	TZP	Vial	〈PIP dose〉 2~8 mo : 240 mg/kd/d #3 〉9 mo :300 mg/kg/d #3
Glyco-peptide	Vancomycin	Vancomycin	VAN	Cap./Inj.	Severe inf. : 60 mg/kg/d #4 TDM CDC Po. : 40 mg/kg/d #3~4
Lincosamides	Clindamycin	Fullgram	CLI	Cap./Inj.	40 mg/kg/d #3~4
Macrolides	Azithromycin	Zithromax	AZI	Syr./Tab./Inj.	3 day: 10 mg/kd/d #1 5 day: 10 mg/kg→5 mg/kg qd
	Clarithromycin	Klaricid	CLR	Syr./Inj.	0.3cc/kg bid (15 mg/kg/d #2)
	Roxithromycin	Rulid		Syr./Tab.	5~8 mg/kg/d #2 (max. 300 mg/day)
Carbapenem	Imipenem	Prepenem	IPM	Inj.	60~100mg/kg/d #4
	Meropenem	Meropen Mepem	MEM	Inj.	severe : 60 mg/kg/d #3 meningitis: 120 mg/kg/d #3
	Ertapenem	Invanz	ERT	Inj.	30 mg/kg/d #2
Aminoglycosides	Amikacin	Amiktam	AMK	Inj.	Meningitis : 30 mg/kg/d #3 TDM
	Gentamicin	Gentamicin	GEN	Inj.	7.5 mg/kg/d #3 TDM synergy : 3 mg/kg/d #3
	Tobramycin	Tobramycin	TOB	Inj.	7.5 mg/kg/d #3 TDM
	Metronidazole	Flasinyl	MDZ	Cap./Inj.	30 mg/kg/d #3 (max. 500mg/dose)
	Linezolid	Linezolin Zyvox	LZD	Tab./Inj.	30 mg/kg/d #3 (max. 600 mg/dose)
	Teicoplanin	Tagocid Teiconin	TEC	Inj.	12mg/kg/d #2 (400~800 mg/dose) X3 → 6~10 mg/kg/d #1
	Colistin	Colistimethate	CST	Inj.	5 mg/kg/d #2 NEB:75 or 150mg bid
	Sulfamethoxazole/trimethoprim	Bactrim	SXT	Tab.	〈TMP dose〉 UTI px : 6~12 mg/kg/d #2 MRSA : 8~12 mg/kg/d #2 PCP Tx : 20 mg/kg/d #4 PCP pro : 5 mg/kg/d #2

2) anti-fungal agnet

성분명	상품명	약어	제형	용량 및 용법
Voriconazole	Vfend	VRC	Tab./Inj.	9 mg/kg bid x2doses→8 mg/kg bid PO: 9 mg/kg/dose bid TDM
Micafungin	Mycamine	MFG	Inj.	2 mg/kg/dose qd (max. 100 mg/d) px:1 mg/kg/dose qd(max.50 mg/d)
Caspofungin	Cancidas	CAS	Inj.	70 mg/m² qd → 50mg/m² qd (max. 70mg/day)
Fluconazole	Diflucan Plunazol	FLC	Tab./Inj.	px: 6~12 mg/kg/d 6~12 mg/kg qd → 3~12 mg/kg qd
Amphotericin B	Ambisome (liposomal)	AMB	Inj.	3~5 mg/kg/dose qd
	Fungizone			0.25~0.5 mg/kg qd → 0.25~1 mg/kg qd

3) anti-viral agent

성분명	상품명	약어	제형	용량 및 용법
Acyclovir	Zolex Aclova Jinacid	ACV	Inj./Tab. /Syr.	HSV : 10 mg/kg tid x 14~21d HSV 신생아 : 20 mg/kg tid x 14~21d VZV : (po)10~15 mg/kg tid x 10~14d (IV)10 mg/kg qid x 7~10d
Ganciclovir	Cymeven	GCV	Inj.	Cong. : 12 mg/kg/d #2 Tx : 5~7.5 mg/kg/dose bid main.: 2.5 mg/kg/dose bid
Valganciclovir	Valcyte	VGCV	Tab.	Cong. : 16 mg/kg/d #2 px : 7 mg x BSA x CrCL qd
Foscarnet	Foscavir	FOS	Inj.	indu. : 60 mg/kg bid main. : 90 mg/kg qd Ds Tx : 90 mg/kg bid (Meesing et al. 2018)
Oseltamivir	Tamiflu		Tab.	1~8 mo : 3 mg/kg/dose bid 9~11 mo : 3.5 mg/kg/dose bid ≤15 kg : 30 mg bid X 5 days 15~23 kg : 45 mg bid X 5 days 23~40 kg : 60 mg bid X 5 days >40 kg : 75 mg bid X 5 days

Chapter

14 정신과

1. 수련목표

가. 일반목표

정신과적 면담기술과 정신상태 검사 방법을 습득하고 기본적인 정신과적 질환에 대한 이해를 높이며 정신과적 응급상황에 대한 대처방법을 배운다.

나. 구체적 목표

1) 병력 청취, 정신과적 면담, 정신상태 검사를 적절하게 시행할 수 있어야 하며, 이를 정리하여 기록할 수 있어야 한다.
2) 정신과적 면담을 통하여 환자와 치료적 관계를 형성할 수 있는 능력을 배양한다.
3) 정신질환을 감별 진단할 수 있는 능력과 치료방법에 대한 기본적인 지식을 갖추어야 한다.
4) 정신과 영역의 기본약물(항정신병 제제, 항우울제, 항불안제, 기분안정제)의 종류와 사용법을 익히고 부작용에 대한 대처방법을 습득한다.
5) 정신과 병동의 치료적 활동에 대해 이해하고, 이를 주도할 수 있어야 한다.
6) 정신과에서 시행되는 전기경련치료에 대한 적응증과 술기를 이해하며, 이에 참여해야 한다.
7) 정신과적 응급상황에 대해 기본적으로 대처할 수 있는 능력을 배양한다.

2. 기본수기

가. 정신과적 병력청취

1) 의사가 환자의 어려움을 공감해 주고 환자에게 적절한 방법으로 접근할 때, 환자는 의사를 신뢰할 수 있게 된다. 이런 태도로 면담을 진행하는 것은 환자를 이해하는 데 도움이 되는 정보를 얻는 데 매우 중요하다.
2) 단순히 병력 조사에 열거된 사항들을 하나하나 순서대로 질문하는 것이 아니라 환자가 호소하는 문제 또는 임상적 및 역동적으로 중요하다고 생각되는 문제에 초점을 두고(즉 핵심적인 문제와 부수적 문제를 구별하여) 탐색하여야 하며, 이와 관련된 성장력, 가족력 등의 정보를 치료적 과정을 통해 수집하는 것이다. 치료자는 면담 시 정보 내용뿐만 아니라 정보수집 과정 자체가 치료적 과정의 하나임을 잊지 말아야 한다.
3) 제삼자로부터 얻는 정보 또한 중요하다. 이는 사실 여부를 확인하기 위해서라기보다는 환자의 주관적 체험과 주위 사람들의 시각 차이가 환자를 이해하는 데 중요할 수 있다는 점에 초점을 맞추어 이루어져야 한다.
4) 정신과적 병력조사 및 기록사항

정신과적 병력조사 및 기록사항
1. 기본정보(Preliminary Identification) 2. 주소(Chief Complaint) 3. 현병력(History of Present Illness) 1) 발병일(Onset) 2) 유발인자(Precipitating factors) 3) 이차적 이득, 일상생활에 대한 충격(Secondary gain, Impact on life) 4) 정신과적 체계적 문진(Psychiatric Review of System) 5) 과거 정신과적 병력(Previous Psychiatric Illness) 6) 개인력(Personal History) 7) 가족력(Family History) 8) 병전 성격(Premorbid Personality)

나. 정신과적 면담

1) 면담 시 치료자는 환자가 호소하는 또는 환자가 스스로 중요하다고 생각하는 문제와 관심사 및 환자의 반응(사고내용 및 감정)에 초점을 맞추어야 한다. 일반적으로 의사의 관심사에 따라 진행되는 의학적 면담과 정신과적 면담에는 차이가 있다. 치료자가 환자의 감정 상태 및 어려움을 이해하기보다는 정보수집에 더 관심을 갖는 것 같은 인상을 줄 경우 오히려 중요한 정보를 얻지 못하게 되는 경우가 많으며 결국은 치료적 관계형성에 장애가 된다. 따라서 초기 면담 시 면담의 흐름과 치료적 관계를 방해하지 않는 범위에서 적절한 정신과적 병력을 청취하는 것이 중요하다.
2) 초기 면담에서 치료적 면담이 무엇보다 중요하기는 하지만 정신증과 신경증, 기질적 장애와 기능적 장애의 감별이 문제가 될 경우, 의사는 기술적이고 구체적 질문을 통한 정신 상태 검사 또는 구조적인 신경행동학적 인지능력의 검사를 통해 진단을 명확히 할 필요가 있다.
3) 환자가 자발적으로, 편안하게 자신의 어려움을 이야기할 수 있도록 경청하되 수동적으로 듣기만 하는 것이 아니라 환자에게 적절한 관심과 공감을 표명하고 환자에게 치료자가 환자의 이야기를 이해하고 있다는 인식을 줌으로써 면담의 흐름을 촉진시키는 것이 필요하다. 경청할 때의 비언어적 태도가 환자에게 많은 영향을 준다.
4) 환자가 이야기하는 내용 중 표면적으로 드러난 이야기뿐 아니라 환자가 치료자에게 전달하고자 하는 내포된 의미, 또는 숨겨진 감정(소망과 두려움, 분노, 수치심, 죄책감 등)을 이해하고 반응하는 것이 필요하며 행동화하지 않은 범위 내에서 환자의 감정 표현을 격려한다.
5) 면담은 대개 환자에게 부담이 별로 없는 내용으로부터 시작해서 점진적으로 갈등 영역으로 접근해 가는 것이 좋다. 환자가 이야기하기 부담스러워 하는 경우 면담 초기에는 환자의 감정을 인정해주고 방어적 태도를 허용해 주는 것이 바람직하다.
6) 개방적 질문에서 시작하여 환자가 대답을 선택할 수 있는 여지를 주면서 점차 구체적 질문으로 진행한다. 지나치게 직접적인 질문은 캐묻는 인상을 주어 방어적인 태

도를 취하게 되므로 바람직하지 않다. 그러나 환자의 사고가 지리멸렬한 경우에는 구체적인 내용에 대해 짧고 명료하게 질문을 하거나 구조적인 면담을 시행하는 것이 도움이 될 수 있다.

7) 가능한 환자의 이야기를 가로채지 않아야 한다. 또 환자로부터 충분한 이야기를 듣기 전에 필요 이상으로 환자를 안심시키는 것은 오히려 환자로 하여금 치료자가 자신을 이해하지 못한다는 느낌을 가지게 할 수 있다. 이는 환자의 불안을 조장하며 환자의 치료자 사이의 치료적인 관계를 해친다. 면담 시 환자를 규정하거나 환자의 감정을 무시하는 태도, 대화내용의 모순점을 지적하는 태도, 환자와 논쟁하고 지나치게 설득하고 재촉하는 태도는 바람직하지 않다.

8) 환자가 면담 초기에 지나치게 장황하게 한 가지 이야기만 하는 경우 필요에 따라 적절하게 화제를 전환할 필요가 있다.

9) 정신병리의 평가 시 평가기간(면담 시, 최근 수일 이내, 일주일, 1 개월 등), 정보의 원천(환자의 보고 및 행동, 가족 또는 간호사의 관찰 등), 증상의 유무 및 심각도(빈도, 정도, 행동 및 생활에 미치는 영향), 구체적 내용(예 : 환청의 경우 그 내용), 확신도(예 : 병력으로 보아 또는 행동에 대한 관찰로 보아 환자는 부인하나 의심스러움, 불확실함, 분명히 존재함, 평가곤란 등) 등을 기록하여야 한다.

다. 의사지시 기록 작성법

1) 활력증후(Vital sign) : 특별한 신체적 문제가 없을 경우 24시간 간격으로 시행하며, 필요에 따라 시간간격을 변경할 수 있다.
2) 활동정도
3) 식이처방(Diet)
4) 특이 사항 : 환자에 대해 특별히 주의할 사항을 명기한다.
   ① 면회, 산책
   ② 주의 관찰
      - 예 : 타인에 대한 위해, 자살 시도, 도주 우려, 성적 접촉 등
      - 주의지시는 24시간마다 지속여부에 대한 재평가를 하고 이 사항을 기록해야만 한다.
5) comment : 그날그날의 특기사항을 명기한다.
6) 처치 및 투약 : 매일 확인 한다.
7) 검사

라. 난폭한 환자의 처치요령

강박(physical/chemical Restraint), 격리(Seclusion) 등의 방법을 동원한다.

1) 원칙

가) 흉기를 지니고 있는 경우는 흉기를 버릴 것을 설득하고 필요시 경찰의 도움을 받아 무장을 해제한다. 무장해제 시까지는 진료를 시작하지 않는다.

나) 면담은 CCTV가 설치되어 있으며 안에서 잠그는 것이 불가능한 방에서 시행한다.

다) 환자를 자극할 만한 물건이나 사람을 주위에서 배제시킨다.

라) 거부 또는 경멸당한다는 느낌이 들지 않도록 유의한다.

마) 환자가 직접적인 행동을 취하지 않는 이상, 물리적으로 안전하다는 것을 확인시켜주고 안심시킨다.

2) 격리 및 강박(Seclusion and Restraint)

가) 환자의 자유를 억제하는 최고의 수단으로 남용되어서는 안 된다. 처벌로서 주어져서는 안 되며, 환자 자신 또는 타인에 대한 위험의 가능성이 확실한 경우, 다른 대처방안이 없을 때 사용되며, 위험한 상황이 끝나면 즉시 해제되어야 한다.

나) 상태에 따라서 필요한 형태의 강박을 결정하여 시행한 후 환자의 위험할 수 있는 소지품들을 모두 제거한다. 대부분의 경우 주사제 투약을 같이 시행한다.

다) 강박 유지 시 규칙적으로 강박상태와 환자의 사지의 혈액순환 및 부종을 관찰한다.

라) 격리 시 6시간, 강박 시 2시간 이내에 재면담을 시행해 환자를 재평가하고 기록한다.

마) 위험한 환자의 강박 해제 시에는 일정한 시간 간격을 두고 환자의 반응을 관찰해가면서 하나씩 해제하도록 하며, 임박한 위험이 있는 경우에는 다시 강박을 시행한다.

3) Chemical restraint

가) lorazepam IV/IM 2~4 mg

나) haloperidol IM 2.5~5 mg

3. 정신과에서 흔히 사용되는 약물들

가. 대표적 약물

구분	계열	대표적 약물	용량 (mg)	주요 적응증
항정신병 약물 (Antipsychotics)				
	Atypical	Risperidone	2~8	1. 정신분열병을 비롯한 각종 정신증
		Olanzapine	10~20	2. 정신병적 증상을 동반한 기분장애 3. 조증의 초기 치료 4. 우울증에 동반된 초조 5. 극단적 형태의 불안 6. 틱장애 7. 섬망의 행동 조절
		Quetiapine	400~800	
		Ziprasidone	40~200	
		Aripiprazole	15~30	
		Paliperidone	6~9	
		Clozapine	300~450	
		Amisulpiride	400~800	
	Classical	Chlorpromazine	200~800	
		Haloperidol	1~40	
항우울제				
	SSRI	Fluoxetine	20~80	1. 각종 단극성 우울증 2. 중등도 이상의 양극성 우울삽화 3. 일부 불안장애(공황장애, 사회공포증 등) 4. 월경전 증후군 5. 식이장애 6. 강박장애
		Fluvoxamine	100~300	
		Sertraline	50~200	
		Paroxetine	20~50	
		Escitalopram	10~20	
	SNRI	Venlafaxine	75~225	
		Duloxetine	40~60	
		Milnacipran	30~200	
	NaSSA	Mirtazapine	15~45	
	NDRI	Bupropion	200~450	
	Serotonergic reuptake enhancer	Tianeptine	25~50	
	TCA	Imipramine	50~150	
		Amitriptyline	50~150	
		Nortriptyline	75~150	
		Clomipramine	100~200	
		Amoxapine	200~300	
	SARI	Trazodone	150~600	
	MAO Inhibitors	Moclobemide	300~600	

구분	계열	대표적 약물	용량 (mg)	주요 적응증
기분안정제(Mood stabilizer)				
	Lithium		900~1,200	1. 양극성 기분장애의 조증/ 우울 삽화
	Anticonvulsants	Valproic acid	1,200~1,500	
		Lamotrigine	100~200	
		Carbamazepine	400~1,200	
항불안제(Anti-anxiety drugs)				
	Benzodiazepines	Diazepam	4~40	1. 불안장애 2. 각종 질환에 동반된 불안 3. 수면, 진정효과가 필요한 경우
		Lorazepam	2~6	
		Alprazolam	1~6	
		Clonazepam	0.5~2	
		Clotiazepam	15~30	
		Bromazepam	1.5~12	
		Triazolam	0.125~0.25	
	Non-benzodiazepine	Buspirone	20~30	
		Zolpidem	6.25~12.5	
기 타				
	Antiparkinsonian agents	Benztropine	1~6	1. 항정신병 약물의 부작용으로서의 추체외로증상 2. 일차적 파킨슨씨병
		Amantadine	200	
		Trihexyphenidyl	4~8	
	β-Blocker	Propranolol	40~640	1. Akathisia 2. 불안장애

나. 약물사용의 일반원칙

1) 정신과 약물의 사용은 일정한 프로토콜에 따라서 기계적으로 이루어져서는 안 된다. 환자를 정기적으로 면밀하게 관찰한 이후 유연하게 이루어져야 한다. 정신과 약물의 사용은 "Art"다. 대부분의 정신과 약물은 대단히 넓은 치료범위를 가지며 개인에 따른 치료적 효과 및 부작용에 대한 감수성과 대사의 차이가 대단히 크므로, 각 개인에게 가장 적절한 용량의 약물을 처방하는 것이 중요하다.
2) 약물사용 시 경제성을 고려하여 최대의 치료적 효과와 최소한의 부작용을 목표로 최소효과 용량의 약물을 사용한다.
3) 약물의 투여 이전에 환자에 대한 철저한 평가가 선행되어야 하며, 투여가 진행되는 동안에도 지속적인 평가가 이루어져야만 한다.
   가) 진단
   나) 환자의 의학적 상태 및 일반적 상태
   다) 환자가 가진 질환의 단계(예 : 급성기, 유지기, 예방 등)

라) 환자의 기본적인 정신병리를 대표할 수 있는 목표증상의 관찰
마) 부작용의 관찰

4) 약물병합요법은 가급적 피한다. 특히 동일계열 약물의 병합요법은 특별한 사유가 없는 한 사용하지 않는다.
5) 투여 시 약물역동을 고려하여 하루에 적절한 횟수를 통해서 약물을 분복시키되, 가능한 한 가장 간단한 투여방법을 택하여 환자의 약물 순응도를 증가시킨다.
   가) 항불안약물을 제외한 대부분의 정신과 약물은 하루 1회 투여가 가능하며, 약물부작용으로서 졸릴 가능성이 있는 약물은 자기 전에, 수면을 방해할 수 있는 약물은 아침에 투여한다.
   나) 부작용이 나타나는 경우 약물의 용량을 줄이는 것 뿐만 아니라 약물의 분복 횟수를 증가시키는 것도 하나의 대처방법일 수 있다.
6) 약물은 개인 과거력상 이전에 부작용 없이 효과적이었던 약물을 일차적으로 선택하며, 이에 해당사항이 없는 경우에는 동일한 질환을 앓고 있는 가족구성원이 있는 경우 가족구성원에게 효과가 있었던 약물을 우선적으로 선택한다.
7) 동일한 계열의 약물은 대개 치료적인 효과 면에서 동등하나 그 부작용이 서로 다르다. 따라서 치료적 효과뿐만 아니라 부작용도 약물의 선택 시 주요한 결정인자가 된다. 동일 계열의 약물은 대개 동등한 치료적인 효과를 가지기는 하지만, 개별적 환자에 대해서는 특정한 약물이 우월한 효과를 가질 수 있다는 것은 잘 알려져 있다.
8) 부작용을 활용해야 한다. 부작용은 반드시 치료에 방해만 되는 것은 아니다. 예를 들면 불면증이나 불안, 초조 증상이 심한 우울증 환자에게 진정효과가 강한 항우울제를 투여하는 경우에 수면 전에 약물을 한꺼번에 투약하는 것은 불면증이나 초조의 즉각적인 치료에 도움이 된다.
9) 약물요법 및 생물학적 치료만으로 환자가 완치되는 경우는 거의 없으며, 투약과정에서 이루어지는 환자와의 상호작용도 정신치료 과정의 일부라는 것을 항상 명심해야 한다.
10) 노인이나 심각한 신체 질환이 동반된 경우 약물의 용량증가는 통상용량의 1/2로 시작해서 1/2의 속도로 증가시키면서 치료적 효과와 부작용을 보다 면밀하게 관찰해야 한다.

4. 정신과에서 시행하는 치료적 활동

가. 안정병동에서 시행하는 치료적 활동

	오전 (10:00~10:30)	오전 (11:00~12:00)	오후 (13:00~14:00)	오후 (15:00~16:00)
월	차 모임	치료 산책	집단정신치료	작업요법
화	차 모임(자치 회의)		음악감상치료	미술치료
수	차 모임	치료 산책	약물교육	음악치료
목	차 모임		가족교육	심리극
금	차 모임	치료 산책	무용동작치료	요리치료

1) 자치회의 : 치료진과 전 환자가 참여하여 병동 운영에서 일어나는 제반 문제를 토의하고 건의하는 시간이다. 환자와 치료진은 개방적이고 직접적으로 의사소통하도록 한다.
2) 심리극 : 연극의 형식을 이용하여 환자 내면세계의 갈등이나 억압을 행동화시켜 치료적으로 이용하는 것이다. 드라마의 주인공을 선택하기 전 워밍업을 통하여 환자들의 자발성이 충분히 발휘될 수 있도록 해야 한다. 주인공이 정해지고 드라마가 진행되면 보조자들은 환자가 자신의 이야기를 잘할 수 있도록 각종 드라마적인 기법을 통하여 적극 노력하여야 한다. 음악, 조명, 보조자아 등 여러 사람의 팀워크가 필요한 것으로 수련의는 이에 적극 참여하여야 한다.
3) 음악치료 : 노래 부르기, 악기 연주, 동작 등의 방법을 통하여 환자의 음악적인 감수성을 자극하고 표출시켜서 치료적인 효과를 보는 활동이다
4) 미술치료 : 미술을 통해 자유로운 그림을 그리게 하여 자신의 감정과 생각을 표현하도록 한다. 치료진은 환자가 자유롭게 자신의 표현할 수 있도록 격려하여야 한다.
5) 집단정신치료 : 입원 환자와 치료진이 함께 주제를 선택하여 이야기하는 시간으로 주제는 입원 동안의 있었던 일, 개별적으로 이야기하고 싶었던 주제 등으로 자유롭게 정하되 많은 참가자들이 동의하는 내용이어야 한다.
6) 이 외의 활동들 : 이외에도 안정병동에서는 차모임, 무용동작 치료, 치료산책, 요리치료 등 입원 환자들을 위한 치료적 활동들이 있다.

5. 전기경련 치료

가. 전기경련 치료의 임상적 적응증

1) 약물치료에 반응이 없는 기분장애 환자
2) 정신병적 증상을 동반한/혼미상태에 있는 우울증
3) 정신분열증

나. 전기경련 치료의 기본 술기

1) 사전 검사

- standard P/E and N/E
- CBC, U/A, LFT, electrolytes, BUN/Cr 등 routine Lab.
- chest PA, EKG
- skull X-ray : skull defect가 의심될 때만 시행
- L-spine X-ray : 척추질환 의심 시
- EEG, brain CT, brain MRI : 필요시

2) 시술 방법

가) 병실에서 회복실까지

- 마취시작 20분 전까지 환자를 회복실로 이송한다.
- ECT 기계의 코드를 확인하고 기계를 역시 마취 20분전까지 회복실로 옮긴다.
- 담당의도 마취 시작 20분 전까지 회복실에 도착한다.

나) 회복실에서

- ECT에 따른 기억상실이 발생할 수 있으므로 매번 ECT가 처음인 것처럼 느낄 수 있다. 환자의 불안을 감소시킬 수 있도록 적절한 설명을 해준다.
- 먼저 stimulus electrode와 EEG electrode에 gel을 적당히 바른다.
- Stimulus electrode는 auditory meatus와 external canthus를 연결하는 가상선의 중심에서 1인치 상방에 붙인다.
- EEG electrode는 frontal area에 붙인다.
- Master power를 켜고 self-test를 시행한다.
- 마취 전 BP cuff를 한쪽 종아리에 감고 마취 시작 후 BP pressure를 250 mmHg까지 올린다.
- 마취과 의사가 신호를 하면 stimulus electrode button을 3초 정도 누른다.
- Cuff를 감은 다리의 움직임을 관찰하면서 seizure duration을 측정한다. 적절한 seizure duration 시간은 20초~60초이다.
- BP cuff를 풀고 환자가 마취에서 회복된 다음 마취과 의사의 지시이후 환자를 병실로 이송한다.

6. 진료지침

가. 임상에서의 진단 과정

1) 성인들의 정신 장애를 진단할 때에는 크게 세 단계의 과정을 밟는다.

첫째, 주소의 확인, 주증상, 부증상, 심한 정도를 평가하는 것이 기본이다.

둘째, 기질성 장애나 알코올, 또는 약물과 관련된 문제, 인격장애, 스트레스로 인한

장애를 가려내는 단계이다. 기질성 증상들은 병력, 신체검사와 적절한 임상병리 검사를 통해 확인하고, 인격장애는 환자의 증상이 적어도 늦은 청소년기에 나타나 거의 변화 없이 지속되고 있는지를 확인해야 한다. 또한 스트레스로 인한 장애는 환자의 상태가 주로 어떤 중요 스트레스 요인에 대한 직접적 반응인지 아닌지를 확인함으로써 이들 장애를 가려낼 수 있다.

셋째, 앞에서 가려낸 장애들을 제외한 나머지 장애들은 주된 증상에 따라 감별진단을 하는데, 이전 병력과 현 증상에 기반을 두고 정신상태검사(MSE)를 시행하여 평가한다. 임상에서 대부분 정신과 진단은 이 단계에서 결정되지만 시간을 두고 경과 관찰하면서 진단하는 과정이 필요한 경우도 있다. 이는 전문적인 경험과 지식이 요구되는 단계로 정신과 의사가 담당한다.

일차적 진료를 담당하는 의사가 명심하여야 할 것은 환자들이 호소하는 정신과적인 문제들이 특히 일차 진료기관에서는 정신과적으로 심각한 장애 때문이라기보다는 오히려 생활상의 여러 문제와 어려움 때문인 경우가 많다는 것이다. 이런 환자들에게는 의사의 친절한 설명, 적절한 조언이나 격려 또는 안심과 위로가 무엇보다 중요하다.

2) 정신과에서 사용하는 임상검사

기질성 장애가 의심되는 경우에는 임상검사들을 통하여 그 원인을 감별하여야 한다. 각 환자의 증상에 따른 검사를 행하면 되지만 2008 정책연구소에서 발행한 '정신과 임상검사 지침서'에 따르면 아래와 같은 적응증을 권고하고 있다.

표 14-1. 개별 임상검사별 적응증

검사	적응증
Routine Lab(CBC, electrolyte, lipid panel, Vitamin B_{12}, folate, U/A)	일반적인 건강 상태 및 내과적 질환 상태 평가 치료 전 기준치 평가
Fast glucose 또는 Hemoglobin Alc	당뇨병을 진단하거나 당뇨병의 위험도를 평가 비정형 항정신병 약물의 당뇨 생 감시
Syphilis, HIV test	인지기능 및 행동 조절 장애 환자 충동성 또는 약물 사용과 같은 행동문제
갑상선 기능 검사	기분장애, 불안장애 또는 치매 환자, Lithium 사용시
심전도	심장 전도에 영향을 미치는 약물(예, 삼환계 항우울제, 일부의 antipsychotics) 연령과 건강상태에 따라 검사의 적응이 달라짐
흉부 x-선 검사	섬망에 영향을 미치는 순환호흡기계 질환(예, 폐렴, 결핵)의 진단 나이와 건강상태에 따라 적용이 달라짐
두부 영상의학 검사 (CT, MRI, PET, SPECT, fMRI)	정신병과 연관된 국소적 뇌손상 진단
뇌척수액 검사	중추신경계 감염(예, 뇌수막염, 헤르페스, Toxoplasmosis, 매독, 라임병), 섬망 감별진단
수면다원검사	수면무호흡증 등 수면 장애의 진단

3) 정신상태 검사 (mental status examination)

병력을 청취하면서 면담자는 환자의 증상을 파악하게 되며, 정신상태 검사는 면담시각에 환자의 증상과 징후를 체계적으로 평가하는 것을 말한다.

정신상태 검사의 결과를 기록하기 위한 양식이 검사자마다 다를 수 있지만 기본적인 항목은 다음과 같다.

(1) 의식

a. 의식의 혼돈(confusion state)

- 가장 가벼운 의식 손상의 상태로 지남력의 상실이 나타난다. 대개 중추신경계의 질환이나 심각한 신체적 질환이 있을 때 나타난다.

b. 의식의 혼탁(clouding of consciousness)

- 지각 능력의 손상, 주변의 상황을 명료하게 파악하지 못한다. 대뇌의 감염이나 외상, 기타 중추 신경의 기능장애를 초래하는 모든 질환에서 나타날 수 있다.

c. 혼미 및 혼수(stupor and coma)

- 주변 상황을 전혀 인식하지 못하고 상당한 정도의 자극에 대해서도 반응을 하지 않는다. 대뇌의 기질적 질환이 심할 때 볼 수 있지만 간혹 긴장형 정신분열병에서 나타나기도 한다. 혼수는 의식기능이 완전히 없는 경우로 외부의 어떠한 자극에도 거의 반응없이 생명유지에 필요한 심폐 기능만이 남아있는 상태이다.

(2) 므습, 태도, 행동

- 환자의 외모, 특별히 인상에 남는 것, 환자의 태도, 행동하는 모습을 관찰하고 평가한다.

(3) 사고

a. 사고 과정의 장애

- 사고의 비약(flight of idea), 우원증(circumstantiality), 사고의 이탈(tangentiality)
- 사고의 지연(retardation of thought)
- 사고의 두절(thought blocking)
- 부적절성, 지리멸렬(irrelevance,incoherent), 연상이완(loosening of association)
- 보속증(perseveration)

b. 사고의 내용

- 망상 : persecutory delusion, grandiose delusion, delusion of reference, erotic delusion
- 집착, 강박사고(preoccupation, obsession), 강박행동(compulsion)
- 건강염려증(hypochondriasis)
- 공포증(phobia)

(4) 감정

a. 정동(affect)

- restricted affect, blunted affect, anhedonia, inappropriateness

b. 기분(mood)

- depressed mood, dysphoric mood, pleasant mood, euphoria, elated mood
- anxious, agitation

(5) 행동

a. 정신운동 항진(psychomotor agitation), 저하(retardation)

b. 반복행동

- 상동증(stereotypy), 보속증(perseveration), 음송증(verbigeration)

c. 자동증

- 자동증, 반향언어, 거부증

(6) 언어

말의 흐름, 빠르기, 양, 반응 속도 등을 평가

언어 압출(pressure of speech), 언어 빈곤(poverty of speech)

(7) 지각

a. 착각(illusion) – 실제적인 외부 자극을 잘못 인식

b. 환각(hallucination) – 없는 자극에 대한 체험

(8) 기억과 지능

(9) 병식과 판단

- 판단이란 여러 가지의 상황 사이의 논리적 관계를 인식하고 예상할 줄 아는 능력이다. 흔히 정신분열병 또는 망상장애에서 병식이 형성되지 않은 것이 관찰되며 현실 검증능력이 결여되어 생기는 현상으로 파악된다.

나. 임상에서 보는 흔한 정신과 질환들

1) 우울증

가) 우울증의 평생 유병률은 지역별로 다양하나 대략 5~10%로 세계적으로 가장 무거운 질병부담으로 작용한다.

나) 다양한 증상을 호소하나 크게 3가지 증상군으로 나눌 수 있다. 첫째, 기분과 감정과 관련된 증상들로 슬픔, 불쾌감, 짜증, 저조한 기분 등이 있다. 매사에 즐거움을 잘 느끼지 못하는 소위 무쾌감증이 있고 흥미와 관심, 동기 등이 저하된다. 둘째, 생리적 기능을 포함한 신체적인 증상으로 나타난다. 입면이 힘들고 이른 새벽에 일어나게 된다. 식욕은 증가하는 경우도 있지만 대부분 떨어진다. 성욕이 떨어져 성관계를 가지는 것을 부담스러워하고 피한다. 셋째, 부정적 생각과 인지적 기능의 저하가 있다. 긍정적인 생각보다는 부정적인 생각을 하게 되고

이와 더불어 집중력과 기억력이 떨어진다. 부정적인 생각과 함께 후회되는 일밖에 생각이 나지 않고 '나는 쓸모없다'는 생각에 빠져들기도 하며 심할 경우에는 망상과 같은 정신증 증상이 동반되는 경우도 있다.

다) 우울증의 원인은 다양하지만 크게 생물학적 원인이 강하게 의심되는 내인성 우울증과 환경적인 요인으로 인해 발생한 반응성 우울증으로 나눈다.

라) 가벼운 우울증은 교육 혹은 스트레스를 주는 환경을 변화시키는 등의 교육이나 단순 상담으로 해결되는 경우도 있으나 병원을 찾는 대부분의 증상에는 약물 치료가 병행되어야 한다. 증상에 따라 항우울제와 항불안제, 항정신병 약물을 사용할 수 있다.

2) 정신분열병

가) 정신분열병은 평생 유병률은 약 1%로 추산된다.

나) 발병 위험성이 가장 높은 연령층은 남자는 15~25세이고, 여자는 25~35세이다.

다) 정신병적 증상은 환각와 망상을 의미한다. 환각은 정신분열병의 가장 특징적인 증상 중 하나이고, 그중에서 환청이 가장 흔하다. 망상은 사실이 아닌 것을 사실이라고 믿는 것을 말한다.

이외에도 와해된 언어, 와해된 행동과 괴이한 행동을 보일 수 있으며, 정돈둔마, 운동성 실어증, 무의욕증 등 음성증상이 나타날 수 있다.

라) 치료 목표는 급성기 삽화의 빈도와 심한 정도를 줄이고 심리 · 사회적 기능을 최대한 향상시키는 것이다. 예후는 환자에 따라 다른데, 30% 정도는 양호한 수준의 생활을 영위하고, 40~50% 정도는 어느 정도 기능을 유지하며 나머지 20~30%는 상당한 정도의 장애가 지속된다.

마) 항정신병 약물의 신경학적 부작용

- 급성 추체외로 증상으로 acute dystonia, Parkinsonian symptom이 발생할 수 있다. 항정신병 약물 투여 초기, 또는 급격한 증량 후 수일 이내에 발생하는 근육통 및 근 긴장도의 이상은 acute dystonia의 확률이 높다. 그 치료로는 diazepam 5~10 mg IV injection 하거나 benztropine 1정을 경구투여 한다. Tremor, rigidity, gait disturbance, bradykinesia 등의 장애를 보이는 경우 항정신병 약물로 인한 Parkinsonism을 의심하여야 하며, 치료로는 benztropine 또는 trihexyphenidyl을 하루 1~3정, 2~3회로 분복시킨다.
- 지연성 증후군으로 tardive dyskinesia이 발생할 수 있다. 이는 장기간 항정신병 약물을 투여한 환자에서 관찰되는 반복적이고 불수의적인 상동성 운동 장애 증후군으로, 입, 혀, 턱 주의의 불수의적 운동이 가장 흔히 나타난다. 일단 발견되면 투약 중이던 항정신병 약물의 용량을 줄이거나 중단하고, 약물을 계속 투여해야 한다면 제2세대 항정신병 약물로 교체하는 것이 바람직하다.

3) 조울증

가) 조울증의 평생 유병률은 약 1%이다.

나) 조울증의 평균 발병연령은 30세 혹은 그 이전으로 성인초기에 발병한다.

다) 조증 시기와 우울증 시기가 번갈아 나타나며 한 번이라도 조증 시기가 나타나면 조울증 진단을 내리며 조증 시기에는 고양된 기분, 과활동성, 과대망상 등이 주요한 증상으로 나타나고 우울증 시기에는 우울한 기분, 무의욕증, 무감동 등이 주증상이다.

라) 약물치료를 통하여 증상이 없는 시기에는 1/2에서 과거의 기능 수준을 회복하지만 1/2 정도에서는 학업 및 직업적 능력의 저하, 대인관계의 곤란 등에서 하나 이상의 기능 저하가 있다. 급속 순환형과 혼재성 삽화 시에 기능 저하가 더 심하다.

마) 치료제 : lithium, lamotrigine, valproic acid가 주로 사용된다.

4) 섬망

가) 다양한 인지기능 장애를 특징으로 하는 의식의 장애이다. 대부분 가역적이며 일시적인 acute confusional status로 생각된다.

나) 발병은 주로 수시간 혹은 수일에 걸쳐서 급성으로 일어나며, 수시간 간격으로 혹은 밤낮으로 증상이 크게 변동한다. 적절한 원인 치료로서 짧은 기간 내에 병전 수준으로 회복하는 것이 특징이다.

다) 치료

(1) 평가 및 검사를 통하여 원인을 밝혀내어 원인질환을 치료하는 것이 가장 근본적인 치료이다.

- 내 · 외과적 전신 질환, 신경학적 이상, 약물
  (예 : lidocaine, ranitidine, aminoglycosides, chemotherapeutic agents) 등이 섬망을 유발하는 흔한 원인이다.

(2) 환자의 진정을 위해서는 quetiapine 25~100 mg, risperidone 1~2 mg 또는 olanzapine 2.5~7.5 mg을 경구로 투여한다. 투약에 협조가 되지 않을 시 haloperidol 2.5~5 mg IM injection을 주사한다.

(3) 수면조절을 위해서는 trazodone 25~50 mg, 기타 소량의 sleep pill을 경구로 투여할 수 있다.

(4) 필요 시 일시적인 강박을 시행하되, 환자 손상의 위험성이 있으므로 기록을 철저히 하고 가능한 한 짧은 시간 동안 최소한의 point로 강박을 시행한다.

7. 정신과적 응급

가. 개요

정신 장애 중에는 그 질환의 특성상, 혹은 질환의 증상의 일부로써 응급 대응을 필요로 하는 경우가 있다. 자살, 공격적인 행동 등이 그것이다.

나. 자살(Suicide)

1) 역학

자살은 국내 사망원인 중 10위 내에 들 정도로 흔하다. 여자들이 3~4배 더 많이 자살을 시도하지만 자살에 의한 사망자 수는 남자들이 세 배 더 많다. 노령화되면서 자살률이 높아지고, 만성, 난치성 신체질환이 있는 경우 자살의 위험성이 높다. 정신과 환자의 자살 위험은 일반인구보다 높으며 자살을 시행한 사람의 약 95%가 정신장애가 있다는 보고가 있다. 자살의 원인 질환으로는 주요우울증, 정신분열병 외에 약물사용장애, 인격장애, 치매나 섬망 등이 있다.

2) 자살과 관련된 정신질환들

(1) 주요우울증
- ① 기분장애, 특히 우울증은 자살과 밀접한 관련, 약 50%에서 시도, 15%에서 성공
- ② 질환의 초기와 퇴원 수개월 이내가 고위험 시기

(2) 정신분열병
- ① 정신분열증 환자의 약 10%가 자살로 사망. 발병 수년 내에 자살시도
- ② 젊은 나이, 남자, 미혼이나 사별, 과거 자살 시도력이 있는 경우, 우울 증상이 동반된 경우에 위험성이 높아짐

(3) 알코올 의존
- ① 알코올 의존 환자의 15%가 자살
- ② 알코올 의존 자살환자의 80%는 남성이며, 우울증상이 있던 경우에 많음

(4) 인격장애
- ① 자살 환자의 상당수가 성격장애를 가지고 있음
- ② 인격장애에서는 우울 증상, 알코올 의존, 사회적 관계형성의 장애 등이 흔하다.
- ③ 반사회적 인격장애 환자의 5%가 자살
- ④ 과거의 자살 시도한 경력이 가장 주요한 위험인자이다.

3) 자살 위험 요인

(1) 45세 이상
(2) 알코올 의존
(3) 자살 기도 경험
(4) 남자
(5) 장기간 지속되는 우울증
(6) 정신과 입원력
(7) 최근 물질적으로 큰 손해를 보거나 중요한 사람과 이별
(8) 신체적 질병
(9) 실직 또는 은퇴

(10) 배우자와 사별, 이혼 또는 미혼

4) 자살하려는 환자 평가

(1) 자살 의도를 직접적으로 질문해야 한다. 자살자의 80%는 자신의 자살의도에 대한 경고를 한다. 자살 위협을 하던 사람이 조용해지거나 이전보다 초조함을 덜 보이는 경우는 불길한 징조로 여겨야 한다.

(2) 다음과 같은 정보가 필요하다.

① 철저한 정신과적 병력
② 정신상태에 대한 평가
③ 우울증상에 대한 평가
④ 자살사고, 의도, 계획, 행동화
⑤ 앞날에 대한 희망이나 계획이 있는지 여부
⑥ 유서를 써놓거나 자신의 소중한 물건을 남에게 주어버리는 행동 여부
⑦ 최근의 중대한 상실의 경험

5) 자살 시도에 대한 조치 및 치료

(1) 입원의 결정

① 충분한 사회적 · 가족적 지지가 없다고 판단될 때
② 충동적 행동의 과거력이 있을 때
③ 자살 계획이나 행위가 있을 때

(2) 입원을 거부하는 환자에 대한 조치

① 보호자가 24시간 같이 있도록 경고
② 환자와 보호자의 연락처, 전화번호 등을 확보
③ 필요시 환자가 연락을 취할 수 있도록 병원의 응급 연락망에 대한 정보 제공

8. 폭력 및 공격적 행동 Violence and assaultive behavior

1) 폭력적 행동의 예측 요인

(1) 현재 환자의 상태 : 폭력적 사고나 폭력에 대한 갈망, 의도, 계획에 대한 평가
(2) 알코올 중독 상태, 정신병적 상태로 현실판단력 상실되었을 때
(3) 폭력 행동으로 법적 제제를 받은 바 있거나 범죄 행동이 있던 과거력
(4) 아동 학대를 당한 과거력

2) 폭력 및 공격적인 행동에 대한 조치

(1) 치료진의 안녕과 안전이 우선이다.
(2) 환자 자신이 안전한 환경에 있도록 한다.

(3) 질환, 상태에 따른 적절한 투약을 한다.
(예 : 정신증이나 섬망에 항정신병 약물, 불안증에 항불안제 등)

(4) 두부 손상이 있으면서 심하게 초조 불안이 항진된 환자에게는 투약을 하기 전에 평가를 마쳐야 한다. 투약으로 임상 양상의 평가가 어려워질 수 있기 때문이다.

(5) 전기충격요법(ECT) : 급성 조증이나 심한 정신병적 상태에서는 ECT를 사용할 수도 있다.

(6) 폭력적인 환자에 대한 대응법 : 환자의 자존심이 유지되도록 노력한다. 공감이 특히 중요하다.

(7) 약물치료

① 응급 상황에서의 약물 사용 적응증

A. 과격하거나 폭력적인 행동

B. 매우 심한 불안초조와 공황상태

C. 심각한 항정신병 약물의 부작용 : 추체외로 증상, akathisia 등

② Paranoid, or catatonic excitement인 경우 항정신병 약물이나 항불안제 투여

③ Episodic outbursts of violence : 비정형 항정신병약물, 항불안제, lithium, beta-blocker

④ Seizure disorder가 의심되면 평가를 하고 항경련제를 사용한다.

⑤ violent, struggling patients :

A. diazepam(Valium) 5~10 mg or lorazepam(Ativan) 2~4 mg slowly IV

B. respiratory arrest에 유의

⑥ Extrapyramidal emergencies : 항정신병 약물로 진정을 시키다 보면 EPS가 심각하게 나타나는 수가 있다. 이때는 benztropine(Cogentin) 2 mg orally, diazepam, 5~10 mg orally or IV 등을 사용한다.

(8) 격리(seclusion) 및 강박(restraint)

① 입원환자를 치료하는 방법 중 하나로 자신이나 남을 다치게 하거나 심한 손상을 초래할 수 있는 상황에서 사용한다.

② 격리는 제한된 공간에서 일정기간 동안 행동을 제한하는 것, 강박은 신체 동작을 제한하는 것을 말한다.

③ 환자 자신에 의한 내적 control이 불가능한 경우 외적인 control을 제공해 주는 것이다.

④ 대개의 경우 restraint을 하고 시간이 좀 지나면 환자는 주변의 자극이 단순화되므로 진정을 할 수 있게 된다.

⑤ 강박할 때의 지침 : 앞서 기술한 정신과 기본수기 지침에 의하여 시행한다.

15 신경과

1. 수련 목표

가. 일반 목표

신경학적 검사 및 신경과적 응급상황에 대한 대처방법을 숙달하고, 의사로서 갖추어야 할 신경과 분야의 기본 지식 및 수기를 익힌다.

나. 구체적 목표

1) 신경과 환자의 특성을 이해하고, 의사로서의 적절한 자세를 익힌다.
2) 환자의 의식수준에 따른 적절한 병력청취와 신경학적 검사법을 익힌다.
3) 이를 통하여 병변의 위치 및 성격 등을 추정할 수 있어야 한다.
4) 주요 신경과 질환의 진단적 검사, 치료 원칙에 대하여 이해하여야 한다.
5) 신경과적 응급상황 및 처치에 대하여 숙지하여야 한다.
6) 정상 뇌 자기공명영상 및 전산화 단층촬영술, 혈관조영술 소견을 숙지하여야 한다.
7) 신경과에서 시행하는 전기생리학적 검사의 목적과 의의에 대하여 이해하여야 한다.
8) 요추천자, 기관내 삽관, 비위영양관 삽입, Foley catheter 삽입 시행에 익숙하여야 한다.

2. 진료 지침

(흔한 신경과 질환 및 사용되는 약물의 용량 및 주의점)

가. 뇌졸중

1) 항응고제(뇌졸중 환자)

(1) 적응증

- 색전증의 위험이 높은 심장질환을 동반한 뇌졸중 또는 일과성 허혈발작 환자는 cardiac embolic stroke 또는 TIA의 재발 가능성이 높으므로, 특별한 금기가 없는 한 INR 2.0~3.0 목표의 와파린 치료가 권장됨.
- 허혈성 뇌졸중의 위험을 증가시키는 요인
  ; LA thrombus, LV thrombus, atrial fibrillation(Afib), paroxysmal Afib, sick sinus syndrome, sustained atrial flutter, recent MI within 1 month, rheumatoid mitral or aortic valve disease, bioprosthetic and mechanical heart valves, chronic MI together with low EF less than 28%, symptomatic CHF with EF less than 30%, dilated cardiomyopathy, nonbacterial thrombotic endocarditis
- basilar artery thrombosis; 이 경우에도 IA UK나 angioplasty를 우선적으로 고

려.

- dissection; SAH가 배제된 경우
- coagulopathies; protein C, S deficiency, antiphospholipid Ab syndrome
- cerebral venous thrombosis

(2) 용량

- heparin; 몸무게를 고려하여 IV bolus 후 maintenance 용량을 유지시작 초기 4시간마다 2회, 이후 6시간마다 aPTT를 측정하여 주입속도 조절.
  target 40 $\leq$ aPTT$<$60
  출혈 부작용에 대한 처치 ; heparin 100 iu 당 protamine 1 mg 투여
- low molecular weight heparins; fraxiparine
  12시간마다 86 iu/kg SC
  몸무게가 50 Kg 이상 – fraxiparine 5,700 iu 12시간마다
- warfarin
  initial loading dose는 연령과 몸무게에 따라 결정
  warfarin 복용 3일째부터 PT INR을 측정하여 INR이 1.7 이상될 때까지 heparin or fraxiparine을 같이 투여함.
  therapeutic range; PT INR 2-3

2) 항혈소판제(antiplatelet agent)

cardiogenic cerebral infarction을 제외한 뇌경색과 일과성 허혈발작의 재발방지

(1) aspirin(Aspirin Protect, Astrix, Rhonal for Baby); 50~300 mg qd

(2) clopidogrel(Plavix, Plavitor, Pregrel); 75 mg qd

(3) cilostazol(Pletaal); 50~100 mg bid

(4) triflusal(Disgren) 300 mg bid

3) 뇌부종 치료제(antiedema agent)

(1) Mannitol : 부종을 치료하는 것이 아니라 뇌압을 낮추어 주는 효과.

- 용량 : 4~6시간마다 0.25~2 gm/kg 정주
- Monitoring parameters : 신기능(BUN/Cr), serum osmolality (310~320 정도), 전해질, I/O
- 부작용 : 전해질 불균형, 울혈성 심부전, 탈수증

(2) Steroid : 혈관성 부종(종양 또는 농양 등)에 효과적임.

- Dexamethasone 10 mg IV loading 하고, 이후 치료효과가 최대화될 때까지 6시간마다 4 mg씩 정맥 주사한다. 경과에 따라 적절한 시기부터 용량을 줄여가면서 끊는다.

4) BP control in acute ischemic stroke

(1) acute ischemic stroke; systolic BP ≤220 mmHg or diastolic BP ≤120 mmHg인 경우에는 적극적인 강압제의 사용을 유보할 것.

(2) thrombolysis를 시행하였을 경우 : systolic BP 185 mmHg or diastolic BP 110 mmHg을 기준으로 하여 혈압 강하제의 사용 고려.

(3) acute ischemic stroke 환자에서 일률적인 혈압강하는 추천되지 않지만, 다음과 같은 상황에서는 적절한 혈압강하가 필요.

; hypertensive encephalopathy, aortic aneurysm involving renal artery, heart failure, aortic dissection, acute myocardial infarction, acure renal failure, IV heparin 사용중인 경우

5) BP control in acute hemorrhagic stroke

(1) systolic BP > 200 mmHg이거나 mean arterial BP >150 mmHg; 매5분 간격으로 혈압을 측정하면서 정맥주입 혈압강하제를 통하여 혈압을 적극적으로 낮추기

(2) systolic BP >180 mmHg이거나 mean arterial BP >130 mmHg 이면서 뇌압 증가가 의심되는 경우 : 뇌압감시장치를 통하여 뇌관류압을 > 60~80 mmHg로 유지하면서 간헐적 또는 지속적인 정맥 주입 혈압강하제를 통하여 혈압 낮추기.

(3) systolic BP >180 mmHg이거나 mean arterial BP > 130 mmHg이면서 뇌압 증가의 증거가 없는 경우 : 15분 간격으로 환자를 임상적으로 평가하면서 간헐적 또는 지속적인 정맥주입 혈압강하제를 통하여 mean arterial BP 110 mmHg, 혈압 160/90 mmHg 기준으로 조절.

나. 항전간제(antiepileptic drugs)

Drug	Dose dependent	Idiosyncratic	Chronic
Carbamazepine and oxcarbazepine	Diplopia, dizziness, drowsiness, nausea, unsteadiness/ataxia, drowsiness,	Blood dyscrasias, rash	Hyponatremia
Ethosuximide	Headache, unsteadiness Dizziness, fatigue	Blood dyscrasias, rash	Behavior change, headache
Gabapentin	somnolence Ataxia, diplopia	?	? Weight gain
Lamotrigine	unsteadiness	Rash	? Mood elevation
Levetiracetam	somnolence, asthenia, drowsiness, dizziness		behavioral change, irritability
Phenobabital	Behavior change, headache, nausea, sedation, unsteadiness	Blood dyscrasias, rash	Behavior changes, connective tissue disorders, intellectual blunting, -metabolic bone disease, mood change, sedation

Drug	Dose dependent	Idiosyncratic	Chronic
Phenytoin	Behavior change, dizziness, headache, Involuntary movements, nausea, sedation, unsteadiness	Blood dyscrasias, immunologic reactions, rash	Behavior changes, cerebellar syndrome, connective tissue and skin changes, folate deficiency, gum hypertrophy, hirsutism, intellectual blunting, metabolic bone disease, mood changes, sedation
Pregabalin	somnolence, dizziness, ataxia		dizziness, somnolence, ataxia, weight gain
Topiramate	Fatigue, dizziness, headache, somnolence, ataxia, cognitive impairment	?	Renal calculi, weight loss
Valproate	Behavior change, sedation, unsteadiness	Acute hepatic failure, acute pancreatitis, acute thrombocytopenia blood dyscrasias, rash	Behavior change, bleeding coagulation disorders, gastric irritation, hair loss, hyperammonemia, sedation, tremor, weight gain
Vigabatrin	Sedation, unsteadiness	Acute behavior disturbance, confusion, psychosis, rash	Behavior change, confusion, confusion, psychosis, sedation, weight gain, visual field defect
Zonisamide	Anorexia, ataxia, dizziness, fatigue, somnolence, cognitive Impairment	?	Renal calculi, weight loss

1) Diphenylhydantoin(Phenytoin, Dilantin, DPH)

(1) 적응증 : 대발작, 부분발작

(2) 용량 : 소아 5~10 mg/kg, 성인 5 mg/kg/day(일일 1회 혹은 2회로 분복)

(3) 치료 혈중농도 : 10~20 μg/mL

(4) 부작용

- 과다용량 : 소뇌 및 전정 기능장애(어지럼증, 보행실조, 안구진탕), 뇌병증(encephalopathy; 혼돈, 의식저하 등), 경련발작 빈도 증가, 말초신경병증, 이상운동증
- 과민반응 : 부정맥(arrhythmia), 다형성 홍반(erythema multiforme), 스티븐-존슨 증후군(Stevens-Johnson syndrome), 림프절증 lymphadenopathy, 홍반성 낭창(lupus erythematosus), 간염, 혈액 이상(neutropenia, agranuloytosis, aplastic anemia)
- 기타 : 거대적아구성 빈혈(megaloblastic anemia, folate deficiency), 잇몸비후증(gingival hyperplasia), 다모증(hypertrichosis), 내분비계 변화

2) Carbamazepine(Tegretol, Tegretol CR)

(1) 적응증 : 대발작, 부분발작

(2) 성인 용량 : 시작용량 200~400 mg/day, 최대 1,200~1,600 mg/day(일일 2~3회로 분복)

(3) 치료 혈중농도 : 5~10 μg/mL

(4) 부작용

- 과다용량 : 안구진탕, 복시, 구음장애, 졸음, 오심, 구토, 이상운동증
- 과민반응 : 피부발진, 백혈구 감소증, 혈소판 감소증, 간독성

3) Valproate(Depakine, Orfil, Epival, Depakote)

(1) 적응증 : 소발작, 근간대발작, 무긴장발작, 대발작, 부분발작

(2) 용량 : 시작용량 15 mg/kg, 최대 60 mg/kg(일일 2~3회로 분복)

(3) 치료 혈중농도 : 50~100 μg/mL

(4) 부작용

- 과다용량 : 위장관 장애, 졸음, 진전증
- 과민반응 : 간독성, 췌장염, 혈소판감소증
- 기타 : 체중증가, 탈모

4) Phenobarbital

(1) 적응증 : 대발작, 부분발작

(2) 용량 : 5~10 mg/kg in young children 2~5 mg/kg in older children 및 성인(일일 1회 혹은 2회로 분복)

(3) 치료 혈중농도 : 20~40 μg/mL

(4) 부작용 : 진정작용, 기분 및 행동변화, 보행실조, 금단 경련발작

5) Lamotrigine

(1) 적응증 : 부분과 전신 간질의 2차 약제

(2) 용량 : 100~200 mg/day

(3) 부작용 : 발진(스티븐존슨 증후군)

6) Topiramate

(1) 적응증 : 부분발작, 이차성 대발작

(2) 용량 : 25 mg/day로 시작 일주간격으로 증량한다.
유지 용량 200~400 mg/day

(3) 부작용 : 중추신경계 증상(혼돈, 이상생각, 인지기능 저하), 체중감소

7) Levetiracetam
(1) 적응증 : 부분발작, 대발작
(2) 용량 : 성인의 경우 500 mg/d로 시작하여 1~2주 간격으로 500 mg씩 증량하여 1,000~3,000 mg/day 사용
(3) 부작용 : 졸음, 무기력, 어지러움, 행동변화, 정신증상

8) Pregabalin
(1) 적응증 : 부분발작
(2) 용량 : 초기 150 mg/day, 유지 용량 : 150~600 mg/day
(3) 부작용 : 어지러움, 졸림, 보행실조, 체중증가

9) Vigabatrin
(1) 적응증 : 부분과 이차성 대발작
(2) 용량 : 500 mg/day로 시작 일주 간격으로 증량한다.
유지 용량 2~3 g/day
(3) 부작용 : 우울증, 행동장애, 졸음, 비가역적 시야손상

다. 항파킨슨제(Antiparkinson drugs)

1) Levodopa 제제(Madopar(levodopa/benserazide, 200 mg/50 mg))
Madopar HBS(levodopa/beserazide 100 mg/25 mg)
Madopar dispersible(levodopa/beserazide 100 mg/25 mg)
Sinemet(levodopa/carbidopa, 100 mg/25 mg 및 250 mg/25 mg)
Sinemet CR(levodopa/carbidopa, 200 mg/50 mg)
Perkin(levodopa/carbidopa, 100 mg/25 mg 및 250 mg/25 mg)
(1) 용량 : 환자에 따라 차이 있으나 보통 levodopa 50 mg tid로 시작하여 증상 및 경과에 따라 조절한다.
(2) 부작용 : 오심/구토, 식욕부진, 불면증, 환각 등의 정신병증, 기립성 저혈압, 장기 투여 시 운동변동(motor fluctuation) 및 비정상적 불수의적 운동 발생할 수 있음

2) 도파민 효현제(dopamine agonist : ropinirole(ReQuip), pramipexole (Mirapex))
(1) 용량 : 부작용을 피하기 위하여 저용량에서부터 서서히 증량
(2) 부작용 : 오심/구토, 식욕부진, 불면증, 환각 등의 정신병증, 기립성 저혈압

3) Amantadine
(1) 용량 : 100~300 mg/day
(2) 부작용 : 망상피반(livedo reticularis), 발목부종, 혼돈, 환각, 우울증, 불면증, 입마름, 시력장애

4) 항콜린 제제 (anticholinergics : trihexiphenidyl(Artane), benztropine (Cogentin))

(1) 용량 : 보통 trihexiphenidy 2.5 mg bid 혹은 benztropine 1 mg bid로 시작하여 서서히 증량

(2) 부작용 : 입마름, 시력장애, 배뇨장애, 기억력 장애, 혼돈

5) 단아민 산화효소 B 억제제(monoamine oxidase B inhibitor : selegiline(MAOB))

(1) 용량 : 2~4 mg/day

(2) 부작용 : 불면증, 기립성 저혈압

6) Catecho-O-methyltransferase(COMT) inhibitor(entacapone(Comtan))

(1) 용량 : levodopa 제제 투여 시마다 200 mg씩

(2) 부작용 : levodopa 제제의 부작용 증가, 적갈색 소변 변색

라. Dementia

1) Donepezil (Aricept, A-pezil, Aricept Evess)

(1) 용량 : 5 mg hs ⇒ (4~6주 후) 10 mg hs

(2) 부작용 : vivid dream, insomnia (발생 시 아침에 복용), 오심, 구토

2) Rivastigmine(Exelon 1.5 mg, 3 mg, 4.5 mg, patch 9 mg, 18 mg)

(1) 용량 : 1.5 mg bid(식사와 함께) ⇒ (4주 후) 3 mg bid ⇒ (4주 후) 4.5 mg bid
patch 9 mg 1일 1회 ⇒ (4주 후) 18 mg 1일 1회

(2) 부작용 : 구역, 구토, 두통, 불면증

DSM-IV criteria for dementia

The development of multiple cognitive deficits that include memory impairment and at least one of the following :
Aphasia
Apraxia
Agnosia
Disturbance in executive functioning
The congnitive deficits must
Be sufficiently severe to cause impairment in occupational or social functioning
Represent a decline from a previous higher level of functioning
Diagnosis should not be made if the cognitive deficits occur exclusively during the course of a delirium. However, a dementia and a delirium may both be diagnosed if the dementia is present at times when the delirium is not present.
Dementia may be etiologically related to a general medical condition, to the persisting effects of substance abuse (including toxin exposure), or to a combination of these factors.

NINCDS-ADRDA Criteria for AD
Probable AD • Dementia established by clinical examination and documented by mental status scales • Deficits in two or more cognitive domains • Progressive deterioration of memory and of other cognitive domains • No disturbance of consciousness or delirium (the presence of a "clear sensorium") • Onset between ages 40 and 90 • Absence of systemic or other brain disease capable of producing dementia
Possible AD • Atypical onset, presentation, or progression of dementia without known etiology • Presence of a systemic or other brain disease capable of producing dementia but not thought to be the cause of the dementia
Definite AD • Clinical criteria for Probable AD • Histopathologic evidence of AD (autopsy or biopsy)
Unlikely AD • Sudden onset • Focal neurologic signs • Seizures or gait disturbance early in the course of the illness

3. 신경과 검사

가. 전산화 단층촬영(CT) (그림 15-1)

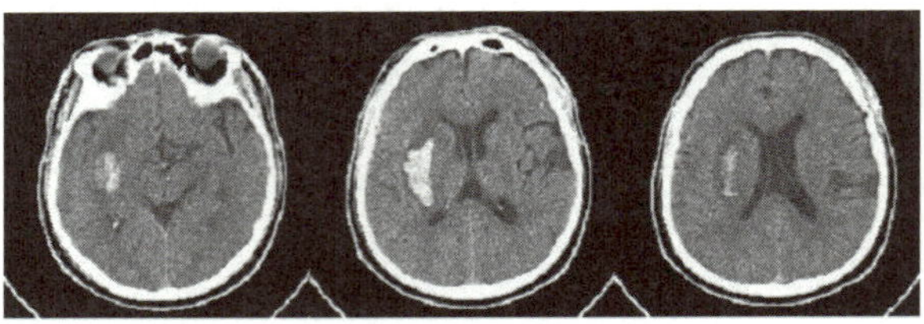

그림 5-1. 전산화 단층촬영

우측 기저핵 부위의 고음영을 보이며, 급성 뇌내출혈을 시사하는 소견이다.

검사 전 환자 및 보호자에게 검사의 목적, 필요성 및 부작용 등을 설명하고 검사 동의서를 받는다. 가능한 부작용은 조영제에 의한 과민반응으로 오심, 구토, 피부발진, 저혈압, 쇼크, 신부전이 있다. 장점은 자기공명영상(MRI)과 비교하여 수가가 저렴하고 급성기 출혈성 병변, 석회화된 병변 등을 잘 볼 수 있다는 것 등이다.

나. 자기공명영상(MRI) (그림 15-2)

인공 심장박동기(pacemaker), 심부 뇌자극술(deep brain stimulation) 등을 시행한 환자에서는 금기가 되며, 체내에 금속성 기구가 삽입된 경우에도 재질에 따라 시행할 수 없는 경우가 있다. 상기한 CT의 장점을 제외한 거의 모든 면에서 CT보다 우수하다.

MR 혈관조영술(MRA, MR angiography)을 통하여 두개내외 동맥혈관의 상태를 평가할 수 있으며 MR 정맥조영술(MR venography)은 두개내 정맥동 혈전(venous sinus thrombosis)을 진단하는 데 도움이 된다.

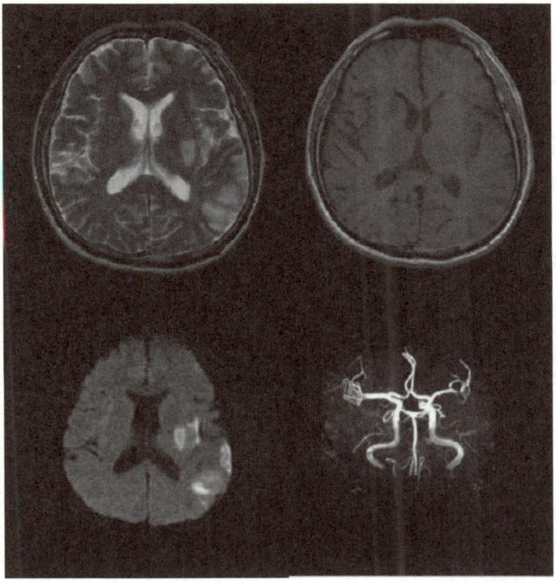

그림 15-2.

(1) T2 강조영상(T2 weighted image)에서 좌측 중뇌동맥(MCA, middle cerebral artery) 영역의 경색을 시사하는 고신호 강도(high signal intensity)가 보인다.

(2) T1 강조영상에서는 같은 부위에 뚜렷한 변화가 없거나 약간 저신호 강도로 보인다.

(3) 확산강조 영상(diffusion MR)은 급성 뇌경색 병변을 민감하게 진단할 수 있다. 특히 초급성기 뇌경색(hyperacute cerebral infarction)에서는 T2 강조영상에서 이상 소견이 나타나기 전에도 이상 소견이 나타나므로 진단에 유용하다.

(4) 자기공명혈관조영술(MRA, MR angiography)은 두개내외의 비교적 큰 혈관 상태를 파악한다. 본 환자의 경우 좌측중뇌동맥 분지의 협착 소견을 보인다.

다. 뇌혈관 조영술(Transfemoral cerebral angiography, TFCA)

1) 검사 시행 전날 검사동의서를 받고 피부 처치(skin preparation)를 한다. 보통 우측 대퇴동맥(요골동맥으로 하기도 함)을 이용하나 경우에 따라 좌측을 이용하는 경우도 있으므로 모든 치모를 다 제거하여야 한다.
2) 전처치(필요시 투약)
   가) Midazolam 2~5 mg, IV
   나) Demerol 25~100 mg, IM or IV
3) 합병증
   가) 뇌색전증 : 기존의 동맥경화 병변에 의해 색전성(embolic) 뇌경색이 발생할 수 있다.
   나) 혈관연축(cerebral vasospasm)
   다) 혈관손상으로 인한 출혈, 혈관 박리(dissection)
   라) 조영제(contrast dye)에 의한 신부전
   마) 천자부위의 피하혈종
   바) 천자부위의 감염, 발열

라. 신경생리검사(Neurophysiologic studies)

1) 뇌파검사(EEG) 각성검사(waking EEG), 수면검사(sleep EEG), 비인두전극검사(nasopharyngeal EEG), 이동식 뇌파검사(portable EEG) 등의 종류가 있다.
2) 근전도, 신경전도검사(EMG, NCV)
   상지, 하지, 상하지, 척추측방근육(paraspinal muscle) 등의 종류가 있다.
3) 유발전위검사(EP study)
   시각유발전위(VEP, visual evoked potential), 체감각유발전위(SSEP, somatosensory evoked potential), 청각유발전위(BAEP, brainstem auditory evoked potential), 운동유발전위(MEP, motor evoked potential)
4) 순목반사(blink reflex)
   안면자극하여 삼차신경(trigeminal nerve)을 통하여 뇌간으로 들어간 전기자극이 안면신경(facial nerve)에 전달되어 눈을 깜빡이게(blink) 되는 반사궁의 기능을 반영하는 검사이다.
5) 반복신경자극검사(Jolly test, repetitive nerve stimulation test)
   중증근무력증(myasthenia gravis), Lambert-Eaton myasthenic syndrome 등 신경근 접합부 질환(neuromuscular junction disorder)의 진단에 유용하다.
6) 경두개 도플러검사(TCD, transcranial doppler)
   뇌혈류검사라고도 하며, 두개 외에서 초음파를 이용하여 뇌혈류를 측정함으로써 비침습적으로 혈관협착 및 기형 등을 진단하는 데 도움을 주는 검사이다.

마. 근 및 신경 생검(Muscle & nerve biopsy)

1) 환자동의 : 검사 목적, 필요성과 시술 과정에 대하여 설명하고 출혈, 감염, 상처, 감각소실(신경 생검의 경우), 동통, 종창 등의 합병증들이 발생할 수 있음을 설명하고 이해시킨다.
2) 생검 후 처치
   가) 2일 후부터 매일 dressing을 해야 한다.
   나) 경구 약물 : 진통제 및 항생제
   다) 1주 경과 후 발사(stitch out)한다.

바. 와다 검사(Wada test)

1) 간질환자의 수술 전 검사 중 하나로 각 대뇌 반구의 언어기능과 기억을 평가
2) 뇌혈관조영술(TFCA)를 시행하면서, sodium amobarbital 70~130 mg을 양측 내경동맥에 차례로 주사하여, 한쪽 대뇌반구의 기능을 일시적으로 정지시킨 후 주사하지 않은 쪽 반구의 언어 기능과 언어적 및 시공간적 기억능력(verbal and visuospatial memory)을 검사한다.
3) 합병증은 TFCA와 동일하며, 추가로 sodium amobarbital에 의한 졸음, 혼돈, 경련발작 등이 있을 수 있다.

4. 응급실 진료지침

가. 일반 사항

1) 모든 응급실 방문 환자들에 대하여 병력 청취, 신경학적 검사를 포함한 이학적 검사와 응급실에서 시행하는 검사실 검사(routine laboratory tests)를 의뢰한다.
2) 모든 경우에서 무엇보다도 먼저 “A”, “B”, “C”를 확인하고 필요시 이를 확보한다(예 : oral airway 삽입, N/S 1l KVO 등).
3) 다음의 경우에는 의무기록, 검사결과를 확인하거나 자세한 병력을 청취하기에 앞서 바로 신경과 담당의를 호출하여 보고한 후 지시에 따라 조치한다.
   가) 급성 뇌졸중 : 갑자기 발생한 신경학적 증상이 주소인 경우로서, 특히 증상 발현후 6시간 이내의 허혈성 뇌졸중의 경우 응급 뇌혈관촬영 및 혈전용해 치료(thrombolytic therapy)를 시행하여야 하는 경우가 있으므로 모든 급성 뇌졸중 환자는 신속히 보고하여야 한다.
   나) 간질중첩증 : 30분 이상 지속되거나, 경련이 멎은 후 의식이 회복되지 않은 상태에서 다시 경련이 발생하는 경우로서 긴급한 경련 조절을 요한다. (Lorazepam 0.1 mg/kg IV → phenytoin 20 mg/kg IV at 50 mg/min → phenytoin 10 mg/kg IV 추가 → phenobarbital or anesthesia with midazolam)
   다) 급성 압박성 척수증(acute compressive myelopathy) : 갑자기 발생하거나 급격히

진행하는 양측 하지마비(paraplegia)나 사지마비(quadriplegia)와 sensory level, 대소변장애, 척수신경근통(radicular pain) 등의 증상이 있는 경우, 단순 X-ray, MRI 등을 신속히 시행하고 필요시 스테로이드 치료 및 응급 decompressive surgery를 요한다. 신속히 환자를 보고해야 한다.

라) 이외에도 혼수, 급속히 진행하는 의식저하나 신경학적 장애를 보이는 환자의 경우, 신속한 응급 처치가 환자의 예후를 좌우하는 경우가 거의 대부분이므로 신경과 담당의에게 지체 없이 바로 보고하여야 한다.

나. 급성 뇌졸중

1) ABC 확인 및 확보(fluid; N/S 1 liter KVO)
2) NPO
3) prn) Foley catheter and L-tube insertion
4) 급성 뇌졸중, 특히 허혈성 뇌졸중의 경우 혈압이 높아도 cerebral perfusion을 고려하여 무리한 혈압조절은 바람직하지 않다. 그러나 systolic BP 200 mmHg, 혹은 diastolic BP 120 mmHg 이상인 경우에는 조절하여야 한다(예 : Labetalol 20 mg iv or Nifedipine 10 mg sublingual).
5) Lab : CBC, electrolyte, BUN/Cr, AST/ALT, glucose, PT/aPTT, EKG, Chest X-ray

다. 간질중첩증 또는 경련발작

1) ABC 확인 및 확보
2) 혈당치 확인
3) 검사실 검사를 위한 채혈 : ABGA, CBC, electrolyte, BUN/Cr, glucose, AST/ALT, ionized Ca, Mg, ammonium, drug monitoring, level of anticonvulsants
4) Thiamine 100 mg IV & 50% dextrose 25~50 mL IV
5) 필요시 lorazepam 0.05~0.1 mg/kg or 3~4 mg IV
6) 기타 검사실 검사 : 소변검사, Chest X-ray, EKG

라. 신경학적 질환에 의한 급성 호흡부전

1) ABC 확인 및 확보 : 필요시 기도 삽관을 시행하되 실패하거나 자신이 없는 경우에는 침착하게 oral airway를 삽입하고 mask를 대고 ambu bagging을 하여 산소를 공급하면서 도움을 청한다.
2) 중증 근무력증(myasthenia gravis), Guillain-Barre 증후군 등이 원인인 경우는 거의 대부분 회복할 수 있는 경우로서 호흡부전 시 응급처치가 환자의 예후를 결정짓는다고 하여도 과언이 아니다.

- 간질 중첩증의 항경련제 약물치료 원칙

First line AEDs of Status Epilepticus
1. Ativan (lorazepam) 또는 Diazepam (valium) • Ativan 2 mg(up to 4 mg) iv • Valium 10~20 mg iv bolus (0.2~0.3 mg/kg) • 특기 : Ativan이 선호된다.
2. Phenytoin • 20 mg/kg loading(no faster than 50mg/min) → additional half loading 10 mg/kg • Maintenance 5 mg/kg(divide #2) • 특기 : 안구진탕, 운동실조
3. Phenobarbital • Initial dose : 30 mg/day • Maintenance dose : 30~180 mg/day (divide #2) • 특기 : 인지기능저하 행동변화, DPH 함께 복용 시 Phenobarbital 농도 증가, 서서히 감량(rebound)
4. Valporate • Initial dose : 400~500 mg/day • Maintenance dose : 500~2,500 mg/day (divide #2~3) • 특기 : Tremor, 비만, 혈소판 감소증
Refractory Status Epilepticus
1. Midazolam(with intubation & ventilator) • Loading : 0.2 mg/kg at 1 mg/min • Maintenance : 0.7~20 μg/kg/min(60 kg일 경우 : 2.5~72 mg/hr) • Clinically/EEG상 seizure가 관찰되면, 최대용량에 이를 때까지 즉시 용량을 올림 • Midazolam tachyphylaxis : after 24~48 hr, increased several-fold to maintain seizure control
2. Pentobarbital(entobar) : C-line insertion • Loading : 10~15 mg/kg at 50 mg/min • Maintenance : 0.5~1 mg/kg/hr • 목표 용량은 EEG상 burst-suppression pattern이 보일 때까지 • Hypotension 발생 시 hydration 및 dopamine으로 교정
3. Propofol

뇌사 판정기준

대한의사협회 뇌사 판정기준(1998. 10)

1. 선행조건
   1) 원인 질환이 확정되어 있고 치료될 가능성이 없는 기질적인 뇌병변이 있어야 한다.
   2) 깊은 혼수상태(deep coma)로서 자발 호흡이 없고 인공호흡기로 호흡이 유지되고 있어야 한다.
   3) 치료 가능한 급성 약물중독(마취제, 수면제, 진정제, 근육이완제 등 기타 독극물), 대사성 또는 내분비성 장애(간성 혼수, 유독성 혼수, 저혈당 혼수, 뇌병증 등)의 증거가 없어야 한다.
   4) 저체온 상태(직장온도 32℃ 이하)가 아니어야 한다.
   5) 쇼크(shock) 상태가 아니어야 한다.

2. 판정기준
   1) 외부자극에 전혀 반응이 없는 깊은 혼수상태
   2) 자발호흡의 비가역적 소실
   3) 양안 동공의 확대고정
   4) 뇌간반사의 완전 소실
      -광반사(light reflex) 소실
      -각막반사(corneal reflex) 소실
      -안구두부반사(oculo-cephalic reflex) 소실
      -모양체척수반사(cillio-spinal reflex) 소실
      -구역반사(gag reflex) 소실
      -기침반사(cough reflex) 소실
   5) 자발운동, 제뇌강직, 제피질강직, 경련 등이 나타나지 않는다.
   6) 무호흡 검사 : 자발호흡이 소실된 이후 자발호흡의 회복가능 여부를 판정하는 임상검사로서 100% 산소(O_2) 또는 95% O_2+5% CO_2를 10분간 인공호흡기로 흡입시킨 후 인공호흡기를 제거하고 100% O_2를 기관내관을 통해 6 L/min로 공급하면서 10분 이내에 혈압을 관찰하고 혈액 $PaCO_2$ 50 torr 이상으로 상승하게 됨을 확인한다. 이 조작으로서도 자발호흡이 유발되지 않으면 호흡정지가 비가역적이라 판정하고 검사가 불충분한 경우나 중단된 경우에는 혈류 검사로 추가 확인해야 한다.

   위의 1) 2) 3) 4) 5) 6)의 검사를 6시간 경과 후에 재확인한다.
   7) 뇌파검사 : 위의 1) 2) 3) 4) 5) 6)의 기준을 재확인 후 뇌파를 1회 이상 검사하여 평탄 뇌파 30분 이상을 확인한다. 단, 뇌파 검사는 자격 있는 뇌파 기사가 정확한 뇌파기준에 합당하게 검사한 뇌파를 신경과 전문의가 판독해야 한다.
   8) 소아에서의 뇌사판정기준은 다음과 같이 한다.
      - 생후 2개월에서 1년 사이의 연령군은 48시간 간격으로 2회의 판정기준 검사와 2회의 뇌파 검사를 해야 하며,
      - 1세에서 5세 사이는 성인에서와 같이 2회의 판정기준 검사와 1회의 뇌파검사를 하되 24시간 간격을 두어야 한다.
      - 6세 이상의 소아는 성인에서와 같다.

3. 뇌사 판정의사(인력)

뇌사 판정의 능력이 있는 신경과, 신경외과 또는 마취과 전문의 중 2인(단, 2인 중 신경과 또는 신경외과 전문의 1인은 필히 포함)과 담당 전문의가 함께 판정한다. 단, 장기이식에 관여하는 의사는 참여할 수 없다.

4. 뇌사 판정 병원의 시설

중환자실과 인공호흡기 및 혈액가스 측정기, 뇌파기, 혈류측정기 등 뇌사 판정에 필요한 시설을 갖추어야 한다.

Chapter

16 피부과

1. 수련목표

가. 일반 목표

피부과적 질환에 대한 전반적인 이해

나. 구체적 목표

흔히 보는 피부질환의 진단과 치료에 필요한 기초적 지식의 습득, 피부과학적 검사의 적용 및 해석능력 배양, 수기의 숙달

2. 필요한 기본수기

가. 피부 생검(Skin biopsy)

국소마취 후 punch 혹은 외과용 메스를 사용하여 피부의 소절편을 적출한 후 H&E 염색을 하여 조직소견을 관찰한다. 필요에 따라 특수염색검사, 면역조직화학검사, 면역형광검사 및 전자현미경검사가 필요하기도 하다.

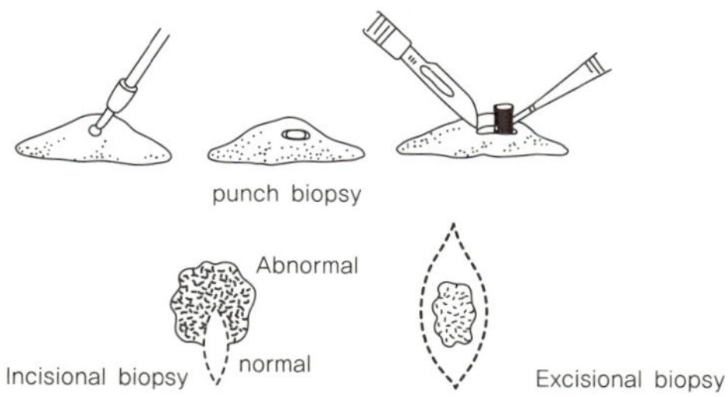

나. 미생물학적 검사

1) 진균

(1) 직접도말검사(KOH direct smear) : 병변에서 채취한 인설에 10~30%의 KOH 용액을 떨어뜨린 후 커버유리로 덮고 알코올 램프로 적당히 가열한 후 5분 정도 있다가 현미경 시야에서 균사 또는 포자를 찾아낸다.

(2) 진균배양방법(Fungus culture) : 적절한 배지(주로 Sabouraud 배지)에 배양하여 실온에서 일주일 이상 지난 후 육안 또는 현미경으로 관찰한다.

2) 세균

배양검사 및 항생제 감수성 검사, Gram 염색

과별 진료지침

3) 첩포시험(Patch test)

알레르기성 접촉피부염의 원인 물질을 찾아내기 위한 검사 방법으로 의심스러운 물질이나 발생빈도가 높은 항원물질을 환자의 등에 부착시킨다. 48시간 후에 첩포를 떼어 내고 30분 정도 지난 후 홍반, 구진, 부종 및 수포가 발생하는지 여부를 관찰한다. 48시간 후 한 번 더 결과를 판독한다. 주로 종이반창고에 부착된 Finn chamber를 많이 이용한다.

4) 피내검사(Intradermal test)

히스타민, 투베르쿨린 등을 적당량 진피내 주사하고 반응을 관찰한다. Pathergy test도 해당된다.

5) 소파검사(Scratch test)

두드러기 등에서 원인물질을 찾아내기 위한 검사로 정상피부에 의심되는 항원을 떨어뜨리고 소파하여 15분 후 팽진이 발생하면 양성 반응이다.

6) 압시경 검사(Diascopic examination)

투명하고 얇은 판으로 병변을 눌러서 병변을 관찰하는 검사. 자반성 병변의 경우 변화가 없다.

7) 우드등 검사(Wood's lamp)

365 nm의 파장을 통과시키는 필터가 부착된 자외선 등으로 병변을 조사하면 두부백선, 전풍, 홍색음선, 포르피린증 등에서 특징적인 형광이 나타나며 백반증에서는 병변이 뚜렷하게 정상 피부와 대비되어 나타난다. 기미에도 이용한다.

8) 피부묘기증 검사(Dermographism)

정상피부를 끝이 둔한 기구로 일정한 압력으로 긁어서 팽진의 발생유무를 관찰한다.

9) Nikolsky 징후

손가락 혹은 설압자로 환자의 피부에 압력을 가하여 밀면 표피와 진피 사이 혹은 표피 내에서 층이 분리되는 현상을 말한다. 천포창에서 볼 수 있다.

10) Tzanck 도말검사

수포의 덮개를 제거한 뒤 외과용 메스로 수포의 바닥을 긁어서 유리 슬라이드에 도말하고 Wright, Giemsa 염색법으로 염색하여 현미경으로 관찰한다. 바이러스 질환인 경우 봉입체와 거대세포가 발견되고 천포창인 경우 극세포해리 세포가 발견된다.

3. 흔히 사용하는 약물의 용량 및 주의점

가. 항히스타민제

1) Sedating antihistamines : 부작용; 졸음, 두통, 구갈, 위장증상, 시각장애
   Chlorpheniramine maleate(1 T = 2 mg); 4 mg × 2~4회/일
   Pheniramine maleate(1 A = 45.5 mg); IM, IV 15~30 mg/회
   Hydroxyzine(1 T=10 mg); 10~20 mg × 2~3회/일
2) Non-sedating antihistamines : **부작용 : 두통, 졸음**
   Cetirizine(1 T=10 mg); 10 mg × 1회/일; 노인 및 간, 신장 손상시 주의
   Ebasine(1 T=10 mg); 10 mg × 1회/일
   Loratadine(1 T=10 mg); 10 mg × 1회/일; 간손상, 수유시 주의
   Fexofenadine(1 T=180 mg); 180 mg × 1회/일

나. 부신피질 호르몬제

1) **전신투여; 금기** : 전신 진균증, 결핵, 소화성 궤양, 단순포진성 각막염, 녹내장 등.
   Prednisolone(1 T = 5 mg); PO 5~60 mg/일; Methyl-prednisolone (Methysol); IV 40~60 mg q6 hr~q24 hr Hydrocortisone succinate(Cortisolu); IV 100 mg/8 hr, 필요시 추가
2) **국소도포 ; 금기** : 피부결핵, 단순포진, 대상포진, 수두 등
   Clobetasol 17-propionate(Dermovate)
   Prednicarbate(Dermatop)
   Desoxymethasone(Esperson)
   Prednisolone valerate(Lidomax)
   Diflucortolone valerate(Difuco)

4. 진료 지침

가. 피부증상(Symptom)

1) 소양감/가려움증(Pruritus, Itching) : 피부를 긁거나 문지르고 싶은 충동을 일으키는 불유쾌한 감각을 말함
2) 동통(Pain)
3) 작열감(Burning sensation)
4) 아린감(Tingling)/지각탈실(Numbness)
5) 의주감(Formication) : 개미가 기어가는 듯한 느낌
6) 지각감퇴(Hypoesthesia)/지각과민(Hyperesthesia)
7) 무감각증(Anesthesia)

나. 피부증후(Sign)

1) 원발진(Primary lesion) : 피부 질환의 초기 병변을 말하며 다음과 같은 종류가 있다. 반점(macule), 구진(papule), 결절(nodule), 종양(tumor), 팽진(wheal), 소수포(vesicle), 대수포(bulla), 농포(pustule)
2) 속발진(Secondary lesion) : 원발진이 계속적으로 진행되거나 회복과 외상, 그 밖의 외적요인에 의해 변화된 병변.
   예) 인설(scale), 찰상(excoriation), 균열(fissure, crack), 가피(crust), 미란(erosion), 궤양(ulcer), 반흔(scar), 위축(atrophy), 태선화(lichenification)

다. 진단

1) 병력
   - 환자의 연령, 성별, 인종
   - 과거력
   - 가족력
   - 직업, 취미
   - 내원전 치료 유무(치료 방법)
   - 발병기간
   - 발진과 자각증상
   - 전신적 증상(Systemic symptom)

2) 이학적 검사
   - 발진의 분포와 위치
   - 병변의 형태적 특징(종류, 형태, 배열)
     예) annular, circinate, polycyclic, linear, targetoid, serpiginous, imbricated, vegetating, verrucous 등 병변의 시간에 따른 변화

라. 치료

1) 국소치료
   가) 국소치료의 일반원칙
      (1) 병변의 심한 정도, 부위, 범위 등에 따라 국소치료제가 결정되어야 한다.
      (2) 습한 병변은 건조시키고 건조한 병변은 보습이 되도록 한다.
   나) 국소치료제의 종류
      (1) 수성치료(Hydrotherapy)
         (가) 종류
            ① 습포(Wet dressing) : 3~5겹의 깨끗한 면포에 사용하려는 용액을 적셔서 환부를 덮고 물기가 마르지 않도록 하고 15~20분간 계속한다.

횟수는 병의 정도에 따라 다르며 급성기에는 1일 3~5회 시행하며 좋아지면 횟수를 줄인다.

② 침적(Soak) : 큰 용기에 약물을 넣고 환부를 담그는 방법으로 손, 발의 병변에 널리 사용된다.

③ 목욕(Bath) : 병변이 광범위하고 삼출성이 심하지 않은 경우에 사용한다.

(나) 작용

① 청결 및 냉각작용

② 항소양 및 진통작용

③ 항염증작용

④ 연화작용

⑤ 건조작용

(다) 적응증 : 삼출성이거나 급성 염증이 심할 때 적용된다.

(라) 사용되는 용액 : 물, 생리식염수, Aluminum acetate 용액(Burow 용액 1:10~1:40), 과망간산칼륨용액($KMnO_4$ solution; 1:4,000~1:10,000)

(2) 분말(Powder) : 흡습제로 작용하여 병변을 건조시키고, 침연과 마찰로부터 보호해 주며 간찰부의 병변에 사용된다.

(3) 로션(Lotion) : 분말의 수중현탁액(suspension)

(4) 연고(Ointment) 및 크림(Cream) : 만성, 건성, 인설성, 가피성 발진 혹은 비후된 병변에 사용

다) 국소치료의 효과를 항진시키는 방법

(1) 밀폐도포법(Occlusive Dressing Technique, ODT) :

(2) 병변 내 주사(Intra-lesional injection) :

국소도포로 효과가 없을 때 병변 내에 직접 주사하는 방법이다. 가장 흔히 사용되는 스테로이드제는 triamcinolone acetonide 현탁액(2.5~40 mg/mL)이다. 전신적인 부작용이 비교적 적어 만성 피부병에 많이 이용되나 부작용으로 피부의 위축이 올 수 있으므로 농도, 간격, 주사부위 및 깊이 등을 조절하여야 한다.

2) 전신적 치료

가) 스테로이드제

(1) 종류

(가) 작용시간에 따라

① Short-acting(24~36시간) : Cortisone, Cortisol (hydrocortisone), Prednisone, Prednisolone, Methylprednisolone

② Intermediate-acting(48시간) : Triamcinolone

③ Long-acting(48시간 이상) : Betamethasone, Dexamethasone

(나) 강도에 따라

Drug	Equivalent dose(mg)
Cortisone	25
Cortisol(Hydrocortisone)	20
Prednisone, Prednisolone	5
Methylprednisolone, Triamcinolone	4
Betamethasone	0.6
Dexamethasone	0.75

(2) 금기

① 절대 금기 : 눈의 단순포진, 결핵

② 상대적 금기 : 급 · 만성 감염, 임신, 당뇨, 고혈압, 소화성 궤양, 골다공증

(3) 부작용 : 비만, 팽창 선조, 피부 출혈, 고혈압, 쿠싱 증후군, 창상 치유 지연, 당뇨 악화, 감염 증가, 녹내장

나) 항진균제

(1) Itraconazole(Sporanox)

(2) Terbinafine

(3) Fluconazole

(4) Amphotericin B

(5) KI(Potassium iodide)

다) 항히스타민제

(1) 종류

① H1 차단제 : Chloropheniramine, Hydroxyzine(Ucerax/Adipam), Fexofenadine(Allegra), Astemizole(Hismanal), Clarityne(Loratadin), Cetrizine(Zyrtec)

② H2 차단제 : Cimetidine

라) 기타

(1) Acyclovir, Famciclovir, Valacyclovir, Penciclovir : 단순 포진, 수두, 대상 포진

(2) Methotrexate : 심한 농포성 건선, 건선 관절염

(3) Synthetic retinoids : Acitretin(Neotigason), Isotretinoin (Roaccutane)

3) 광선치료

Excimer laser와 Narrow-band UVB : 건선, 백반증, 균상식육종 등에 사용한다.

4) Curettage

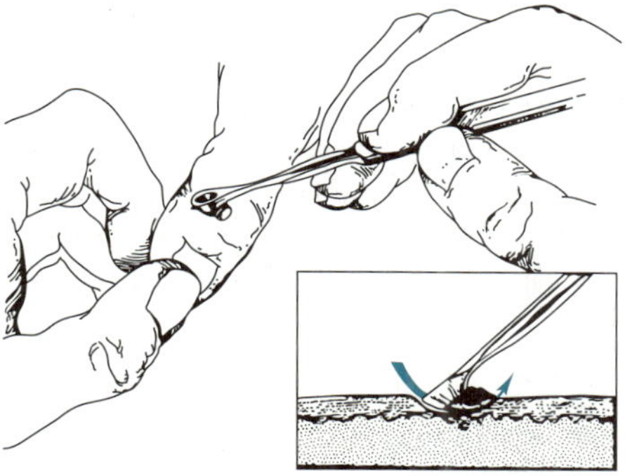

Curettage technique.

5) 전기 외과술(Electrosurgery)

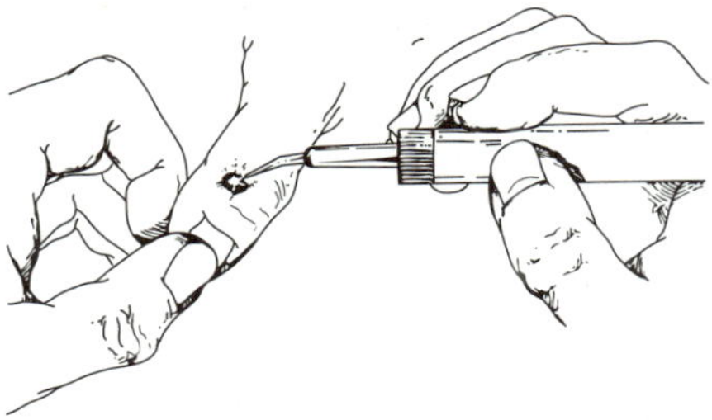

Electrosurgical technique.

가) 전기응고법(Electrocoagulation) : 열에 의해 좀더 심한 조직파괴 유도

나) 전기소작술(Electrocautery) : 전류에 의해 발열된 금속을 조직에 접촉시켜서 열로 조직을 파괴하는 치료법

6) 냉동치료(Cryotherapy)

급속한 냉동에 의해 조직을 괴사시켜 병변을 치료하는 방법, 액체질소(Liquid nitrogen)가 가장 많이 이용되는 냉동제로 비등점이 −195.6℃이다.

(1) 면봉법(Cotton swab)

(2) 냉동 분무법(Cryospray) 적용질환 : 사마귀, 광선각화증, 지루각화증, 켈로이드 등

7) 레이저 요법(Laser therapy)

LASER : Light Amplification by Stimulated Emission of Radiation

가) CO_2 laser와 Erbium-Yag laser : 80% 이상의 물로 구성된 피부조직에 흡수되어 기화현상이 일어나 조사부위의 조직이 파괴된다. 점, 양성, 악성 종양의 무혈적 절개와 사마귀 등의 제거, 파인 흉터의 박피술 등에 사용된다.

나) Dye laser : 유기색소를 레이저 매질로 사용하여 치료하고자 하는 병소의 흡수 파장에 일치하는 파장을 방출하는 광선을 만들어 선택적으로 병소를 파괴한다. 화염상 모반이나 혈관종 같은 혈관성 병변의 치료에 사용 된다.

다) Nd : YAG laser : 1,064 nm와 532 nm로 Q-switched mode(10~30 nsec의 아주 짧은 시간)로 조사함으로써 오타 모반, 문신 같은 색소성 피부 질환의 치료에 사용

라) Q-switched Alexandrite laser : 검버섯, 흑자, 문신과 오타씨 모반과 같은 색소성 피부 질환의 치료에 사용 된다.

마) IPL(intense pulsed light) : 각종 피부미용 목적으로 사용된다.

바) Excimer laser : 308 nm 파장을 방출하는 레이저로 건선과 백반증 등의 치료에 사용된다. 정상 피부에는 조사하지 않고 병터 부위만을 치료할 수 있고, 자외선 기구로 치료하기 힘든 부위에 고출력의 자외선을 조사할 수 있다.

8) 수술(Surgery)

가) 모스 수술(Mohs surgery) : 피부 종양을 제거하는 전문화된 수술로, 현미경으로 피부 종양의 경계를 관찰하면서 피부 종양을 절제하는 수술. 피부암의 치료율을 높이고 재발을 줄일 수 있고, 미용적으로 정상 피부의 손상을 최소화할 수 있다.

나) 광범위 절제술(Wide local excision) : 외과적 수술 방법 중 하나로, 피부 종양을 중심으로 경계에 있는 정상 조직을 포함하여 병변을 절제하는 수술. 피부암의 완전한 제거와 동시에 전신적인 부작용을 최소화할 수 있다.

다) 일차 봉합(Primary closure) : 다른 시술 없이 즉시 봉합을 시행하는 것. 수술 범위가 작아 주변 조직의 변형 없이 봉합이 가능할 때 시행한다.

라) 피판술(Flap) : 피부 결손부 주위의 자가 조직을 이용하여 재건하는 것. 결손 부위 주변 피부를 절제하되 혈관은 그대로 유지한 상태로 당겨와 봉합하여 결손 부위를 채운다.

마) 피부 이식술(Graft) : 피부 결손부에 자신의 피부를 이식하는 것. 결손 부위와 별개의 위치에서 피부를 채취하여 결손 부위에 봉합하여 결손 부위를 채운다.

5. 피부과 응급환자 진료지침

가. 대상포진(Herpes zoster)

1) Acyclovir 800 mg × 5회 PO for 7 days
   or Famciclovir 250 mg × 3회 PO for 7 days
2) 미지근한 물로 15~20분간 하루에 4~5번씩 습포
3) 습포 후 Silvadine이나 Bactroban 연고를 하루 4~5번 국소도포
4) 동통이 있을 때 진통제 투여
5) 입원치료(for Acyclovir IV treatment for 7 days) 혹은 외래 추적관찰

나. 두드러기(Urticaria)

1) Hydroxyzine 10~20 mg × 2~3회/일 PO for 1~3 days
   or Loratadine, Cetirizine, Ebastine 10 mg × 1회/일10 mg #1 PO for 1~3 days
2) Pheniramine maleate(avil) 1 ample(1 A=45.5 mg) IM
3) 1 : 1,000 Epinephrine HCl(0.2~0.5 mL) 피하주사(repeat q15 to 30 minutes as need in severe case and angioedema)
4) 응급구조 키트 준비(후두부종 발생 시)

다. 봉와직염(Cellulitis)

1) 기본검사실 검사
2) 세균배양 및 항생제 감수성 검사
3) 체온이 38℃ 이상 상승 시 혈액배양 검사 3회 시행
4) 항생제 투여 : 전신 및 국소도포
5) 입원 혹은 외래 추적 관찰

라. 약진(Drug eruption)

1) Prednisolone 40 mg IM
2) Pheniramine maleate 1 amp IM(소양증 심할 때)
3) Loratadine(clarityne) or Cetirizine(zyrtec) 10 mg × 1 P.O for 1~3 days
4) Prednisolone 30~60 mg PO for 1~3 days
5) 국소도포제 :
   Desoxymethasone; 체간 및 사지(심한 부위)
   Prednisolone valerate acetate, Prednicarbate
   Prednisolone or Hydrocortisone cream – 얼굴, 간찰부, 어린이
6) 자세한 과거력 조사(약물복용 등)
7) 입원 혹은 외래 추적 관찰

마. 전신성 접촉 피부염(Systemic contact dermatitis)

예) 옻닭

1) **치료** : 약진에 준해서 치료한다.

참고문헌

1. Arndt KA, Bowers KE : Manual of Dermatologic Therapeutics. 8 th ed.
2. 대한피부과학회 : 피부과학. 6판. 대한의학서적, 2014.

17 외과

1. 수련목표

가. 일반목표

외과의 기본적인 술기 및 지식을 습득하고, 의사로서의 인격 및 자질을 갖춘다.

나. 구체적 목표

1) 일반적 수술 전, 후의 처치를 숙지한다.
2) 각 장기별 수술 전, 후의 처치를 이해하고 숙지한다.
3) 외과적 기본술기를 익힌다.
4) 외과적 창상관리에 대한 지식을 습득하고 실행할 수 있는 능력을 갖춘다.

2. 일반외과 order 체계

가. 기본원칙

1) 수술 전 8시간 NPO 및 bowel preparation을 원칙으로 하지만 개복수술이 아닐 경우 NPO로만 가능함. 단, colorectal cancer는 preop. 1일 전에 bowel preparation 시작함.
2) 수술 부위에 따라 적절한 antibiotics를 사용한다.
3) 기저질환이 있는 경우 special study

   예 MI, CHF : thallium scan, echocardiogram, pulmonary function test
4) 각 과별 지침에 따라 차이는 있으나 최근 경향은 gas out 여부와 관계없이 조기에 식이를 진행하는 추세이다. 예를 들어 대장항문외과 elective colon surgery 경우 수술 6시간 후 SOW, POD #2일 LD, POD #3 SD 진행이 가능하다. 그러나 응급 수술, 수술 전 장폐색 여부, 장문합 누출 고위험 환자 등의 수술장 소견에 따라 diet의 진행은 surgeon의 판단과 결정에 따라 다를 수 있다.
5) Major op.후 필요에 따라 추적 computed tomography 등 evaluation할 수 있다.
6) 수술의 예상되는 출혈량 등을 고려하여 혈액형 검사, crossmatching or cross-matching, antibody screening을 시행하고 필요에 따라 pRBC와 FFP 등의 수혈제제를 준비한다.
7) NPO시 fluid electrolyte 등 I/O를 충분히 고려하여야 하며, 이때 fever 유무, op.의 시간 및 크기, 체중 등을 고려하여 세심한 order가 필요하다.
8) Major op. 후 꼭 Lab. 특히 Hb, electrolyte 등을 추적검사하여, 적절한 조치를 취해야 한다.
9) skin preparation : 수술부위 고려

나. 주요 질환별 중점사항

1) Breast Ca.

가) 수술 전; Mammography, breast US, CA15-3, 필요시 bone scan, chest, abd/pelvic CT, PET-CT 등

나) 수술 위한 procedure : 감시림프절 생검술 시행 여부, sono/mmg needle localiation 필요 여부 확인

다) 수술 후 : Stage, estrogen receptor, progesterone receptor, menstruation 유무 등에 따라 chemotherapy 또는 hormonal Tx 결정

2) Thyroid Ca.

가) Thyroid function test, thyroid US, thyroid scan, 필요시 aspiration cytology

나) Hyperthyroidism은 수술 전 Lugol solution 투여

다) 수술 후 ionized Ca/total-Ca, hoarseness, 특히 수술 후 출혈에 각별한 주의 요함

3) Stomach Ca.

가) CT(2개월 이내), Gastrofibroscope(GFS), endoscopic biopsy, tumor marker (CEA, CA19-9, CA72-4 중 2개 항목)

나) 개복 수술의 경우 gas out 또는 active bowel movement 있으면 시작하며, 복강경 수술은 POD #1 저녁부터 LD 를 시작한다.

4) Colorectal Ca.

가) CT, Colonofiberscope(CFS), CEA, MR (rectal cancer)

나) Gas out 여부와 관계없이 조기에 식이 진행하고, 문합부 누출의 위험이 높은 경우 장루를 형성한다.

5) Hepatoma와 Biliary Ca.

가) CT, Liver MRI, GFS, indocyanine green(ICG), AFP, CA19-9, CEA, HBV viral markers, angiogram, ERCP 등이 경우에 따라 필요함

나) Transarterial chemoembolization(TACE), portal vein embolization (PVE), PTBD 등도 필요하기도 함

다) 일부 환자들의 경우 central total parental nutrition(TPN) 과 ICU care 요함

3. 진료 지침

가. 수술 전 처치

1) 일반적 처치

가) 수술 전 기본검사

CBC, U/A, Chest PA, EKG, Chemical battery, Electrolyte battery, PT/aPTT, ABO/RH, 60세 이상은 폐기능검사, ABGA 추가

나) 타과의뢰서

동반되는 질환이 있는 경우, 진단적 검사 및 위험도 평가를 하고 적절한 처치를 함

다) 혈액준비

다량의 출혈이 예상되는 경우, 수술 전날 오전에 혈액을 예약

라) Skin preparation과 목욕 : 수술 전날

복부수술 : 젖꼭지에서 치골상부까지

대장항문 수술 : 항문주위 수술이 예상되면 회음부 및 항문 주위

기타 : 수술부위에 준함

마) 혈관확보

모든 수술 전 환자는 18G 이상의 바늘로 혈관 확보

바) 수술서약서

반드시 주치의가 받을 것

사) Levin tube (Nasogastric tube)

개복술 및 복강경 수술 환자의 경우 필요시 수술장에서 마취 유도 후 #16, #18 중 적절한 것으로 삽입

아) Foley catheter

수술 당일 수술장에서 마취 유도 후

적응 : 장시간의 수술

수술 중 소변량 측정

요관, 방광, 요도의 손상위험이 있을 때

수술시야 확보를 위한 방광감압

자) Bowel preparation

각 part에 맞게 시행한다.

2) 장기별 처치

가) 위 수술

(1) 관장 처치법 : 전날 점심까지 유동식, 자정까지 물 섭취 가능, 자정부터 금식

(2) skin preparation

나) 대장항문 수술(수술자에 따라 다르다)

(1) 수술 전날 오후 Picosolution 1 bottle(170 cc)을 두 번에 나누어 복용한다.

(2) Bowel obstruction이 있는 경우 일반적으로 bowel prep.은 시행하지 않는다.

(3) Levin tube는 장폐색 경우 외에는 사용하지 않는다.

(4) 수술시 양성 항문질환 환자의 경우 Jack-Knife position, 에스결장, 직장수술이나 복회음부 절제술의 경우는 Lithotomy position을 취한다.

다) 간담도계 수술

(1) 복강경 담낭절제술(LC=laparoscopic cholecystectomy)

① 황달의 병력이 없는 경우 초음파 또는 CT 시행

② 총담관담석이 있는 경우 우선적으로 ERCP를 시행하여 담석을 제거하고 수일 후 복강경 담낭절제술(LC)을 시행

③ Midnight NPO

④ ENBD가 있는 경우 수술 중 또는 수술 후 담도조영술(op. cholangiogram)을 시행하고 이상이 없으면 수술 후 1~2일째 제거한다.

⑤ 수술 다음날부터 식사 시작

(2) 간질환

① ICG R15(Indocyanine green 15분 정체율) : ICG를 정맥주사하여 15분 후 혈중에서 얼마나 남아 있는지를 알아보는 검사법으로 간의 혈류량을 반영하고, 이는 간 예비능의 비교적 객관적인 평가법이 된다. 혈중제거율 곡선을 구하여 계산하기 때문에 1분 이내의 오차로 정확한 시간에 채혈을 하는 것이 필수이다. 10% 이내이면 정상이고 간우엽절제가 가능한 간 예비능이라고 본다. ICG test 방법은 시약을 한쪽 팔에 주입한 후 반대쪽 팔에서 5분, 10분, 15분 간격으로 채혈한다.

② 관장 처치

– 없음

③ 수술 당일 수술장에서 마취 유도 후 Levin tube와 Foley catheter를 삽관한다

④ 간우엽절제나 간우후구역절제가 예정된 경우에는 수술장에서 베타딘으로 우측 등도 같이 닦은 후 draping한다.

⑤ PTBD가 설치된 경우 빠지지 않도록 주의해서 베타딘으로 닦는다.

(3) 췌장 및 담도계

① 관장 처치

– 없음

② Levin tube, Foley catheter 삽입

③ PTBD가 설치된 경우 빠지지 않도록 주의해서 베타딘으로 닦는다.

라) 유방수술

(1) 유방촬영상(mammogram)과 초음파 사진을 정확히 확인하고 종양의 위치를 확인, 환자에게 수술부위 위치표시를 한다.

(2) 유방암 수술의 경우 감시림프절 생검술 여부를 판단하여 RI injection을 준비한다.

(3) 수술을 받는 쪽의 겨드랑이 털이 깨끗이 제거되었는지 확인한 후 수술받는 유방과 같은 쪽의 팔을 옆으로 벌려 arm-boarder에 고정한다. 수술 병변의 영상(mmg, sono) PACS view를 수술장에 띄워둔다.

(4) microcalcification 병변의 경우 specimen mmg를 촬영하여 병변 포함을 확인한다.

(5) 수술 후 BCO의 경우 메딕스 거즈만 부착하고 MRM은 Peha-haft를 이용하여 수술 부위가 충분히 압박되도록 감아준다. 또 JP 배액관을 환자에 부착시켜 떨어지지 않도록 고정한다. Benign mass excision의 경우(혹은 cancer 수술 후 drain 없는 경우) wound는 surgi-bond로 dressing 한다.

마) 혈관수술

(1) 수술 전 준비

① 복강 내 혈관수술을 위한 관장처치
수술 전날 중식 SD 이후 Picosolution 2 BTL 복용

② 수술부위에 따른 skin preparation.

③ 마취 유도후에 L-tube와 Foley catheter를 삽입한다.

④ 수술 전 crystalloid 용액으로 충분히 수액을 공급한다.

(2) 수술 후 처치

① 생리식염수, crystalloid 용액, 5% 포도당으로 수액공급

② 중심정맥압(CVP), 소변량 측정

③ 걷기 운동을 조기에 시킨다.

④ 예방적 항생제는 3일간 투여

(3) 복부 대동맥류 파열

① 생명유지에 필요한 최소한의 처치와 주사 혈관확보, 수혈에 필요한 혈액 채취만 시행 후 빨리 수술장으로 이송한다.

② 심전도, A-line 확보, Levin tube, Foley catheter 삽입

(4) 급성 동맥 색전증과 혈전증

① 혈관 조영술 : 진단과 동시에 balloon angioplasty 및 stent insertion 등의 치료가 가능하다.

② 색전증(embolism)
사지의 갑작스런 통증

파행(claudication)의 전 병력이 없음
심부정맥의 병력, 승모판 협착증, 심근경색의 병력

③ 혈전증(thrombosis)
사지의 감각이상이 점진적으로 온다.
파행의 병력이 있음
부정맥, 판막질환보다 심근경색 및 협심증의 기왕력이 있는 경우가 많음
반대쪽 사지에 박동이 약하거나 없음

④ Heparin 치료
- low molecular heparin이나 conventional heparin 12 unit/kg/hr 정맥주사

⑤ 수술 후 Heparinization과 경구 항응고제 투여

바) 갑상선 수술

(1) 어깨 아래에 환자의 체형에 따라 방포의 두께를 적절히 조절하여 접어 깔아서 반쯤 세운 자세를 만든다.

(2) 목은 과신전시킨다.

(3) DTG(diffuse toxic goiter)수술
갑상선 기능을 정상(euthyroid state)으로 만든다.
수술 전 10일간 Lugol 용액 사용
심한 빈맥 시 propranolol 사용

사) 복강경 수술

(1) 기본적인 검사시행

(2) 금식 및 관장여부는 각 수술에 따라 다름

(3) skin preparation
타수술과 동일하나 복강경 탈장수술시 치골부위 음모는 깎지 않는다.

(4) L-tube, Foley catheter는 수술장에서 마취한 후 필요한 경우에만 삽입한다.

(5) 환자의 자세는 앙와위에서 양팔을 벌리지 않고 몸에 붙이는 tuck-in 자세를 취한다.

아) 소아 외과 수술

(1) 수술에 따라 bowel-prep이 다르므로 회진시 환자별로 필요한 사항을 숙지하고 준비한다.
장루를 가지고 있는 환아 및 till-clear enema의 경우 더욱 주의가 필요하며 애매한 사항은 반드시 주치의 혹은 수석전공의와 상의한다.

(2) 환자의 연령에 따라 필요시 수술장 입구 혹은 준비실에서 sedative drug를

우선 투여 후 입실한다.

(3) 마취 유도 중 환아의 낙상에 특히 주의하며, 수술에 따라 intubation 혹은 line-insertion 이후 적절한 position을 잡는다.

(4) 수술 종료 후 환아 퇴실 시까지 환아 곁을 떠나서는 안되며, 반드시 난간 안쪽에 쿠션이 달린 bed-car를 이용하여 안전하게 환아를 이송한다.

나. 수술장에서의 역할

1) 환자를 수술대에 옮길 때 환자 이동용 bed-car를 반드시 고정하며, 마취 유도 시 환자를 EB 등으로 고정하며 낙상에 주의

2) 수술시 환자 자세

가) 앙와위(supine) : 대부분의 개복술

나) Lithotomy : 저전방위 직장수술, 복회음부 수술, 항문수술 일부

다) Jack-knife position : 항문수술 대부분

라) Trendelenburg : 두경부수술, arm protector 준비

마) Prone : 얼굴과 가슴, 뼈 돌출부에 cushion 준비

3) 무균적 처치(Aseptic technique)

4) 수술기구 명칭 및 용도 숙지

5) 피부봉합법과 결찰법(tie) 숙지

6) 수술이 끝나면 환자를 이동할 준비하고, 환자를 주치의 및 마취의와 함께 회복실로 옮긴 후, 활력징후(vital sign) 및 호흡, 의식회복 정도를 측정하고, 필요시 채혈 및 기타 처치를 시행한 이후에 환자 곁을 떠난다.

7) 조직표본 및 가검물의 접수 : 반드시 수술 즉시 처리한다.

다. 수술 후 환자관리

1) 통증관리

- 일반적인 진통제 Tridol : Tramadol 50 mg/Amp Tarasyn : Ketorolac 30 mg/ml/Amp Demerol : pethidine 50 mg/Amp(마약처방)
- 경막외 마취(Epidural catheter) 사용 : 마취과에서 관리함
- IV PCA(intravenous patient-controlled analgesia) : 환자 자신이 통증이 있을 시에 자발적으로 스위치를 눌러서 진통제를 투여하는 기구로, 일정 양 이상으로는 투여되지 않도록 조절되어 있다.

2) 호흡관리

가) 목적 : 무기폐, 폐렴 등을 방지

나) 방법 :

(1) 수술 전 교육과 2주 전부터 금연

(2) semi-Fowler's position : 폐기능의 FVC 증가
(3) 가습(cold humidification) : 기관지 분비물 배설 촉진
(4) 심호흡 : 가장 중요
(5) 큰 기침
(6) 흉부 물리치료 : 손바닥 또는 진동기(vibrator)로 가슴과 등을 두들김
(7) inspirometer 사용 : 수술 전부터 사용 방법을 교육시킨다.

다) 점액분해제
라) 특히 주의를 요하는 경우 : 비만, 고령, 만성 폐질환 등
마) 간절제나 위전절제 등의 일부 예에서는 하루 내지 이틀 후부터 실시한다.

3) 걷기운동(Ambulation)

가능한 빨리 시작할수록 호흡관리에 도움을 주고 심부 정맥혈전(deep vein thrombosis) 등이 생기지 않는다.

라. 외과적 창상관리

1) Dressing의 목적

가) 창상의 감염여부 및 상태확인 : 발적, 발열, 압통, 부종, 농배출
나) 창상의 보호
다) 분비물 제거

2) Occlusive dressing

수술직후의 모든 창상은 occlusive dressing이 원칙이며, 피부상피화(epithelialization)는 수술 후 24~48시간 후에 이루어지므로, 이때까지 외부감염으로부터 창상을 보호한다. 거즈가 젖지 않는 한, 상피화된 후 거즈를 교체하며, 그전에 거즈가 분비물로 젖으면 occlusive dressing을 다시 한다.

3) Soaking

오염창상에서 균의 수를 줄이고, 조직의 혈액공급을 좋게 하며, 육아조직의 증식을 위해 1% betadine이나 식염수 거즈를 느슨하게 packing 한다. 때로는 마른 거즈로 할 때도 있다. 가장 중요한 것은 자주 거즈를 갈아주는 것이다.

4) 배농의 관리

- 배액관(drain)은 빠지거나 들어가지 않게 안전핀이나 피부에 꿰매어 둔다.
- 매일 배액관을 조금씩 뺄 때는 반드시 안전핀을 해둔다.
- 주요 창상과는 분리하여 관리한다.
- 체외에서 거꾸로 감염되는 것(ascending infection)의 방지를 위해 거즈가 젖으면

즉시 다시 한다.

마. 화상의 치료

1) 원인에 따른 분류

가) scald burn

나) flame burn

다) contact burn

라) electrical burn

마) chemical burn

2) 조직손상의 깊이에 따른 분류

가) 1도 화상

(1) 3~6일 내 자연치유

(2) 표피층만 손상된 것으로 수액공급 시 고려 안함(태양 자외선에 의한 화상)

나) 2도 화상

(1) 표재성의 경우 10~21일에 치유

(2) 심부성이면 21일 이상 걸림

(3) 표피를 지나 진피까지 확장된 것

다) 3도 화상

(1) 전 피부조직이 손상된 것으로 피부이식이 요구됨

3) 침범정도에 따른 분류

가) 소형화상 : 10% 미만의 부분층 화상, 2% 미만의 3도 화상

나) 중형화상 : 15~25%의 2도 화상, 10% 이하의 3도 화상

다) 대형화상 : 화상센터의 치료가 필요하다.

(1) 25% 이상의 2도 화상, 10%이상의 3도 화상

(2) 손, 안면, 눈, 귀, 회음부를 포함하는 화상

(3) 흡입손상(inhalation injury)이 있는 경우

(4) 고압전류 화상

(5) 골절이나 다른 외상이 동반된 경우

(6) 고위험군의 환자의 화상

4) 열상 화상

가) 입원전 처치 : 가능한 안전한 장소로 대피시키고 ABC 원칙에 준하여 처치
옷가지나 장신구는 모두 제거하고 환부를 깨끗한 거즈로 보호

나) 응급실에서의 처치

자세한 병력 청취 : 화상의 종류, 상황, 장소, 범위, 부위, 기타 외상의 가능성 등
환자에 대한 재평가 : 머리에서 발끝까지 ABC에 관해 재평가
100% 산소와 수액 공급 : Parkland 공식 참조 U/O 0.5~1.0 mL/kg (소아는 1 mL) 흡입 손상이 의심될 때 : 안면부 화상, 기침 시 검은 객담, 목부위 화상 등이 있을 시 intubation 시행(or Tracheostomy)
2도 화상이 25% 이상 : 대부분 ileus가 오기 때문에 L-tube insertion 하고 stress ulcer 예방을 위해서 antacid 사용
Foley catheter로 U/O 측정
기본검사 : CBC, electrolyte, BUN/Cr, glu, UA(Cr, myoglobin), EKG

다) 수액 요법(: Parkland formula)

rule of nine을 이용 : 배, 등 18%
다리전면 9%+9% 다리 후면 9%+9%
팔 전후면 9%+9%
머리 9%, 성기 1%

처음 24시간 : 4 mL/kg * 화상 체표면적 (%) * 체중
처음 8시간 동안 위 계산값의 1/2
나머지 16시간 동안 남은 1/2을 lactated Ringers solution으로 투여
(소아의 경우는 3 mL로 계산하고 유지량을 더해 준다)

예 35/M 정 ○○, 70 kg, TBS 50% 2nd degree Burn
(4*70 kg*50% TBS burned = 14,000 mL /24 hr
Give 7,000 mL : 처음 8 hr(875 mL/hr)
7,000 mL : 나중 16 hr(435 mL/hr)

Monitor BP(sys>90, mean >80)
Pulse (<120 beats/min)
U/O(>30~50 mL/hr)
PaO_2 >90 mmHg
pH >7.35

다음날 24시간 : 계산된 plasma volume의 20~60%를 colloid로 투여하고 소변량을 유지할 수 있을 만큼의 양을 포도당으로 공급

라) 이뇨제가 필요한 경우의 화상 : 소변 내로 신독성 물질이 대량 배설, ARF 방지 위해

- 고압전류 화상
- 기계적 연조직 손상
- 근육을 포함하는 심부 화상
- 충분한 수액 공급후에도 빈뇨 상태인 광범위 화상

마) 상처 관리

- 우선 깨끗한 마른 거즈로 상처 보호, 상처 부위가 작은 경우 젖은 거즈이용 온도 조절 및 진통효과
- 상처 부위가 넓을 경우 저체온증을 유발할 수 있으므로 적절한 화상센터로 신속히 이동
- 부위가 사지 말단이거나 흉곽부위인 경우 Escharotomy 고려

① Occlusive Dressing

② Exposure Dressing

③ Initial Excision

④ Biological Dressing

⑤ Skin Graft

⑥ 경증도 화상 관리 물집 : 2 cm 이하는 그냥 둔다. 국소 항생제 도포 : 1% silver sulfadiazine(Silvadene)

0.1% Gentamycin sulfate oint(안면부나 소아) 상처 소독 : 딱지가 벗겨질 때까지 하루 2회, 완치 시까지는 하루 1회 합성 피부 대체물을 사용할 수도 있다.

바) 동통 관리

- 모든 진통제는 정주가 원칙
- 보통 morphine 10 mg

사) 파상풍 예방 주사 투여

아) 예방적 항생제는 사용하지 않음

5) 전기 화상

가) 전압의 종류와 손상 양식

- 고전압(>600 볼트) : 전기 충격 자체에 의한 열성 손상, 심장마비, 감전자를 튕겨 내어 2차적 외상 가능성
- 저전압(<600 볼트) : 교류 : 근수축으로 지속적 전기 노출
- 직류 : 심부정맥

나) 임상 양상

- 부정맥, 무수축이 주요 사망 원인
  (근육 손상이 많기 때문에 CK-MB값은 유용성이 적음)
- 신경손상, 의식 소실 , 발작, 두통, 사지 마비, 혼돈, 혼수, 말초 신경증
- 전기가 들어간 자리와 나온 자리에는 작은 흔적만이 남으나 보이지 않는 기

저부의 손상이 있다는 것을 명심해야 하며 일반적인 경우보다 많은 양의 수액 치료가 필요함(30~40 mL/kg/hr)

- 혈전손상, 혈전증
  compartment syndrome, 광범위한 근괴사
  myoglobin 침착에 의한 신손상

다) 반드시 필요한 기본 검사

- 심전도 모니터링
- BUN/Cr, CK, myoglobin, UA(Cr, myoglobin)

외상이나 의식의 변화가 있을 시 X-ray

라) 입원 치료 기준

- 고전압
- 전신적 손상이 의심될 때
- 사지 말단부 혈관이나 신경 손상
- 피하층까지 화상학대나 자살에 의한 경우
- 고위험 노출(젖은 피부, 근육 강직, 흉곽을 수직으로 통과한 경우, 220 볼트)
- 전기 손상 외의 외과적 손상
- 심각한 기저 질환

6) 화학적 화상

지속적인 화학 물질에 의한 손상을 막는 것이 우선적 치료이며 몇몇 경우(석회, 페놀) 제외하고 물로 충분히 씻어 내는 것이 최선(neutralized agent 보다 water가 좋음) 세척 시간이 3분 늦어지면 침습두께는 2배 증가하므로 빠른 처치가 중요하며 부드럽게 최소 30분 이상 세척한다.

4. 응급실 진료지침

가. 외상

1) 초기 처치

가) 1차 처치(Primary survey)

(1) 우선순위

(가) Airway management(기도확보)와 경추손상 방지

- 기관삽관(intubation)
- 기관절개술(tracheostomy)
- Philadelphia collar

(나) Breathing(호흡유지)

(다) Circulation(순환유지)

(라) Disability/Neurologic assessment(장애/신경학적 검사)

(마) Exposure(노출)와 체온관리

나) 2차 처치(Secondary survey)

(1) 골절 및 탈구 시 부목고정

(2) 세밀한 이학적 검사

(3) 여러 가지 진단

(가) 복부천자

(나) 진단적 복부세척술(DPL = diagnostic peritoneal lavage)

(다) 방사선학적 검사

(라) 초음파 및 전산화 단층촬영

(마) 진단적 복강경

다) 확실한 치료

해당 각과의뢰

나. 급성 복증(acute abdomen)

기본 수기 참조

참고문헌

1. Sabiston : Textbook of surgery, 14th edition, Saunders.
2. Condon and Nyhus : Manual of surgical therapeutics, 8th edition, Little Brown.

Chapter

18 산부인과

1. 수련 목표

산부인과 영역의 질환에 대한 진단과 치료 및 분만 과정에 참여하여 각종 수기를 익히고 질병의 병태생리학적 기전을 이해함으로써 일차진료의로서 기본적인 역할을 할 수 있는 술기와 지식을 갖추도록 한다.

2. 산부인과 order 체계

1) Normal delivery

가) Antepartum

(1) Check fetal heart tone(FHT) & labor pain

(2) Perineal skin preparation

(3) Soaf-saline(S-S) enema or YAL-enema

(4) Send the patient to delivery floor

(5) Delivery floor(DF) : OB sonography, nonstress test(NST), fetal accustic stress test(FAST)

나) Postpartum

(1) Check HOF(Height of fundus)

(2) Check vaginal bleeding

(3) Check self voiding 4 h after delivery

(4) Sitz bath

(5) Breast binder

다) 입원 당시와 분만 후 하루째(PPD#1) Lab. 시행한다.

라) 경산부가 출산이 급박해서 온 경우
S-S enema, OB sono., NST, FAST 등을 생략한다.

마) 정맥 주사는 분만 당일까지 처방한다.
단, 열상이 있는 경우 필요하다고 판단될 때까지 정맥 주사할 수 있다.

바) 출산 후 이틀째(PPD#2) 퇴원을 원칙으로 한다.

2) Cesarean section

가) 타과 abd. surgery와 유사

나) POD#1 foley 카테터 제거
POD#2 식이 시작
POD#2 follow up Lab. 시행

과별 진료지침

다) 별 문제가 없는 경우
Skin incision에 따라 POD#3 또는 POD#4째 퇴원시킨다.

3) Total abdominal hysterectomy(TAH) & Explo-lapa.
Cesarean section과 유사하다.

4) Vaginal operation(예 : VH, vulva surgery)
가) Preop. order로 perineal skin preparation과 S-S enema 시행
나) Op. position은 lithotomy로 한다.
다) Mold는 POD#1에 제거
POD#4에 bladder exercise
POD#5에 foley 카테터 제거
POD#6에 퇴원

5) Gynecological oncology
가) Baseline study
(1) Cervical cancer는 Chest PA, IVP, cystoscopy, sigmoidoscopy, audiometry, MRI 등 예약
(2) Ovary cancer는 CT, colon study, audiometry 등 예약
나) Radical hysterectomy
(1) Preop. order
(가) Preop#1 점심 liquid diet → 저녁 NPO
(나) S-S enema(×3) 시행
(다) 수술당일 lower extremity에 elastic bandage 감고, L-tube insertion.
(2) Postop. order
(가) Keep foley for 1 wks
(나) Hemo-vac과 L-tube check
(다) Cholinergic drug
(3) Chemotherapy
Chemotherapy 시행 전 CBC, chemical battery, U/A, chest PA, EKG 등 시행

3. 진료지침

가. 산과

1) 월경력 및 산과력 청취법
가) 월경력 초경의 시기, 월경주기 및 규칙성, 월경기간, 월경량, 월경의 특성, 월경

통의 유무, 월경통의 특성 및 발생기간, 월경통의 기간, 월경간의 부정출혈, 최종 월경일, 전월 월경일

나) 산과력 결혼여부, 결혼기간, 임신횟수, 분만횟수, 분만방법, 자연 유산 및 인공 유산의 횟수, 최종 분만일, 최종 유산일, 전 분만아의 체중

2) 임신 반응 검사

Urine hCG assay

가) 원리 : hCG를 정성 검사하는 immunoassay이다. Test device의 sample well에 소변을 떨어뜨리면 monoclonal anti-hCG를 포함하고 있는 pad로 이동하여, 만약 소변이 hCG를 포함하고 있으면 test line에 있는 polyclonal anti-hCG와 반응하여 test line에 pink to purple 색깔로 나타난다.

나) 민감도 : hCG 25 mIU/mL

다) 방법

(1) 깨끗한 용기에 검체(소변)를 준비

(2) 1회용 피펫으로 요를 빨아들인 후 천천히 3방울을 round sample well에 떨어뜨린다.

(3) 3분간 기다린 후 판독한다.

라) 결과판독

(1) 양성(임신) : "C" line과 "T" line에 pink to purple line이 나타난다.

(2) 음성(비임신) : "C" line에만 blue line이 나타나고 "T" line에는 line이 나타나지 않는다.

3) 임신 초기 초음파 소견(질식 초음파)

가) G-sac이 보이나 yolk sac이나 fetal pole이 보이지 않는 경우 : 5 wks

나) G-sac 내에 yolk sac이 보이나 fetal pole(fetal heart beat)이 보이지 않는 경우 : 5.5 wks

다) Fetal heart beat이 보이는 경우 : 6 wks

4) 태아 심음 청진법 : 대개 임신 16주 이후부터 청취가능하며, Doppler fetal sound detector를 이용하여 태아의 등쪽에서 심음을 청취한다. 심음의 유무 등을 확인하여야 한다.

5) 질식 분만 : 총론-기본수기(정상질식 분만법)-참조

6) 제왕절개분만(Cesarean section)

가) 입원

수술할 산모가 입원하면 다음과 같은 사항을 시행 내지는 확인하여 수술에 대비

하여야 한다.

- 필요한 검사
  (1) CBC
  (2) U/A with microscopy
  (3) HBsAg/HBsAb/VDRL
  (4) ABO/Rh with X-matching
  (5) Chemical battery with electrolyte
  (6) Bleeding time, Coagulation battery
  (7) Chest PA(abdominal shielding)
  (8) EKG

나) 수술

(1) 수술 전 준비

① 산모를 수술대로 옮겨 arm board, knee band 등으로 고정한다.

② 수술 직전 태아 심음을 점검한다.

(2) 수술

① 수술시 병실 주치의는 제 2조수로서 인턴은 제 3조수로서 참여하게 되며 수술과정 및 제 2, 3조수로서의 역할을 숙지하여야 한다.

② 인턴은 수술이 완전히 끝날 때까지 참여하도록 하며 수술이 끝나면 마취의와 함께 환자를 회복실로 옮기도록 한다.

(3) 회복실

- 환자의 회복 상태 및 혈압, 맥박, 소변량, 의식정도를 점검해야 한다.

다) 퇴원

Pfannenstiel's incision의 경우, 통상적으로 post-op #3~4일째에 stitch out 후 퇴원하는 것을 원칙으로 한다.

7) 산과 응급상황

가) Fetal heart tone(FHT)의 deceleration이 나타나면 즉시 주치의에게 연락

(1) O_2 supply(3~5 L/min via nasal prong or mask)

(2) Left lateral recumbent position

(3) 충분한 수분공급 실시

(4) Oxytocin 정주 중이면 즉시 중단

(5) 이상의 조치 후, 수술에 대비해 수술 전 필요한 검사를 응급으로 시행

나) Preterm Labor : 37주 이전에 오는 조기 진통에 대해서 주치의 order에 따라 수축억제제 사용

다) Pregnancy-induced hypertension(PIH) : Order에 따라 처치하되 기본혈액검사와 소변 알부민검사를 먼저 시행한다.

(1) Eclamptic seizure시

① 기도 확보

② $MgSO_4$ 부하용량을 정주한 후 주기적으로 일정량을 근주하여 경련을 치료 : 4 g을 20% solution으로 만들어 분당 1 g이 넘지 않도록 IV, 동시에 50% magrol 10 g을 양쪽 엉덩이에 나누어 IM (또는 2 g/hr continuous infusion), 15분 후에도 경련이 지속되면 20% 2 g을 다시 분당 1 g이 넘지 않도록 IV, 이후 4시간마다 5 g씩 IM 반복(또는 2 g/hr continuous infusion), 이후에도 안 들으면 thiopental or sodium amobarbital 사용

③ 저산소증과 산증의 교정

④ 확장기 혈압이 110 mmHg 또는 그 이상인 경우 hydralazine을 간헐적으로 정주하여 혈압을 조절

⑤ 이뇨제나 고삼투압제제의 사용은 태반관류를 감소시키므로 피한다.

⑥ 수액 손실이 심하지 않는 한 수액의 정주를 제한한다.

⑦ 경련을 조절한 후 분만의 시도

나. 부인과

1) 양수 골반 촉진법

- 목적 : 자궁 및 그 부속기의 정상 및 병적 상태 파악
- 방법

가) 소변을 충분히 보아 방광을 비우게 한 후 환자를 진찰대 위에 쇄석위로 눕힌다.

나) 왼손에 장갑을 끼운 후 인지와 중지를 질 내에 조심스럽게 삽입한다.

다) 자궁경부를 촉진하여 크기, 모양, 경부의 방향 등을 진찰한다.

라) 환자 하복부의 힘을 빼도록 한 후 오른손으로 하복부를 부드럽게 압박하면서 골반내 기관들을 촉진한다.

마) 질 내의 왼손과 복부 위의 오른손을 이용하여 골반 양측을 주의 깊게 촉진하여 자궁부속기를 진찰한다.

- 정상 골반기관 촉지 소견

자궁은 보통 전굴되어 있으며 달걀크기 정도의 크기로 표면은 매끈하게 자유롭게 움직인다. 진찰시 심한 통증을 동반하지 않는다.

과별 진료지침

2) 질경 검사법

- 목적 : 자궁경부, 질점막, 질 분비물 관찰
- 방법

가) 환자를 쇄석 위로 눕힌 후 왼손으로 소음순을 약간 벌려 질구를 노출시킨 후 오른손으로 질경을 삽입한다.

나) 자궁경부의 크기, 폴립, 미란, 외번 등의 유무를 관찰하고 동시에 질점막 및 질 분비물의 특성을 관찰한다.

다) 필요에 따라서 Pap smear, wet smear, 조직생검 등을 시행할 경우 주치의 또는 수석 전공의의 제 1조수로 참여한다.

3) Pap smear

- 목적 : 자궁경부암의 조기진단을 위한 선별 검사법
- 방법

가) 검사일에 환자에게 뒷물을 하지 않도록 주의시킨다.

나) 질경을 윤활제 없이 질에 삽입한다.

다) Cytobrush를 내자궁구에 삽입한 수 360도 회전시켜 세포를 채취한 후 slide 위에 도말시킨 후 95% ethylalcohol에 고정시킨다.

라) 후두질개 부위의 세포를 면봉으로 채취하여 위에 도말시킨 후 검체가 마르기 전에 고정시킨다.

마) 고정 후 건조시킨 slide를 검사실로 보낸다.

4) Culdocentesis

- 목적 : 복강 내 출혈의 진단, 복강내 농양(abscess)의 진단
- 방법

가) 환자를 쇄석 위로 눕힌 다음 내진을 하여 자궁 및 그 부속기의 크기와 위치를 파악한다.

나) 질경을 질에 삽입 후 자궁경부 및 후두질개를 노출시킨다.

다) 깨끗이 소독한 후 자궁경부를 잡고 전상방으로 견인하여 후두질개 부위가 잘 노출되도록 한다.

라) 10 cc 내지 30 cc 주사기와 18G needle을 사용하여 자궁의 후면을 따라 천자한 다음 계속적으로 음압을 가하여 흡입한다.

5) 동의서

인턴은 IVP, CT, MRI 등 동의서가 필요한 검사 전에 환자와 보호자에게 자세히 설명하고 위험사항을 열거한 후 동의서를 받는다. 그러나 수술 동의서는 주치의가 직접 받도록 한다.

4. 산부인과 응급환자 지침

1) 가임여성이 복통이나 하혈, 기타 증상을 주소로 응급실을 방문할 경우, 반드시 소변검사로 임신 유무를 확인 후 기타 검사나 처치, 투약을 결정하여야 한다(예 : chest X-ray). 소변검사로 임신이 확인된 경우 최종 월경일, 산과력, 재태주수, 월경의 규칙성 여부 등을 기록한다.
2) 활력징후가 불안정한 경우 ABC에 따른 처치를 하면서 동시에 산부인과 당직의에게 보고한다.
3) 임신 중독증이 의심되는 임산부의 경우 반드시 자간 등의 전구증상(오심, 구토, 두통, 복통, 시야장애 등)을 문진하고 경련의 병력이 있는지 없는지를 확인한 후 산부인과 당직의에게 즉시 보고한다.
4) 하혈로 인한 산부인과 응급상황
   - 임신중기(약 20주) 이후의 통증이 없는 하혈(placenta previa : 전치태반)
   - 임신중기(약 20주) 이후의 통증이 있는 하혈(placenta abruptio : 태반박리)
   - 소파수술 후 발생하는 하혈
   - 계류유산(missed abortion)으로 생기는 하혈
   - 내과적 문제(예 : ITP, SLE)를 동반한 하혈
   - 암성 출혈(진행된 자궁경부암)
   - Postpartum bleeding(uterine atony or placenta remnants)

과별 진료지침

Chapter
19 정형외과

1. 수련 목표

정형외과 분야의 질환의 진료 과정에 참여하여 진단과 치료와 연관되는 기본적 진단 및 처치법을 실제 환자 진료를 통하여 습득하고 정형외과 영역의 외상이나 응급상황에 대한 대처능력을 기르며 정형외과적 질환의 장기 관리에 대한 이해를 높이는 데 목표를 둔다.

가. 정형외과 환자의 범위를 이해한다.
나. 정형외과 환자에 대한 일차적 접근 방법에 대한 개념을 가질 수 있도록 한다(문진, 이학적 검사, 방사선학적 검사, 기타 검사).
다. 골절, 탈구를 비롯한 외상환자를 처치할 수 있는 기본 술기를 습득하도록 한다.
  1) 외상 환자에 대한 최초의 조치
  2) 진찰을 통하여 방사선학적 검사 등의 기본 검사의 시행
  3) 통상적인 기본처치의 시행
  4) 응급 대상의 파악과 조치

2. 기본수기

가. 관절 천자(Joint fluid aspiration)

대표적인 두 가지 관절인 슬관절과 고관절의 천자법에 대해서 기술하겠다. 관절 천자는 관절 내로의 감염을 유발할 수 있으므로 천자 전에 천자할 부위의 피부를 소독약으로 철저히 닦고 aseptic technique(무균조작)으로 시행해야 한다.

(1) 슬관절 천자법 : 주사기를 슬개골의 상극 위치에서 슬부의 외측에서 슬관절을 향해 찌른다.

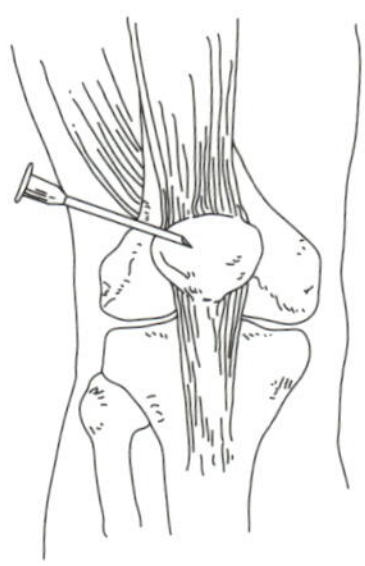

(2) 고관절 천자법 : 내측, 외측 천자법과 전방 천자법 등이 있다. 이 중 전방 천자법은, 먼저 서혜인대 상에서 대퇴 동맥을 촉지한다. 이 지점에서 외측으로 2.5 cm, 원위부 2.5 cm으로부터 45도 각도로 주사침을 찌른 후 고관절을 향하여 내측, 근위쪽으로 5 cm에서 7.5 cm 정도 더 찌르게 된다.

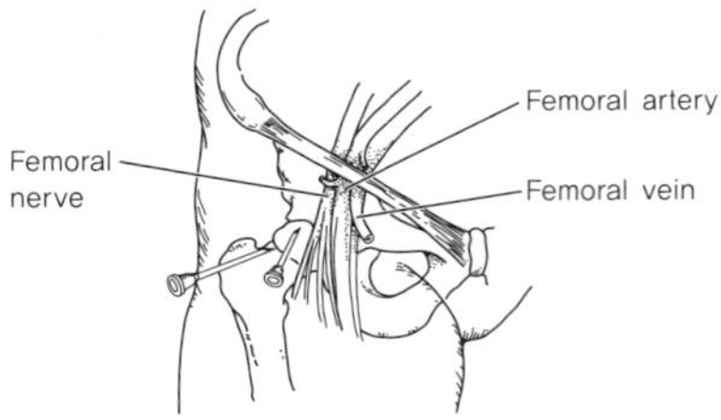

Aspiration of hip, anterior approach

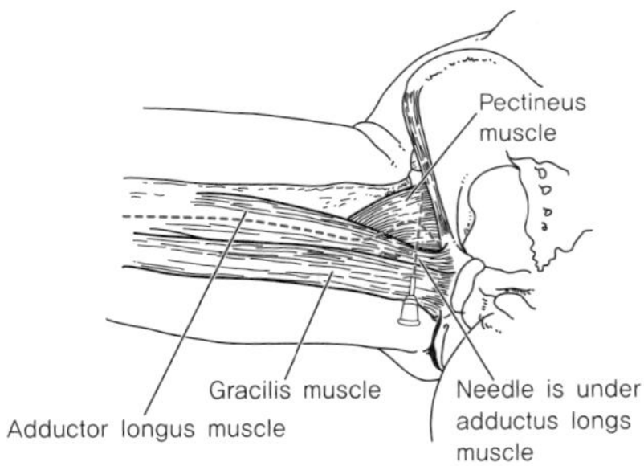

Aspiration of hip, medial approach

나. 견인(Traction)

1) 골견인(Skeletal traction)

주로 하지의 골절에 쓰이며, 골절의 전위가 심하여 부목만으로 고정하기 어려워 견인력이 함께 필요한 경우에 사용된다.

가) Pin의 종류

Kirschner's wire : 가늘어서 삽입하기가 쉽고, soft tissue, bone damage, infection이 적은 장점이 있다.

Steinmann pin : 굵어서 osteoporotic bone에 쓰인다.

나) Distal femur

adductor tubercle just proximal level의 femoral shaft mid-cortical plane에서 medial에서 lateral로 insertion한다.

다) Proximal tibia

tibial tuberosity를 촉지하여 여기서 posteriorly 1인치, distally 1인치 위치에서 lateral에서 medial로 삽입한다.

라) Calcaneal traction

medial malleolus distal tip에서 distally 1과 3/4인치, posteriorly 1과 1/2인치 되는 곳에서 medial에서 lateral로 insertion한다.

2) 피부 견인(Skin traction)

Buck's traction 등이 있으며, 소아 고관절의 일과성 활액막염이나 성인의 고관절 골절 혹은 탈구 정복 뒤에 통증의 완화를 위해 사용된다.

3) 골견인(Skeletal traction) 시에는 매일 dressing하여 감염을 막아야 하고, 피부 견인 시에는 skin bulla나 sore가 생기지 않게 주의 깊게 살펴야 한다.

3. Shock에 대해 흔히 사용하는 약물의 용량 및 주의점

쇼크(shock)는 불충분한 순환혈량이나 심박출량의 감소로 주요 장기나 조직에 모세 혈류량이 부족하여 정상적인 산소대사에 장애를 일으키는 임상적인 상태로서, 원인 요소들이 많으나 원인에 따라, 혈행성(hemorrhagic or hypovolemic), 혈관성(vasogenic), 심장성(cardiogenic), 신경성(neurogenic) 등으로 분류한다.

쇼크의 치료의 초기 단계에서는 외상 환자의 공통적인 응급 처치와 마찬가지로 기도의 확보와 이에 따른 산소의 공급, 수액 주입로의 유지와 수액 투여로 동맥 혈압을 유지시켜야 하며, 체위 변경이나 손상 부위의 고정 등의 부가적인 조치를 시행하고 각종 신체 기능 감시 장치로 환자를 감시하면서 중심 정맥압(central venous pressure)의 측정이 필요하다.

가. 척추성 쇼크(spinal shock)

척추 골절 환자의 치료 목적은 신경 손상의 진행을 예방하고, 이미 초래된 신경 손상의 회복을 도모하며, 골절된 척추 부위를 안정시켜 변형을 예방하고, 조기 재활을 시켜 합병증을 최소화하는 데 있다. 척수 손상은 일차적으로는 수상 시 기계적 충격에 의하여 발생하나 이차적으로 척수의 혈행 장애와 생화학적 변화에 의하여 더욱 심해진다. 척수 손상 시 약물 치료는 이러한 이차적 척수 손상을 최소화하기 위한 것인데, 가장 흔히 사용되는 약물은 메칠프레드니솔론(methyl prednisolone)이다. 수상 후 8시간 이내에 대량의 메칠프레드니솔론을 투여하면, 신경증상의 회복에 도움이 된다.

투여 방법은 처음에 30 mg/kg를 15분에 걸쳐 정맥 주사하고, 그 후 23시간 동안 시간마다 5.4 mg/kg를 정맥 주사한다. 그러나 부신 피질 호르몬의 사용에 의해 위장관 출혈이나 감염이 생길 가능성이 높아지므로 주의를 요한다. 특히, 이러한 고용량(megadose)의 부신 피질 호르몬의 사용으로 인해 골괴사가 발생할 우려가 있으므로, 투여 전 환자와 보호자에게 충분한 설명을 하고 동의를 얻는 것이 필요하다.

나. 혈행성 쇼크(hemorrhagic or hypovolemic shock)

다발성 외상이나 골격근 손상으로 혈액 및 혈장의 과다한 손실로 일어나는 가장 흔한 쇼크의 형태로서 혈류량의 저하, 빈맥(tachycardia), 심박출량의 감소, 중심 정맥압의 감소, 말초 혈액 저항의 증가 및 저혈압 소견이 나타난다.

골절 환자 등 정형외과에서 문제가 되는 저혈량성(hypovolemic) 쇼크의 치료는 적절한 혈량을 보충하면서, 산소 운반 능력을 회복시키는 것으로, 수혈에 대한 교차 시험이 이루어지기 전에는 충분한 양의 Ringer's lactate, 생리식염수(normal saline) 또는 저분자량(lower molecular weight) dextran 등의 수액을 투여한다. Ringer 액의 주입량은 1/4~1/5 정도의 혈액량 증가 효과를 나타내며, 혈액 대체 목적으로 3~4리터 이상은 사용하지 않는 것이 좋다. 교차 시험이 되는 즉시 혈장(plasma) 또는 전혈(whole blood)의 수혈이 필요하다. 처음 적혈구 용적(hematocrit)이 35% 이상이면 혈장을 쓰는 것이 좋고 35% 이하이면 전혈이 가장 좋으며 치료 도중 30~35%를 유지하는 것이 좋다. 적혈구 용적이 적으면 산소 운반이 저하되고 많으면 미세 순환에 장애가 오기 때문이다.

4. 동의서가 필요한 특수 검사에 관련된 주요 합병증

가. CT, MRI, discogram

조영제에 의한 과민 반응 : 두통, 오심, 구토, 피부발진, 저혈압, 쇼크, 급성 신부전

나. Angiography

조영제에 의한 과민반응뿐만 아니라 시술 시 동맥의 파열이나 혈전, 색전 등의 발생으로 인한 여러 주요 장기의 색전증, 출혈에 의한 급성 저혈압성 쇼크이나 심폐정지 등 시술의 위험성과 그에 따른 신속한 대처가 필요한 검사임을 충분히 설명하여야 한다.

5. 진료지침

가. 정형외과적 진단

환자가 가진 정형외과적인 문제를 만족스럽게 해결해 주기 위하여, 정확한 진단은 무엇보다 우선적으로 필요한 요소이다.

1) 척추

가) 주소

척추 부위의 통증 및 압통, 방사통, 근력 약화 및 감각 둔화, 사지의 마비 여부를 문진

나) 이학적 검사

척추의 변형 유무, 압통 부위, spurling 검사, 하지 직거상 검사, 상지 및 하지의 근력 평가 및 감각 검사, 전방 및 후방 굴곡 검사, 족배 동맥 촉지, 심부건 반사, 족근부 간대성 경련(ankle clonus), Hoffman 징후, Babinski 징후 등

다) 근력 평가법

Grade 5 : 중력과 충분한 저항 하에서 능동적 정상 관절 운동
Grade 4 : 중력과 어느 정도의 저항 하에서 능동적 정상 관절 운동
Grade 3 : 중력만을 이기는 능동적 정상 관절 운동
Grade 2 : 무중력 상태에서 능동적 정상 관절 운동
Grade 1 : 수축은 가능하나 능동적 정상 관절 운동이 불가능
Grade 0 : 근육 수축의 증거가 없음

라) 방사선학적 검사

기본적으로 병변이 의심되는 부위의 AP 및 lateral 사진을 찍는다. 척추 변형이 의심되는 경우에는 기립 상태에서 whole spine AP 및 lateral 사진을 찍는다. 척추 전위증이 의심되는 경우에는 척추 사면 사진과 굴곡 및 신전 사진을 추가로 시행한다.

2) 견갑부

가) 주소 : 동통 및 압통, 야간통, 근력 약화, 운동 제한 등

나) 이학적 검사

압통 부위, 운동 범위(굴곡, 신전, 내회전, 외회전, 외전), 외전근 및 외회전근의 근력 평가, 충돌징후 등

다) 방사선학적 검사

기본적으로 shoulder AP 및 axillary lateral 사진을 찍는다. 회전근개 병변이 의심되는 경우에는 추가로 shoulder rotator cuff disease series(supraspinatus outlet과 30도 caudal tilt) 사진을 찍는다. 쇄골골절이 의심될 때는 both clavicle AP와 both clavicle lordotic view 사진을 찍는다.

3) 고관절

가) 주소 : 동동 및 압통, 파행, 운동 제한 등

나) 이학적 검사압통 부위, patrick 검사, 운동 범위(굴곡, 신전, 내외전, 슬관절 90도 굴곡 상태에서의 내외회전), 하지의 근력 평가 및 감각 검사, 하지 길이의 측

정, Trendelenburg 징후, 보행이상 유무 등

다) 방사선학적 검사

기본적으로 total hip AP와 translateral 또는 both hip AP와 frog leg lateral을 찍는다.

4) 슬관절

가) 주소 : 동통 및 압통, 운동 제한, 잠김(locking), 불안정(giving way) 등

나) 이학적 검사압통 부위(관절 간격, 인대 주행 부위 등), 종창 여부, McMurray 검사, 인대 손상에 대한 긴장도 검사(전방, 후방, 내반, 외반 등), patellar compression test, patellofemoral crepitus, 운동 범위, 내반 또는 외반슬 변형, 대퇴 사두근 위축, antalgic gait 등

다) 방사선학적 검사

기본적으로는 knee 전면과 측면 사진을 찍는다. 인대 손상이 의심될 때에는 stress test를 추가로 시행하게 된다. 특히 퇴행성 관절염이 의심 시에는 기립상태에서 전면 사진(both knees standing AP)을 추가적으로 찍는다.

나. 사지 척추의 기초적 방사선 소견의 판독

1) 척추

가) 척추손상이 의심되는 환자(손상부위에 따라)

(1) C-spine AP/Lat/open mouth

(2) T spine AP/Lat

(3) T-L spine AP/Lat

(4) L spine AP/Lat

(5) L-S spine AP/Lat

(6) Sacrum AP/Lat

나) fall down 등 정확한 손상 부위(level)를 알기 어려울 경우는 척추 전장에 걸쳐서 촬영하도록 한다.

다) 의식이 손상된 환자의 경우 skull의 사진과 함께 C-spine AP/Lat, open mouth view를 반드시 관찰해야 한다.

라) 척추손상이 의심되는 환자에서 방사선사진 촬영 시 지나친 굴절/신전(flexion/extension)이 되지 않도록 유의한다.

마) 방사선학적 진단

첫째, 척추 전체의 정열 상태를 본다.

둘째, 각각 척추의 전후면/측면 사진상의 이상 소견을 본다.

셋째, disc space의 변화를 본다.

2) 사지

사지의 손상이 의심되는 부위에 따라 촬영한다.

가) 방사선학적 진단

(1) 촬영각도가 90도 교차되게 두 번의 촬영이 필요하며, 필요에 따라 사면 촬영 및 특별한 위치의 촬영이 요구된다.

(2) 장관골 촬영 시에는 상하 관절이 포함되어야 한다.

(3) 수근부의 주상골 골절이나 피로 골절의 경우는 수상 후 2~4주의 시간이 경과한 뒤에야 골절선이 나타날 수 있다.

(4) 촬영한 사진의 판독에서

첫째로 골의 전체적인 정렬상태를 본다. 피질골의 연속성에 주의를 기울여 관찰한다.

둘째로 관절 간격의 변화를 관찰한다.

셋째로 골수강의 방사선 투과성(radiolucency)을 관찰한다.

넷째로 연부조직의 종창 등을 관찰한다.

(5) 소아의 경우 양측을 촬영하여 비교해야 한다.

다. 응급실에서 정형외과 영역의 처치

1) 골단판 손상(Epiphyseal injury)

가) 증상 : 소아환자의 경우 응급실에서 외상의 병력이 있을 경우 항상 생각해 보아야 한다. 골절에 준하는 압통, 종창 등의 소견이 나타난다.

나) 처치 : 소아는 항상 건측의 사진까지 함께 검사하여 건측과 비교할 수 있도록 한다. reduction을 여러 차례 시도하여 손상을 심화시키지 않아야 한다. 보호자에게 성장장애나 변형이 올 수 있음을 주지시켜야 한다.

2) 혈관 손상(Vascular injury)

증상, 처치 : 출혈이 심한 경우 환자의 전신상태(활력징후/혈색소치 등) 등을 함께 파악하도록 한다. 혈관손상이 의심되는 환자가 내원 시 상처의 상태를 파악하기 위해 겸자 등으로 exploration을 하여 추가적인 손상 및 감염의 위험을 더 높이지 않도록 한다. 가장 손쉬운 지혈법은 압박이며 다른 동료의 도움을 받아 전신 활력 증후의 유지가 우선된다. 그 후 파상풍 예방주사와 항생제 등을 처치한다.

3) 화농성 관절염(Septic joint)

가) 증상 : 발열, 관절주위 골간단의 극심한 지속적인 동통, 연부 조직의 종창, 관절 운동 시 극심한 통증(유아의 경우 비특이적임)

나) 처치 : 관절 천자(joint aspiration)의 결과가 진단에 매우 중요하므로 주치의와 인턴 선생은 이에 대한 도말 소견을 가능한 빨리 알도록 하여(필요하면 직접 임

상 병리과에서 도말하도록 한다.) 이후의 응급 수술 등의 처치가 원활하도록 하게 한다. 주치의와 상의 후 수술에 필요한 제반 검사를 시행하도록 한다.

표 19-1. Normal, Abnormal joint fluid

Group I : Noninflammatory	
volume(knee)	Often >4 ml
Viscosity(string or mucin clot)	High
Color	Straw-colored to yellow
Clartity	Transparent
Total WBC/mm^3	200-300
Differential WBC	
PMNs	< - 25%
Lymphocytes	<25%
Monocytes	>50%
Crystals	None
Protein	Usually normal
Glucose	90% of blood
Culture	Negative
Partial List of Associated Conditions	
Trauma Internal derangement Osteoarthritis Aseptic necrosis Osteochondritis dissecans	Osteochondromatosis Polymyalgia rhematica Amyloidosis Early or resolving inflammation Acquired immunodeficiency syndrome

Group II : Inflammatory	
volume(knee)	Often >4 ml
Viscosity(string or mucin clot)	Low
Color	Yellow to white
Clartity	Transparent
Total WBC/mm^3	2,000~75,000
Differential WBC	
PMNs	>50%
Lymphocytes	<25%
Monocytes	25%
Crystals	May be present
Protein	>32.0 g/dL
Glucose	75% of blood or lower
Culture	Negative for bacteria
Partial List of Associated Conditions	
a. Often severely inflammatory Rheumatoid arthritis Crystal arthritis Reiter's syndrome Acute rheumatic fever Lyme disease	b. Often mildly inflammatory Psoriatic arthritis Bowel-related arthritis Juvenile arthritis Ankylosing spondylitis Connective tissue disease Viral arthritis(including parvovirus) tubercular or fungal arthritis

Group III : Septic	
volume(knee)	Usually >4 mL
Viscosity(string or mucin clot)	Low
Color	Variable
Clartity	Opaque
Total WBC/mm³	Usually >100,000
Differential WBC	
PMNs	>75%
Lymphocytes	<10%
Monocytes	> - 10%
Crystals	None
Protein	>3.0 g/dL
Glucose	50% of blood or lower
Culture	Positive for bacteria
Partial List of Associated Conditions	
Bacterial infections Tubercular or fungal arthritis(rate)	

Group IV : Hemorrhagic	
volume(knee)	Usually >4 mL
Viscosity(string or mucin clot)	Variable
Color	Pink to bloody
Clartity	Variable
Total WBC/mm³	Variable
Differential WBC	
PMNs (%)	Variable
Lymphocytes (%)	Variable
Monocytes (%)	Variable
Crystals	None
Protein	Variable
Glucose	Variable
Culture	Negative
Partial List of Associated Conditions	
Trauma (exclude fracture) Hemorrhagic diatheses Thrombocytopenia Anticoagulant therapy Hemophilia Sickle cell disease Malignancy Neuroarthropathy(Charcot's joint) Joint prostheses Tumor : Pigmented villonodular synovitis Synovial hemangioma	

4) Colles' 골절

가) 완관절 상방 2 cm 이내의 원위 요골 골간단(metaphysis) 골절로 원위 골절편이 후방 굴곡되어 포크 양상변형(dinner fork or silver fork deformity)을 특징으로 한다.

나) 후방 전위, 요측 각변형(radial angulation) 및 단축이 일어나고, 간혹 ulnar styloid process fracture가 동반되기도 한다.

다) wrist AP/Lateral view를 촬영한다.

라) 치료 : Chinese finger trap을 이용하여 도수 정복하는 방법

국소 또는 전신 마취 하에서 환자를 눕히고 주관절을 90도 굴곡하여 손끝이 천장을 향하게 한 후, 1, 2, 3 수지에 finger trap을 이용 견인하고 상완부에 역견인 장치를 하여 5분에서 15분간 기다린 후 후방 전위된 골편을 전방으로 밀고, 척측 변위(ulnar deviation) 시키면 거의 완전한 정복을 얻는다. 방사선 사진에서 요측 단축이 교정되고, 후방 굴곡이 중립위 또는 경도의 전방 경사(volar tilt)가 되었는지 확인한 후 석고 고정한다(그림 19-1).

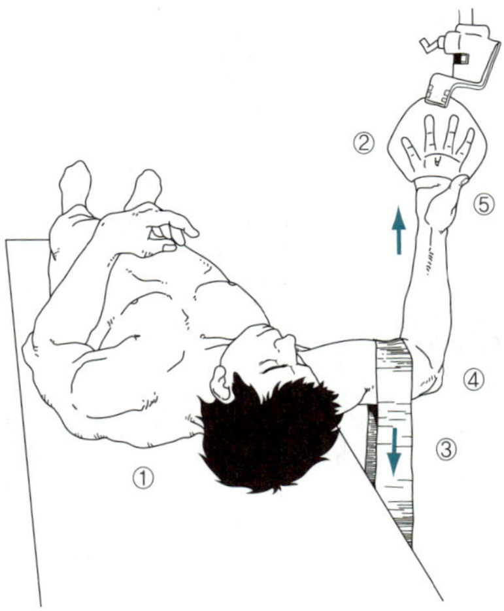

그림 19-1. The technique of closed reduction of forearm fractures under local or general anesthetic utilizes traction distally and proximally to the forearm. The patient lies supine on a fracture table ① with the fingers held in a finger traction apparatus ② Countertraction is applied with weight on the upper arm ③ The elbow is flexed 90 degrees ④ The forearm is supinated usually to achieve rotational realignment ⑤ Traction is maintained 5 to 10 minutes to regain length.

5) Pulled elbow(=Subluxation of radial head)

가) 소아의 주관절부 손상 중 가장 빈도가 높으며, 2~3세 소아에서 주로 발생하며 7세 이후에는 거의 발생하지 않는다.

나) 기전 : 전완(forearm)이 회내전(pronation)되고 주관절(elbow)이 신전(extension)된 상태에서 갑자기 잡아 당겨져서 발생한다.

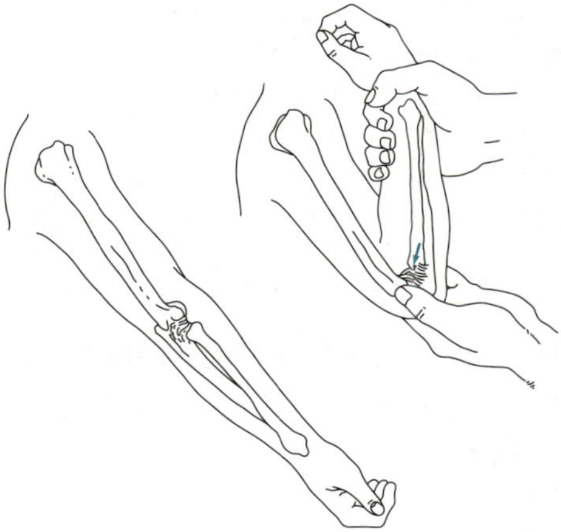

그림 19-2. Reduction of pulled elbow

다) 병리학적으로는 요골 윤상인대(annular ligament)의 일부가 찢겨져 요골두가 일과성으로 아탈구된 것으로 근위부가 요골두와 상완 소두 사이에 끼어서 통증이 나타난다.

라) 치료 : 전완을 회외전(supination)시키면서 서서히 굴곡(flexion)시키면 쉽게 정복되는 것을 느낄 수 있다. 흔히 방사선 검사를 위하여 팔의 위치를 정할 때 정복되는 경우가 많다. 일단 정복되면 환자가 즉시 울음을 그치고 팔을 사용하기 시작한다. 아탈구가 처음인 경우는 외고정이 필요하지 않으며 부모에게 아탈구의 발생기전을 설명하여 재발되지 않도록 주의시키는 것이 중요하다.

Fracture Management

1. 골절의 국소 증상

가. 동통과 압통(pain & tenderness)

나. 기능 장애(impairment of function)

다. 변형(deformity) : 종창(swelling), 각형성 및 회전 변형, 근육 경련이나 단축

라. 자세의 변화(change of attitude)

쇄골(clavicle) 골절 : 정상 측의 손으로 환측의 상지를 떠 받치고, 머리는 골절된 쪽으로 돌리는 자세

마. 비정상적 운동과 마찰음(abnormal mobility and crepitus) : 장관골의 간부 골절

바. 신경 및 혈관의 손상(neurovascular injury) : 특히 상완골 간부 골절, 대퇴골의 과상부 골절, 경골 근위부 골절에서 주의

2. 골절의 방사선 검사(radiographic findings) : 골절의 확진

가. 최소한 2장(90도 교차) : AP, lat, 필요시 both oblique view

나. 각 부위의 독특한 촬영법

1) 대퇴 근위부 : total hips AP, translateral

2) 대퇴 원위부 : condylar notch view

3) 족관절부 : mortise view

4) 종골 : lateral, axial view, Broden's view

5) 쇄골 : lordotic view

6) 견관절 : AP, lateral, axillary view

7) 완관절(wrist joint) : Billiard view, ulnar tilting view

8) C1 spine : open mouth view

9) pelvis, acetabulum : pelvis inlet, outlet view, both oblique view

다. 장관골의 촬영시 상하 관절을 포함

라. 수근부의 주상골 골절 : 수상 직후 확인되지 않은 경우, 2~4주 후까지 추시 관찰 필요

마. 피로 골절 : 통증 발생 후 상당한 시간이 경과한 후에 골절 선 관찰 가능

바. 두부 손상 환자, 특히 의식이 없는 환자 : 경추의 방사선 검사 필수적

사. 소아 : 양측(both sides) 촬영

2차 골화 중심이 나타나는 시기가 다르므로, 건측과 비교 관찰 필요

아. 전산화 단층 촬영 : 척추 골절이나 골반골 골절

자. 골절의 임상 증상은 확실하나, 방사선 검사로 확진 되지 않을 경우, 골절이 있는 것으로 간주하고 치료

3. 골절의 응급 처치(Emergency Care)

가. 교통사고나 추락과 같은 큰 사고에 의한 다발성 손상의 경우

우선적으로 기도 유지와 호흡 곤란, 급성 출혈 및 출혈성 쇼크 치료

나. 외부 출혈 : 국소 압박

내출혈 : 대퇴골 1,000~2,500 mL, 경골 500~1,500 mL,
골반골 4.5 L까지 가능

다. 부목(splint) 고정

1) 목적

골절 주위의 연부조직 손상 방지
골절의 전위 증가를 방지
폐쇄성 골절이 개방성 골절로 변하는 것을 방지
동통 감소
지방 색전증(fat embolism)과 쇼크(shock) 빈도 감소
환자의 이송과 병원에서의 방사선 촬영 용이

2) 재료 및 크기

상지의 경우 4 inch 석고 붕대 6겹 또는 fiber glass splint
하지의 경우 6 inch 석고 붕대 8겹 또는 fiber glass splint
환자 상하지의 굵기에 따라 적절한 폭의 석고 붕대 사용

3) 주의점

석고 붕대가 물과 반응하면 열이 발생하므로 화상을 입지 않도록 석고와 피부가 직접 닿지 않게 솜붕대(cotton roll)를 여러 겹 덧대어(큰 창상이 있을 경우 소독솜) padding을 하며 골 돌출부는 부목에 눌리지 않도록 주의한다. 부목을 필요한 부위에 대고 굳기 전에 탄력붕대로 감고, 고정해야 할 자세를 유지한 채, 굳을 때까지 움직이지 않게 한다.

4) 골절의 고정

가) 쇄골(clavicle) 골절 : 8자형 붕대
나) 근위 상완골(proximal humerus) 골절 : 팔걸이 혹은 shoulder immobilizer(sling and swathe)
다) 상완골 간부(humerus shaft) 골절 : U형 석고 부목
(elbow를 90° flexion시킨 상태에서 axilla 하방에서 시작하여 elbow를 돌아 shoulder 외측까지 고정한다.)

라) 원위 상완골(distal humerus) 골절~전완부(forearm) 골절
: 장상지 석고 부목(long arm splint)
(손의 metacarpophalangeal (MCP) joint부터 proximal arm까지의 길이로 한다.)

마) 전완부(forearm) 골절~수근부(wrist) 골절 : Sugar tong splint (elbow를 90° flexion시킨 상태에서 hand MCP joint dorsum에서부터 elbow를 지나 hand MCP joint volar area까지의 길이로 한다.)

바) 중수골 및 수지(metacarpal & finger) 골절 : 단상지 석고 부목(손의 MCP joint에서 proximal forearm까지의 길이로 한다.)

사) 제 4,5 중수골 골절 : Ulnar gutter splint
(단상지 석고 부목의 특수한 형태로, 5 th finger distal phalanx에서부터 proximal forearm까지의 길이로 ulnar side에 적용한다.)

아) 손가락, 발가락의 골절 : Aluminium splint

자) 대퇴골 간부(femur shaft) 골절 : skeletal traction

차) 원위 대퇴골(distal femur) 골절~족관절(ankle) 골절 : 장하지 석고 부목
(발의 metatarsophalangeal(MTP) joint에서부터 proximal thigh까지의 길이로 한다.)

카) 중족골 및 족지(metatarsal & toe) 골절 : 단하지 석고 부목
(발의 MTP joint에서 proximal calf까지의 길이로 한다.)

다음 사진은 각 부목의 적용례이다. 골절시에는 솜붕대와 탄력붕대를 이용하여 압박 dressing을 한 연후에 다음과 같이 splint를 실시한다.

Short arm Splint

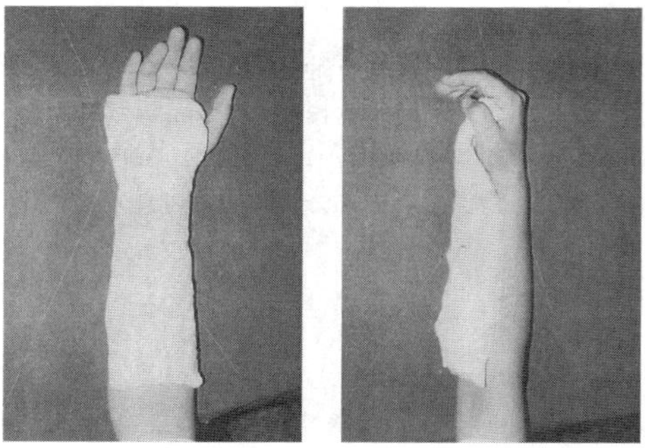

A. 상처가 없을 경우는 보통 수장부에 대어준다.
B. 주관절과 중수지관절(MCP joint)은 움직일 수 있도록 하며 완관절은 약 15도 배굴시킨다.

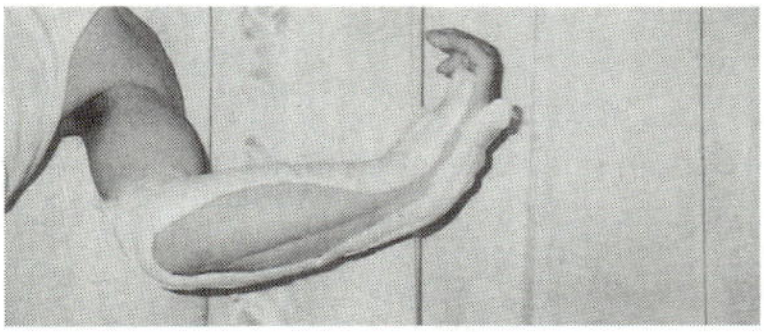

A. 주관절을 포함하여 손등까지 부목을 대어준다.
B. 복측은 주관절로부터 수장부까지 대어주며, 중수지관절을 움직일 수 있도록 한다.
C. Colles' Fracture의 경우는 도수정복 후에 완관절을 굴곡시킨 위치로 고정한다.

Long leg splint

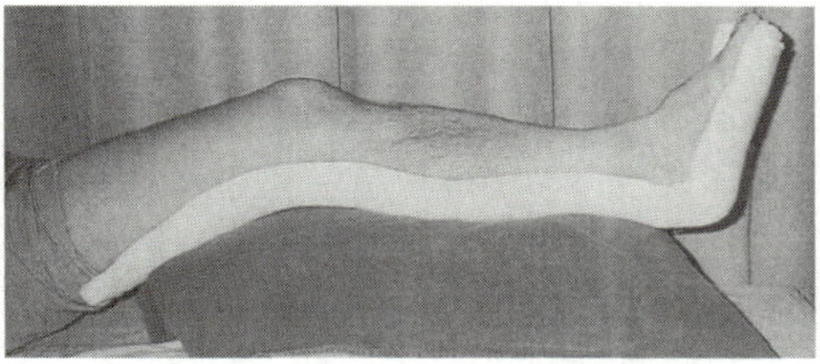

6인치 석고붕대를 사용하며, 슬관절을 30도로 굴곡시키고 뒤꿈치와 비골 골두부분이 눌리지 않도록 솜을 충분히 대어준다. 단, 슬개골 골절 시는 슬관절을 신전위치로 하며, 대퇴골 원위부 골절의 부목 고정 시는 부목끝이 대퇴 근위부까지 충분히 올라오도록 한다.

Short leg splint

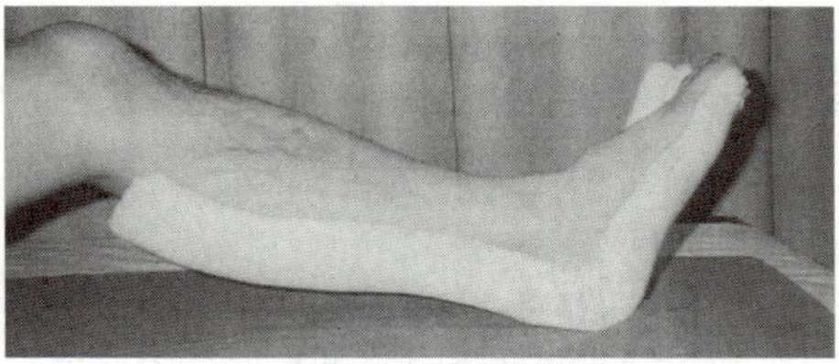

6인치의 석고붕대로 부목을 만들며, 뒤꿈치에는 솜을 많이 대주어 욕창이 생기지 않도록 한다. 슬관절은 충분히 굴곡할 수 있도록 한다.

4. 탈구의 국소 증상

가. 통증(pain)

나. 관절 외형의 변화(change of normal contour)

견관절의 전방 탈구 : 삼각근이 평평해지고, 정상적으로 견관절의 최외측에서 만져지는 상완골 대결절이 만져지지 않는다.

다. 운동 상실(loss of motion)

라. 자세의 변화(change of attitude)

고관절의 후방 탈구 : 고관절의 굴곡, 내전, 내 회전 변형 및 하지의 단축

마. 신경 및 혈관의 손상(neurovascular injury)

고관절의 후방 탈구 : 좌골 신경의 총 비골 신경 분지

슬관절의 내측 탈구 : 총 비골 신경

견관절 탈구 : 상완 신경총이나 액와 신경

슬관절 탈구 : 슬와 동맥, 완전 파열부터 혈관 내막의 손상까지 다양, 응급 혈관 촬영이 필요함

5. 탈구의 방사선 검사

가. 이학적 소견과 종합하여 진단

견관절 후방 탈구 : 일반적인 촬영 방법으로 진단 어려움

액와 촬영(axillary lateral view), 횡흉 측면상(transthoracic lateral view)

나. 관절 정복한 후에 방사선 검사를 하여 정복 상태와 관절 주변의 골절 편이나 연부 조직 손상 유무를 확인

6. 탈구의 치료(Treatment of Dislocation)

가. 응급!! : 가능한 한 빨리 정복고관절 탈구 : 수상 후 12시간 지나서 정복한 경우, 대퇴 골두 무혈성 괴사 발생률 증가

나. 대부분 도수 정복 후 석고 붕대, 석고 부목, 견인 등으로 고정

다. 신경이나 혈관 손상이 동반될 수 있으므로 반드시 확인해야 함

라. 관혈적 정복의 적응증

1) 연부 조직 혹은 골연골 골절 편이 관절 내로 삽입되어 도수 정복이 불가능한 경우

2) 도수 정복 후 탈구를 자주 일으키고 안정된 정복을 유지할 수 없는 경우

3) 탈구 정복 후 신경 손상이 나타난 경우

4) 혈관 손상이 동반된 경우, 정복 후에도 손상된 원위부 사지의 혈액 순환 장애가 호전되지 않을 경우

7. 견관절 탈구(Dislocation of Shoulder)

가. 증상 : 전방 탈구(가장 흔함)

1) 통증 때문에 상지를 움직이려 하지 않고, 환측의 상완부는 외전(abduction), 외회전(external rotation)된 상태에서 건측의 손으로 탈구된 팔을 잡아 체부 가까이 유지시키려 한다.
2) 내전(adduction), 내회전(internal rotation)이 제한되고, 이 운동 시에 통증이 증가
3) 정상적으로 둥근 외관 형태를 유지하고 있는 삼각근 부근이 평평해지고, 상완골두가 있던 견봉 바로 밑부분이 함몰되어 있으며, 견봉이 돌출되어 보인다.

나. 방사선 촬영

trauma series(shoulder true AP/lateral/axillary lateral)를 촬영한다.

다. 치료

1) 가능한 한 빨리 정복을 시행하여야 하며, 정복 전 신경과 혈관의 손상 유무를 꼭 확인
2) 흔히 쓰이는 방법으로는 Stimpson 방법, Traction-countertraction 방법 등이 있다.
   가) Stimpson 방법 : 환자를 침상 끝부분에 prone으로 하여 탈구된 상지를 침상 아래로 떨어뜨리어 놓은 후 약 3 Kg의 추를 수근 관절부위에 매달아 놓으면, 약 20분 정도 후 정복된다. 이때 주의할 점은 환자가 힘을 주어 추를 잡지 않도록 하고 힘을 빼도록 해야 한다. 가장 안전하고 널리 쓰이는 방법이다
   나) Traction-countertraction 방법 : 두 명의 술자가 있어야 한다. 환자를 supine position으로 눕힌 후 포를 이환된 겨드랑이에 끼운 후 환자의 머리 뒤에서 한 명이 잡아당기고, 술자가 수부를 잡아 당겨 정복한다. 정복 후에는 shoulder immobilizer를 착용시킨 후 다시 X-ray를 촬영하여 확인해야 하며, distal sensory, motor, circulation을 확인해야 하며, 만약 이상이 있을 시에는 꼭 기록을 해야 한다.

응급실에서 가장 빨리 실행할 수 있는, 가장 흔히 쓰는 방법이다.

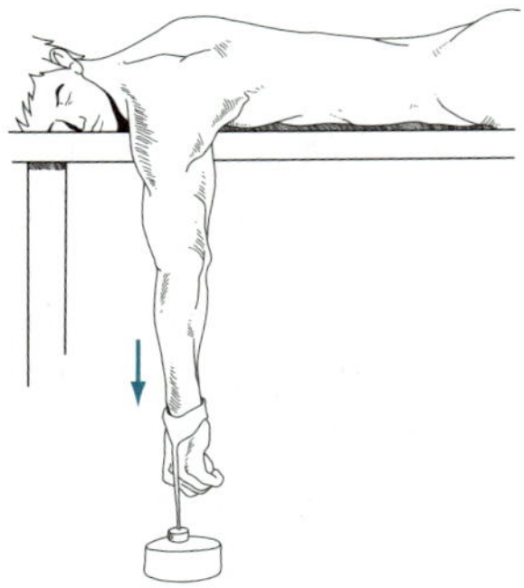

Stimpson method

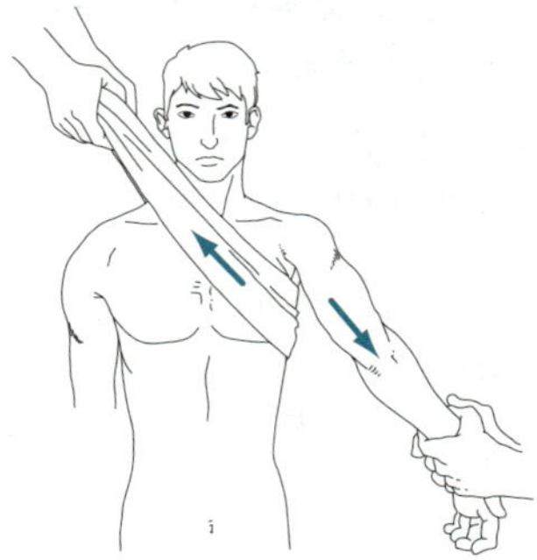

Ttraction–counter traction method

8. 고관절 탈구(Dislocation of Hip)

가. 임상 소견 : 후방 탈구(가장 흔함)

특징적으로 탈구된 쪽의 하지는 단축되며 대퇴는 내전 및 내회전의 변형을 보인다. 하지의 다른 손상도 흔히 수반되므로 자세한 이학적 검사가 필요하다. 즉 좌골 신경 손상과 슬부 인대 손상, 대퇴골 골두 골절, 대퇴골 간부 골절 등의 손상 가능성에 주의해야 한다.

나. 방사선 소견

(1) Total hip AP, translateral view를 촬영한다.

(2) 동반된 비구 골절이 있는 경우 pelvis AP, and both oblique view를 같이 촬영한다.

(3) 정복에 실패한 경우나 도수 정복 후 감입 골편의 여부, 관절면의 손상 정도, 비구 및 골두 골절편의 전위 정도를 판정하기 위해 CT 검사를 한다.

다. 치료

합병증을 줄이기 위해 가능한 한 빨리 정복해야 하며, 필요시 전신마취 또는 척추 마취 하에서 근육이 충분히 이완된 후에 도수 정복을 시행한다.

1) Stimpson method

가장 힘이 덜 드는 정복법으로 환자를 복와위로 눕히고, 고관절 이하의 하지는 침상 가장자리 바깥으로 내어, 탈구된 쪽의 고관절은 굴곡시키고 반대편은 신전시켜서 골반이 고정되게 한다. 슬와부에 한 손을 얹고 견인함으로써 정복된다. 이 방법이 가장 안전하나, 다른 부위의 손상으로 인해 복와위를 취하기 어려울 때는 사용할 수 없다.

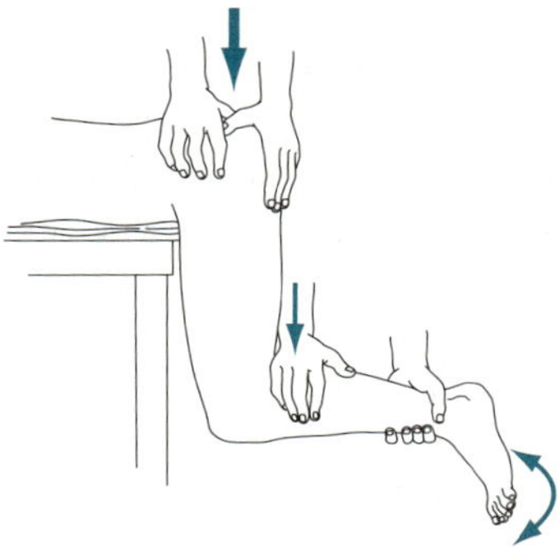

2) Allis method

환자를 supine으로 눕히고 보조자로 하여금 골반을 고정하게 한 후, 고관절 및 슬관절을 직각으로 굴곡시켜서 하지를 대퇴 장축과 같은 방향으로 서서히 강하게 견인한다. 이때 대퇴의 내전 및 내회전된 상태를 유지하는 것이 중요하다.

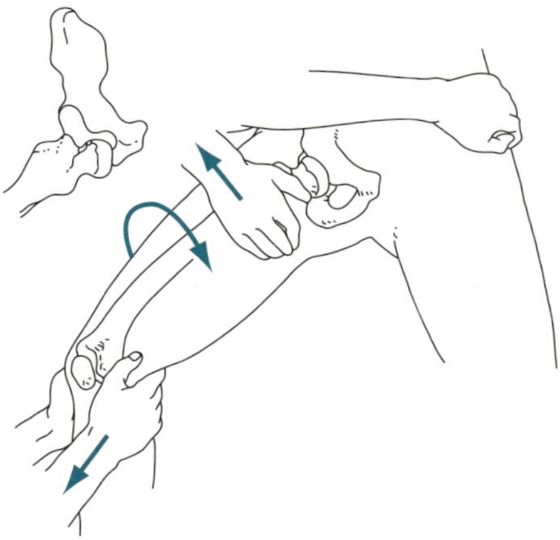

The Allis reduction maneuver for an anterior dislocation for the hip

3) Bigelow method

환자를 supine으로 눕히고, 보조자가 골반을 눌러 고정시킨다. 탈구된 하지의 발목을 한 손으로 잡고 다른 쪽 전완을 무릎 뒤에 대고 대퇴축을 따라 견인한다. 내전 및 내회전한 후 고관절을 외전, 외회전, 신전시켜 정복한다. 이 방법은 힘이 필요하므로 골절이나 연부 조직 손상을 초래할 수 있어서 특히 주의해야 한다.

9. 개방성 골절(Open Fracture)

가. 골절 부위가 개방창(open wound)을 통해서 외기(external environment)와 연결

나. 창상의 치료와 감염의 예방이 중요

다. 응급 처치

1) 골절 부위의 출혈 상태, 연부 조직 손상의 정도 및 신경 혈관의 손상 여부를 관찰. 필요시 의학 사진(medical photo) 촬영
2) 균 배양 및 감수성 검사를 위한 표본 채취
3) 육안적 오염물의 제거
4) 무균성 압박 dressing
5) 부목 고정
6) 살균성 항생제 정맥 투여 : cephalosporin + aminoglycoside
   예 cefamezine 1 gm IV & Amiktam 500 mg IM
7) 파상풍 예방 접종
   TIG(tetanus immune globulin) 250 unit IM : 능동 면역 후 10년 이상 경과한 경우 또는 창상이 심한 경우
8) 응급실에서 창상의 세척이나 변연 절제술(debridement)을 시행하는 것은 오히려 감염의 위험을 높이므로, 수술실에서 시행하도록 한다.

※ 개방성 골절의 여부를 알기 위하여 손가락이나 prove를 사용하는 것은 감염의 위험이 증가하므로 절대로 하지 말아야 한다.

Chapter

20 신경외과

1. 수련 목표

가. 일반목표

의과대학에서 배운 의학 지식, 실습을 바탕으로 실제 임상에서 환자 진료를 통하여, 신경 계통의 외과적 질환에 대한 진단과 치료의 일차적인 진료 능력을 배양한다.

나. 구체적 목표

신경외과 분야 질환의 진료 과정에 참여하여 협동적 수련을 받음으로써 신경계 질환의 일차적인 평가와 기본적인 응급 처치를 수행할 수 있는 능력을 배양한다. 수술 및 마취와 관련된 일반적인 문제를 파악하고 이를 상급자와 더불어 해결할 수 있도록 한다. 신경계 중환자의 일반적인 치료 원칙에 대한 이해와 일차 진료를 수행 중 신경외과적 문제점을 파악할 수 있는 능력을 배양하는 것을 목표로 한다.

2. 신경외과 order 체계

가. 기본원칙

1) Pre-op evaluation
   예 Brain tumor : CT, MRI
   Epilepsy : MRI(TLE), WADA test, SPECT, PET, EEG, Ictal monitoring
   Aneurysm : CT, MR-Angiography, 4 vessel Angiography
   Spine : CT, MRI, X-ray
2) 수술에 따른 적절한 항생제를 사용한다.
3) Underlying disease가 있는 경우는 preoperation work up 시행
   예 hypertension : EchoCG, Thallium SPECT, Cardiologic work up 및 consult
4) Major operation(craniotomy, craniectomy, spine fusion) 환자는 NSICU에서 intensive care 시행
5) Major op 후 필요에 따라(환자상태 의식, 신경학적 검사) F/U CT, MR 시행
6) OP의 예상되는 출혈량 등을 고려하여 꼭 blood prepare한다.
7) Major op 후 꼭 lab, x-ray, ekg 등을 추적하여 적절한 조치를 취해야 한다.
8) Post-op care : 신경학적 검진을 수시로 시행, 상태 변화 시 medical problem과 감별한다. 필요시 적절한 검사를 시행한다.
   CT, MRI, 핵의학 검사

나. 기타

1) Pituitary adenoma 환자에서는 수술 전에 hormone state, ophthalmology evaluation

을 하고 수술 후에 I/O check, electrolyte, USG 등을 check하고 volume replace를 한다.

2) Subarachnoid hemorrhage(SAH) 환자는 수술 전에 absolute bed rest, angiography 등을 시행하고 필요시 analgesics로 rebleeding을 방지하며 수술 후에는 triple H therapy(hypertensive, hypervolemic, hemodilution)를 시행하여 vasospasm을 치료한다.

3) Intracerebral hemorrhage(ICH), intraventricular hemorrhage(IVH) 환자에 Medical management 및 vital care, hemorrhage evacuation, extraventricular drainage (EVD) 등으로 intracranial pressure (ICP) control을 하며 mannitol 사용 시에는 electrolyte, urine osmol, BUN, creatinine 등을 추적한다.

4) Angiography, myelography, gamma knife radiosurgery, stereotactic biopsy 등은 local anesthesia를 원칙으로 준비하고 수술 후에는 early feeding을 한다.

5) Arteriovenous malformation(AVM), carotid carvenous fistula(CCF), Dural arterovenous fistula(AVF), aneurysm 등의 환자에서 embolization을 시행하는 경우는 general anesthesia를 원칙으로 준비하고 Foley catheter insertion을 준비하며, 시술 후에는 경우에 따라 hydration, heparinization을 시행한다.

7) Brain lesion 환자에서 술후에 seizure의 가능성이 있는 환자에게 있어서 술전에 prophylactic anticonvulsant를 사용하며 술후에도 일정 기간 동안 지속적으로 사용한다.

8) Intramedullary spine lesion 환자는 술후에 prone position을 원칙으로 하며, instrumentation과 함께 POD#3까지 IV antibiotics를 사용한다.

3. 진료지침

가. 기본 술기

1) Primary wound closure and head dressings
2) Arterial blood sampling(radial artery)
3) Lumbar puncture for CSF analysis
4) Prevention and care of pressure sore
5) Foley and nelaton catheterization
6) Tracheostomy cannula change
7) Cardio-pulmonary and cerebral resuscitation

나. 질환별 지침

1) 두부외상

가) 뇌진탕(cerebral concussion)

일시적인 의식소실이 있으나 두개골 골절이나 뇌손상이 없는 가장 경상의 질환이나, 외상 후 뒤늦게 악화되는 경우도 있어 초기에는 수시로 의식의 변화를 주시하여야 한다.

나) 뇌좌상(cerebral contusion)

Cerebral cortical laceration and/or epidural/subdural hematoma and/or brain swelling 대부분 의식이 혼미하거나 혼수상태이며 뇌의 손상으로 뇌압이 상승되어 있음. 호흡 및 혈압 등의 vital sign의 유지가 중요하며 신경학적 검사도 주기적으로 실시해야 한다.

다) 두개골 골절(skull fracture)

뇌경막상하 출혈을 자주 동반한다. 기저부 골절(basal skull fracture) 시에는 뇌척수액이 유출될 수 있음으로 CSF otorrhea 또는 rhinorrhea를 주의 깊게 관찰하며 meningitis, hearing impairment, delayed facial nerve palsy 등에 대비한다.

라) 뇌경막상 출혈(epidural hematoma)

대개 두개골 골절과 동반되며 응급수술이 필요하다. 몇 시간 동안 lucid interval을 지나 갑자기 나빠질 수 있으므로 의식의 변화가 관찰될 때 반복적인 CT 촬영이 필요하다.

마) 뇌경막하 출혈(subdural hematoma)

contrecoup injury로 인해 외상 부위의 반대편에 cortical laceration 또는 bridging vein tear에 의해 생긴다. 대개 응급 수술을 요한다.

바) 외상성 뇌내출혈(traumatic intracerebral hemorrhage)

출혈량이 많은 경우 수술적 제거가 필요하다.

2) 척추외상

가) 척추 염좌(sprain) : 보조기를 착용하고 침상 안정시킨다.

나) 척추 골절(spine fracture)

응급실에서 두 · 경부 손상은 일단 척추 손상이 있다고 판단하고 경부를 고정시켜 더 이상의 손상을 예방한다. 신경학적 검사로 척수 손상이 있는지 조사하고 척추 X-선 촬영으로 골절 여부를 판정한다.

다) 척수 손상(spinal cord injury)

손상 초기 단계에서 척수 손상이 의심되면 환자의 이송 과정에서 세심한 주의를 하여 척추를 immobilization하고 radiologic study에 attending하여 반드시 필요한 최소한의 방사선 촬영으로 신속히 척추 손상 부위를 확인하는 것이 중요하다. 경부 척수 손상 시에는 호흡과 혈압 등 생체 징후를 안정시킨 후 골견인으로 골절탈구(dislocation)된 부위를 정복(reduction)시켜 고정하고 흉추요부 손상 시에는 pillow 등으로 체위정복(postural reduction)을 시도하고, 방광과 장 등의 관리를 해준다.

3) 뇌종양(Brain tumor)

가) 증상

(1) 두개강 내압 상승 증상 : 두통, 구토, 현기증, 성격변화, 유두부종, 생체징후의 변화(서맥, 불규칙한 호흡)

(2) 뇌의 자극 증상 : 두통, 전간 및 부분 발작

(3) 국소증상 : 운동 부전마비, 운동실조(ataxia), 실어증

(4) 뇌실질의 전위(Displacement) : 의식둔화, 혼수상태 등

나) 진단

brain CT scan과 MRI에 의하여 대부분 확진되며 contrast enhancement가 필요하다. 치료는 가능한 한 외과적 절제술을 시행하며, 대부분의 환자에서 항경련제의 사용이 필요하며, 뇌부종과 두개강 내압 상승의 증상이 심한 경우는 약물치료(steroid, 고삼투압용액)를 병행한다.

4) 뇌혈관질환

가) 뇌실질내 출혈(intracerebral hemorrhage)

(1) 증상은 심한 의식장애, 운동마비 및 지각마비를 초래하고 이들 혈종이 클 때는 측뇌실로 파열하여 뇌실 내 출혈을 일으켜서 급성 수두증으로 인한 뇌압 상승으로 치명적일 수 있다.

(2) 진단은 뇌전산화 단층촬영으로 혈종의 위치와 크기를 정확히 알 수 있으며 만약 뇌동맥류나 동정맥기형의 파열로 인한 출혈이 의심되면 뇌혈관 조영술을 시행하여 감별하여야 한다.

(3) 치료는 혈종의 위치와 크기에 따라서 달라지며 지속적인 뇌실외 배액술(extraventricular drainage)이나 뇌정위 수술(stereotactic) 또는 개두술을 통한 혈종 제거를 할 수 있다.

나) 지주막하 출혈(subarachnoid hemorrhage)

(1) 증상은 급격히 발생하는 격심한 두통이 있고 구토증, 의식소실 등이 뒤따르게 된다. 출혈로 인한 뇌막자극 증상으로 경부 강직과 눈부심이 있고 미열이 생기기도 한다.

(2) 진단은 뇌 전산화단층 촬영으로 지주막하의 출혈을 확인할 수 있고 소량의 출혈 혹은 출혈 후 상당한 시간의 경과로 확실치 않은 경우 요추천자를 하여 혈성 척수액을 얻음으로써 확진할 수 있다.

(3) 치료 : 뇌동맥류의 파열이 확인된 경우 환자의 상태가 허락하는 한 가능한 빠른 시간 내에 조기 수술을 시행하여 동맥류 경부를 결찰(clipping)하는 것이 가장 중요하며, 수술 전에는 재출혈을 방지하기 위하여 절대안정 및 통증조절, 혈압조절, 뇌압조절 등이 필요하다. 수술 후 발생할 수 있는 뇌동맥 연축의 예방 및 치료에는 calcium channel blocker(nimodipine) 투여 및 뇌혈

류를 개선시키는 방법(triple H-therapy)을 사용한다.

다) 뇌동정맥기형(cerebral arteriovenous malformation)

(1) 뇌동정맥기형은 선천적으로 모세혈관의 발달에 이상이 있어서 동맥과 정맥 사이에 직접루(fistula)를 형성하게 되는 병변이다.

(2) 증상은 혈관종의 파열로 인한 출혈이 가장 많으며 그 다음 간질발작이 최초의 증상이 되는 예도 흔히 있다.

(3) 진단은 뇌혈관 조영술로 확진할 수 있다.

(4) 치료는 환자의 증상 및 동정맥 기형의 양상에 따라 달라지는데 미세수술적 적출술, 혈관내색전술(embolization), 방사선 수술(gamma knife radiosurgery) 등이다.

참고문헌

1. 대한 신경외과학회 : 신경외과학 : 중앙문화사.

4. 응급실 진료지침

가. 기도유지

의식상태가 stupor 이상으로 나쁜 경우는 기관 삽관을 고려한다(경추손상이 의심되면 신경외과 전공의에게 먼저 알린다). 환자가 너무 불안정하면 일단 주의 깊게 관찰하면서 oral airway를 사용한다. 호흡부전 혹은 불규칙한 호흡양상을 보이면 동맥혈 가스분석하고 필요시 ambu bagging 하도록 한다. 환자를 CT room으로 이동시키기 전에 반드시 X-ray로 경추골절이 있는지를 확인하여야 한다. 간혹 X-ray 또는 Brain CT study 중에 호흡악화로 사망하는 경우가 있으므로 주의를 요한다(ambu bag을 준비하고 대기한다).

나. 쇼크의 치료

다발손상이 있는 환자 (head injury 포함)에서 흔히 의식저하와 함께 저혈압성 쇼크를 볼 수 있으며 우선적으로 정맥선을 확보하고 수액 공급 흉부와 복부를 조사해야 할 것이다.

다. 신경학적 검사

1) History

가) information of injury

나) consider secondary factor of altered consciousness

다) temporal course of level of consciousness(history of lucid interval)

2) Level of consciousness

가) alert

나) drowsy, lethargic, obtunded

다) stupor

라) semicoma, coma

* confused - disoriented

3) Eye signs

가) position and movement of eye balls : dysconjugate gaze of eye
oculocephalic reflex(doll's eye maneuver)

나) pupillary light reflex : small but reactive
pin point
unilateral dilated fixed pupil

4) Glasgow coma scale

Points	eye reponse	verbal response	motor reponse
6	-	-	Obeys
5	-	Oriented	Localizes pain
4	Spontaneous	Confused	Withdraws to pain
3	To speech	Inappropriate	Flexor (decorticate)
2	To pain	Incomprehensible	Extensor (decerebrate)
1	none	None	None

라. 두부진찰 및 두피손상 치료

1) scalp contusions and lacerations show the site of lesion
2) shave hairs and clean dirts around wound
3) liberal irrigation and debridement of devitalized tissue
4) hemostasis by compression, not by ligation
5) search for depressed fracture(exploration with probe and finger)
6) primary closure with 3-0 nylon(not use silk) to prevent infection

마. 방사선학적 검사

1) skull series-skull AP, both lateral, Towne's view
2) Water's view-evaluation of maxilla and zygoma
3) cervical AP and lateral view must be taken in head and neck injury
4) swimmer's view with arm traction-cervicothoracic junction
5) open mouth view(atlanto-axial injury)

6) C-spine stress view(flexion and extension view)
7) Thoracic and lumbar spine X-ray, especially in patient injured in motor vehicle accident or fall of more than several feet and in those with localized spinal tenderness

바. 뇌 단층촬영의 지침

1) loss of consciousness with headache/nausea/vomiting
2) altered mental state
3) skull fracture shown in X-ray or suspicious
4) depression on skull
5) penetration wound on skull
6) basal skull fracture(raccoon's eye sign, battle's sign) CSF rhinorrhea, CSF otorrhea, ear bleeding
※ Usually, contrast enhancement study is not required in trauma case.

사. 두부외상 후 귀가 시 주의사항

(아래의 증세가 있을 때는 즉시 재진찰이 필요함을 설명한다.)

1) 의식이 혼미해지거나 깨워도 잘 일어나지 못할 때
(수면 중에는 첫 12시간 동안 2시간마다 한 번씩 깨워 보아야 한다.)
2) 두통이 점점 심해지는 경우
3) 호흡이 불규칙하거나 심한 변화가 있을 때
4) 오심 및 구토가 생길 경우
5) 경련이 생길 경우
6) 어지럼증이 점점 심해질 때
7) 한쪽 동공이 다른 쪽보다 커진 경우
8) 물체가 계속해서 둘로 보이거나 어느 한쪽을 보기 어렵거나 흐린 경우
9) 사지 중 어느 한쪽이라도 움직이기 어려운 경우
10) 헛소리를 하거나 심한 혼돈을 보이는 경우
11) 안절부절못하거나 평소와 다른 성격과 행동을 보일 때
12) 맥박이 너무 느리거나(분당 60회 이하) 너무 빠를 때(분당 100회 이상)

아. 뇌탈출(Cerebral herniation)

고도의 두개강내압항진, 공간점유병소, 뇌척수액의 저류, 울혈이나 뇌종양의 증대 등에 의하여 뇌조직의 국소적 변형만으로 대상(compensation)이 안 되고 저항이 낮은 방향으로 뇌의 일부가 전위, 이동하게 되는데 뇌를 구획하고 있는 격벽의 사이로부터 정상위치가 아닌 부분으로 뇌조직 그 자체가 밀려나가는 현상을 뇌탈출이라고 한다.

일단 뇌탈출을 일으키면 뇌혈액 및 뇌척수액 순환장애와 뇌부종을 더욱 심화시켜 두개강 내압항진에 의한 병태는 더욱 진행한다. 뇌탈출은 신경외과 영역의 사망 원인 중 많은 부분을 차지하며 임상에서 가장 흔한 것은 천막절흔(tentorial incisure)이나 대후두공(foramen magnum)에서 일어나는 것이다. 어느 것이든 뇌간(brainstem)을 압박하며 진행되면 사망하게 되므로 herniation의 예방, 즉 두개강내압항진의 방지가 치료상 가장 중요하다.

1) 종류

가) subfalcial herniation

나) transtentorial herniation(uncal or temporal lobe herniation)

다) central herniation(axial herniation)

라) cerebellar tonsillar herniation(foraminal herniation)

2) 뇌탈출의 증상

가) 정중 탈출(central[axial] herniation)

(1) 뇌간장애

(2) 동안신경마비

(3) 소뇌장애

나) 측두엽 탈출(temporal lobe herniation, transtentorial herniation)

급성 측두엽 탈출의 증상

- 중뇌압박과 의식장애
- 동안신경 압박과 마비
- 외전신경마비
- 대뇌각(cerebral peduncle) 압박과 마비
- 후대뇌동맥 폐색과 동측성 반맹
- 제뇌성 경직(decerebrate rigidity)
- 혈압상승, 서맥, 완서호흡

자. 두개강 내압 항진에 대한 치료

치료의 목표는 뇌혈류를 증가시키고 뇌탈출을 막기 위해서 두개강 내압을 감소시키는 것이다. 상태에 따라 우선 기도확보, 산소공급을 한다. 그다음 고장액, 스테로이드, 저체온(hypothermia) 등의 보존적 요법으로 두개강 내압항진을 억제해야 한다. 고혈압성 뇌출혈을 제외한 두개강 내압 항진 때의 혈압상승에는 혈압강하제를 쓰지 않는다. 혈압강하제는 뇌혈류를 감소시켜 뇌산소 부족상태를 만들어 두개강 내압이 더 항진되기 때문이다. 근본적인 치료는 원인제거이며, 두개강 내압상승 원인이 공간점유병소에 의한 것이고, 그것에 접근할 수 있다면 이 병소를 제거하거나 또는 감압술이 가장 좋은 방법이다.

1) 내과적 치료

가) 일반적 치료

기침, 통증, 체온의 상승과 같은 뇌압상승을 유발하는 요인을 피해야 한다.

나) 두부의 위치

일반적으로 뇌압상승환자의 체위는 두부를 30~45° 정도 올려놓으며 그 이유로는 경정맥 배액이 적절이 이루어지도록 함에 있다고 알려져 있다.

다) 과도호흡(hyperventilation)

과도호흡은 두개강 내압 상승을 억제하는 가장 효과적인 방법 중 하나로서 뇌혈류량과 뇌혈액 용적을 감소시킴으로서 이루어진다. 뇌혈류량은 체내 동맥내 탄산가스압 1 mmHg당 약 2%씩 변화한다. 동맥내 탄산가스분압이 20 mmHg 이하로 감소되었을 때는 뇌혈류량은 감소되어 뇌의 정상대사를 유지하는 데 필요한 산소유효량이 감소된다. 뇌압상승을 유발할 수 있는 저산소증과 뇌혈관의 확장을 방지하여 뇌세포의 산소공급을 최대로 하기 위한 혈중 산소분압은 80 mmHg 이상 유지해야 한다.

라) 저체온법(hypothermia)

저체온상태에서는 뇌혈류량의 감소와 뇌대사가 저하된다. 매우 제한적으로 이용되고 있다.

마) 고장액(hypertonic solution)

정상인에서 뇌, 뇌척수액 그리고 두개강내 혈액의 삼투질농도(osmolar concentration)는 약 1리터당 300 mOsm이다. 고장액을 정주하면 삼투(osmosis)에 의하여 두개강내 내용물로부터 수분의 이뇨효과가 나타나며 두개강 내압이 떨어진다.

이 제재들을 투여 시는 혈청내 삼투압을 측정하여 치료의 지침으로 삼아야 한다.

Mannitol

이 약제의 사용 전에는 반드시 foley catheter를 삽입한다. mannitol은 체중 kg당 1 gm을 10분에 걸쳐 투여하였을 때 혈장 내 삼투도는 약 20~30 mOsm/l 증가되어 뇌압을 감소시키며 약 3시간 후에 정상치로 회복된다. 이후 0.25~0.5 gm/kg 6 hrs로 사용한다.

바) Furosemide

혈청의 삼투도의 증가, 저칼리움증, 저나트리움증의 초래없이 두개강 내압을 저하시킨다. 고장액은 혈뇌관문이 정상적인 상태에서만 효과가 있으나, furosemide는 혈뇌관문의 병적인 상태에도 뇌부종은 감소시킬 수 있다. 삼투성 이뇨제(osmotic diuretics)와 loop diuretics를 병합해서 사용하면 두개강 내압 감소에 상승적으로 작용하여 더욱 효과가 있다.

사) 스테로이드

스테로이드는 신경교종, 전이성 뇌종양의 부종에 대하여 효과가 있다. 제재의 부작용으로는 창상치료의 장애, 감염의 증가, 소화기관의 출혈, 체내의 자연 호르몬 생산의 일시적 억제 등이 있다.

아) Barbiturate 치료

Barbiturate는 뇌 대사를 억제시켜 뇌의 산소소모량을 줄이고, 뇌허혈부위에 혈류를 감소시키는, 즉 reversed steal 현상을 일으키고, 항산화작용 또는 세포막 보호 작용을 한다. 특히 국소적 뇌허혈 상태일 때 barbiturate는 허혈상태가 되기 전인 2시간 이내에 투여해야 하며, 최소 96시간까지 지속시키고 미세순환을 유지시킬 수 있는 다른 약제, 삼투제 등과 같이 병용함이 효과적이며, 투여 중 뇌파검사, 두개강 내압 측정 등을 병용해야 한다. 이 약제의 사용 시 호흡억제와 뇌혈관 기능이 억제되므로 인공호흡과 집중적 감시가 가능한 중환자실에서만 시행할 수 있는 방법이다.

자) 기타 약물

그 외 phenytoin 등의 항경련제

2) 외과적 치료

차. 척수손상(spinal cord injury)

1) 발생 빈도

척추골절 및 척수손상의 척추부위별 발생빈도를 보면 경추부 손상이 약 55%로서 가장 많고, 그다음이 흉요추부(약 10%)의 순이다. 특히 흉추부 가운데 반 이상은 흉요추 경계부인 제12흉추 및 제1요추 손상인데, 이 부위에는 주로 압박골절이 많이 발생한다.

2) 발병 원인

교통사고가 약 45%로서 가장 많고, 추락사고가 약 41%였다.

3) 발생 기전

척추 및 척수손상을 일으키는데 힘의 방향에 따라 손상의 기전을

가) 굴곡손상(flexion injury)

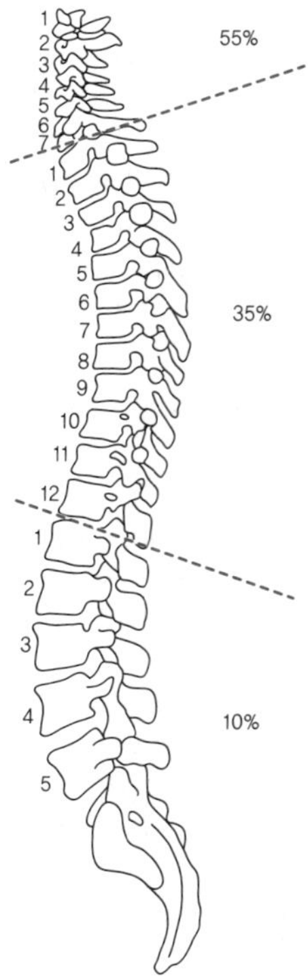

그림 20-1. **척추손상의 부위별 발생빈도**

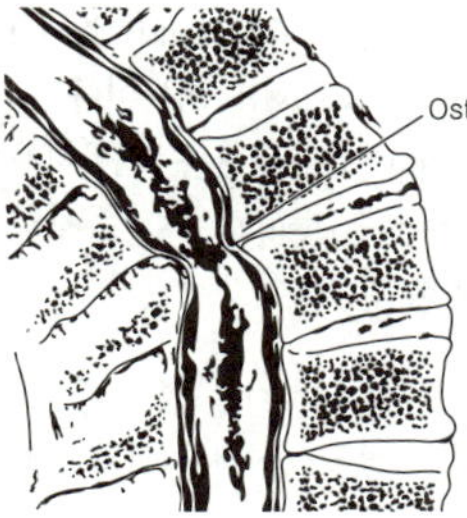

그림 20-2. 경추의 신전손상

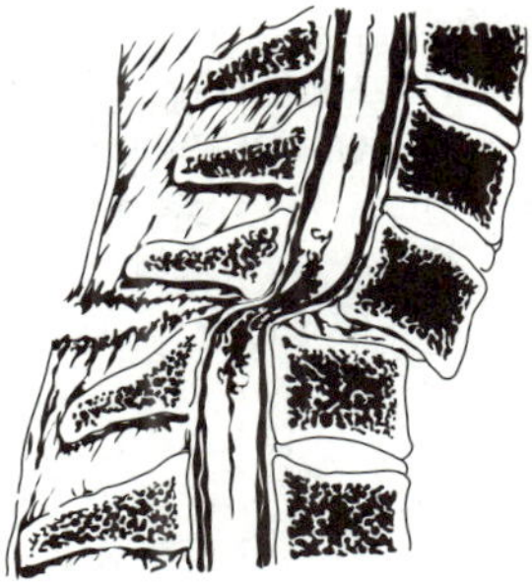

그림 20-3. 경추의 굴곡손상

나) 신전손상(extension injury)

다) 회전손상(rotation injury)

라) 압박손상(compression injury)

마) 복합손상(combined injury)으로 나누며 보통 굴곡손상이 가장 많다. 그러나 회전손상이 거의 대부분 다른 기전에 복합적으로 작용하고 있으므로 실제로 가장 많은 손상의 기전은 굴곡회전손상이며 그다음으로 많은 것이 신전회전손상이다. 신전손상은 4~50대 이후의 환자에서 주로 문제가 되고 있다.

4) 척수손상의 임상적 분류

가) 완전 척수손상

나) 불완전 손상

(1) 전척수 증후군(anterior cord syndrome)

(2) 중심척수 증후군(central cord syndrome)

보통 제5,6,7 경추부에 호발하는데 척수의 중심부에 출혈이나 부종 등이 있으므로 운동장애는 상지가 하지보다 더욱 심하여, 특히 상지의 말단부(손, 손가락 등)에 마비가 심하다.

(3) 후방척수 증후군(posterior cord syndrome)

척수후방에서 척수 후방으로 지나가는 감각신경의 기능은 소실되고 단지 척수전방을 지나가는 전척수시상삭(anterior spinal thalamic tract)의 둔한 촉감(crude touch sense)만을 알게 된다.

(4) 측방척수 증후군(Brown-Sequard syndrome)

척수의 한쪽 반이 손상을 당한 경우로서 손상당한 동측 하부에 운동마비와 척수 후방을 지나가는 모든 지각섬유의 기능(촉감, 위치감, 진동감 등) 소실이 있고, 반대측 하부에는 통각과 온도감각의 소실이 있다.

5) 척수 쇼크(spinal shock)

척수 쇼크로부터 회복되는 것을 가장 먼저 알 수 있는 지표는 Babinski sign 및 항문반사(anal reflex)와 구해면제반사(bulbocavernous reflex)의 회복이다. 대개 척수 쇼크가 끝나는 약 3~12주 후부터는 강직성(spastic) 마비로 변하고, 반사작용도 항진되는 경우가 많다. 이론적으로는 척수 쇼크로부터 완전히 회복된 후에야 척수 손상으로 인한 신경장애가 얼마나 심했는가를 정확히 알 수 있다.

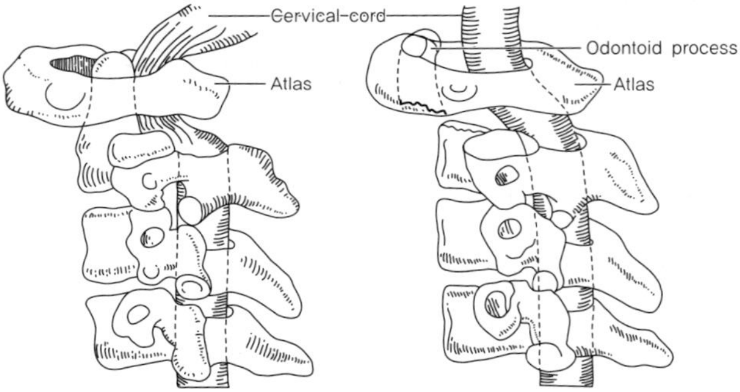

그림 20-4. 제2경추 치상돌기 골절 모형도

6) 초기 처치법

가) 최초 응급처치 및 이송

나) 쇼크 상태 유무

다) 호흡에 대한 처치

라) 배뇨

마) 신경학적 및 X-선 검사

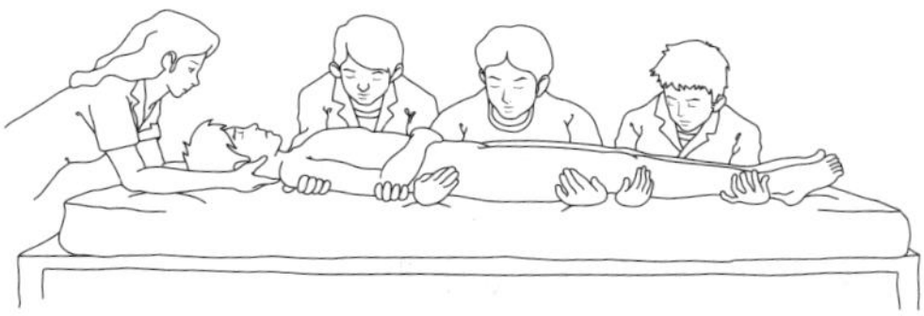

척수손상 환자 들어올리기 준비상태

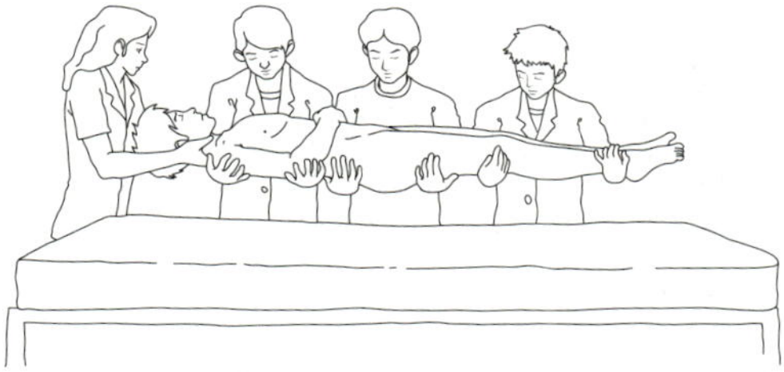

환자를 반듯이 들어올린다.

그림 20-5. 최초 응급처치 및 이송 방법

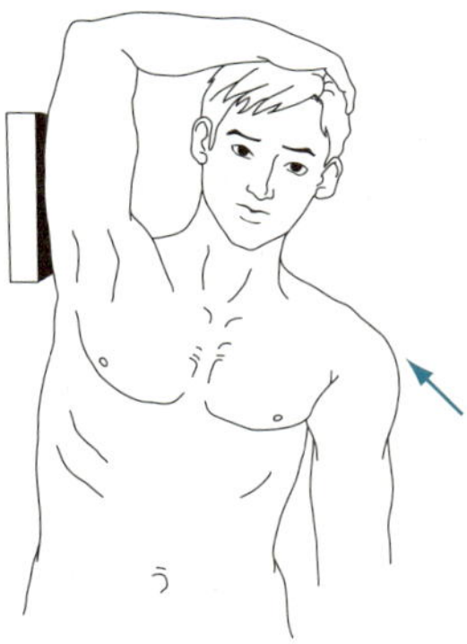

그림 20-6. 수영 자세상. 어깨에 가리는 C6-7 및 T1-2를 볼 수 있다.

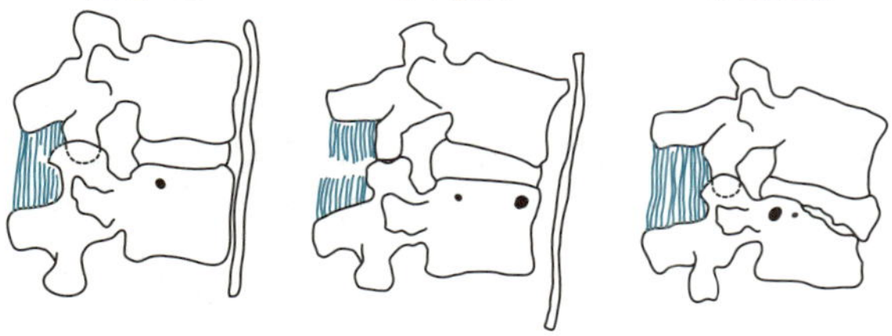

그림 20-7. 손상 형태와 순간회전축의 변화

A. 정상 FSU (functional spinal unit)에서는 전 후궁의 IAR(instaneous axis of rotation)은 추체의 후방상부에 존재한다.

B. 후방안정요소가 손상되면 IAR은 전방으로 이동한다.

C. 전방안정요소가 손상되면 IAR은 후방으로 이동한다.

7) 척수손상 치료의 기본 원칙

가) 척추의 고정
나) 약물치료
다) 방사선 검사
라) 정복
마) 감압 및 불안정 분절의 고정

8) 흉요추골절의 분류

가) 압박골절(wedge compression fracture)
나) 파열골절(burst fracture)
다) 안전띠 손상(seat belt-type injuries)
라) 골절탈구(fracture-dislocation)

Chapter

21 흉부외과

1. 수련목표

심혈관 및 폐질환 환자에 대한 진단과 치료과정에 참여하여 흉부질환 환자에 대한 전반적인 임상 지식과 필수적인 수기를 습득하여 기본적인 진료능력과 처치능력을 기르는 것을 목표로 한다.

가. 기본 술기 목표

1) 흉부 진찰
2) 흉부 방사선 검사의 판독
3) 심전도, 심초음파의 판독
4) 흉관 삽관 및 관리
5) 쇼크의 처치 및 심폐소생술
6) 감시 장치선의 설치 및 관리

나. 진료 목표

1) 허혈성 심장 질환
2) 심장판막 질환
3) 선천성 심장 질환
4) 흉부외과적 응급질환
5) 심장수술 환자관리
6) 일반흉부수술 환자관리

2. 기본 술기

가. 흉관(Chest tube)의 관리

1) 목적

흉관의 목적은 흉막강(pleural cavity) 내의 공기(air), 액체(fluid), 혈액(blood) 등을 제거함으로써, 흉막강 내 공간을 소실시키고, 폐를 완전히 팽창시키는 것이 목적이다.

2) 흉관의 관리 및 주의사항

가) 흉관의 마지막 배기공은 반드시 흉막강 내에 있어야 한다.

나) 흉막 유착이 의심되거나 흉관의 삽관이 순조롭지 않을 때에는 무리하게 삽관하면 안 된다.

다) 흉관의 삽입부위는 매일 밀봉드레싱(occlusive dressing)을 해야 한다.

라) 흉병은 환자보다 낮게 유지하여야 하며, 연결 튜브가 꺾이거나 꼬여서 배액이 중

단되는 일이 없도록 유의하여야 한다.

마) 공기 누출(air leakage)이 있는 경우에는 음압흡인(negative suction)을 연결하여야 하며, 대개 15 cmH_2O의 음압이 걸리도록 한다.

바) 배액병(Collecting bottle)에 배액물이 가득 차게 되면 새 흉병을 준비하고, 튜브를 잠시 겸자하고 흉병을 교체한다.

사) 흉관을 가지고 있는 모든 환자는 매일 chest X-ray를 촬영하며, 흉관 삽관 직후 및 흉관 제거 직후에도 즉시 chest X-ray를 촬영하여야 한다. 음압흡인을 걸고 있는 환자는 portable chest X-ray를 촬영한다.

아) 흉병이 쓰러지거나, 수면하 배액병의 수면위(water level)가 튜브의 끝보다 낮을 경우 공기가 흉막강 내로 역류할 수 있으므로 주의하여야 한다.

3) 흉관 제거

가) 흉관의 제거 시기는 공기누출이 완전히 멈추고, 배액량이 매일 3 mL/kg 이하고, 출혈(bleeding) 또는 농(pus)의 증거가 없으며, chest X-ray 소견상 이상이 없을 때 제거한다. 기흉의 경우, 기침을 시켜보거나 Valsalva maneuver를 시켜보아 흉관에서 공기누출이 없어야 하며, 공기 누출이 의심되는 경우에는 흉관을 겸자하고 6~24시간 경과 후 chest X-ray상 흉막강 내에 공기저류(air collection)가 없으면 흉관을 제거한다.

나) 흉관 제거 시는 환자로 하여금 최대로 숨을 들이쉰 상태에서 호흡을 정지하고 Valsalva maneuver를 하게 한 상태에서 흉관을 재빨리 제거하고 봉합되어 있던 실로 흉관 삽입 부위를 stapling 한다.

다) 흉관을 제거하고 나서는 반드시 chest X-ray를 촬영하여 이상 유무를 확인하여야 한다.

4) 흉관 삽관 시 합병증

가) 흉막강 내 또는 복막강 내 장기 손상

나) 흉벽 또는 흉막강 내 출혈

다) 흉관의 위치 불량

라) 흉관으로 지속적인 공기누출, 흉관의 폐색

마) 피하기종

나. 감시 장치선(Monitoring lines) 설치 및 관리

1) 감시 장치선의 종류

가) 동맥선

나) 심전도

다) 중심정맥압선

라) 스완-간쯔 카테터

마) 좌심방압력감시선(left atrial pressure monitoring line)

바) 맥박 산소측정기(pulse oximetry)

사) 요관

아) 비위장관(Levin tube)

자) 임시 심박조율선(temporary pacing wire)

차) 흉관

2) 동맥선(Arterial line)의 관리

가) 동맥선

A-line은 수술 후 환자의 혈압을 지속적으로 감시하기 위해 요골동맥(radial artery)이나 대퇴동맥(femoral artery)에 catheter를 넣어 놓은 것이다. 동시에 A-line은 수술 후 필요한 각종 검사(ABGA나 electrolyte 등)를 쉽고, 정확하게 하기 위한 필수적인 장치라 할 수 있다. A-line은 동맥에 삽관된 도관(catheter)이 혈압측정용 감지기(sensor)와 연결되어 있으며 그 중간에 3-way connector가 있어 채혈을 할 수 있도록 되어 있다.

※ 채혈방법

Three-way를 조작하여 A-line의 heparinized solution을 충분히 뽑아낸 후에 채혈한다. 이때 공기 색전(air embolism)이 발생할 수 있으므로 조심하고, 소아(특히 10 kg 이하)에서는 반복적인 채혈로 인하여 빈혈(anemia), 혈액량 감소(hypovolemia)가 되지 않도록 최소한의 양으로 채혈한다. 뽑아낸 heparinization solution(blood 포함)은 영아나 신생아의 경우 다시 넣어 주되 혈병(clot)이 들어가지 않도록 주의한다.

3) 각종 선의 관리

수술 후 창상(wound) 혹은 각종 line의 드레싱(dressing)은 매일하고 각종 line은 경우에 따라서 환자의 생명과 직접관계가 있으므로 빠지지 않도록 조심하여야 한다.

3. 진료지침

가. 심장수술 환자 관리

1) 수술 전 환자관리

수술 후 병동으로 올라온 모든 환자는 기본적으로 잘 먹는지 확인하고 영양 상태가 창상치유(wound healing)에 중요하므로 음식을 잘 섭취하도록 적극 권장한다.

수술 후 객담(secretion)이 많고 통증으로 인하여 심호흡(deep inspiration)을 잘 못하므로 객담저류 또는 폐허탈(lung atelectasis)이 문제가 되는 경우가 많다. 이를 예방하기 위하여 특별한 금기가 없으면 early ambulation을 원칙으로 한다. 기침을 격려하고 inspirometer 및 deep inspiration exercise를 잘 하도록 유도한다.
심부전(heart failure)의 징후(sign)를 유의해서 잘 관찰한다. 심부전이 있을 경우 말초부위(periphery)에 식은땀(cold sweating)이 있으며 냉습한 느낌을 준다. Bowel distention, 소화불량(indigestion), 호흡곤란 또는 운동성 호흡곤란, 심계항진 및 부정맥이 나타날 수 있고, 쉽게 피로하거나 심한 전신쇄약을 나타낸다. 그리고 환자가 매우 불편해하고 불안정감(sense of restlessness)을 호소한다.

가) 허혈성 심장질환(Ischemic heart disease)

허혈성 심장질환이 있는 환자의 경우 제일 중요한 것은 수술 전에 새로운 ischemic event가 발생하지 않도록 환자를 최대한 안정을 시키고 무리한 육체적 활동을 피하도록 해야 한다.
입원 전부터 협심증(angina)이 있었던 환자는 가까운 곳에 NTG tablet 또는 Isosorbide dinitrate spray가 항상 준비 되도록 해 놓고 이에 대한 충분한 교육을 시켜야 한다. 환자가 호소하는 통증은 그 통증의 원인이 정확하게 밝혀지기 전에는 반드시 신중하게 다루어야 하는 것이 원칙이다.
수술 전까지 환자가 복용하던 심장 약, 예를 들면 베타차단제, 칼슘통로 차단제, Isoket tablet 등은 수술 당일 날 아침까지 복용하는 것을 허용하는 것이 원칙이다.
환자가 입원 중 stable angina가 unstable angina로 바뀌면서 안정 시 흉통(resting pain)을 호소하게 되면 heparinization을 하고 통증이 없어지는 데 소요되는 최소한의 용량의 isosorbide dinitrate solution 투약을 시작한다. heparin은 empirical 하게 1,000 cc fluid에 20,000 unit을 섞어서 aPTT를 주기적으로 검사하면서 그 용량을 조절한다.

나) 심장판막 질환(Valvular heart disease)

(1) 대동맥판막 협착(Aortic stenosis)

- 주된 증상으로는 흉통(frank angina pain일 수도 있고 아닐 수도 있음), 호흡곤란, 운동성 호흡곤란, 기좌호흡(orthopnea), 부종(swelling), 실신(syncope) 흉부 불편감(chest discomfort) 등이 있다. 이들은 수술 전까지는 안정을 취하게 하는 것이 좋으며 대동맥 판막협착으로 인하여 transvalvular pressure gradient가 많이 증가되어 있는 상태이므로 압력경사(pressure gradient)를 증가시키는 상황을 되도록 완화시켜 주어야 한다. 이는 환자의 심작업 부하(cardiac work load)를 감소시켜 주도록 교육을 시키는 방법과 안정을 취하게 하는 방법이 있으며 약물로도 동일한 효과를 얻을 수 있다.

- 중요한 이학적 소견으로 범수축기 잡음(Pansystolic murmur)이 우측 흉골연(parasternal area)에서 들리고, 손바닥을 대면 진동(thrill)을 느낄 수 있다.
- 환자 관리 시 주의할 점은 지나친 이뇨제(diuretics) 사용 또는 ACE inhibitor와 같이 혈관확장 효과(vasodilatory effect)가 있는 약의 사용은 되도록 피해야 한다.

(2) 대동맥판막 폐쇄부전(Aortic Regurgitation)

- 대동맥판막 협착과 대동맥판막 폐쇄부전이 있는 경우에는 협심증 흉통이 있는 경우가 적다. 그러므로 대동맥판막 폐쇄부전이 있으면서 협심증통증이 있으면 반드시 관상동맥 질환의 동반가능성을 배제하기 위한 여러 가지 검사를 진행해야 한다.
- 대동맥판막 폐쇄부전이 있는 경우 주 증상은 정도의 차이는 있지만 주로 심부전에 준한다.
- 장기간 대동맥판막 폐쇄부전이 있는 경우 다양한 정도의 compensation phase에 있는 경우가 많다. 약으로는 이뇨제, 수축 촉진제(inotropic agent), 또는 경우에 따라 ACE inhibitor를 사용하는 것이 많은 도움이 될 수 있다. 하지만 베타차단제(Beta blocker) 또는 각종 칼슘통로 차단제(calcium channel blocker)와 같이 negative inotropic effect를 보일 수 있는 약의 투여는 신중하게 해야 한다. 자가로 복용하는(self medication) 또는 현재 들어가는 약이 어떤 것이 있는지 반드시 확인하고 일차적으로 들어가는 약의 적절함을 반드시 검토해야 한다.

(3) 승모판막 질환(Mitral valve disease)

- 장기간 승모판막 질환을 앓은 경우 좌심장 비대가 있으면서 심방세동(atrial fibrillation)이 있는 경우가 흔하다. 이런 경우 내과에서 술 전 관리를 받은 환자는 coumadine을 복용하여 INR이 증가되어 있을 수 있다.
- INR이 증가되면 수술하는데 출혈로 인한 많은 문제를 일으킬 수 있으므로 이를 반드시 확인하고 교정해 주는 것이 중요하다.
- 승모판막 협착(Mitral stenosis)은 좌심방에서 좌심실로 피가 흐르는 입구가 좁아져 있는 경우로 폐울혈(pulmonary congestion), 이차적인 폐고혈압(secondary pulmonary hypertension)으로 인한 기능성 삼첨판막 폐쇄부전(functional TR), 울혈성 심부전에 준한 증상 및 징후가 나타난다. 승모판막 협착이 있는 경우 혈류저류(stasis)로 인하여 혈전증(thrombosis)이 잘 생길 수 있다. 그러므로 이런 환자들에게서 뇌졸중(stroke)의 병력이 있었는지 확인하는 것이 중요하다.
- 승모판막 폐쇄부전(Mitral regurgitation)의 경우 hyperdynamic heart의 소견을 보이는 것이 보통이다. 장기간 승모판막 폐쇄부전이 있는 경우 심

부전 증상 및 징후가 현저하게 나타날 수 있다.

2) 수술 전 검사

가) CBC

나) Chemical battery & BUN, electrolyte

다) 요검사

라) 혈액응고검사 : PT/aPTT

마) 동맥혈 가스분석(ABGA) : 필요에 따라

바) 폐기능 검사(PFT)

사) BNP, TSF, free T4

3) 수술 전 수혈준비

가) 소아 환자 : Leukocyte filtered RBC irradiation 2 pint
Fresh Frozen Plasma 2 unit

나) 성인 환자 : Routine valvular heart disease와 CABG(on pump CABG) Packed RBC 4 pint, Fresh Frozen Plasma 3 unit, Platelet concentrate 10 unit

다) 기타 : redo-OHS
CABG
Aorta
Double valve → 수술 시 P.C 20 unit 준비
Cryoprecipitate 10 unite 준비

4) 수술 전 사용약제의 관리

가) Digoxin

적어도 수술 24시간 전에 투약을 중지하는 것을 원칙으로 한다. 그러나 수술 직전까지 디곡신의 심근수축강화 작용이 꼭 필요한 경우나 심실빈맥을 동반한 심방세동(atrial fibrillation with ventricular tachycardia)이 있는 환자에서는 담당 의사의 판단에 따라 디곡신을 계속 쓸 수도 있다.

나) 이뇨제(예 ; Furosemide)

가능한 수술 48시간 전에 사용을 중단하는 것이 좋다.

다) 항혈소판 제재(아스피린, 다이피리다몰 등)

적어도 수술 일주일 전 투약을 중지하는 것이 원칙이다.

라) Warfarin(Coumadin)

수술 3일 전에 coumadin을 중지하는 대신 작용기간이 짧은 heparin을 정맥주사로 사용하여 수술 당일까지 항응고효과를 유지하는 방법을 사용한다.

마) 베타차단제(Inderal 등)

보통은 수술직전까지 사용한다.

바) Calcium antagonists

verapamil, nifedipine의 경우에는 중단할 필요는 없다.

사) 항고혈압제(Antihypertensive drug)

수술직전까지 복용을 계속해야 한다.

5) 수액 및 전해질 보충

가) 수액 및 소디움(Na^+)

수술 직후에는 소디움이 들어 있지 않은 5% 포도당 용액(영아에서는 칼로리 섭취량을 높이기 위해 10% 포도당 용액이 좋음)을 기본 수액으로 하여 엄격히 공급제한을 해야 한다. 성인에서는 통상 시간당 40 cc가 되도록 수액공급을 제한하여 투여한다.

나) 포타슘(K^+)

개심수술 직후에는 체외순환 시 혈희석에 연관된 많은 간질수분이 소변으로 자연적으로 빠져 나오기 때문이거나 또는 이뇨제의 영향 등으로 포타슘이 쉽게 결핍되기 쉽다. 따라서 수술 직후에도 어느 정도의 보충은 필요하게 된다. 심장수술 후 적정 포타슘치는 보통 4 mEq/L 이상 유지하면 되는데, 심실성 기외수축(PVC)이 있는 경우에는 4.5~5.0 mEq/L 사이로 조금 높게 유지하는 것이 좋다.

다) 영아기 환자의 수액 및 전해질 요법

에너지요구도가 높기 때문에 5% 포도당 용액보다는 10% 포도당 용액을 쓰는 것이 좋다. 성인과 달리 수술 직후부터 소량의 소디움 공급이 필요한 영아에서 만일 핍뇨증(oliguria)이 생기면 고포타슘 혈증(hyperkalemia)이 급속도로 생길 수 있기 때문에 주수액(main fluid)에 포타슘을 제외하는 것이 좋다. 또 영아에서는 종종 저칼슘혈증(hypocalcemia), 저혈당(hypoglycemia)이 문제가 될 수 있으므로 수술 직후 자주 칼슘치 및 혈당치를 측정하여야 한다.

나. 일반흉부수술 환자 관리

1) Order form

가) Admission order

(1) Tolerable diet

(2) Check v/s q 8 hr

(3) Check CBC with Diff. & CRP

Electrolyte battery

Chemical battery with BUN

Coagulation battery

Urine analysis with micro

Routine stool exam.

Serum VDRL

HBs Ag, anti-HBs Ab, anti-HCV Ab

(4) Chest PA

(5) EKG

※ 참고

① Chest PA : Lung mass가 있는 경우에는 병변 측 lateral view를 같이 촬영한다.
② Incentive inspirometer를 주고 교육시킨다(호기 후 최대 및 장시간 흡기를 하도록 한다).
③ 식도암 환자의 경우 체중과 I/O를 매일 측정한다.
④ 흉관이 있는 경우 흉관 배액량을 매일 측정한다.

나) 암 환자에 대한 추가 지시

(1) 폐암(Lung cancer)

(가) Pulmonary Function Test with DLCO

(나) Chest CT

(다) Bone Scan

(라) PET(Positron Emission Tomography)-CT

(마) PFT에서 FEV1 <2 L인 경우에는 폐관류 스캔(Lung perfusion scan)을 시행한다.

(2) 식도암(Esophageal cancer)

(가) 24 hr urine Ccr

(나) serum transferrin

(다) ABGA at room air

(라) Esophagography

(마) Bone Scan

(바) Gastrofiberscope

(사) 식도 초음파 검사(EUS)

(아) PET-CT

(자) Oral gargling with betadine solution, qid

(3) 종격동 종양 및 흉막 질환(Mediastinal mass, pleural disease) : Chest CT

(4) 개흉술(Bullectomy)의 적응이 되는 기흉 : HRCT(High Resolution CT), 특기사항에 기흉 환자임을 명시

다) Preoperative order

(1) Midnight NPO

(2) Bed rest

(3) get operation permission

(4) get premedication from anesthesiologist

(5) Rx) H/S 1 L, KVO(keep vein open), am 6

(6) Rx) Dulcolax 2ⓒ rectal, pm 8

(7) send patient to OR with chart

2) 혈액제제(Blood preparation)

폐엽 절제술, 전폐절제술, 흉막 박피술(decortication), 식도암 수술

(1) 농축 적혈구(packed RBC) 2 U

3) Bowel preparation for esophageal cancer

위(Stomach)를 사용하는 경우(수술 1일 전에 시행함)

(1) 아침 저잔사식

(2) 점심부터 금식

(3) Dulco + Magcolo 250 mL

나) Colon을 이용하는 경우(수술 1일 전부터 시행)

(1) 아침 저잔사식

(2) 점심부터 금식

(3) Picosolution 170 mm × 2

4) 질환에 따른 응급 처치

가) 단순 기흉(simple pneumothorax)

흉강 내로 공기가 축적되는 것을 기흉이라고 하는데, 흉강 내에 축적된 공기가 폐를 압박함으로써 호흡장애를 초래한다. 흉부 방사선 검사로 확진되며, 단순촬영은 호기 시 upright chest PA view가 가장 정확하지만, 앙와위(supine position)에서 촬영하는 경우에는 공기가 흉강의 전반부에 광범위하게 분포하므로 기흉이 발견되지 않는 경우가 발생될 수 있다. 그러므로 흉부손상이 의심되는 경우에는 chest CT scan을 시행하는 것이 바람직하다. 만약 환자의 생체징후가 불안정하거나 저산소증이 심하여서 방사선 촬영을 시행하기에 시간적 여유가 없다고 판단되는 경우에는 흉부손상이 의심되는 부위에 흉강천자(thoracentesis)를 시행하여 진단한다. 외상에 의하여 발생된 기흉이 비록 소량이라도 흉관삽입술을 시행하는 것이 바람직하며, needle aspiration이나 단순 관찰은 피해야 한다. 특히 다른 신체 부위의 손상으로 전신마취가 요구되는 환자에서는 마취 전에 반드시

흉관삽입술을 시행해야 한다.

나) 긴장성 기흉(Tension pneumothorax)

긴장성 기흉은 폐손상이나 흉벽 천공으로 인하여 흉강 내로 유입된 공기가 외부로 방출되지 않아서 흉강 내압이 계속 증가하는 경우를 지칭한다. 그러므로 흉강 내로 유입되는 공기가 폐를 압박하고, 또한 흉강 내 압력이 증가함에 따라서 종격동(mediastinum)이 반대쪽으로 밀리면서 정상적인 폐도 압박되는 상태이다. 이학적 소견으로는 Beck's triad(경정맥 팽대, 심음 감소, 혈압 저하)가 나타나므로 심장 압전과의 감별이 요구된다. 긴장성 기흉과 심장 압전의 감별 방법은 흉부를 타진하여 공명음(tympanic sound)이 들리면 긴장성 기흉으로 진단할 수 있다. 긴장성 기흉이 의심되면 흉부 X-ray를 촬영하기 위해 기다리지 말고 산소를 투여하면서 우선 제 2늑간의 쇄골중앙선으로 16 gauge 주사바늘(needle)을 10 cc 주사기에 부착하여 삽입하고 주사기로 공기가 흡입되면 주사바늘로부터 주사기를 제거하여 긴장성 기흉을 개방성 기흉으로 변환되도록 한다. 그러나 주사기로 공기가 흡입되지 않으면 주사바늘과 주사기를 제거하고 다른 손상 여부를 검사한다. 긴장성 기흉 시 응급으로 주사바늘을 삽입함으로써 긴박한 긴장성 기흉 상태에서 비교적 안정된 기흉으로 이행되지만, 주사바늘 삽입은 긴박한 상황에서의 일시적인 응급처치이므로, 환자상태가 안정된 후 시간적 여유를 가지고 흉관 삽입술을 시행하여야 한다.

다) 개방성 기흉(Open pneumothorax)

흉부 외상이나 자상으로 인하여 흉벽 천공이 생기는 경우에 대부분은 근육수축에 의하여 천공 부위가 막히게 된다. 그러나 흉벽 결손이 심한 경우에는 천공된 부위가 막히지 않고 계속 남아서 'sucking chest wound'로 된다. 흉벽의 조직결손이 심하여 결손부위가 기관(trachea) 직경의 2/3를 초과하는 경우에는 흡기 시 많은 양의 공기가 외부로부터 흉강내로 유입되므로, 결국 폐를 허탈시켜서 호흡장애를 일으킨다. 그러므로 개방성 기흉 시 신속히 창상 부위를 폐쇄시켜야 한다.

창상부위의 폐쇄는 'sterile occlusive dressing'을 시행하는데, 드레싱 부위를 완전히 밀폐시키는 경우에는 개방성 기흉이 긴장성 기흉으로 진행될 가능성이 있다. 그러므로 창상부위를 폐쇄시키면서 바로 흉관 삽입술을 시행할 수 있는 경우에는 창상부위를 완전히 밀폐시켜도 되지만, 만약 흉관 삽입술을 시행하지 않고 환자를 후송해야 하는 경우에는 다음의 방법을 이용해야 한다. 'sterile occlusive dressing'을 시행 후 반창고를 접착시키는 과정에서 거즈의 4면 중 3면만 밀폐시키고 한쪽 면은 반창고를 붙이지 않는다. 흡기 시에는 흡입력에 의하여 드레싱이 창상부위를 밀폐시키고, 호기 시에는 반창고가 부착되지 않은 면으로 공기가 유출되어 긴장성 기흉으로 전환되는 것을 방지할 수 있다. 흉관 삽입술은 창상 부위에서 비교적 먼 위치에 시행하며, 흉관 삽입술 후에는 창상 부위를 봉합한다. 즉 창상 부위로 튜브를 삽입해서는 안 된다.

라) 혈흉(hemothorax)

흉부외상으로 인한 늑간 혈관, 폐 손상으로 흉강 내로 출혈이 있으면 혈흉이 발생한다. 과다한 출혈은 출혈 그 자체로 허혈성 쇼크에 빠질 수 있으며, 정상적인 폐 확장이 방해를 받아 호흡곤란에 빠질 수도 있다. chest X-ray상 한쪽 hemithorax의 total opacification이 있으면 흉막 천자(thoracentesis)로 확진할 수 있다. IV line을 확보하고, 보조호흡, 산소공급과 혈액형 검사 및 수혈용 혈액을 준비하여야 하고, 허혈성 쇼크에 빠진 경우 수액요법을 실시해야 한다.

마) 단순 늑골골절과 피하기종(subcutaneous emphysema)

다른 합병증 없이 단순히 늑골골절만 나타나는 환자가 많으며, 이 경우 통증치료 외에 특별한 치료는 요구되지 않는다. 늑골골절 시, 환자는 심한 통증을 호소하고, 이학적 소견상으로는 골절 부위의 압통 혹은 골염발음(bony crepitus)을 감지할 수 있다. 흉부 방사선 소견상으로 늑골골절이 발견되지 않는 경우가 많으며, 특히 연골부(costochondral junction) 손상 시는 방사선검사로는 진단이 어려우므로 이학적 소견을 중시해야 한다. 늑골골절이 발생한 부위에 따라서 심부의 조직손상 유형도 다르다. 그러므로 골절부위별로 특성을 인지하여 다른 합병증이나 동반된 손상이 있는지를 확인해야 한다.

환자의 생체징후가 상당히 불안정하면서 이학적 소견상 골염발음이 촉지되어 다발성 늑골골절이 의심되는 경우에는 방사선 검사를 시행하지 말고, 늑골골절이 촉지 되는 쪽에 흉관삽입술을 시행하는 것이 바람직하다. 또한 방사선 검사상 다발성 늑골골절과 피하기종이 있지만 혈흉이나 기흉 등의 다른 흉부 합병증 소견이 나타나지 않더라도 기관 삽관을 하여 인공호흡이 필요하거나 다른 신체부위의 외상에 대한 응급수술이 필요한 경우에는 전신마취 중에 기흉이 발생할 위험성이 높으므로 수술 전에 흉관삽입술을 시행하는 것이 바람직하다. 또한 항공기로 이송할 경우는 기압차에 의하여 기흉이 발생하거나 악화될 수 있으므로 미리 흉관삽입술을 시행해야 한다.

통증으로 인하여 환자가 기침이나 심호흡을 하지 못하는 경우에는 무기폐(atelectasis)나 폐렴이 발생할 수 있으며, 특히 폐질환이 있던 환자에서는 발생빈도가 높다. 그러므로 통증을 적극적으로 감소시켜 주어야 한다. 늑골골절에 의한 통증을 감소시키기 위하여 흉벽을 반창고로 고정시키거나 rib belt를 사용하여 외부고정을 시행하는 것은 호흡운동을 방해하므로 금해야 한다.

바) 동요흉(Flail chest)

다발성 늑골 골절이 있으면 흡기시 골절이 있는 흉벽이 함몰하고 호기 시 돌출하는 기이운동(paradoxical movement)을 보인다. 이 경우 효과적인 호흡이 되지 못하므로 심한 호흡곤란과 청색증을 보인다. 우선 환자가 저산소 혈증 등을 보이면 산소를 공급해주고 적절한 치료에도 계속 증상이 심하면 기관내 삽관을 하고 인공호흡기 보조[positive end expiratory pressure(호기말양압) therapy]를 시행한다.

사) 심장 압전(Cardiac tamponade)

여러 원인으로 인해 짧은 시간 동안 심낭 내에 출혈이나 삼출액이 많이 있으면 단단한 심낭이 늘어나지 못하므로 심장을 압박하게 된다. 이 경우에 나타날 수 있는 증상은 심음이 미약하고, 맥박이 약해지며, 경부정맥의 울혈성 확장이 나타나고 혈압이 점차 낮아지게 된다. 심장 압전이 의심되면 응급으로 심초음파를 시행한다. 심장 압전은 위급한 상황이므로 적극적으로 보조호흡과 산소호흡을 하게 하고 필요하면 심낭 천자(pericardiocentesis)를 시행한다.

아) TOF spell

R → L shunt가 원인이므로, shunt 방향을 돌리기 위해,
Knee chest position- SVR 증가
O_2 apply - desaturation 해소
Ketamine - PVR 감소
주치의에 연락이 필요하다.

Chapter

22 성형외과

1. 수련 목표

1) 성형외과 환자를 이해하고 다양한 성형외과 질환의 종류에 대한 이해를 높인다.
2) 성형외과 진료의 특성과 치료 및 다양한 수술에 대하여 이해하고 상급 종합병원에서 다른 진료과와 성형외과의 협진 내용에 대하여 이해한다.

2. 기본수기 및 술기

1) 외상과 창상(wound)의 종류를 구분하며 적절한 일차 치료를 시행
2) 일차 봉합술
3) 수부손상의 일차적 처치
4) 욕창의 정도를 평가하고 적절한 드레싱을 시행
5) 안면 손상 및 골절이 의심되는 환자의 진찰, 일차 처치 및 적절한 검사

3. 국소 마취제의 사용

봉합 등 통증을 유발하는 처치를 시행하기 전 창상 부위에 국소마취제를 주입할 수 있도록 한다. 찢어진 상처(열상, laceration)와 같이 열린 상처(개방창)에서는 상처를 통해 주사침을 찔러 진피 및 피하조직에 천천히 주사한다. 개방창이 아닌 경우에는 먼저 수술할 부위의 피부 중 한 부분을 가는 주사침으로 찔러 국소마취제를 조금 주사해 준 다음 그 부분을 통해서 조금 더 굵은 주사침을 찔러 수술할 부위 전체에 주사해 준다.

국소마취제가 혈관 내로 직접 주입되거나 과다 용량을 사용할 경우 중추신경계와 심혈관계 독성이 나타날 수 있어 주의해야 한다. 독성이 나타날 수 있는 위험인자로는 나이, 투여된 마취제의 양, 에피네프린(epinephrine)의 첨가 여부, 신기능 부전, 간기능 부전, 심부전, 임신 등이 있다. 일반적인 중추 신경계 독성 증상과 징후로는 혀의 감각 이상, 어지럼증, 불안감, 혼돈(confusion), 졸림, 발작, 의식 저하, 호흡 저하 혹은 호흡 정지 등의 증상이 나타날 수 있다. 심장 독성(cardiovascular toxicity) 증상과 징후는 혈압 저하, 서맥, 부정맥, 심정지 등이 나타날 수 있다. 에피네프린이 첨가됐을 경우는 일시적인 혈압 상승, 빈맥이 나타나기도 한다.

표 22-1. 침윤마취에 사용되는 국소마취제의 작용 시간과 주의 용량

Drug	Plain soultion			Epinephrine-Containing Soultion	
	Concentration(%)	Max Dose (mg)	Duration (min)	Max Dose (mg)	Duration (min)
Short Duration					
Procaine	1-2	500	20-30	600	30-45
Chloroprocaine	1-2	800	15-30	1000	30
Moderate Duration					
Lidocaine	0.5-1	300	30-60	500	120
Mepivacaine	0.5-1	300	45-90	500	120
Prilocaine	0.5-1	350	30-90	500	120
Long Duration					
Bupivacaine	0.25-0.5	175	120-240	200	180-240
Ropivacaine	0.2-0.5	200	120-240	250	180-240

4. 병실 환자의 진료 시 주의할 점

성형외과 수술을 요하는 환자들은 미용적 개선을 원하든, 선천적 질환이나 외상, 질병으로 인한 변형의 교정과 개선을 원하든 일반적인 질환으로 이의 치료를 위하여 수술을 받는 환자와는 심리적인 상태가 차이가 있다. 또한 수술 후 나타나는 신체상의 변화는 환자가 또다시 적응해야 하는 과제를 남긴다. 이 과정에서 환자는 부주의하고 사려깊지 않은 말에 죄의식이나 수치심, 실망, 우울증 등의 상처를 입게 되므로 주의해야 한다.

1) 인턴은 미용수술이나 선천성 기형 환자와의 접촉 시 담당 의사나 상급의사의 지시를 반드시 받도록 한다.
2) 병실환자의 치료 및 처치에 적극 참여하도록 한다.
3) 수술부위의 세척 및 면도는 따로 주치의에 지시를 받도록 한다.

5. 응급실 진료 지침

1) 안면 외상 환자의 평가

머리와 얼굴 부분은 혈관의 분포가 풍부하여 작은 손상으로도 출혈이 많은 경우가 흔하다. 상처를 평가하고 환자를 진찰하기 위해 먼저 (압박) 지혈이 필요한 경우도 있다. 이 부분의 손상은 단순 열상으로부터 머리뼈와 얼굴뼈의 골절, 혈관과 얼굴신경(안면신경), 귀밑샘과 침샘관, 눈물관의 손상에 이르기까지 다양하며, 때로는 신경외과 및 안과, 이비인후과, 치과 등과의 협진이 필요하다. "깨끗하게 잘 치료됐거나 보존된 안면외상은 많은 경우 24시간까지 치료를 연기할 수도 있다." 이 부분은 중요한 해부학적 구조물이 많으므로 다소 창상연이 불규칙하거나 혈액 공급이 의심스

럽더라도 함부로 변연절제(debridement) 하지 않는다.

2) 얼굴뼈 골절이 의심되는 환자의 진찰

얼굴뼈 골절은 닫힌 상태에서나 개방하여 해부학적으로 정복하고 필요한 경우 고정을 시행한다. 얼굴뼈 골절의 정복술은 두개, 척추, 흉강, 복강 내 손상이나 사지의 개방성 골절에 대한 치료를 미리 해주고 나서 부종이 해소될 때까지 2~3주간 연기될 수 있다.

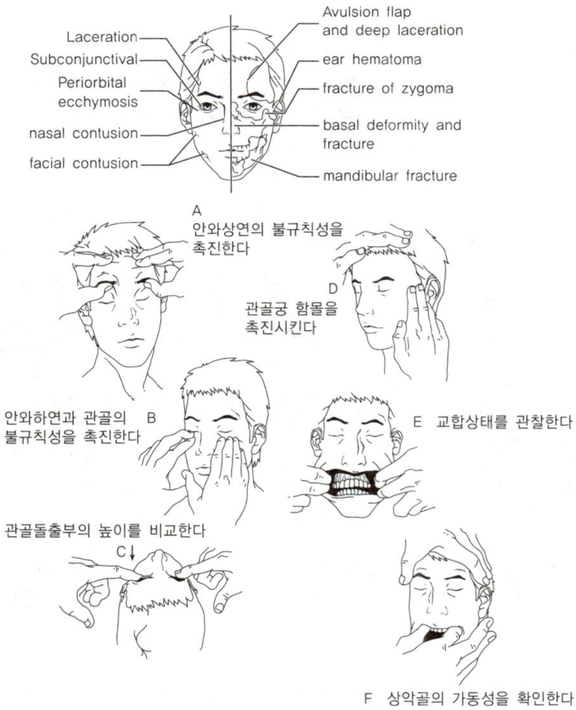

그림 22-1.

3) 상처 봉합

상처가 불규칙하고 주위 혈액 공급이 좋지 못하거나, 물린 상처나 심하게 오염된 경우와 같이 감염의 우려가 있거나, 환자가 비협조적이어서 봉합할 수 없을 경우에는 봉합하지 않고 개방해 둘 수 밖에 없다. 다친지 8시간 이상이 지나도록 적절한 처치가 이루어지지 않으면 세균수가 증가하여 감염의 우려가 있으므로 단순히 1차 봉합을 하지 않을 것을 권하지만 머리와 얼굴 부위는 창상이 생긴지 12~24시간이 경과했더라도 일차 봉합을 시행할 수 있다.

조직을 층별로 봉합할 때에는 근근막, 진피층, 피부/점막을 층별로 봉합해 주어야 한다. 매몰봉합(buried suture)이란 피하조직과 심부조직을 봉합해 주는 방법이다. 매몰봉합을 해주는 목적은 사강을 없애고, 피부 봉합에 긴장이 없도록 해주는 데 있다. 피부에 봉합을 너무 많이 하거나, 피부를 봉합할 때 긴장이 있는 창상연을 억지로 당겨다가 봉합하면 피부괴사와 실밥자국이 생기기 쉽다.

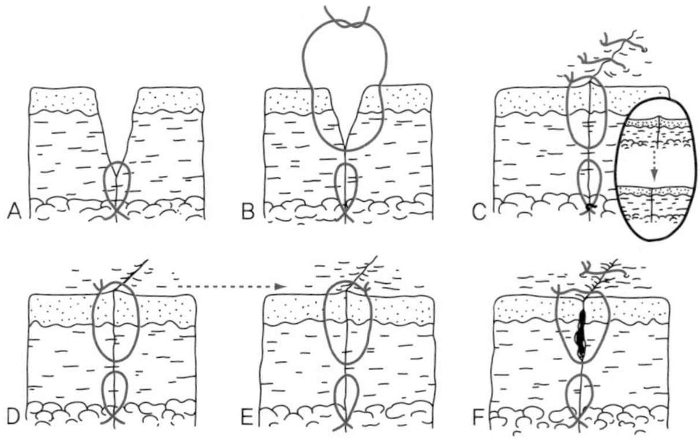

그림 22-2. **층별 봉합. A. 피하조직과 그 이하 심층조직에는 매듭이 깊은 곳에 있도록 매몰봉합해준다. B, C. 피부 봉합선이 약간 외반(外反 eversion)되게 봉합해야 나중에 흉터가 평평해진다.**

봉합사의 종류 : 봉합사는 흡수성과 비흡수성, monofilament와 braided로 나뉘며 각 봉합사는 단계적으로 굵기와 바늘의 크기가 있어 목적과 부위에 따라 적절한 봉합사를 선택한다.

	흡수성	비흡수성
monofilament	PDS, Monocryl, Monosyn	Nylon (Ethilon), Prolene
multifilament	Vicryl, Polysorb	Silk, Ethibond

4) 봉합사의 제거

실밥자국은 봉합을 너무 바짝 조여 주었거나, 봉합사를 필요 이상으로 오랫동안 두었거나, 감염, 켈로이드 경향 등에 의해서 생긴다. 예를 들면 여드름이 심한 18세의 여성에서는 24시간이면 벌써 얼굴에 실밥자국이 생기는 반면 건성 피부를 가진 65세의 여성에서는 5~7일간 봉합을 그대로 두어도 실밥자국이 잘 생기지 않는다. 대체적으로 얼굴과 목에서는 3~5일, 두피에서는 7~10일, 몸통 뒷면에서는 10~14일, 사지에서는 10~21일에 발사해 준다. 손바닥이나 발바닥같이 피지선이 거의 없는 부위는 봉합사를 3~4주간 두기도 한다.

봉합을 오래 두면 실밥자국이 생길 뿐만 아니라 봉합사가 통과한 길을 따라 상피화된 터널이 생기게 된다. 또한 봉합한 곳에 감염이 생기면 안 좋은 흉터가 남는다. 감염이 발생한 경우 예정보다 일찍 봉합사를 제거하고 감염을 치료하기도 한다.

실을 뽑고 난 후에는 봉합한 부위가 긴장에 버티는 힘이 정상 피부 신장강도의 5~10%밖에 되지 않는다. 봉합선이 정상피부가 갖고 있는 신장강도의 약 80%를 갖게 되려면 3주가 지나야 하므로 실밥을 뽑아준 후 적어도 3주 이상 외과용 테이프로 봉합선을 보강해 주도록 한다.

5) 수부 손상 및 절단

수부 손상 환자는 연부조직 및 골조직의 손상을 정확히 평가하여야 한다. 수부의 출혈을 다급하게 지혈하다가 신경이나 기타 조직의 손상을 가중시킬 수 있으니 손을 올리고 성형외과 의사를 호출한다. 손가락 절단 환자는 절단 원위부의 보관이 중요하며, 생리식염수에 직접 담그거나 얼음과 직접 접촉시키는 것은 금기이다. 수부 손상 환자가 전원을 가야 할 경우 기능 위치나 보호 위치에서 부목 고정을 하는 것이 원칙이다.

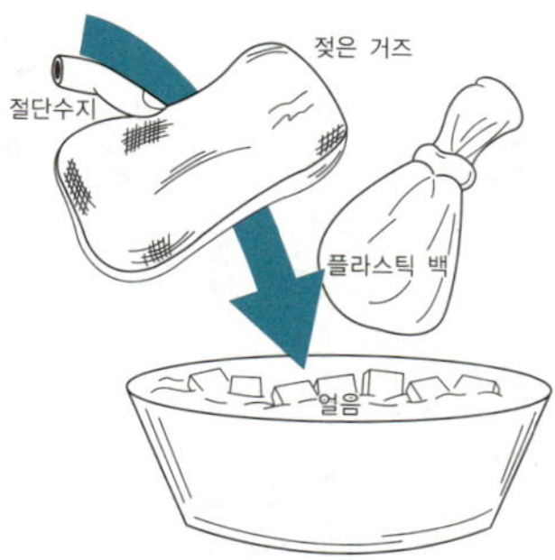

그림 22-3. 절단 원위부의 보관 방법

과별 진료지침

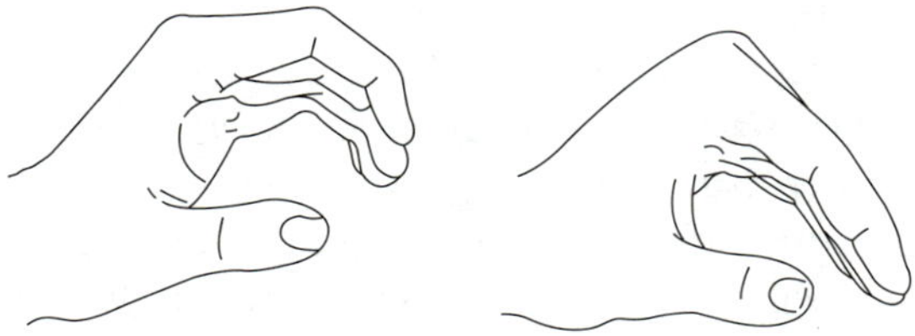

기능위치 보호위치

6. 창상 드레싱 (wound dressing)

창상(Wound)이란 어떤 원인으로든 정상 조직의 integrity가 손상된 상태로 열린 상처일 수도 있지만 혈종으로 인한 내부 조직 손상과 같이 닫힌 창상도 있고 수술 후 봉합이 된 상처도 외과적 창상에 속한다.

감염 소견이 없는 창상을 세척할 때 불필요한 소독약의 과용은 정상적인 창상 치유 과정을 늦추므로 주의한다.

대부분의 창상은 마른 상태보다는 촉촉한 상태(moist wound healing)일 때 상피화와 치유가 더 빠르게 진행된다. 이전에는 연고와 바셀린 거즈 등을 사용하였으나, 현재는 다양한 제품이 상용화되어 간편하게 사용할 수 있다. 각 제품은 같은 폼이나 하이드로콜로이드 내에서도 고유의 흡수력과 창상 접촉면(wound contact layer)의 특성이 있으므로 성형외과 인턴은 여러 가지 드레싱 종류를 경험하고 창상에 적절한 드레싱을 선택할 수 있어야 한다.

Chapter

23 안과

1. 수련 목표

안과 질환의 진료과정에 참여하며 진단과 치료에 대한 전반적인 지식을 익혀서 기본적인 질환에 대한 적절한 대응을 할 수 있는 능력을 기르도록 한다.

가. 다음 각 항목에 대하여 각 1예 이상씩 담당의로서 임상경험을 갖는다.

1) 안과적 응급상황에 대한 치료 : 안외상(안구천공, 안구파열), 급성 녹내장, 망막중심동맥폐쇄, 안구화상, 안와골절, 콘택트렌즈 부작용 등
2) 백내장 수술에 대한 이해
3) 당뇨 망막병증의 진단 및 치료(레이저 광응고술 포함)
4) 사시의 종류 및 수술 시기
5) 급성 결막염의 치료
6) 급성 녹내장 환자의 축동제 및 안압하강제의 사용법

나. 다음 안과 기본 검사의 임상 경험을 익힌다.

1) 안저 검사의 정상 소견의 이해
2) 세극등 검사의 견학 및 시행법에 대한 이해

다. 안과에서 사용되는 약어에 대해 숙지하고 있어야 한다.

2. 필요한 기본 수기

가. 시력 측정

고르게 조명된 실내에서 환자의 눈 높이에 시력표를 맞춘 후, 양안 각각 측정하며 3~6 m의 거리에서 각 거리에 맞는 시력표로 나안시력, 교정시력을 측정한다. 검사가 어려운 소아환자에서는 Teller Acuity Card를 사용하여 주시정도에 따라 판단할 수 있다. 흔히 4 m 시력표를 이용하여 측정하게 되는데, 4 m 거리에서 0.1의 시표가 보이지 않을 때는 거리를 가깝게 하여 측정하는데 읽을 수 있는 거리를 x라 한다면 시력은 0.1*x/4로 계산하여 표기할 수 있다. 1 m의 거리에서 0.1의 시표가 판독되지 않는 경우 30 cm에서 손가락 개수를 맞출 수 있는지로 시력을 평가하고 맞추는 경우 FC/30 cm으로 기록한다. 손가락도 셀 수 없고 단지 눈 앞에서 흔드는 손의 움직임을 알 수 있다면 시력은 hand motion(HM)이며 손의 움직임도 모를 경우 암실에서 빛을 인지할 수 있는지 평가하여 light perception(LP) 또는 NLP(no light perception)로 기록한다.

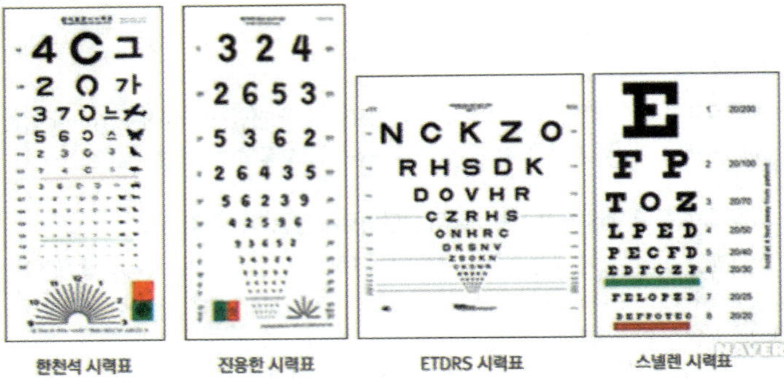

그림 23-1. 여러 종류의 시력 검사표

나. 동공반사

Penlight를 이용하여 조명을 어둡게 한 상태에서 직접 대광반사와 간접대광반사 등을 검사하며, 특히 상대적 구심성 동공운동장애(relative afferent pupillary defect)의 여부를 검사한다.

다. 사시 및 안구운동 검사

Penlight를 이용하여 양 눈의 위치를 확인하며, 좌우상하로의 안구운동 검사를 한다.

〈그림. 구심동공운동장애 검사〉

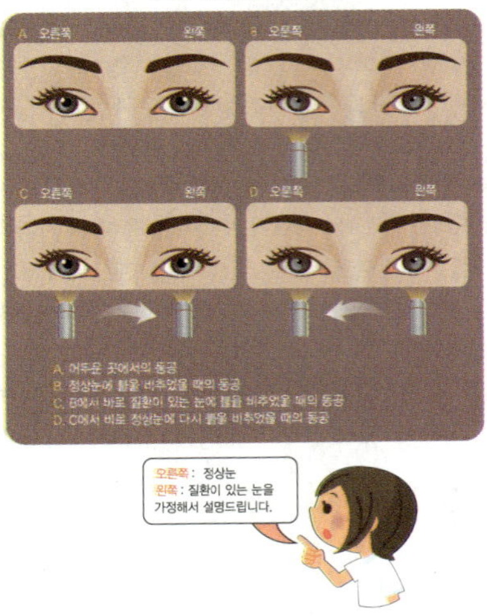

그림 23-2. 구심동공 운동장애 검사

〈그림. 사시의 종류〉

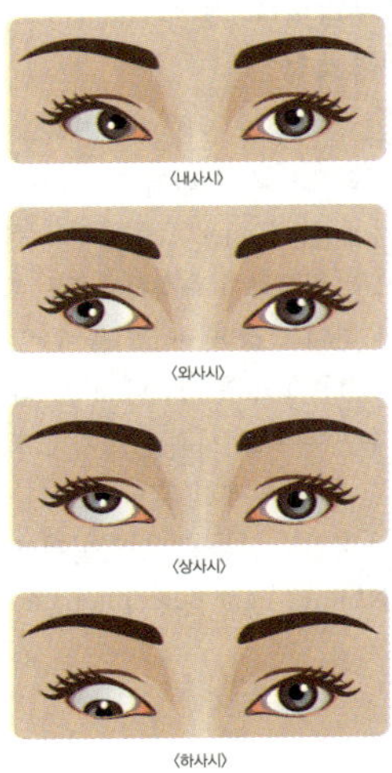

그림 23-3. 사시의 종류

라. 대면(Confrontation) 시야검사

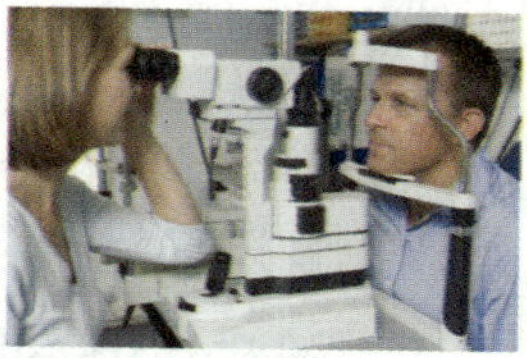

각각 안에 대하여 환자로 하여금 정면을 주시하게 한 후 상이, 상비, 하이, 하비측에 대해 시야결손의 여부를 확인한다.

마. 외안부검사

Penlight나 세극등으로 안검 및 안와의 이상소견을 관찰한다.

바. 세극등 검사

세극등 앞에 환자를 앉힌 뒤 결막, 각막, 전방, 수정체 등의 이상소견을 차례로 자세히 관찰한다.

사. 안압검사

세극등에 부착된 압평안압계(Applanation tonometer)나 Tonopen 등의 안압기로 측정할 수 있으며 각막을 가능한 누르지 않고 측정하는 것이 중요하다. 이외에도 공기안압계를 이용하여 간편하게 안압을 측정할 수 있다.

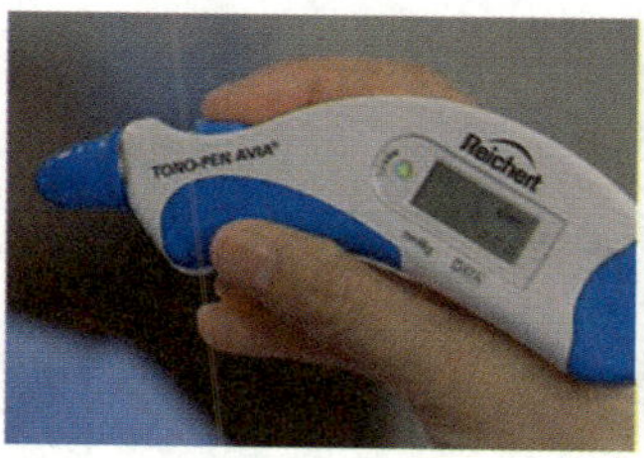

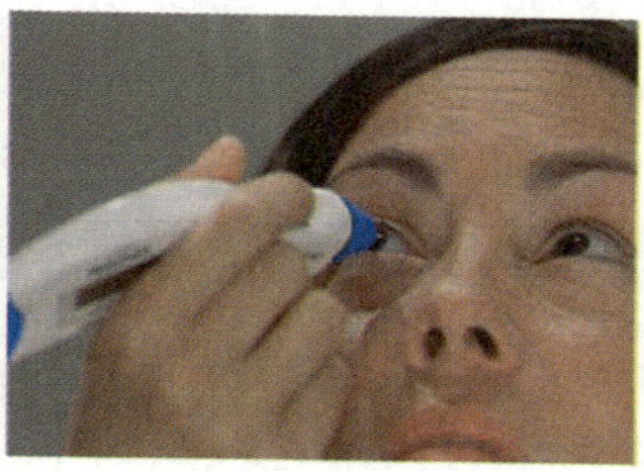

아. 안저검사

직상검안경 및 도상검안경을 사용하여, 시신경유두부의 부종, 출혈, 위축 여부를 관찰하고, 황반부 및 망막후극부의 여러 가지 이상소견의 여부를 관찰한다.

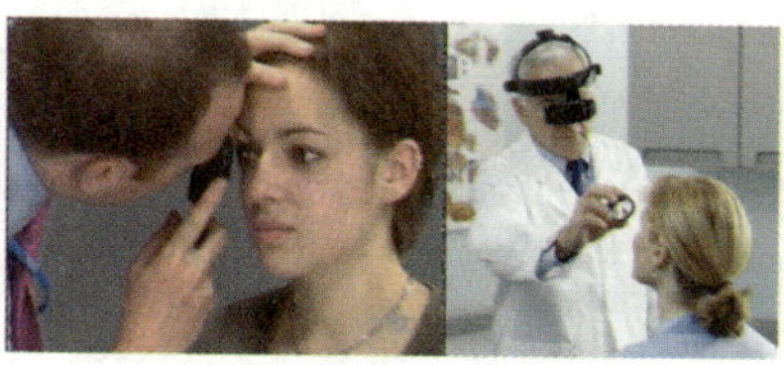

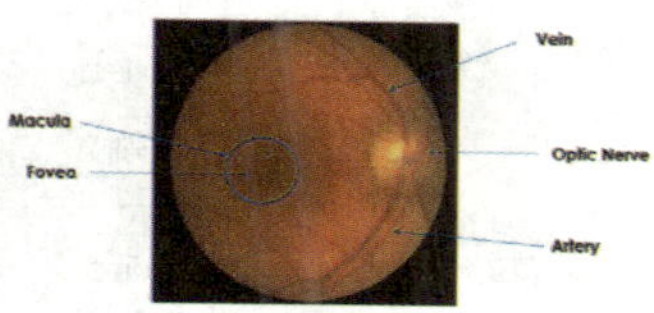

자. 형광안저 촬영 시 정맥 주사

형광안저 촬영 시 조영제를 정맥으로 주사할 때의 부작용을 숙지하여 주사부위의 발적 등을 관찰하면서 천천히 주사하여야 하며, 환자가 오심, 구토, 어지러움 등을 호소할 때는 주사를 중단하여야 한다.

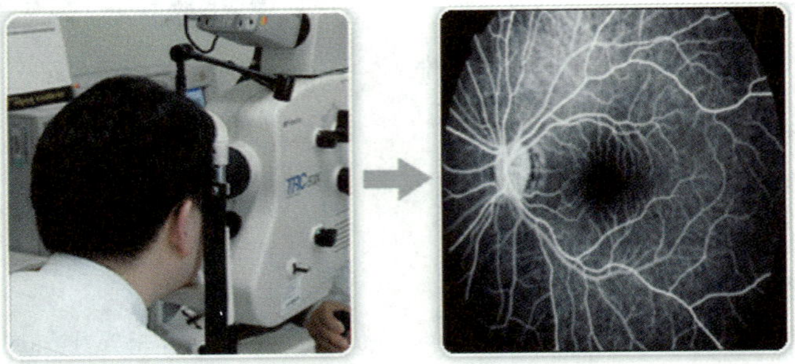

그림 23-4

3. 안과에서 많이 사용하는 약제의 종류 및 주의점

종류	약명	용량	부작용
국소마취제	Proparacaine HCL	검사 전 1-2방울	자극감, 결막홍조
산동 및 조절마비제	0.5% Tropicamide/ 0.5% phenylephrine	검사 전 5분 간격 3회 점안	안압상승, 체온상승, 구역/구토, 구갈
	Cyclopentolate HCL	OP8 (tid)	
	Tropicamide	검사 전 5분 간격 3회 점안	
	Atropine sulfate	OPB (bid)	호흡장애, 심계항진, Down syndrome 금기, 발진
	Phenylephrine HCL	검사 전 1-2방울	호흡곤란, 두통, 비루
축동제	Pilocarpine HCL	OP8 (tid)	근시, 백내장, 결막충혈
녹내장 치료제	Timolol maleate	OPD (qd)	주의 ; asthma 환자, 심장질환자
	Apraclonidine	OPB (bid)	오심, 구토, 손발저림
	Latanoprost	OPS (qd, 자기전)	이물감, 전해질불균형
	Brimonidine	OPB (bid)	
	Acetazolamide	PO qid	전해질 불균형, SJS
	Glycerine	PO 1 cc/kg	고요산혈증
	Mannitol	IV1~2 mg/kg	

항생제	Gentamycin sulfate	OP6 (qid)	구진, 홍반
	Tobramycin sulfate	OP6 (qid)	소양증, 부종
	Levofloxacin	OP6 (qid)	백혈구/적혈구/혈소판 감소
	Moxiloxacin	OP6 (qid)	
항바이러스 제제	Acyclovir	OP5 (q5 hr) PO 5회/일	rapid infusion 시 신기능 장애
	Ganciclovir	OP5 (q5hr)	Myelosuppression, 신기능장애
부신피질 호르몬 제제	Dexamethaxone	OP6 (qid)	장기점안 시 녹내장, 백내장
	Fluorometholone	OP8 (tid)	이차성 녹내장
	Predisolone	OP2~8(q2~8 hr)	장기점안 시 녹내장, 백내장
	Triamcinolone	Periocular /intravitreal injection	녹내장, 백내장
항생물질과 부신피질호르몬 복합 제제	Tobramycin/ dexamethasone	OP6~8 (qid~tid)	장기점안 시 이차성 녹내장, 백내장
	Dexamethasone/ Neomycin/Polymyxin B	OP6~8 (qid~tid)	장기점안 시 이차성 녹내장, 백내장
인공누액	Artificial tears	OPM (q1~2 hr)	
NSAIDs	Ketotifen fumarate	OPB (bid)	
항알레르기 제제	Olopatadine	OPB (bid)	장기점안 시 건성안, 충혈

4. 동의서가 필요한 특수검사에 관련된 주의사항

가. 입원 수술환자의 동의서는 주치의가 설명하고 받게 되며, 인턴은 수술 전까지 동의서의 구비 여부를 확인하여야 한다.

나. CT scan with enhancement나 뇌혈관조영 등 전신적인 특수검사를 의뢰할 때 이 술기들에 대해 가능한 합병증을 설명하고 동의서를 얻을 수 있어야 한다.

5. 기본적인 안과 질환의 진단과 치료

가. 급성 폐쇄우각성 녹내장(Acute angle-closure glaucoma)

1) 증상

안구통, 시력감소, halo around light, 전두통, 구역, 구토

2) 증후

대부분 단안

충혈, fixed mid-dilated pupil, hard eyeball, shallow anterior chamber, corneal edema, elevated IOP, closed angle

3) 치료

가) Osmotic agent(20% Mannitol 1~2 g/kg IV 300 cc, Glycerine 1 cc/kg PO with orange juice)

나) Carbonic anhydrase inhibitor(acetazolamide) 250 mg PO QID

다) Pilocarpine QID

라) Topical betablocker QD

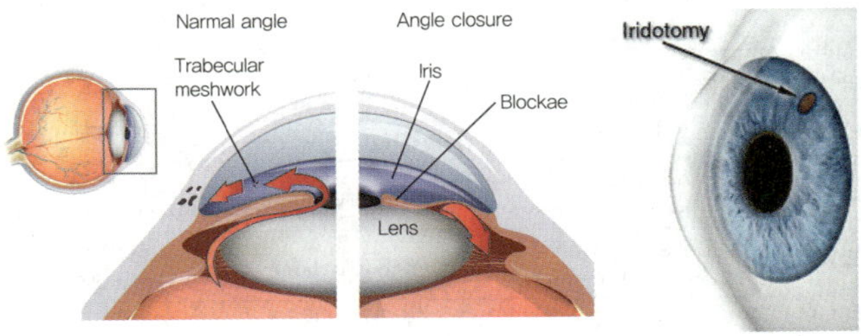

나. 중심망막동맥폐쇄

1) 증상

편측성, 무통성의 갑작스런 심한 시력감소. 일과성 흑암시(Amaurosis fugax) 병력

2) 증후

망막의 부종, 혼탁, cherryred spot, 구심성 동공 운동 장애

3) 치료

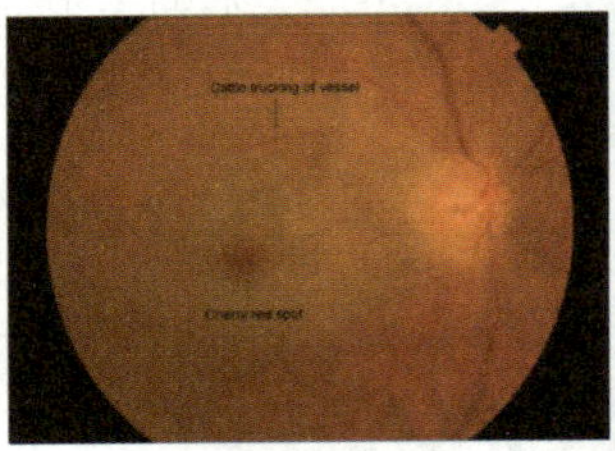

가) Immediate ocular massage

나) Anterior chamber paracentesis

다) Acetazolamide 500 mg PO or Mannitol IV

라) Carbogen(95% oxygen, 5% carbon dioxide) therapy for 10 min every 2 hrs for 48 hrs

※ 위의 처치 후 내과적 work-up을 시행한다.

다. 안구천공(Ruptured globe, corneoscleral laceration)

1) 되도록 눈의 손상이 더하지 않도록 압력을 가하지 않게 매우 조심하며, conjunctival swab culture/smear를 하고 eye shield를 댄다.

2) 항생제 주사로 처치하되, 점안제는 피한다.

3) Skull series, orbit CT를 시행하여 안구내 이물유무를 확인한다.

4) 전신마취하에서 full exploration 및 일차봉합할 수 있도록 준비한다.

라. 안내이물(Intraocular foreign body)

1) 안내이물은 적출하는 것이 원칙이다.
2) 이물이 비교적 무해하거나 수술로 안구조직을 크게 손상시킬 우려가 있는 경우에는 그대로 두기도 한다.
3) 적출의 경우에는 그 위치에 따라 가장 조직에 장애가 없는 방법을 택한다. 이물이 오랫동안 안내에 머물러 있으면 주위에 결체조직이 형성되어 적출하기 곤란하므로 될수록 빨리 제거해야 한다.

마. 안구화상(Acid or Alkali burn)

1) 생리식염수(saline)로 충분한 세척(30분 이상)이 필요하며, 이때 결막낭(conjunctival fornix)도 충분히 세척해야 함에 주의한다.
2) 조절마비제(cycloplegics)를 점안한다.
3) 국소적 점안 항생제 및 안연고 점안 후 압박 안대한다.
4) 심한 경우 입원치료 및 debridement이 필요할 수 있다.

바. 콘택트렌즈의 부작용

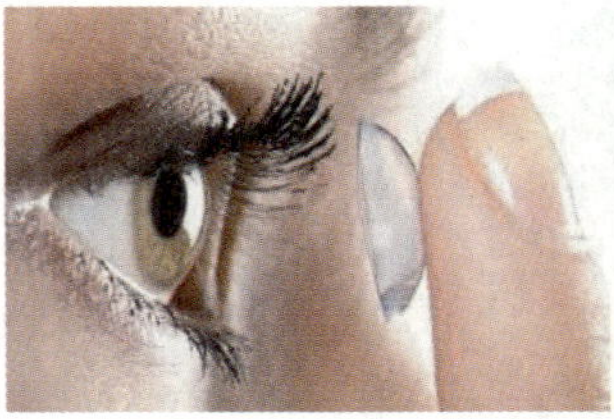

1) 안구 내의 콘택트렌즈를 제거한다.
2) 각막검사로 각막손상, 염증 유무 확인
3) 항생제 점안약, 조절마비제 점안약 투여
4) 안연고 점안 후 압박안대(pressure patch)

사. 안와골절

1) Water's view, Orbit CT 등으로 안와골절의 유무를 확인한다.
2) 다른 안면부위의 골절이 있는지 확인하고 타과의뢰를 한다.
3) 환자에게 코를 풀지 말 것을 교육한다.

아. 유행성 각결막염

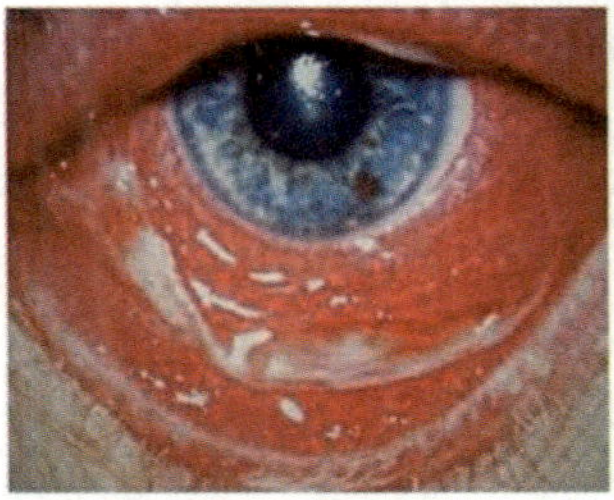

1) 증상 : 양측성, 충혈, 동통, 눈물, 눈부심
2) 증후 : 결막 충혈, 여포형성, 결막하출혈, 가성막
3) 치료
   가) 이차 감염을 예방하기 위한 항생제 점안
   나) 표층 각막염 증세가 있을 경우 스테로이드제제 점안
   다) 전염의 예방
4) 예후 : 대개 3~4주간 지속, 발병 후 약 2주 정도까지 전염성을 가짐

Chapter
24 이비인후과

1. 수련 목표

가. 일반 목표

이비인후과 진료 업무에 참여하여 이비인후과 질환에 대한 이해도를 높이고, 진단과 치료에 필요한 기본적인 지식 및 술기를 익힌다. 특히, 이비인후과적 응급 상황에 대처하는 각종 술기를 익힌다.

나. 구체적 목표

1) 이비인후과적 기관에 대한 해부학적인 구조를 익히고, 이비인후과적 검사법(이경검사, 비경 검사, 인후두 검사)에 대해 이해하고, 활용하도록 한다.
2) 이비인후과적으로 많이 사용되는 약물들의 용량 및 주의사항을 숙지한다.
3) 기관절개술에 대한 기본 지식을 습득한다.
4) 비출혈에 대해 응급 조치 요령을 숙지한다.

2. 필요한 기본수기

가. 이경 검사(Otoscopy)

1) 반사경(Head mirror) 사용법

가) 반사경은 검사자의 좌측 눈에 밀착시키고 광원은 피검자의 우상방에 두도록 하며 초점거리를 정확히 유도하고 양안시(binocular)로 검사하도록 한다.

나) 반사경의 초점거리는 일정하므로 검사자의 머리를 움직여 초점을 조절한다.

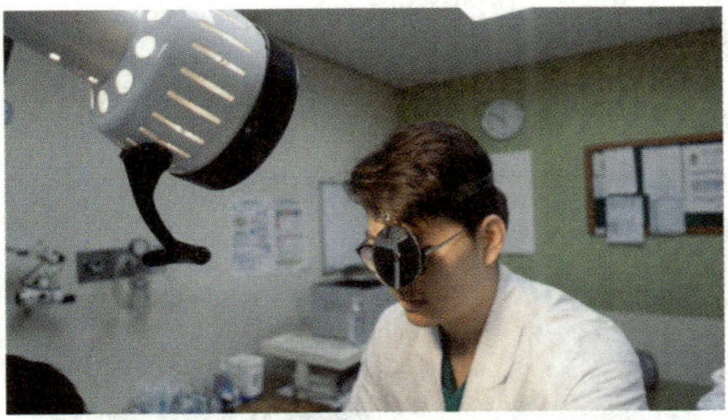

2) 이경(Otoscope : ear speculum)

가) 환자를 진료 의자에 앉힌 후 환자 머리보다 약간 낮은 자세에서 환자 머리를 필요한 방향으로 움직이며 관찰한다.

과별 진료지침

나) 성인의 경우 이개를 후상방으로, 소아의 경우 이개를 후하방으로 잡아당긴다.

다) 이경은 가능한 한 외이도에 들어갈 수 있는 것 중 가장 큰 것을 사용하고 연골부 외이도까지만 삽입한다.

라) 기타 이경 : pneumatic otoscope(고막확대, 고막의 운동성 검사, 누공검사)

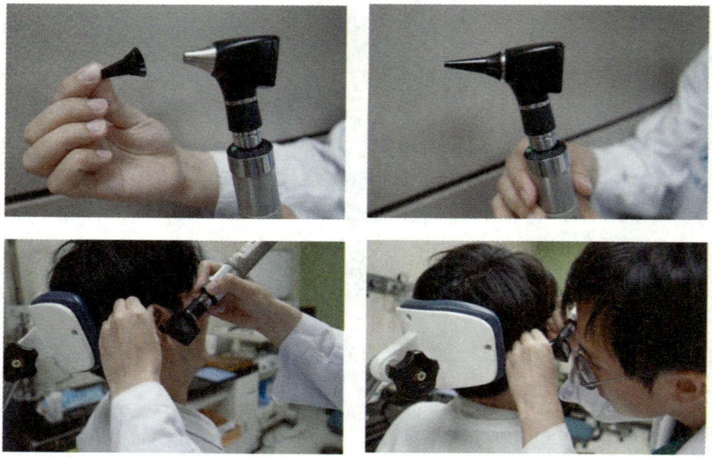

나. 비경 검사

1) 전비경 검사법(Anterior rhinoscopy)

가) 비경은 왼손으로 쥐고 비전정에 삽입하여 부드럽게 벌리며 비중격에 접촉되지 않도록 주의한다(비중격은 출혈이 잘되며 통증이 심하다).

나) 비강의 상부를 검사할 때는 환자의 두위를 후굴한다.

다) Ephedrine 등의 비혈관수축제를 분무하고 나서 보면 비강이 넓어지면서 후비공까지 볼 수 있다.

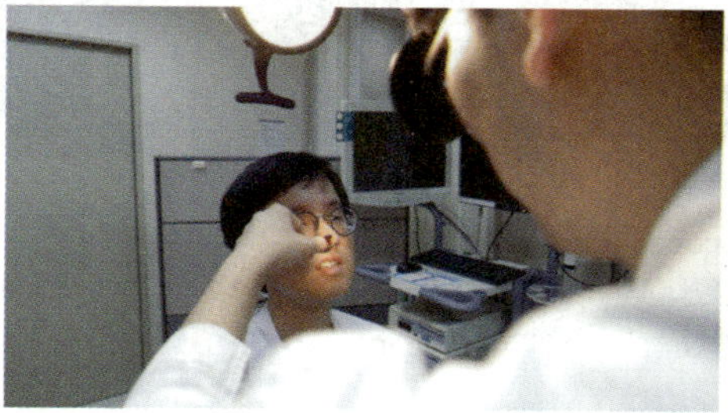

2) 후비경 검사법(Posterior rhinoscopy : 비인강 검사법)

가) 후두경을 사용하며 피검자의 호기로 인하여 흐려지는 것을 방지하기 위해 거울면을 덮힌 후 손등에 접촉시켜 온도를 검사한다.

나) 광선을 구개수에 비추고 혀의 앞 2/3를 전하방으로 설압자로 누른다. 혀의 후 1/3, posterior pillar, 편도 등은 구역반사(gag reflex)가 잘 일어난다. 구개수, 연구개, 인두 후벽은 구역반사가 적은 편이다.

다) 오른손으로 후비경을 잡고 구개수의 옆쪽을 돌아서 뒤쪽에 넣는다.

라) 비호흡을 시키며 관찰한다.

다. 인후두 검사

1) 구강 및 중인두검사

가) 긴장을 풀고 목에 힘이 들어가지 않도록 한다.

나) 혀의 앞 2/3를 전하방으로 설압자로 누른다. 그 뒤를 누르면 구역반사가 일어난다.

다) 혀를 누른채 발음(아-)을 시키거나 구호흡을 시켜 관찰하고, 발음을 시키는 경우 연구개 및 구개수의 대칭을 보아 신경마비의 유무를 관찰할 수 있어야 한다.

2) 간접 후두경 검사(Indirect laryngoscopy : 후두 및 하인두 검사법)

가) 좌우에서 상체를 바로 하여 15° 앞으로 기울이게 하고 왼손의 엄지와 제3자로 혀를 잡은 후 오른손으로 미리 데워 놓은 후두경을 삽입하고 '이' 발성을 시킨다.

나) 이때 안정호흡(구호흡)을 시키고 목에 힘이 들어가지 않게 한다.

다) 후두경을 고정하기 위해 오른손 제 4지 혹은 5지를 피검자의 볼에 지지한다.

라) 검사자의 시선각도와 후두경의 각도를 조절하여 골고루 관찰한다.

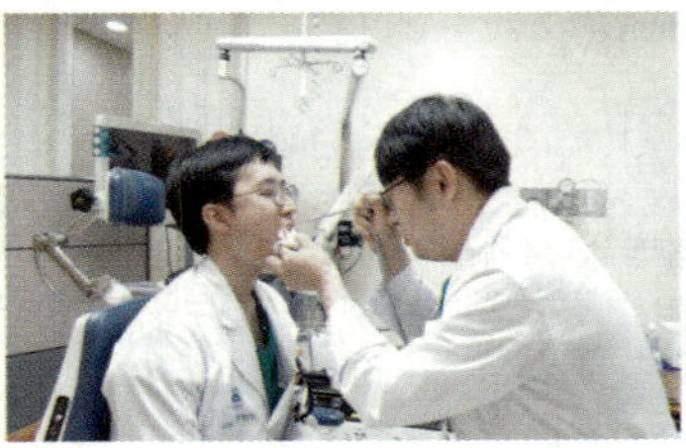

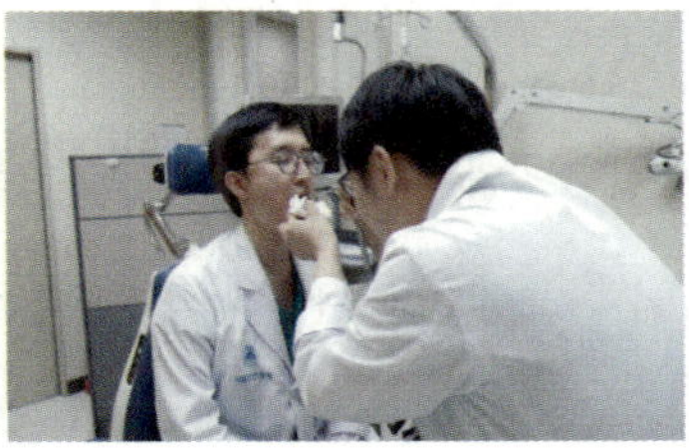

과별 진료지침

3. 많이 사용되는 약물의 용량 및 주의점

이름	용량	작용	부작용 및 주의점
Lidocaine 1) injection(1%, 2%)	Max. 5~7 mg/kg < 500 mg/day	국소마취	국소 : 부종, 혈종, 주사부위허혈 전신 : 심계항진, 경련, 구역 혈관내 injection이 되지 않도록 withdraw시켜 확인한다.
2) topical(2%, 4%)		점막표면마취	
Epinephrine 1) injection(0.1%) 2) topical(bosmin) (0.1%)	희석 (1:10만~1:20만배) Max. 0.2 mg	지혈	심계항진, 부정맥, 고혈압 10분이 지나야 효과가 나타남 혈관내 injection이 되지 않도록 withdraw시켜 확인한다.
Ephedrine nasal solution(1%)	spray	비점막수축 지혈	심계항진, 부정맥

※ 전신마취시 lidocaine 국소마취를 병용하는 이유

- 전신마취의 심도를 줄일 수 있다.
- Postoperative pain을 감소시킨다.

※ Lidocaine에 epinephrine을 혼합하여 사용하는 이유

- 수술 시 출혈을 줄인다.
- Lidocaine의 systemic absorption을 줄임으로써 lidocaine에 의한 독성의 예방과 국소 효과가 오래 지속되고 최대사용량을 늘일 수 있다(epinephrine 비사용 시 5 mg/kg → epinephrine 사용 시 7 mg/kg).

예 편도절제술의 경우(체중 50 kg)
lidocaine : max. 7 mg/kg × 50 kg = 350 mg(<500 mg)
2% 경우 : 350 mg×1/0.02 = 17,500 mg = 17.5 g = 17.5 cc
대부분 10 cc로 충분함
Epinephrine : 0.1% 1 cc(1 ample) = 1.1 × 0.01 × 1 g = 1 mg, 즉 1 cc ample 안에 1 mg의 epinephrine이 있으므로 1:1,000배 희석되어 있다. 1:10만배 희석하려면 100배 더 희석해야 하므로 epinephprine 0.1 cc에 lidocaine을 섞어 10 cc가 되도록 하면 된다(이때 epinephrine은 1 mg × 0.1 = 0.1 mg으로 max. 0.2보다 적어 안전하다).

4. 응급실 진료지침

가. 기관절개술(Tracheostomy)

1) 수술 전 처치

가) 수술 시 보조의(assistant)로서의 역할을 한다.

나) Lab(PT/aPTT, ABGA 등)과 C-spine AP/Lat(soft tissue technique), CPA을 확

인한다.

다) 준비사항 : 간호사에게 미리 준비시킨다.

(1) Light source

(2) 환자 어깨 밑에 넣을 베개(혹은 towel 말은 것)

(3) Suction device

(4) T-cannula(성인 남자는 inner diameter 8.0, 여자는 7.0)

(5) Tracheostomy set

(6) 수술 가운

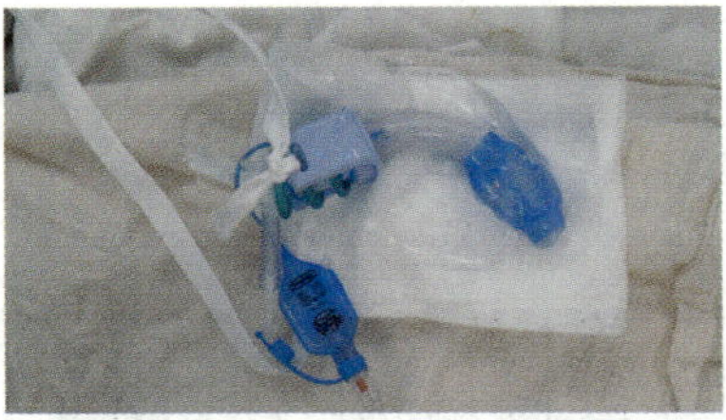

2) 수술방법

가) 가능하면 기관 내 삽관을 먼저 한다.

나) Neck extension을 위해 환자의 어깨 밑에 베개를 넣는다.

다) 기구들은 사용하기 편리한 곳에 둔다 : 보조의는 인턴이 하게 되며 집도의(operator)의 맞은편에 서게 된다.

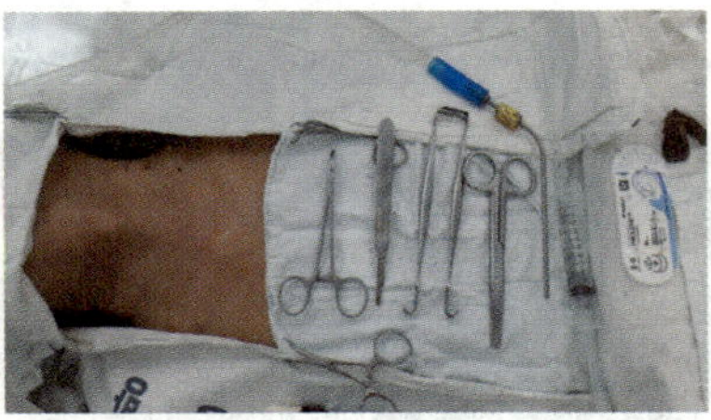

라) Gowning

마) Betadine으로 턱에서 superior sternal notch 하부까지 닦은 후 알코올로 다시 닦는다.

바) Draping

사) Local anesthesia & skin incision 중요사항 : position을 취하고 midline incision,

또는 sternal notch에서 2FB 위에 Horizontal incision을 한다.

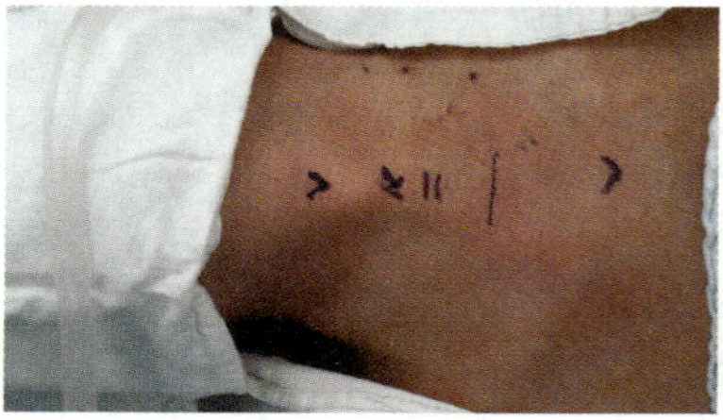

아) Subcutaneous tissue with fat는 retractor로 dissection하며 절개한다.
자) Sternohyoid muscle이 나타나면 median raphe를 찾는다.
차) Pretracheal fascia가 나타나면 incision dissection

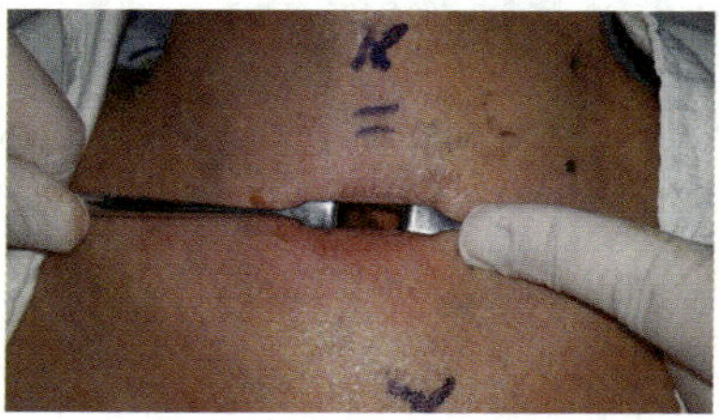

카) Trachea ring(end, 3rd, 4th)에 vertical incision을 넣은 후 양쪽 경계부위를 mosquito 등으로 잡고 knife나 scissors로 타원형으로 오려낸다.

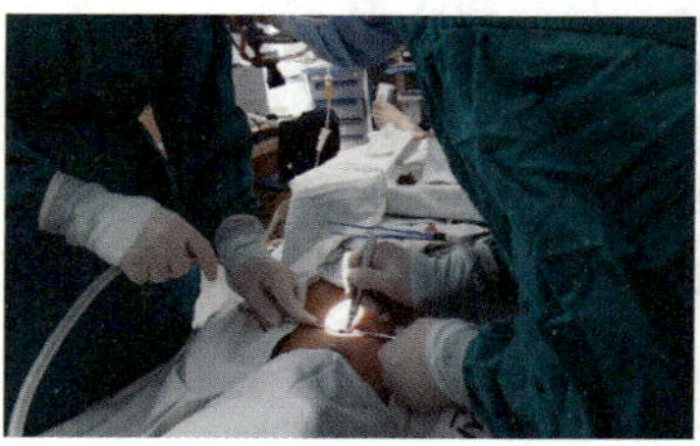

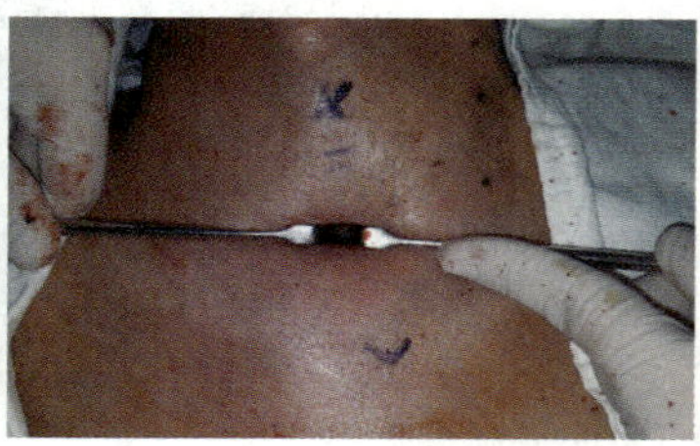

타) 기관절개 시 기침이 심하게 되는데 미리 tracheal lumen내로 lidocaine을 1 cc 정도 주입하여 진정할 수 있겠다.
파) Retractor로 벌린 상태에서 빠르게 T-cannula를 무리 없이 넣고 stylet를 뽑는다.

하) Low-pressure ballooning 한다.

거) 가능한 한 봉합은 하지 않는 것이 원칙이다.

너) T-cannula 고정 시 계속 T-cannula를 잡고 기관 내에서 빠지지 않게 한다. Reinsertion은 상당히 힘들며 위험하다.

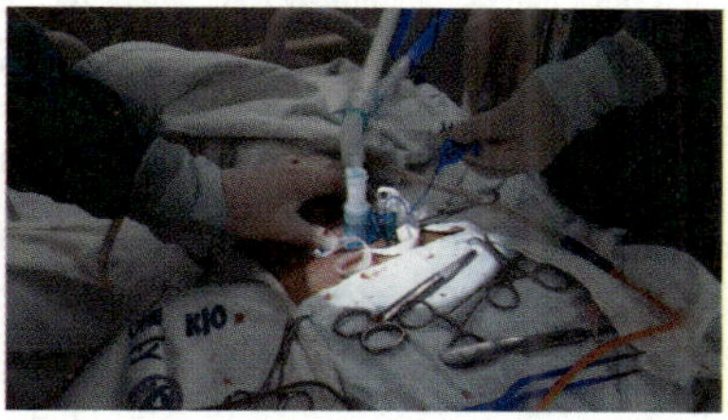

3) Postop order(postop care와 같은 의미이며, diet와 fluid는 변경가능)

가) Check vital sign q 15 min~1 hr

나) BR in SFP

다) Tolerable diet

라) Cold humidification

마) Frequent gentle suction with Nelaton tube

바) Inflation for 50 min & deflation for 10 min, during 1st 24 hrs.

나. 비출혈(Epistaxis)

1) General measures

가) History taking

(1) Blood loss : hydration 및 transfusion 여부 고려

(2) Underlying systemic disease evaluation : HTN, Coagulopathy, LC, CRF.

(3) Trauma Hx

(4) Drug Hx : aspirin, warfarin, Coumadine

cf) 비출혈이 주로 입으로 나오는지, 코로 나오는지 물어봐서 bleeding focus 추정가능

나) Physical Examination : 비경 검사(ant. or post. origin 확인), oral cavity exam(posterior nasal drip 관찰)

다) Endoscopic Examination

2) Managements

가) Lab check(CBC, PT/aPTT), IV line 확보, transfusion 고려

나) Cautery : Chemical / electrocautery Endoscopic cautery
Local injection(4% lidocaine & 1:200,000 epinephrine)
Chemical cautery : $AgNO_3$
Electrocautery : bipolar cautery

다) Packing : Vaseline gauze packing or oint gauze packing
Topical anesthesia and vasoconstrictor applied gauze packing
(4% lidocaine and epinephrine)
Merocel compression sponge
cf) Bleeding tendency : surgicel apply, no cautery

라) Posterior nasal packing : posterior bleeding 시
입원이 원칙, 항생제 치료, pain control, hypoxia 주의

마) Arterial ligation : massive bleeding 시
Ethmoid a. / Int. maxillary a. / Ext. carotid a.

바) Arterial embolization : 주로 Int. maxillary a.

Chapter

25 비뇨기과

1. 수련목표

비뇨기과적 질환의 진단과 치료에 요구되는 각종 술기와 지식을 연마하여 기본적인 비뇨기과적 질환을 처리하고 기타 응급상황에 적절하게 대처할 수 있는 능력을 배양한다.

2. 주요질환의 이해

가. 요로결석과 요로감염

1) 요로결석

요로결석은 신장결석, 요관결석, 방광결석을 말하는데, 결석의 90%는 방사선 비투과성이므로 단순촬영(KUB)에 쉽게 보인다. 신장결석은 증상이 없을 수도 있지만, 요검사에서 혈뇨를 보이는 경우가 흔하다. 크기가 2 cm 미만인 경우 IVP(배설성요로조영술)를 시행한 후 체외충격파쇄석술(ESWL)로 치료한다. 크기가 그 이상이면 대개 경피적 신절석술(PNL; percutaneous nephrolithotomy)로 치료한다. 요관결석은 매우 흔한 질환으로 급격한 측복통과 함께 육안적 혈뇨 또는 현미경적 혈뇨를 보인다. 늑골척추각을 두드리면 심한 압통(costovertebral angle(CVA) tenderness)을 호소하는 경우가 많다. 진통 조절이 우선이며 IVP나 조영증강을 하지 않는 전산화단층촬영(CT)을 시행하여 결석의 위치와 크기를 파악한다. 진단이 모호할 경우에는 방광내시경을 통한 역행성 요로조영술을 시행하기도 한다.

결석의 크기와 위치, 신장의 기능에 따라 치료는 달라진다. 결석이 작을 경우 자연배출을 기대하기도 하며, ESWL로 치료하는 경우도 많다. 위치상 ESWL이 어렵다면 전신마취하에 요관내시경을 통해 결석의 제거를 시행하기도 한다. 내시경 술기와 기계의 발달로 최근에는 개복에 의한 결석의 제거는 매우 드물다. 만성적 요관결석으로 신장의 기능이 무기능신으로 확인되면 신장절제술을 시행하기도 한다. 요관결석은 재발이 흔한 질환으로 대개 다량의 수분섭취가 예방을 위해 권장된다.

방광결석은 신경인성방광, 전립선 비대증, 장기간 도뇨관 유치 등의 병력이 있는 환자에서 드물게 볼 수 있다. 크기가 작으면 방광경을 통한 절석술을 시행하고 큰 경우에는 개복수술을 시행한다. 전립선비대증과 큰 방광결석이 동반된 경우 개복으로 전립선과 방광결석을 동시에 치료할 수도 있다.

2) 요로감염

요로감염 중 고열을 동반하는 질환은 급성 신우신염, 급성 전립선염, 급성 부고환염 등을 들 수 있다. 급성 전립선염은 진단이 쉽지 않은 질환으로 고열, 하복부 동통과 함께 다양한 배뇨증상을 나타낸다. 소변검사에 염증소견을 보이고 혈액검사에서 백혈구증가증을 보일 수 있으며 직장수지검사에 전립선에 심한 압통을 나타낸다. 중년 이상의 남성에서 배뇨증상이 고열 및 근육통과 같은 증상과 동반될 때 직장수지검사는 중요한 신체검사라 할 수 있다. 요배양 검사를 통해 감염균을 동정하고 2~3주간의 항생제투여로 대체로 잘 치유된다. 드물게 당뇨 등 만성 질환이 있는 환자에서는 전립선 농양을 형성하여 수술적 배농을 요할 수도 있으므로 주의를 요한다.

급성 부고환염은 비교적 젊은 남자에서 부고환의 통증성 비대를 보이며 발병하기 때문에 간단한 부고환의 촉진과 요검사로 진단할 수 있다. 소아에서는 고환염 전과의 감별이 어려워 신중한 주의가 필요하다. 젊은 남성이 요도분비물과 배뇨증상으로 내원하면 요도분비물의 배양검사, 그람염색, 소변검사를 통해 임균성 혹은 비임균성 요도염을 진단할 수 있다. 항생제 투여로 대개 잘 치유되나 치유가 부적절한 경우 만성 전립선염을 일으킬 수도 있다. 만성 전립선염은 세균성과 비세균성으로 나눌 수 있는데 직장을 통한 전립선의 맛사지로 전립선 분비액을 얻어 도말 및 배양검사를 시행한다. 만성적 경과를 취하고 모호한 하복부 또는 회음부 동통과 다양한 배뇨증상, 서혜부와 고환의 동통을 호소하나 신체검사에 특이한 소견을 보이지 않는다. 장기간의 항생제 투여, 근이완제나 알파차단제로 대증적 치료를 하게 되며, 술과 스트레스를 삼가도록 하고 하반신 온욕(좌욕)을 권장토록 한다. 환자의 성격이 예민한 경우 증상 정도가 심화되므로 환자에게 충분한 설명을 하고 격려하도록 한다.

나. 신장의 세균성 염증질환

급성 신우신염은 젊은 여성, 신경인성 방광 등 하부요로의 폐색이 있는 환자에 호발하고 심한 측복통과 배뇨증상, 고열, 소화기 증상을 호소한다. 폐색의 유무를 확인하여 폐색이 있다면 이를 교정하는 것이 중요하며 재발성으로 나타나면 방광요관 역류의 유무를 확인해야 한다. 당뇨 등 만성 질환이 있는 환자에서는 신장의 초음파검사나 CT를 시행하여 신농양과의 감별이 필요하다. 신농양은 대개 상행성 감염경로를 보이나 염증성 피부질환이나 면역이 저하된 환자에서 혈행성으로 발생하기도 한다. 신농양의 범위에 따라 경피적 혹은 개복에 의한 배농이 필요한 경우가 있다. 특히 당뇨병을 가진 중년여성의 경우 기종성 신우신염이나 황색육아종성 신우신염은 중한 임상경과를 보일 수 있고 신적출 등 수술적 치료를 요하므로 진단과 치료에 주의를 요한다.

다. 수신증

요로폐색에 의한 수신증이 발생하면 제일 먼저 요농축능이 저하되고 4주 후에는 사구체의 손상이 발생된다. 요로폐색의 증상은 측복통이다. 측복통과 늑골척추각의 압통이 있으면 초음파검사를 통해 수신증의 유무를 확인할 수 있다. 초음파검사에서 요관의 확장소견 유무도 중요하다. 병력청취에서는 신경인성 방광, 전립선비대증, 요도협착, 방광경부협착 등 다양한 하부요로 폐색의 경력이 중요하다. 하부요로폐색이 있으면서 양측 신우 및 요관의 확장 소견이 요관방광이행부까지 관찰되면 방광의 요저류에 의한 방광요관 역류에 인한 이차적 변화로 진단될 수 있다. 이 경우엔 방광에 도뇨관을 유치하면 수신증이 완화되며 이후 전립선비대증에 대한 검사나 요역동학검사 등을 시행하여 원인을 교정하여 치료한다. 요도협착의 경우 치골상부요로전환술을 시행한다.

상부요로폐색의 가장 흔한 원인은 물론 요관결석이다. 초음파검사에서 수신증이 확인되면 IVP 검사를 시행하여 폐색의 원인 감별과 신기능을 알아본다. IVP로 진단이 모호하면 방광내시경을 이용한 역행성 요로조영술을 시행하여 진단과 함께 요관 부목을 유치함으로써 수신증을 해소시킬 수 있다. 요관결석 외에도 결핵, 요관의 수술적 손상, 혹은 복강 내 염증성 질환의 병력이 있을 때 요관협착에 의한 수신증을 생각할 수 있다. 일단 요관의 폐색이 결석에 의한 것이 아닌 것으로 진단되면 역행성 요로조영술의 소견을 고려하면서 요관 내의 내인성 문제인지 요관 밖의 외인성 문제인지를 감별하기 위해 CT를 시행한다. 내인성 요관협착의 경우 전신마취 하에서 요관경을 시행하여 보다 정확한 진단과 치료를 시행할 수 있다. CT에서 외인성 병변이 관찰되면 그 병변의 치유기간 중 요관부목을 유치하여 신기능을 유지시킬 수 있다. 요관부목의 설치가 불가능한 경우엔 신루를 유치하여 신기능을 보호하고 선행성 요로조영술로 협착의 원인을 알아볼 수도 있다. 양측성 만성적 수신증 발병 후 이를 교정하면 폐색 후 이뇨현상(postobstructive diuresis)을 보일 수 있으므로 소변량을 측정하고 수분섭취를 권장하며 시간당 200 mL 이상의 심한 이뇨양상을 보이면 수액의 투여가 고려된다. IVP에서 신장의 기능이 좋지 않다면 신주사를 시행하여 정확한 신기능을 알 수 있다. 무기능신으로 확인되면 환자상태와 원인질환을 고려하여 신적출을 시행한다.

라. 전립선비대증과 전립선암

고령의 남자에서 전립선비대증은 유병률이 매우 높은 질환으로 대개 하부요로 폐색증상인 요속의 저하, 배뇨시작 곤란, 배뇨 후 잔뇨감 등을 호소하고 커진 전립선의 자극에 의한 빈뇨, 절박뇨, 야간빈뇨를 호소한다. 소변검사와 직장수지검사, 혈중 PSA(전립선특이항원) 검사를 시행하여 요로염증이나 전립선암을 감별 후 알파차단제를 복용하면 증상이 완화된다. 증상의 정도는 요속검사를 통해 간접적으로 알 수 있다. 그러나 약물치료에 호전되지 않거나 급성 요폐로 발병한 경우 방광내시경을 시행하여 전립선요도를 관찰 후 필요시 경요도 전립선절제술(TURP; transurethral resection of prostate)을 시행한다. 배뇨증상을 호소하는 중년 이후의 남성에게는 직장수지검사와 PSA 검사가 중요하다.

만약 고령의 남자가 요추부 및 골반골 등의 부위에 동통을 호소하고 배뇨장애를 보이면서 직장수지검사에서 전립선에 돌처럼 단단한 경결이 만져진다면 가장 비뇨기과적인 접근은 전립선암에 의한 골전이를 먼저 생각해 보는 것이다. 이처럼 진행된 전이성 전립선암 외에도 건강검진에서 PSA 수치가 증가되어 비뇨기과로 의뢰된 경우, 전립선비대증으로 검사 중 직장수지검사에서 경결, 혹은 PSA치의 증가를 보이는 환자들에서는 전립선 조직검사를 시행하여 전립선암을 진단한다. 조직검사에서 암이 진단되면 전이여부에 대한 검사를 하고 국소성 암의 경우 근치적 전립선 적출술을 시행한다. 전이성 전립선암은 남성호르몬 차단요법으로 치료하게 된다.

마. 성기능장애

발기부전의 빈도는 연령 증가와 함께 늘어나는데, 그 진단에서 병력청취와 문진은 어느 질환보다도 중요하다. 발기부전은 또한 다른 중대한 혈관질환, 내분비질환이나 기타 여러 만성 질환을 암시하는 신호일 수도 있다. 기질적인 원인 중 가장 많은 부분을 차지하는 것은 당뇨병이다. 골반수술의 병력이 있다면 골반신경손상에 의한 이차적 발기부전을 생각할 수도 있다. 회음부 외상의 병력은 음부동맥 손상에 의한 동맥성 발기부전을 암시하는 중요한 병력이다. 고령의 환자에서 동맥경화는 음경동맥의 협착을 야기한다. 성욕의 감퇴와 신체검사상 고환의 위축이 관찰되면 호르몬성 발기부전을 시사한다. 만성질환과 내분비적 질환의 병력은 남성호르몬의 결핍을 의심하게 한다. 혈액검사로는 혈중 테스토스테론을 측정한다. 호르몬성 발기부전은 근본적인 치료가 가능한 경우이므로 정확한 진단이 필요하다. 심인성 발기부전은 시청각 성자극 발기검사와 야간 음경발기검사로 감별할 수 있다. 발기유발제를 음경해면체에 투여 후 15분 안에 완전발기가 일어나고 유지할 수 있다면 음경의 동정맥이 양호하다는 것을 의미하고 신경인성, 심인성, 내분비성 발기부전을 의심하게 된다. 그러나 혈관성 발기부전을 시사한다면 음경의 도플러초음파검사를 시행하여 동맥성인지 정맥성인지의 감별이 가능하다. 외상에 의한 동맥성 발기부전으로 생각되는 젊은 환자에서는 혈관촬영으로 확진 후 동맥재건술을 시행할 수도 있다. 음경해면체는 연령증가와 함께 퇴행성 변화를 일으킨다. 이러한 변화의 일환으로 음경도출정맥으로의 혈액유출은 발기의 지속을 어렵게 하여 발기부전을 야기한다. 해면체정맥 폐색기능검사는 드물게 시행되는 검사로 정맥성 발기부전을 진단하는 방법이다. 치료로는 비아그라와 아포몰핀 설하정 같은 경구용 약물복용이 일차적으로 시도되며, 음경해면체 내 발기유발제 자가주사, 음경보형물삽입술 등의 수술적 치료 등이 있다. 특히 비아그라는 협심증 등으로 질산염계 약물을 복용 중인 환자에서는 절대 금기이므로 사용 전에 의사의 충분한 진찰이 요구된다.

3. 기본술기

가. 요도 도관 삽입술

총론 기본수기 참조

나. 전립선 촉진 검사

비뇨기계 문진 중 가장 중요한 검사의 하나로 전립선의 크기, 경도(consistency), 결절의 유무, 대칭성, 압통 등을 촉진하여 전립선염, 전립선비대증, 전립선암 등을 진단할 수 있다. 정상 전립선의 크기는 길이와 너비가 각각 4 cm이고 방광 경부쪽이 가장 넓다. 크기가 증가하면서 양끝의 lateral sulcus는 깊어지고 중앙의 median furrow가 소실된다. 전립선의 정상 경도는 엄지손가락을 쥔 상태의 thenar eminence 정도이다. 만성 염증의 경우 울혈되어 흐늘흐늘하거나 단단한 느낌을 주며 암의 경우에는 돌같이 딱딱하다. 일반적으로 염증에 의한 결절은 융기되며 주위로 갈수록 서서히 부드러워진다. 반면에 암에 의한 결절의 경우 변연이 구별되며 주위에 비해 융기되지도 않으며 주로 lateral sulcus에서 시발한다. 본 검사는 경험이 중요하므로 주치의나 수석전공의와 함께 자주 시행해 보도록 한다.

다. 방광천자술

환자를 앙와위로 눕히고 음모를 일부 면도한 뒤, 하복부를 포타딘으로 도포하고 공포를 치골 상부 정중부에 위치시킨다. 시술 전에 방광을 충분히 충만시키는 것이 주위 조직 손상을 피하기 위해 중요하다. 치골결합보다 손가락 2개의 굵기만큼 상부에, 국소마취를 한 뒤 주사기에 연결한 척수바늘을 찔러 방광의 위치를 확인한다. 요폐의 일시적 해결을 위한 경우엔 혈관카테터를 찔러 넣고 주사기를 제거한 뒤 혈관카테터를 수액줄에 연결 후 소변을 배출시킨다. 장기간 유치가 필요한 경우에는 2 cm 정도 피부를 절개한 뒤 Trocar를 이용하여 피하에서부터 방광까지 천공을 하고 Trocar 내로 18 Fr. foley catheter를 삽입하고 Trocar를 제거 후 카테터의 풍선을 부풀려 빠지지 않게 한 뒤 urine bag에 연결한다(상치골 방광루 설치술). 카테터 주위의 절개부위를 봉합한다.

4. 흔히 사용하는 약물

가. 배뇨장애에 사용하는 약물

<table>
<tr><th>약품명</th><th>효능</th><th>용량</th><th>용법</th><th>부작용 / 주의점</th></tr>
<tr><td>Oxybutynin chloride</td><td rowspan="3">신경인성 방광, 불안정성 방광, 방광자극 상태에 의한 빈뇨, 절박뇨, 절박성 요실금</td><td>5 mg</td><td>BIDTID</td><td>구갈, 변비, 오심, 두통, 요폐, 졸음, 안압상승</td></tr>
<tr><td>Tolterodine</td><td>2 mg</td><td>BID</td><td>구갈, 소화불량, 유루감소, 기면, 감각이상, 안구건조증</td></tr>
<tr><td>Propiverine HCl</td><td>20 mg</td><td>HS 또는 QD</td><td>구갈, 변비, 복통, 소화불량</td></tr>
<tr><td>Terazosin</td><td rowspan="3">전립선 비대증에 의한 폐색 증상(요주저, 잔뇨감, 요속 감소 등)</td><td rowspan="2">1~8 mg</td><td rowspan="2">HS</td><td rowspan="2">기립성 저혈압, 두통, 변비, 설사, 말초성 부종, 성욕감퇴</td></tr>
<tr><td>Doxazocin</td></tr>
<tr><td>Tamsulosin</td><td>0.2 mg</td><td>QD</td><td>현기증, 빈맥</td></tr>
<tr><td>Finasteride</td><td>전립선비대증</td><td>5 mg</td><td>HS(QD), QID</td><td>발기불능, 성욕감퇴, 사정액 감소</td></tr>
</table>

나. 항생제

약전을 참조

5. 동의서가 필요한 특수검사에 관련된 주의 사항

비뇨기과에서 시행하는 검사 중 IVP, CT, angiography 등 조영제가 필요한 검사에 있어서 조영제의 부작용에 대해 환자에게 잘 설명하고 그 대책에 대해 숙지하여야 한다.

Effect	주 증상	일차 대책
Vasomotor effect	warmth, nausea, emesis	reassurance
Anaphylactoid reactioon	urticaria, bronchospasm, hypotension tachycardia	adrenergics (IV epinephrine) inhaled adrenergics(terbutaline)
Vagal reaction	hypotension	IV fluids
	bradycardia	IV atropine
Nephrotoxicity	ARF hydration	avoidance(other tests) ?diuretics

6. 비뇨기과 응급진료 지침

가. 급성 요폐(Acute urinary retention)

1) 우선 하복부 팽만이 있는지를 관찰하고 요도 카테터를 삽입하여 방광 내 소변이 있는지 확인하며 도뇨관을 통한 방광 내 소변을 배출한 후 직장수지검사(전립선 촉지, 항문괄약근 긴장도), KUB, BUN/Cr, electrolyte 그리고 신장초음파 등을 시행하고 요폐의 원인을 감별하며 양측성 요로폐색 후 생길 수 있는 폐색 후 이뇨(postobstructive diuresis)를 주의깊게 관찰한다.

2) 원인
전립선비대증, 전립선암, 요도협착, 신경인성 방광

나. 요로 손상

1) 교통사고 환자, 낙상 환자 등에는 요도 방광 그리고 신장의 비뇨기계 손상을 동반하는 경우가 많다. 이때에는 먼저 기도유지, 출혈 혹은 쇼크에 대한 혈관 확보와 수혈 등의 치료를 요하며 그 후에 소변량을 관찰하기 위하여 요도 카테터를 삽입하게 된다. 이때 요도 출혈이 관찰된 경우나 요도 카테터의 삽입이 힘든 경우에는 무리하게 삽입을 시도하지 말고 역행성 요도조영술(RGU; retrograde urethrography)을 시행하여 요도손상 여부를 판단하며 요도손상이 있는 경우에는 치골상부에 방광천자술을 시행하거나 상치골 방광루 설치술(suprapubic cystostomy)을 시행한다.
2) 요도손상은 없으나 카테터를 통해 혈뇨가 관찰될 경우, 신체징후는 유지되나 요량이 적은 경우, 하복부 동통 혹은 압통이 있는 경우, 특히 골반골의 골절이 동반되

어 있을 때에는 방광파열을 의심하여 카테터를 통한 조영제 주입으로 방광조영술(cystography)을 시행한다.

3) 측복부 부위에 손상을 받아 신 손상이 의심될 때에는 복부 CT를 시행한다. 타 장기의 손상이 동반되었는지도 알 수 있다. 혈관의 손상이 의심될 경우에는 색전술과 진단을 함께 시행할 목적으로 혈관조영술(angiography)을 시행할 수도 있다.

4) 음낭손상(scrotal injury)은 대개 둔상으로 인해 음낭의 종창과 통증을 호소하며, 이 때는 음낭초음파를 시행하고, 고환 파열이 의심되면 수술을 하여 가능한 고환조직을 보존하도록 시도하여야 한다.

다. 요로 결석

1) 심한 간헐적 측복통이 있으며 요검사에서 현미경적 혈뇨가 있는 경우에는 요관결석의 가능성이 높다. 이때에는 BUN/Cr과 KUB를 시행 후에 신우요로조영술(IVP)이나 CT를 시행하며 진통제로 통증을 조절한다.

2) 드물게 요도결석(urethral stone)이 있는 경우가 있으며, 이때에는 대개 배뇨장애가 있다. 요도를 충분히 윤활하고 nelaton 등으로 결석을 방광으로 밀어올린 후 나중에 결석을 제거한다.

라. 급성 음낭(Acute scrotum)

여기에는 손상을 제외하면 고환염전(testis torsion)과 급성 부고환염(acute epididymitis)이 있으며 때로는 감별이 힘들다. 고환염전 시는 고환이 정상보다 상승하여 있고 고환의 상하가 전후 상태로 놓여 있는 등 외견상 비정상적으로 위치하여 있는 경향이 있고, 초기에는 부고환(epididymis)이 정상적으로 촉지된다.

급성 부고환염은 부고환을 고환으로부터 구별하지 못할 정도로 커져 있고 고환을 상승시켰을 때 통증이 완화되는 경향이 있다. 이 두 가지의 감별을 하기 위하여 Doppler sonography, testis scan을 즉시 시행해야 하며 고환염전이 의심되면 즉시 응급개복수술을 시행한다.

마. 감돈포경(Paraphimosis)

포경수술을 하지 않은 환자에서 포피가 뒤로 제껴진 경우(retracted prepuce) 귀두부를 포함한 음경의 앞부분이 압박과 목졸림되는 것이며, 이때에는 부어 있는 앞부분을 손으로 천천히 압박한 뒤, 제껴진 포피를 앞쪽으로 끌어내려 원위치시키고(manual digital reduction), 이 방법이 실패하거나 재발할 경우에는 배면절개(dorsal slit) 혹은 포경수술(circumcision) 등으로 치료한다.

바. 음경지속발기증(Priapism)

발기부전 환자가 해면체내 혈관확장제를 주사한 후 발기지속 상태가 4시간 이상 계속된 경우이다. Phenylephrine 주사, cold saline irrigation 등으로 치료하고 이에 효과가 없을 시에는 shunt operation을 고려한다. 시간이 너무 지연된 경우에는 음경해면체 조직이 손상받을 수 있다.

26 재활의학과

1. 수련목표

가. 일반목표

신체적으로 제한이 있는 환자들의 능력을 최대한으로 계발시켜 독립성을 유지하고 그들의 삶의 질의 증가를 돕고자 한다. 또한 포괄적 재활치료의 개념을 이해하고 재활치료 팀의 구성 및 역할을 올바로 인식하는 데 있다.

나. 구체적 목표

1) 환자의 장애를 공감하고 육체적인 장애뿐만 아니라 심리 · 사회적인 측면 등 전인적인 접근 태도를 확립하도록 한다.
2) 재활의학적 문진 및 이학적, 신경학적, 기능적 평가 능력을 배양한다.
3) 재활치료 목표를 설정하고 치료 계획을 처방하는 능력을 배양한다.
4) 질병의 경과를 직접 관찰하는 경과 기록을 작성함으로써 환자 기록, 관리 능력을 증진시키고 질병 자체를 이해하도록 한다.

2. 필요한 기본 수기

가. 간헐적 도뇨법

1) 배위를 취하게 하고 외요도구를 노출하여 음경을 소독한다.
2) 글러브를 끼고 도관에 윤활제를 바른다.
3) 음경을 당기면서 도관을 삽입한다.
4) 소변이 배출되는 것을 확인하며 잔뇨가 남지 않도록 복압을 가한다.
5) 상기 시술을 정해진 시간에 규칙적으로 하여 방광팽창을 막는다.

나. 유도 배뇨법

1) Crede 법

- 적응 : 배뇨근 반사가 없는 하부 운동계 질환형
- 방법 : 손가락으로 치골상부에서 방광에 대해 압력을 가하여 소변을 보고 주먹으로 배꼽의 1인치 하방을 눌러 소변을 본다. 소변이 더 이상 나오지 않을 때까지 수차례 반복한다.

2) Valsalva 법

- 적응 : 배뇨근 반사가 없는 하부 운동계 질환형
- 방법 : 앉아서 환자의 한쪽 팔을 배위에 두고 팔꿈치를 대퇴에 걸쳐 두면서 몸을 앞으로 기울인 상태에서 3회의 짧은 호흡을 한 후 큰숨을 한번 들이쉬고 숨을 멈

추고 마치 대변을 보듯이 힘을 쓴다. 이때 배위에 있는 팔로는 배를 눌러 복압의 상승을 돕는다. 가능한 오래 힘을 주도록 하고 쉬어가면서 소변이 더 이상 나오지 않을 때까지 수차례 반복한다.

3) 치골 상부 자극법

- 적응 : 상부 운동계 질환으로 천골 반사궁이 손상 받지 않아 배뇨근 반사가 있는 경우
- 방법 : 치골상부의 복부 벽을 손으로 두드리되 배뇨근 반사를 일으키기에 충분히 강하나 괄약근 수축을 일으키지 않을 정도로 약하게 쳐야 하므로 훈련 초기에 배뇨가 되지 않더라도 반복적인 시도를 해서 적절한 강도를 습득해야 한다.

다. 욕창 드레싱

- Wet to dry 드레싱 : 6~8시간에 충분히 마를 정도의 양으로 생리식염수(감염이 있는 경우에는 베타딘 등 소독약)를 거즈에 적셔 욕창 부위에 집어넣고 드레싱 해준다. 다음 드레싱할 때까지 거즈가 마르면서 괴사된 조직과 붙게 되고 이 거즈를 제거하면서 창상이 제거되도록 한다.

라. 절단지의 압박 드레싱

1) 절단 환자에서 잔여지의 부종을 방지할 목적으로 사용하며 탄력붕대로 잔여지를 압박하여 감아준다.
2) 1일 24시간 감아 놓는 것을 원칙으로 한다.
3) 잔여지 부위에 상처가 있을 때는 강하게 감아서는 안 된다.

마. Cough assist

1) 상위 척수손상 및 호흡기능 저하 환자에서 객담 배출을 목적으로 시행하며 폐렴, 무기폐 등의 합병증을 예방할 수 있다.
2) Cough assist의 inspiratory pressure와 expiratory pressure를 설정하고 machine의 작동 여부를 확인한다.
3) 기관 절개관 환자에서는 특수 connect를 이용하며, 기관절개관이 없는 환자에서는 face mask를 이용하여 pressure를 가한다.
4) 흡기 4초, 호기 4초, 휴식 4초를 1 cycle로 하여 이를 5회 반복한 후 환자에게 기침을 유도하여 기침과 동시에 환자 복부에 pressure를 가하여 객담 배출을 돕는다.
5) 이를 4~5 cycle 반복하여 필요시 간호사는 suction assist를 한다.

3. 재활의학과적 평가

가. 정신상태 선별 검사

1) Mini Mental State Examiation (MMSE)
2) Global Deterioration Scale (GDS)
3) Clinical Dementia rating (CDR)

나. 감각 및 운동기능의 검사

1) 감각검사
   가) 표재부 감각 : 가벼운 촉각, 표재부 통각, 온도감각
   나) 심부 감각 : 고유수용감극, 심부통각, 진동 감각
   다) 대뇌부 감각 : 2 point discrimination

2) 근력 검사
   5 : Normal : 중력과 충분한 저항하에서 능동적 정상 관절 운동
   4 : Good : 중력과 어느 정도의 저항하에서 능동적 관절 운동
   3 : Fair : 중력을 이기고 능동적 관절 운동
   2 : Poor : 중력 제거 상태에서 능동적 관절 운동
   1 : Zero : 근육 수축의 증거가 없음

다, 근육긴장도

Modified Ashworth scale
   0 : 정상. 근육 긴장도가 증가하지 않음
   1 : 근육 긴장도가 약간 증가. 관절가동 영역의 end range 범위에서 최소의 저항으로 catch and release가 나타남
   1+ : 관절 운동 시 catch가 나타나고 전체 ROM의 50% 미만에서 최소의 저항이 느껴짐
   2 : 대부분의 ROM 영역에서 근육긴장도가 증가되어 있으나 쉽게 관절운동 가능
   3 : 상당한 근육긴장도 증가. 수동적인 관절 운동이 어려움
   4 : 굴곡과 신전 시 모두에서 rigid 함

라. 기능평가

1) 수정 바델지수
   가) 식사, 착탈의, 세면, 용변 처리, 걷기 등 10개 항목으로 각 항목마다 중요성 혹은 난이도에 따라 점수를 다르게 배정
   나) 0점 : 수행을 전혀 할 수 없는 경우~100점 : 독립적으로 완전하게 수행

2) Spinal Cord Independence Measure (SCIM)
Spinal cord injury 환자의 기능적 평가의 사용한다.

4. 진료지침

가. 재활의학적 치료

1) 뇌졸중 환자의 재활의학적 치료

가) 내과적 치료
나) 물리치료
다) 작업치료
라) 심리학적 상담
마) 사회사업사의 상담
바) 언어치료

2) 척수 손상

가) 척수 손상의 합병증
(1) 호흡기계 합병증
(2) 요로 감염
(3) 경직
(4) 욕창
(5) 심부 정맥혈전증과 폐색전증
(6) 기립성 저혈압
(7) 이소성 골화증
(8) 동통
(9) 자율성 반사부전증
(10) 그 외
① 과도한 상지 부하
② 신체 구성과 조절의 변화
③ 수상 후 척수 공동증
나) 재활의학적 치료
(1) 내과적 치료
① 방광과 장의 기능장애
② 호흡기계 기능장애
(2) 운동 치료
① 관절운동 범위 운동
② 기능적 이동 훈련

③ 보행 훈련
④ 열전기 치료
(3) 작업 치료
① 손의 기능 훈련
② 일상생활 동작 훈련
(4) 심리 및 직업 상담
(5) 사회 사업사의 상담
(6) 대중교통
운전 학교

나. 열전기 치료

1) 온냉 치료

가) 표재열 치료
(1) 핫팩
(2) 온열 램프
(3) 수치료
(4) 파라핀 욕
나) 심부열 치료
(1) 초음파 치료
(2) 단파 투열
(3) 극초단파 치료
다) 한냉 치료

2) 전기 치료

가) 경피적 전기 신경 자극 치료(Transcutaneous electrical nerve stimulation, TENS)
나) 전기 영동법
다) 전기 자극 치료(Electrical stimulation therapy, EST)
라) 간섭파 치료(Interferrenfinal arrent therapy, ICT)
마) 기능적 전기 자극(Functional electrical stimulation, FES)
바) 비침습적 경두개 자극 치료(Repetitive transcranial magnetic stimulation, rTMS)

3) 레이저 치료

4) 역학 치료

가) 견인 나) 척추 교정 다) 마사지

다. 재활의학과의 특수 검사

1) 신경, 근전도 검사 및 유발전위 검사
2) 연하 곤란 검사
3) 인지 기능 검사
4) 동작 분석
5) 균형 검사

라. 재활의학과에 흔한 응급 질환들

1) 뇌졸중 환자

가) 심부정맥 혈전 및 폐색전증

뇌졸중 초기, 경직이 나타나기 전에 주로 발생한다. 뇌졸중 환자는 감각의 장애가 있는 경우가 많으므로 심부정맥 혈전증의 특징적인 증상이 정상인에 비해 흔치 않다. 이학적 검사상 대퇴나 하퇴의 둘레 차이가 1 cm 이상이면 의심할 수 있으며 정맥조영술로 확진한다. 골절, 혈종, 이소성 골형성, 중력에 의한 부종, 복합부위 통증 증후군, 봉소염 등과 같이 하지에 종창을 일으키는 질환과 감별이 요구된다. 치료로는 안정, 하지의 관절 범위 운동 금지, 마비된 하지의 거상, 헤파린 정주 후 coumadin 투여(3개월 이상) 등을 시행한다. 심부정맥 혈전증이 중요한 이유는 약 10%에서 폐색전증을 일으킬 위험이 있다는 것이다. 폐색전증의 진단은 환기관류 주사법, 혈관조영술이 도움이 되며 치료로는 헤파린과 coumadin 투여(6개월 이상)가 있다.

나) 흡인성 폐렴

뇌졸중 환자는 대체로 고령, 폐의 방어기전 저하, 의식 장애, 연하 곤란, 구역 반사의 저하, 기관내 삽관이나 비강영양 튜브 삽입 등을 동반하고 있어서 흡인을 유발하는 요인이 많다. 진단은 임상적으로 흡인을 목격한 경우를 제외하고는 확진이 어려우나 갑자기 발생한 호흡곤란, 청색증, 발열, 미만성 수포음, 저산소혈증, 방사선 사진에서 기저엽의 폐포 침윤이 있는 경우 흡인을 암시해 준다. 폐렴에 대한 치료는 항생제의 투여와 환자의 상태에 따라서 보조 요법을 시행하여야 하는데 균배양 검사 및 항생제에 대한 감수성 검사에 따라 적절한 항생제를 선택하는 것이 중요하다.

다) 심장병과 뇌혈관 질환

급성 심근경색, 특히 경색 범위가 광범위하거나 울혈성 심부전 등이 동반되어 있는 경우 뇌졸중을 일으키기도 하며 그와 반대로 뇌졸중이 일시적인 부정맥이나 심근의 손상을 유발하기도 한다. 따라서 정상인에 비해 심근 손상의 빈도가 높은 뇌졸중 환자에서 부정맥 등의 소견이 있을 때에는 적극적인 진찰과 검사로써 심장의 병변 유무를 가려야 한다.

라) 정신 상태의 변화

섬망 등 정신상태의 변화가 폐쇄성 뇌손상, 뇌졸중 또는 혈관계 질환이 있는 환자에서 급작스럽게 발생되면 짧은 시간 내에 병소가 진행하여 생명에 위협이 되기도 한다.

여러 가지 원인들이 정신 상태의 변화를 유발할 수 있는데 신경학적 문제로는 뇌졸중의 재발, 뇌압의 상승, 간질, 두개강내 혈종의 발생, 외부의 충격 등이 있으며 내과적 문제로는 고혈압, 심근경색, 폐렴, 폐색전증, 저혈당, 뇌막염, 약물 등이 있다.

이때에는 즉각 진단적 검사와 적절한 임상적 판단을 내려야 하며 필요하면 해당 타과에 자문을 구하여야 한다.

2) 척수 손상

가) 자율신경 반사부전

제 6 흉수 또는 그 이상의 척수손상 환자에서 방광 팽창이나 피부자극 등이 원인이 되어 자율신경계의 반사부전으로 인한 혈압 상승이 발생될 수 있다. 급작스런 심한 두통, 고혈압, 서맥, 발한, 소름, 안면홍조와 같은 증상이 있으면 즉각 체위를 좌위로 바꿔 주어야 하며 유발요인을 찾아 제거해야 한다.

나) 위장관 합병증

척수손상 환자는 자율신경계의 변화, 위배출시간의 지연, 위산 분비 및 장의 활동 변화가 생긴다. 또한 척수손상 이하부위로 감각이 소실되어 위장관 병변이 있더라도 진단하기 어렵다. 갑작스러운 경직의 증가, 자율신경 반사부전, 장음의 변화 등으로 병변을 의심할 수 있다.

(1) 위장관 마비

구토와 흡인 등의 증상이 자주 일어나며 비강영양 튜브 감압술, metoclopramide 투여가 도움이 된다.

(2) 스트레스성 궤양

손상 24시간 내에 잘 생기며 제 5흉수 이상의 완전 손상 시 많다.

(3) 상장간막 증후군

척수손상 환자의 반복되는 구토의 원인 중 하나로 십이지장의 3번째 부분이 대동맥과 상장간막 동맥 사이에 눌려 나타난다. 식사 후 1~2시간 내에 생기며 앙와위 때 악화되고 자세를 바꿈으로써 증상이 완화된다.

3) 절단지

의지를 착용하고 보행 시 정상인보다 보행한 거리당 더 많은 에너지가 소비되므로 적당한 속력으로 보행하더라도 심혈관계 질환이 있는 환자의 경우 흉통이 유발되면 자세한 진찰과 적절한 검사 및 처치가 요구된다.

Chapter

27 가정의학과

1. 수련 목표

가. 일반 목표

일차진료와 가정의학의 개념과 지역사회에서의 필요성에 대한 이해의 폭을 넓히며, 일차진료의로서의 임상능력을 키운다.

나. 구체적 목표

1) 가정의학과의 개념과 지역사회와 1, 2, 3차 의료기관에서 가정의학과의 역할을 알아야 한다.
2) 지역사회에서 흔히 발생하는 건강문제의 종류를 알고 일차진료의로서 그 관리 방법을 알아야 한다.
3) 환자와 그 가족을 대상으로 지속적이며 포괄적인 진료를 제공할 수 있어야 한다.
4) 정신적 요인에 의한 신체증상이 흔함을 이해하고, 일차진료의로서 그 대처 방법을 알아야 한다.
5) 외래 진료 시 필요한 적절한 환자면담술을 익히며, 환자의 생의학적 문제뿐 아니라 정신적, 사회적, 환경적 문제를 파악하여 도움을 주는 방법을 배운다.
6) 각종 만성 퇴행성 질환의 1차, 2차 예방을 위한 평생건강관리 프로그램의 의미와 방법을 이해할 수 있어야 한다.
7) 금연, 절주, 운동, 영양, 체중 조절, 수면, 스트레스 관리 등 각 환자들의 특성에 맞는 건강 증진 방법을 상담할 수 있어야 한다.
8) 전문진료가 필요한 환자를 타과에 올바르게 자문 및 의뢰할 수 있어야 한다.

2. 필요한 기본 수기

가. 의학적 면담술

1) 임상적 면담의 기능 및 필요성

첫째, 효과적인 의사-환자 관계를 수립하고 유지하는 것, 둘째, 환자의 문제를 평가하기 위한 정보를 얻는 것, 셋째, 의사가 환자를 교육하고 치료에 잘 협력하도록 하는 것이다. 또한 면담은 치료의 도구로도 사용되는데, 정신-사회적인 문제나 그로 인한 증상을 가지고 내원한 환자의 경우에 적절한 면담만으로도 치료가 되는 경우가 흔하다. 따라서 적절한 의사소통기법과 면담기법을 익혀서 적용하는 것은 포괄적인 진료에 필수적인 요소이다.

2) 의사소통의 방법

면담 과정에서 이루어지는 의사소통은 언어적 의사소통, 부언어적 의사소통, 비언어적 의사소통 등 세 가지의 방법으로 이루어진다고 볼 수 있으나, 실제로는 이 세 가지가 동시에 일어나기 때문에 전체적 의미를 종합하여 파악해야 한다.

가) 언어적 의사소통

언어를 통해서 자신의 생각이나 감정 등을 전달하는 것을 말한다. 적절한 면담법을 사용하여 효과적으로 면담을 수행할 수 있어야 한다.

나) 부언어적 의사소통

단어가 의미하는 내용 외에 억양이나 어조, 말의 속도, 침묵 등을 통해 의사를 전달하는 것을 말한다.

다) 비언어적 의사소통

말 이외의 수단으로 정보를 전달하는 방법을 뜻하는데, 면담의 약 1/3은 비언어적 의사 소통으로 이루어진다. 표정, 눈맞춤, 몸의 움직임이나 자세 등과 같은 신체 언어로 말의 의미를 강조하기도 하고 자신의 태도나 감정상태를 표현하게 된다.

(1) 자세 : 의사가 몸을 앞으로 약 20° 정도, 그리고 옆으로 10° 정도 환자쪽으로 기울여 앉은 자세가 좋다. 뒤로 20° 이상 기댄 자세는 지나치게 긴장을 푼 자세이다.

(2) 머리 위치 : 주의 깊은 표정을 지으면서 몸을 앞으로 내밀고 고개를 환자쪽으로 약간 기울인 자세는 성의 있게 경청하는 자세이다.

(3) 얼굴표정과 미세 표정 : 얼굴표정은 감정상태를 나타내므로 잘 관찰해야 한다. 미세표정은 자신의 감정을 드러냈다가 금방 숨길 때 나타난다.

(4) 눈 : 눈은 감정 표현에 아주 중요한 기관이다. 기분이 좋으면 동공이 확대되고, 기분이 나쁘면 동공이 축소된다. 눈을 마주치는 것이 면담시간의 약 50% 정도일 때 환자들은 편안해 한다.

(5) 손과 팔 : 손을 약간 올리거나, 귀를 만지거나, 혹은 손가락으로 입술을 만지는 등의 행동은 상대방의 행동을 멈추게 하고 싶다는 의미일 때가 많다. 팔짱을 낀 모습은 방어적 태도이거나 상대방 의견에 반대한다는 뜻일 때가 많다.

(6) 발 : 발을 꼬고 앉은 자세는 편안한 상태 혹은 방어적인 자세이며, 발을 떨거나 달리기 준비 자세처럼 한쪽 발을 약간 앞으로 내밀고 있는 것은 불안하다는 것을 뜻할 때가 많다. 발을 양옆으로 벌린 자세는 분노하고 있다는 표현일 수 있다.

(7) 모방 행동 : 의사-환자 관계가 좋은 경우에는 서로 비슷한 행동을 보인다.

나. 일차진료에서의 상담 기법(BATHE)

환자의 심리 · 사회적 상황을 효과적으로 파악하기 위해서는 상황에 따른 적절한 질문을 해야 하는데, 그것은 훈련을 통해서 익혀야 한다. 바쁜 외래에서 쉽게 적용할 수 있는 체계적인 접근법으로 'BATHE'법이 있다. 이것은 환자와 면담하면서 적절한 순간(문제를 이야기하는 바로 다음 순간이 이상적임)에 환자의 심리 · 사회적 상황을 분석하고 또 적절히 반응하는 데 필요한 정보를 짧은 시간에 효과적으로 획득하여 지지를 제공하는 기법이다.

1) B(background)

"무슨 일이 있으십니까?"와 같은 단순한 질문으로 환자가 병원을 찾게 된 배경이나 경위를 알 수 있게 된다.

2) A(affect, feeling state)

"그때 느낌은 어떠셨어요?, 기분은 어떠세요?"와 같은 질문은 환자가 현재의 감정상태를 이야기하도록 허용한다.

3) T(trouble)

"그 상황에서 당신을 가장 힘들게 하는 것은 무엇인가요?"라는 질문은 의사나 환자 모두에서 그 상황의 주관적인 의미에 초점을 맞추도록 한다.

4) H(handling)

"당신은 그것에 대해 어떻게 대처하고 있나요?"라는 질문에 대한 대답은 환자가 어떻게 기능하고 있는지에 대한 판정을 내릴 수 있게 해 준다.

5) E(empathy)

"정말 힘드셨겠네요."라는 말은 환자의 반응을 정당화시킨다.

다. 자문과 의뢰

1) 자문과 의뢰의 정의

가) 자문(Consultation) : 의사가 환자의 문제를 해결하기 위해 다른 의사에게 진료에 대해 지원이나 조언을 구하는 것으로 환자를 위하여 가장 효과적인 결정을 내려주는 것이 목적이다.

나) 의뢰(Referral) : 의사가 환자의 특별한 문제 해결을 위해 문제가 해결될 때까지 다른 의사에게 환자 진료에 대한 책임을 넘기는 것으로 환자가 가장 효과적인 결과를 얻도록 다른 의사나 기관에 보내는 것이다. 수술이나 시술을 의뢰하는 것 등이 좋은 예이다.

2) 자문과 의뢰의 목적

자문과 의뢰는 의사가 환자에 대한 진단이나 치료에 확신이 없거나, 이에 다른 의사의 도움이 필요한 경우에 고려해야 하며 최선의 진료를 제공하기 위한 방편으로 이루어져야 한다. 자문이나 의뢰 결정에는 자문의 목적이 되는 환자의 건강상태, 환자

부담 비용, 의뢰에 대한 환자 기대, 의사의 경제적 손실에 대한 인식, 의사의 자존심, 자문능력, 과거 의뢰경험 등이 영향을 준다.

3. 진료 지침

가. 지역사회의 흔한 증상 관리

1) 감기(Common cold)

(1) 원인

Rhinovirus가 30~50%로 가장 높은 비율을 차지한다. 두 번째로 높은 비율을 차지하는 것은 coronavirus이며(10~15%), parainfluenza virus, respiratory syncytial virus, influenza virus, adeno virus 등이 나머지를 차지한다. 현재까지 방법으로 20~30% 정도는 원인 바이러스를 검출할 수 없다. 일부에서 두 가지 이상의 바이러스가 검출되기도 한다.

(2) 증상

Rhinovirus의 경우 10~12시간 이후에 증상이 나타나며 인플루엔자에 의한 감기의 경우 1~7일이 잠복기이다. 증상은 2~3일째에 가장 심하며 그 이후 증상이 감소하며, 증상 기간은 평균 7~10일이지만, 일부 증상은 3주까지 지속하기도 한다. Rhinovirus에 의한 감기의 경우 첫 증상은 대체로 인후통이며 곧바로 코막힘, 콧물, 재채기, 기침 등의 증상이 동반된다. 인후통은 빠른 시간 내 소실되지만 콧물은 점점 더 짙어져서 나중에 농성이 된다. 하지만 콧물이 농성이 되었다고 해서 이것이 세균 감염을 의미하는 것은 아니며 따라서 항생제 사용의 적응증이 되지는 않는다. Rhinovirus에 의한 감기의 경우 성인에서 거의 열이 발생하지 않지만 소아에서는 비교적 흔하게 발생한다. 근육통의 경우 감기에서 흔하게 발생하지만 인플루엔자에서 좀 더 전형적으로 발생한다.

(3) 진단

감기는 임상 증후로 진단하며 진단 검사는 별로 도움되지 않는다. 대체로 증세가 경하고 자연 치유된다는 점, 증세가 코와 인두에 국한된다는 점이 구별점이다. 알레르기 비염은 계절성이고 재채기, 콧물이 주증상이며, 열과 경부 림프선 종창은 없는 것이 특징이다.

감기는 바이러스에 의한 비부비동염(rhinosinusitis)이기 때문에 세균성 부비동염과 구별이 어려울 경우가 있다. 세균성 부비동염은 급속한 증상 발현, 만성적 경과, 한쪽 안면부 통증, 냄새나는 콧물, 상악치아 통증, 발열 등이 특징이지만 명확하지 않다.

인플루엔자는 근육통, 두통, 불쾌감 등이 특징이며 연쇄상구균에 의한 인후염은 열, 인후부 삼출물, 경부림프선 종창이 함께 있는 경우가 많다.

기관지염은 기침, 객담, 청진 시 천명음 혹은 수포음으로 구별하며, 전염성 단핵

구중에서는 삼출성 인두염, 경부림프절 종창, 미열 등이 나타난다.

(4) 치료

감기 치료의 목적은 증상의 완화이므로 증상에 특이적인 약물을 투여하여야 하며, 동반 질환(고혈압, 당뇨, 부정맥, 전립선비대, 임신 등)과 복용 중인 약물을 고려하여야 한다.

(5) 항생제

감기 치료에 항생제 처방은 논란의 대상이 된다. Cochrane review 결과에 의하면 완치나 증세 지속 비율에서 항생제 사용의 특별한 이득이 없었다. 감기로 인해 농성 콧물이 발생한 급성 농성 비염(acute purulent rhinitis)에 항생제는 중등도 이하의 효과가 있었지만 위장관 장애와 부작용이 있었다. 증상이나 징후 그리고 부비동에 대한 영상 진단법으로도 급성 세균성 부비동염과 바이러스성 부비동염을 구별하기는 매우 힘들기 때문에 증상 첫 주에 세균성 부비동염으로 진단하지 않도록 해야 하며 항생제를 사용할지 여부는 임상적으로 결정할 수밖에 없다.

(6) 감기의 근거중심 처방

미국 ACCP(American College of Chest Physician) 지침에서는 감기로 인한 기침에는 1세대 항히스타민과 비충혈 완화제를 병합 · 투여하거나 naproxen을 처방하도록 하고 있다.

표 27-1. 감기의 증상 완화에 흔히 쓰이는 약물들

상품명	성분명	code	mg/T	usual dose	max. dose	side effect
진해제(antitussive)						
codein	codeine phosphate	CODE	20	1T tid	100 mg tid	의존성,anxiety, Nausea/Vomitng
levotus	levodropropizine	LEVO60	60	1T tid		N/V, dyspepsia fatigue, palpitation
		LEVO-S	6 mg/mL	10 mL tid		
anycough	theobromine	ANCOF	300	1T bid		headache, dizziness, nausea
진해 거담제						
bisolvon	bromhexine	BISOL	8	1-2T		rash, N/V
				tid-qid		
cough syrup	아래 참조	COUGH-S	20cc tid-qid			
prospan	dried ivy leaf	PROS-S	7 mg/mL, 5~7.5cc tid			dyspepsia, diarrhea
erdos	erdosteine	QERDS	300	1T		dizziness
				bid-tid		
respilen	zipeprol	RES-S	5 mg/mL, 30~60cc #2~4			dizziness, N/V
거담제						
muteran	acetylcysteine	MUTE1	100	1T tid	600 mg/day	fever, N/V, rash
		MUTE	200			
mucopect	ambroxol	AMBR	30	1T	180 mg/day	dyspnea, allergy
				bid-tid		
rhinathiol	s-carboxymethyl	RHIN	500	1T tid		rash, N/V
	cystein	RH-S	50 mg/mL	15 mL tid		
비충혈완화제(decongestant)						
sudafed	pseudoephedrine	PSEP	60	1/2~1T tid-qid		부정맥, 불면, 변비
기관지 확장제						
copan	clenbuterol HCL	CLEN	0.02	15 ml bid		tremor, anxiety
		CLE-S	0.1 mg/mL			
asima	doxofylline	ASIMA	400	1T bid~tid		N/V, headache, arrhythmia
atock	formoterol	ATOC	40 mcg	1T -2T bid	80 mcg/ dose	headache, tremor,
		ATO1-S			240 mcg/ day	N/V, palpitation
berotec	fenoterol hbr	BERO	2.5	1T~2T bid		headache, tremor N/V, palpitation
meptin	procaterol hcl	MEPT2	25 mcg	1T HS		palpitation, flushing, tremor, headache
비스테로이드성 소염진통제(non-steroidal anti-inflammatory drug, NSAIDs)						
naxen	naproxen	NAX5	500	1T bid		GI bleeding, gastric ulcer, rash
brufen	ibuprofen	IBP	200	1T~2T q 4~6 hr	2.4 g/day	GI trouble
anaprox	naproxen	ANAP	275	1T tid		GI bleeding, gastric ulcer, rash

2) 피로(fatigue)

피로는 나른한 느낌의 가벼운 증상에서부터 탈진 증상에 이르기까지 그 심한 정도가 다양하게 나타난다. 따라서 피로는 강도가 높은 일이나 활동을 하고 난 후에 나타나는 정상적인 증상일 수도 있지만, 평소에 비해 낮은 강도의 일이나 활동 후 혹은 휴식 시에도 피로를 느낄 경우에는 소위 병적인 증상이라고 할 수 있다. 피로는 그 원인에 관계없이 증상이 지속되는 기간에 따라서 1개월 이상 지속되는 경우에는 지속성(prolonged) 피로, 6개월 이상 지속되거나 반복되는 경우에는 만성(chronic) 피로로 정의하는 것이 일반적이다.

(1) 원인과 감별 진단

피로를 호소하는 환자들의 원인 질환을 보면 40~45%가 정신 질환, 20~45%가 기질적인 원인을 갖고 있다고 보고되고 있다.

① 정신질환 : 우울증, 불안증, 신체화 장애
② 약물 부작용 : 최면제, 항고혈압제(α-methyldopa, β-차단제), 항우울제, 신경안정제, 약물남용/금단증상
③ 내분비 및 대사 질환 : 갑상샘저하증, 당뇨병, 뇌하수체 기능부전, 부갑상샘항진증/고칼슘혈증, Addison씨 병, 만성 신부전증, 간기능부전증
④ 악성 종양 및 혈액 질환 : 숨겨진 악성 종양(췌장암, 대장암 등), 심한 빈혈
⑤ 전해질 이상 : 고칼슘혈증, 저칼륨혈증, 저나트륨혈증
⑥ 감염 질환 : 결핵, 간염, 심내막염, 기생충 질환, HIV 감염, 거대세포 감염증/전염성 단핵구증
⑦ 심장 및 폐 질환 : 만성 울혈성 심부전증, 만성 폐쇄성 호흡기 질환
⑧ 교원성 질환 : 류마티스성 관절염, 전신홍반루푸스(SLE), 다발성 경화증
⑨ 수면 장애 : 수면무호흡증, 발작성 수면
⑩ 기타 : 위식도 역류, 알레르기 비염, 비만, 심한 체력 저하
⑪ 원인 불명 : 만성 피로 증후군/특발성 만성 피로, 섬유근통 증후군

(2) 진단

기본적인 진단적 검사는 1개월 이상의 지속성 피로를 호소하는 환자에서 피로의 원인을 찾아내는 데 큰 도움이 되지 못하는 경우가 많다. 따라서 진단적 검사에만 의존하지 말고 검사에 앞서 신중하게 환자의 병력을 파악하고 세심한 진찰을 시행하는 것이 매우 중요하다.

① 병력

피로가 지속된 기간, 심한 정도를 확인한다. 또 피로가 악화되거나 호전되는 요인을 확인할 필요가 있다. 휴식을 취하면 피로가 회복되는지의 여부, 피로 회복에 걸리는 시간, 피로가 갑자기 혹은 서서히 나타났는지도 확인한다. 피로가 서서히 시작된 경우에는 정신 질환이 원인일 가능성이 더 높아진다. 피

로가 시작되기 전에 피로 증상과 관련이 있을 만한 특별한 선행 요인이 있었는지 여부를 확인하는 것도 중요하다. 환자가 과거 비슷한 특징을 가진 피로를 경험한 일이 있었는지도 확인한다. 만일 피로 증상이 시작되기 전에 정신 질환의 병력이 있었다면 그 정신 질환이 피로 증상의 원인일 가능성이 높다. 특히 병력에 대한 자세한 조사는 피로를 호소하는 환자 중에서도 단순한 만성 피로와 만성 피로 증후군 환자를 구별하는 데 도움이 된다. 환자가 호소하는 피로 증상의 기질적인, 정신적인 원인이 확인되지 않을 경우에는 만성 피로 증후군의 가능성을 생각해야 한다.

② 진찰

원인 질환을 감별하기 위해 혈압, 체온, 체중, 맥박 등과 같은 활력징후를 측정한다. 특히 맥박과 혈압은 기립성 변화를 확인하는 것이 바람직하다. 색소 침착, 건조, 발진, 황달, 자반증, 창백 등과 같은 피부 변화도 확인한다. 아급성 심내막염의 경우 점상 출혈(petechia)이나 조하선상 출혈(splinter hemorrhage) 등이 특징적인 소견으로 나타나기도 한다. 갑상샘도 주의해서 진찰한다. 림프절의 크기, 압통, 분포를 가능한 자세하게 확인하는 것이 필요한데 광범위한 림프절의 비대는 감염증, 악성 종양, 심지어는 후천성 면역결핍증 등을 의심하게 한다. 여성의 경우에는 유방을 신중히 진찰하는 것도 중요하다. 흔하지는 않지만 유방암이나 동반된 고칼슘혈증이 피로 증상을 유발할 수도 있기 때문이다. 폐에서는 수포음이 들리는지 주의해서 들어보아야 하며 심장에서도 잡음을 확인한다. 복부 진찰에서는 간이나 비장의 비대, 종괴, 복수, 간 압통의 여부를 확인해야 한다. 항문과 직장의 진찰에서는 종괴, 전립선 질환, 출혈 여부 등을 확인한다. 생식기관의 진찰에서도 종괴와 염증성 질환의 여부를 확인하다. 관절을 비롯한 근골격계 진찰에서는 염증성 질환의 여부를 확인한다. 특정 근육 부위의 위축, 압통, 쇠약, 속상수축(fasciculations), 반사 등과 같은 신경학적 진찰을 통해서 피로 증상이 신경근육질환에 의한 증상인지 여부를 확인할 수도 있다. 물론 갑상샘저하증의 경우에도 심부건반사(deep tendon reflex)가 느려지기도 한다. 만일 뇌하수체 병변이 있는 경우에는 양측두 반맹증(bitemporal hemianopsia)과 같은 시야의 이상 소견을 보일 수 있다.

③ 약물 복용

의사의 처방없이 복용하는 일반 약물도 반드시 확인한다. Amitryptiline, doxepin, trazodone과 같은 항우울제들은 강한 진정 효과가 있어서 흥분, 초조 증상이 동반된 환자에게는 유용하지만 용량이 초과되면 소위 'knock out' 상태가 되어 심한 피로가 유발될 수 있다. 또 reserpine, methyldopa, clonidine 등 중추신경계에 작용하는 항고혈압제의 경우도 부작용으로 피로를 유발할 수 있다. Propranolol과 같은 β-차단제의 경우에도 피로가 부작용으로 나타나는 경우가 흔하다. Diphenhydramine, chlorpheniramine과 같이 중추신경계에 작용하는 항히스타민제의 경우에도 흔히 피로를 유발한다. 뿐만 아니라 간 혹은 신장에 독성 장애를 유발하는 약물, 스테로이드계 약물, 한약제의 사용 여부도 반드시 확인하고 일산화탄소, 납, 구리, 비소 등과 같은 독성 물질에 노출되었는지의 여부도 확인한다. 마지막으로 여러 가지 약물남용이나 습관적인 음주 습관에 대한 평가도 매우 중요하다.

④ 정신상태 검사

피로를 호소하는 환자의 사고력, 판단력, 기억력, 그리고 정서 상태에 대해서 확인한다. 특히 우울증은 피로를 유발하는 매우 흔한 원인이기도 하고, 만성 피로의 경우 2차적인 우울증이 나타날 수 있기 때문에 피로를 호소하는 환자들에 대한 우울증 평가는 필수적이다. BDI(Beck depression Inventory)나 SDS(Zung's Self-Rating Depression Scale) 등과 같이 쉽게 사용할 수 있는 표준화된 우울증 선별검사를 이용하는 것이 좋다. 또 스트레스가 피로 증상의 직접적인 원인이거나 악화요인인 경우가 흔하기 때문에 환자들이 최근 혹은 피로 증상이 나타나기 전에 겪은 생활사건, 스트레스에 대한 감수성 등을 평가하는 것도 필요하다. 그 밖에 피로 증상을 호소하는 환자에서 공황장애, 신체화 장애에 대한 평가도 함께 하는 것이 좋다.

⑤ 수면 습관 평가

흔히 간과되는 경향이 있지만 심한 코골이, 수면무호흡증도 피로를 유발하는 흔한 원인이다. 게다가 피로를 호소하는 환자에서는 불면증, 주간수면과다증도 흔히 나타나기 때문에 수면 습관 및 수면의 질에 대한 평가가 이루어져야 한다. 수면 습관의 평가는 환자와 환자의 가족들에게 모두 확인하는 것이 더 정확한 경우가 많다.

⑥ 검사실 검사

피로 증상을 보이는 환자의 감별 진단을 위한 검사는 자세한 병력과 세심한 진찰 결과를 종합해서 의심되는 질환을 확인하기 위한 검사를 시행하는 것이 원칙이다. 이런 과정없이 지나치게 많은 검사를 투망하듯 시행하는 것은 금물이다. 병력과 진찰소견에서 다른 이상을 확인할 수 없다면, CBC, ESR, Urinalysis, 말초혈액 도말검사, BUN/Cr, FBS, Serum electrolytes, Protein/Albumin, AST/ALT, T3, T4, TSH, HBsAg, Chest PA를 시행하는 것이 일반적이다. 물론 환자의 병력과 진찰 소견에서 다른 질환의 가능성이 의심되면 해당 질환에 적합한 검사들을 시행할 수 있다. 예를 들어 심전도(EKG), 류마티스 인자, CRP, HIV, 각종 바이러스 표지자, ANA 검사 등이 있다.

(3) 치료

피로는 다양한 원인 질환에 의해서 나타날 수 있는 증상이기 때문에 당연히 피로의 치료에는 특별한 원칙이 있는 것이 아니라 피로를 유발한 원인 질환에 대한 치료가 원칙이다. 그리고 주치의로서 환자의 증상을 공감하고 이해하고 좋은 의사-환자 관계를 유지하는 것이 매우 중요하다.

나. 건강 증진 상담

1) 한국인을 위한 식생활지침

① 곡류, 채소, 과일류, 어육류, 유제품 등 다양한 식품을 섭취하자
② 짠 음식을 피하고, 싱겁게 먹자
③ 건강 체중을 위해 활동량을 늘리고, 알맞게 섭취하자
④ 식사는 즐겁게 하고, 아침을 꼭 먹자
⑤ 술을 마실 때는 그 양을 대폭 제한하자
⑥ 음식은 위생적으로, 필요한 만큼 준비하자
⑦ 밥을 주식으로 하는 우리 식생활을 즐기자

2) 적절한 체중 조절

가) 비만의 정의 : 비만은 체내 지방이 적정 수준 이상으로 존재하는 것을 말한다. 한국인의 비만 기준은 체질량지수 25 kg/m^2 이상이다.

나) 진단

(1) 체질량지수(Body mass index, BMI) = 체중(kg)/(신장(m))^2

BMI는 체지방량과 상관관계가 높고 간편하여 비만을 판정하는 방법으로 실제 임상에서 많이 사용된다.

저체중 : <18.5 kg/m^2
정상 : 18.5~22.9 kg/m^2
과체중 : 23.0~24.9 kg/m^2
1단계 비만 : 25.0~29.9 kg/m^2
2단계 비만 : ≥30 kg/m^2

키가 작거나 근육이 많은 사람은 비만하지 않더라도 체질량지수가 높게 나온다는 점이 단점이다.

(2) 피부 주름두께 측정법(skinfold thickness measurement)

신체 여러 부위의 피부 주름두께를 측정하여 비만도를 추정하는 방법이다. 하지만 비만의 정도가 높을수록 측정치가 부정확해지고 측정자의 숙련도가 높아야 하므로 점차 사용 빈도가 줄어들고 있다.

(3) 전기저항 체지방 측정(bioelectric impedance analysis)

신체계측에 의한 방법보다 체내 지방량, 제지방량(fat-free mass), 수분량을 더 정확하게 측정하는 간단하고 안전한 방법이다. 상지와 하지에 표면 전극을 붙여 전기 저항을 측정하게 되는데, 일반적으로 지방조직은 전류가 잘 흐르지 않고 지방을 제외한 기타 조직은 전류가 잘 흐르기 때문에, 전기 저항

과 체지방량 사이에는 높은 양의 상관관계가 나타난다. 하지만 부종이나 전해질 불균형 상태에서는 결과가 부정확하고, 기온 변화와 전극 부착 위치에 따라 측정값이 달라질 수 있다는 점이 단점이다.

(4) 허리 둘레

직립자세에서 늑골의 최하위와 골반 장골능 상단 사이의 중간부위를 측정해야 하며, 측정 시에는 줄자의 압력이 일정하게 가해져야 정확한 측정이 가능하다. 허리둘레는 복부비만의 정도를 잘 반영하는데, 한국 남성에서는 90 cm, 한국 여성에서는 85 cm 이상일 때 고혈압, 당뇨병, 고지혈증 등 각종 만성 질환의 위험이 높은 것으로 알려져 있다.

(5) 의학검사

내분비질환이나 유전적 질환으로 인한 비만의 신체증상이나 소견을 찾으려는 노력이 필요하다. 또한 비만으로 인해 이차적으로 발생하는 수면무호흡증, 퇴행성 관절염, 당뇨병 등의 존재 여부를 확인해야 한다. 검사실 검사로서 일반화학검사, 일반혈액검사, 갑상샘 검사, 혈청 지질 검사, 소변검사, 심전도 검사를 실시하는 것이 권장된다.

관상동맥질환이나 부정맥 등이 의심되거나 관상동맥질환의 위험인자가 2개 이상 있는 경우 운동처방 전에 운동부하검사를 할 필요가 있다.

다) 비만의 치료

비만치료의 목표는 정상 체중으로의 감량이 아니며 비만 환자들이 갖고 있는 건강위험도를 개선시켜 주는 것으로써 기존 체중의 10~15%를 요요현상이 생기지 않도록 3~6개월의 충분한 기간을 갖고 감량한 후 유지시키는 것이 바람직하다 (WHO 1998).

(1) 행동수정요법

(2) 식이요법

(3) 운동요법

(4) 약물요법

- orlistat; 지방질 흡수 저해제(장기 사용 허가)
- phentermine, phendimetrazine; 교감신경흥분제(단기 사용 허가)
- fluoxetine; 항우울제로 식욕 억제 효과

(5) 수술요법

처음 3~6개월 정도 식사요법과 운동, 행동교정을 통한 체중감량을 시도한다. 그 후에도 체중이 감량되지 않으면서 약물치료를 시도해 볼 수 있다. 수술은 고도비만 환자에서 사용해 볼 수 있다.

3) 운동처방

가) 운동의 효과 : 운동이 특히 도움 되는 질병은 관상동맥질환, 고혈압, 당뇨병, 골다공증, 비만, 정신심리적 질환, 일부 암 등이다.

나) 운동 전 검사

(1) 건강한 40세 이하의 남자와 50세 이하의 여자는 심혈관질환의 위험인자가 1개 이하일 경우 진찰없이 바로 운동을 시작할 수 있다.

(2) 병력 확인 : 과거력, 가족력, 건강생활 습관, 운동 시 증상

(3) 진찰 : 심혈관, 근골격 등의 전신 진찰

(4) 검사실 검사 : 전혈구검사, 혈당, 콜레스테롤 등의 지질, 간기능, 콩팥기능, 근육효소, 흉부방사선, 심전도, 필요에 따른 운동부하 심전도 검사

(5) 체력 평가

- 심폐지구력 - 고정식 자전거, 트레드밀, 하버드스텝 등
- 근력 - 등장성 : 벤치프레스, 레그프레스 등척성 : 악력, 배근력
- 근지구력 - 동적 : 윗몸 일으키기, 팔굽혀펴기
  정적 : 매달리기, 장력계 사용
- 유연성 - 윗몸 앞으로 굽히기
- 기타 - 순발력, 평형성, 민첩성, 협응성 등

다) 운동처방

운동 치료의 목표는 질병 자체보다 사람이므로, 신체 전반에 걸친 운동이 좋다. 즉, 심폐기능, 근력, 유연성과 균형 감각이 모두 호전되도록 처방한다. 근골격계를 위한 운동은 유연성 운동, 근력 강화 운동, 균형 감각 향상 운동이 기본이다. 즉, 연부 조직을 유연하게 만들어서 필요할 때 유연하게 적응하도록 하고, 근력을 강화시켜서 일상생활에 필요한 힘을 발휘하도록 하며, 균형 감각을 향상시켜서 균형 소실로 인한 손상을 예방해야 한다.

(1) 운동의 종류(Type)

- 유산소운동과 무산소운동
- 고충격운동과 저충격운동

(2) 운동의 강도(Intensity)

- 저강도 또는 중등도의 강도로 지속적으로 실시
  고강도운동은 손상의 확률이 높다.
- 최대심박수의 60~85%
  최대심박수는 220 - 연령, 초보자는 40~60%에서 시작

(3) 운동의 지속 시간(Time)과 운동 빈도(Frequency)

- 1회 20~60분
- 하루 1~2회, 주당 3~5일

(4) 진행 속도 : 목표, 능력 등에 따라 다르다.

- 즐겁게(Enjoyment) 할 수 있는 정도

4) 금연 진료

흡연은 고혈압, 당뇨와 같은 만성 질환으로 분류된다. 금연하도록 지속적인 관리가 필요하며, 환자의 결단과 의지에만 맡기지 말고 행동요법, 약물요법 등 의사가 해줄 수 있는 모든 수단을 동원하여 환자를 돕도록 한다. 그렇게 강력하게 금연을 권유하기 위해서는 의사가 금연하고 있어야 함은 너무나 당연하다.

(1) 외래 환자 금연법(5 A's)

표 27-2. 외래환자 금연법(5 A's)

묻기(Ask) : 모든 환자에게 흡연에 대해 질문한다.
담배를 피우십니까? 얼마나 피우십니까?

평가하기(Assess) : 모든 흡연자에게 금연에 대해 대화한다.
금연에 대한 지식, 믿음, 우려점 등을 파악한다.
금연을 생각해 보신 적이 있습니까?
금연 변화 단계 및 목표

권유하기(Advise) : 모든 흡연자에게 금연하도록 권유한다.
"의사로서 금연할 것을 충고합니다."라고 분명히 권유한다.
각 개인에 맞는 금연 권유를 한다.
금연 의사가 없으면 금연 동기를 유발할 수 있는 자료를 제공하고
다음 방문 시 다시 물어본다.

도와주기(Assist) : 금연을 도와준다.
금연일을 정한다 : 4주 이내가 좋다.
금연 보조자료를 제공한다.
금연 서약서를 작성하고 서명하도록 한다.
구체적이면서 적절한 금연 행동요법을 가르친다.
중독이 심한 사람은 니코틴 대체요법(껌, 패치)이나 약을 처방한다.

계획하기(Arrange) : 외래 추적을 계획한다.
금연일 1~2주 이내 추적 방문을 계획한다.
추적 방문 시 금연 상태를 확인한다.
금연 중이면 격려하고 흡연 중이면 다시 금연하도록 격려한다.

금연 실패 시 흡연을 다시 시작하게 된 상황이나 금연의 어려움에 대해 구체적으로 상담한다.

(2) 금연의 약물요법

① 니코틴 대체요법 : 금연 후에 생기는 금단증상을 줄여주어 흡연 욕구를 이겨내도록 도와주며, 투여하는 방법으로 패치, 껌, 로젠스가 사용되고 있다.

② 항우울제는 2가지 이유로 금연에 효과가 있다. 첫째, 우울증은 니코틴 금단증상의 하나이며 금연이 우울증을 유발하는 경우도 있다. 둘째, 니코틴이 흡연자에게 항우울 효과가 있을 수 있으며 항우울제가 이 효과를 대체해 줄 수 있기 때문이다. Bupropion 서방정은 니코틴의 보상과 금단 기전에 관여하여 금연유지를 도와준다. 금단증상을 완화시키는 clonidine이 금연성공률을 유의하게 증가시킨다는 보고가 있다.

③ 니코틴 부분 효능제(partial agonist)인 varenicline은 금연 시에는 니코틴 수용체를 자극하여 금단현상을 줄여주고 금연 전 사용할 때는 수용체에 대한 길항작용으로 담배맛을 느끼지 못하게 하여 자연스러운 금연을 유도한다. 금연 1주 전부터 0.5 mg qd로 시작하여 bid로 증량하며, 유지용량은 1 mg bid이다.

다. 효과적인 건강검진

1) 바람직한 선별검사(screening test)의 조건

건강검진 시 실시하는 선별검사(screening test)는 다음의 조건이 갖추어졌을 때 합리화 및 정당화될 수 있다.

첫째, 질병 자체가 비교적 흔한 것이어서 많은 사람에게 이득이 돌아갈 수 있어야 한다.

둘째, 조기발견에 따른 효과적인 치료방법이 있어야 한다.

셋째, 치료에 의해 생명과 주요 기능에 지장이 없을 조기에 진단할 수 있는 검사방법이 있어야 한다.

넷째, 그 검진방법이 정확하여 민감도, 특이도, 예측도 등이 모두 높아야 한다.

다섯째, 방법 자체가 비용이 싸고 위험하지 않은, 일반인들이 쉽게 받아들일 수 있는 방법이어야 한다.

2) 바람직한 선별검사(screening test)의 실제

한국인에서 위에 열거한 조건을 만족할 만한 선별검사들의 시행 시기와 간격은 남녀별로 각각 아래와 같다(그림 27-1). 이런 선별검사 권고안은 국내 질병 사망률 및 발생률의 변화, 국내외 새로운 역학 연구결과의 발표, 새로운 진단 및 치료방법의 개발 등에 따라 변할 수 있으므로 빠른 update가 필수적이다. 또, 일부 검증되지 않은 선별검사 방법을 무분별하게 사용하거나 상업적으로 이용하는 것은 지양되어야 하며, 선별검사가 검사에서 그치지 않고, 그 결과에 따라 적절한 후속조치가 이루어져서 궁극적으로는 피검자의 건강증진이라는 목표에 도달할 수 있어야 한다.

남자 연령별 선별검사표

대상 질환 \ 나이	20	30	40	50	60	70	80
위 암			2년마다 위내시경 또는 위장조영술				
대장암				매년 분변잠혈검사, 10년 간격 대장 내시경, 또는 5년 간격 S자결장경과 2~3년 간격분변잠혈검사			
간 암			고위험군*만 6~12개월 간격 알파태아단백과 간초음파 검사				
고혈압	1~2년 간격 혈압 측정						
B형 간염	B형 간염 면역 여부 확인						
A형 간염	백신 접종	A형 간염 면역 여부 확인 후 백신 접종					
비 만	정기적인 체질량지수와 허리둘레 측정						
이상지질혈증	고위험군*만 검사	총콜레스테롤, 중성지방 HDL 콜레스테롤(±LDL 콜레스테롤)을 검사					
골다공증						골밀도검사	
청 력					청력에 대한 질문과 상담		
우울증	사후 관리가 가능할 때 선별 검사						
흡연, 음주	흡연, 음주 여부 질문과 중재						

* 간암의 고위험군 : 간경변증, B형 또는 C형 간염 바이러스 보유자
* 관상동맥질환 고위험군 : 당뇨, 관상동맥 혹은 비관상동맥 죽상경화증의 병력(예, 복부 대동맥류, 말초혈관질환, 경동맥 협착), 조기 심혈관질환 가족력(남자 50세 전, 여자 60세 이전), 흡연, 고혈압, 비만

여자 연령별 선별검사표

대상 질환 \ 나이	20	30	40	50	60	70	80
위 암				2년마다 위내시경 또는 위장조영술			
대장암				매년 분변잠혈검사, 10년 간격 대장 내시경 또는 간격 S결장경과 2~3년 간격 분변잠혈 검사			
간 암				고위험군*만 6~12개월 간격 알파태아단백과 간초음파 검사			
유방암			2년마다 유방촬영술(± 임상적 유방진찰)				
자궁경부암		3년마다 자궁세포진 검사					
고혈압	1~2년 간격 혈압 측정						
B형 간염	B형 간염 면역 여부 확인, 산전 진찰 시 확인 검사						
A형 간염	백신 접종	A형 간염 면역 여부 확인 후 백신 접종					
비 만	정기적인 체질량지수와 허리둘레 측정						
이상지질혈증	고위험군만 검사 : 총콜레스테롤, 중성지방 HDL 콜레스테롤(±LDL 콜레스테롤)						
골다공증				골절위험군**만 검사	골밀도검사		
청 력					청력에 대한 질문과 상담		
우울증	사후 관리가 가능할 때 선별 검사						
흡연, 음주	흡연, 음주 여부 질문과 중재						

* 간암의 고위험군 : 간경변증, B형 또는 C형 간염 바이러스 보유자
* 관상동맥질환 고위험군 : 당뇨, 관상동맥 혹은 비관상동맥 죽상경화증의 병력(예, 복부 대동맥류, 말초혈관질환, 경동맥 협착), 조기 심혈관질환 가족력(남자 50세 전, 여자 60세 이전), 흡연, 고혈압, 비만
**골절위험군 : 본문 참조

Chapter

28 마취통증의학과

1. 수련 목표

각종 수술을 위한 마취과정에 참여하여 마취 전후의 환자 관리와 마취 중 환자 상태 감시 등을 경험함으로써, 마취통증의학의 기본 개념과 각종 마취약제의 특성을 이해한다. 또한, 술후 급성 통증 관리의 방법과 진통제에 대하여 이해한다.

2. 임상마취에 대한 기본적 이해

가. 마취의 3요소

- Amnesia : loss of memory, unconsciousness
- Analgesia : relief or prevention of pain
- Paralysis : muscle relaxation

나. 마취 전 환자상태 평가(preanesthetic evaluation)

1) 병력

- 동반질환의 유무
- 현재 사용하고 있는 약물
- 알레르기와 비정상적 약물 반응
- 이전 마취력 및 관련 이상 유무
- 가족력 및 사회력(흡연, 음주, 약물남용)
- 과거력
- 월경력 및 분만력

2) 이학적 검사

상기도(upper airway), 활력징후, 두경부 상태, 흉부 청진, 신경학적 이상 등을 평가한다.

- 어려운 기관내 삽관의 예측 요인
    - 경부척추의 가동성 : 목이 잘 젖혀지지 않는 환자는 후두의 시야 확보가 어렵다.
    - Mouth opening : laryngoscope blade의 삽입, glottic visualization에 중요하다. 성인에서는 윗니와 아랫니 사이의 거리가 30~40 mm (two large fingerbreadths) 정도 입을 벌릴 수 있어야 한다.
    - 돌출된 앞니 : 후두경의 시야를 방해하고, 치아 손상 발생 가능성이 높다.
    - Macroglossia
    - Short thyromental distance

3) 검사

흉부사진, 심전도, 혈색소치, 혈소판수, 응고검사, 일반화학검사, 혈액형 등

4) 마취 전 환자상태의 분류 - 미국 마취과학회(ASA)의 분류

- Class 1 : 정상적인 건강한 환자
- Class 2 : 경증의 전신질환이 있는 환자
- Class 3 : 심한 전신질환이 있고 활동에 지장이 있는 환자
- Class 4 : 심각한 전신질환으로 생명에 위협을 받는 환자
- Class 5 : 생존 가능성이 없는 환자로 소생술적인 수술대상 환자

5) 마취전 금식

	음식(시간)	물*(시간)
신생아	2	2
1~6개월	4	2
6~36개월	6	3
36개월 이상	8	3

* 물, 사과주스, 포도주스, 보리차, 설탕물(오렌지 쥬스는 포함 안됨)

6) 마취 전 투약(premedication)

- 불안, 근심, 초조감의 해소(환자의 진정)
- 미주신경 반사 등 병적 반사 활동 예방 및 억제
- 주마취제 및 보조마취제의 용량 감소
- 용량

	작용효과	상용량(mg)	투여방법
Atropine	항콜린 사용	0.5	근주, 정주
Glycopyrrolate(Robinul)	항콜린 사용	0.2	근주, 정주
Midazolam	진정	2	근주, 정주
		5-10	경구
Morphine	진통, 진정	10	근주
Ranitidine	흡인폐 예방	150	경구
		50	근주, 정주
Cimetidine	흡인폐 예방	200	경구, 정주
Metoclopramide	흡인폐 예방	10	경구, 정주

다. 전신마취의 유도(induction)

1) 준비

- 수술 전 평가 기록지나 차트로 환자상태를 평가하고, 금식시간을 확인한다.
- 저혈량증의 정도를 평가하고 마취유도전에 수액을 보충한다.
- 혈관 내 카테터의 위치나 크기, 적정성을 점검한다.
- 마취상의 준비물을 점검하고, 마취회로의 연결 및 작동, 모니터의 작동을 점검한다.

2) 마취유도(conventional rapid sequence technique)

- 먼저 환자의 유도 전 혈압, 맥박, 호흡 등을 관찰하고 마취 기록지에 기록하여 지침으로 삼는다.
- 100% 산소를 마스크로 4~5회 흡입시켜 전산소화시킨 후 thiopental 4~5 mg/kg를 주고, 100% 산소를 이용, 마스크 환기가 잘 되는지 확인한 후, succinylcholine 1~1.5 mg/kg를 정맥 주사한다.
- 의식 소실 후 혀에 의해 기도의 폐색이 일어나 마스크 환기가 어렵다고 판단되면 구인두 기도유지기를 삽입한다.
- 환자의 호흡이 불충분하지만 살아 있는 경우 환자 호흡에 맞추어 환기시킨다.
- 근이완이 충분하다고 판단되면 기관내 삽관을 시행하고 호흡음을 청진한 후 튜브의 위치가 적절하다고 판단되면 튜브를 고정한다. 보통은 성인에서 22 cm 표시가 치아에 위치하는 깊이에서 고정한다
- 소기 및 흡입 마취제를 틀어 마취심도를 깊게 한다.

라. 마취 중 환자 감시

1) 표준 감시 장치

심전도, 혈압, 호흡수, 산소포화도, 호기말 이산화탄소 농도, 흡입산소 농도

가) 심전도 : 마취 중 5분 간격으로 반드시 기록하며 QRS파를 소리로 들으면서 마취를 하도록 한다. 심박수, rhythm, ST 분절 상승, 하강 등을 알 수 있다.

나) 혈압

① 비침습적 자동 혈압 측정기

- 커프에 감지되는 맥박의 진동을 분석하여 측정한다.
- 이완기혈압은 부정확할 수 있다.

② 침습적 직접 측정 방법

- 주로 요골동맥을 사용하나 상완, 족배, 대퇴 동맥 등도 이용된다.
- 동맥혈압의 급격한 변화가 예상되거나 심혈관계가 불안정한 환자, 혈압을 일정하게 유지할 필요가 있는 환자, 자주 동맥혈 가스분석 등의 혈액검사를 하는 환자에서 실시한다.

다) 산소 포화도 : 손가락이나 귓볼에 부착하여 지속적으로 말초동맥의 산소포화도를 측정하며 마취 중의 환자는 항상 95% 이상이어야 한다. 저체온이나 저혈압, 혈색소병증 시에는 측정이 간섭될 수 있다.

라) 호기말 이산화탄소 농도 : 마취 중 호흡회로의 이상을 발견하고 혈중 이산화탄소분압의 지표로 이용된다.

마) 근이완 감시 : 신경자극기를 이용한다.

2) 중심정맥압

- 내경, 외경, 대퇴, 쇄골하 정맥 등이 이용된다
- 혈액과 수액의 빠른 주입, 심혈관계 약물의 지속주입, 말초정맥의 불량환자, 공기 전색의 흡입, 임시 심박 조율기 설치 등에서 필요하다.
- 합병증 : 출혈, 감염, 공기전색증, 기흉 등

3) 폐동맥 도자

- 주로 우측 내경정맥을 이용한다.
- 폐동맥압, 폐모세관쐐기압, 심박출량 등을 측정한다.
- 심장수술, 심장기능 이상, 쇼크, 패혈증, ARDS, 간이식, 대동맥 수술 등
- 합병증 : 폐동맥천공, 출혈, 부정맥 등

4) 체온, 소변량

가) 체온 : 전신마취 중에는 시상하부의 온도조절기능이 저하되거나 작동되지 않아 주의가 필요하며, 자주 사용되는 체온 측정 부위는 비인두, 식도, 직장 등이다.

나) 소변량 : 1 mL/kg/min 이상의 요량 유지

마. 전신마취의 각성(emergence)

1) 흡입 마취제로부터의 회복

- 흡입 마취제를 끈다.
- 산소, 혹은 산소소기 혼합 가스 유량을 증가시켜 잔류 흡입마취제를 제거한다.
- 용수 환기(manual ventilation)를 이용, 과환기를 시켜 폐정맥폐포 간의 마취제 농도차를 증가시키되, 지나친 과환기를 피한다. 지나친 과환기는 뇌혈관 수축을 야기해 뇌로부터의 마취제 제거를 더디게 하고, 체내의 이산화탄소 저장을 고갈시켜 자발호흡 유도를 지연시킨다.
- 흡입 마취제의 용해도는 달라도 회복시간은 거의 비슷하다.

2) 근이완의 회복

신경근차단제의 효과를 역전시키기 위해 항콜린에스테라제를 투여한다. 또한 이의

무스카린양 효과를 막기 위해 항콜린작용약제도 같이 투여한다.

- Atropine 0.03 mg/kg(0.02~0.03 mg/kg) + neostigmine 0.06 mg/kg(0.035~0.07 mg/kg),
- Glycopyrrolate 0.01 mg/kg + pyridostigmine 0.3 mg/kg(0.175~0.35 mg/kg)

3) 회복실

- 회복실로 이송 시 마취의는 환자의 머리맡에 바짝 붙어 서서 환자의 하악을 앞으로 당기고 위로 들어 올려 기도를 확보한다.
- 마취의는 회복실 담당 간호사와 의사에게 수술 중 특이 사항, 활력 징후, 수액공급 상태, 실혈 정도 및 수혈사항, 기도유지 시 문제점 등을 인계하고, 환자의 회복실 도착 후의 활력징후, 기도유지 상태를 확인한다.

바. 마취 장비

- 압축가스 : 산소, 소기(N_2O), 의료용 공기(medical air)
- 기화기(vaporizer) : 마취제 전용 기화기를 주로 사용하고, 마취제의 양, 계기의 작동 여부 확인한다.
- 호흡낭 : 크기는 일회호흡량의 6~10배가 적당하다.
- 일방통행 밸브 : 재호흡을 방지하여 이산화탄소 축적을 예방한다.
- 마취가스 제거 체계(scavenging system) : 마취가스를 관을 통하여 외부로 제거하여 수술실 내 오염을 방지한다.
- 이산화탄소 흡수 장치 : 재호흡 가스 중 이산화탄소를 소다라임으로 제거한다. 소다라임은 강한 알칼리성이므로 피부나 기도에 자극을 줄 수 있으며 주기적으로 교체해야 한다.
- 마취용 인공호흡기(anesthetic ventilator)
- Leakage test : 배기밸브를 닫고 Y형 연결관의 입구를 막은 후 O_2 flushing 단추를 눌러 산소를 호흡회로에 흘러 들어가게 한 후 호흡회로에서 새는 곳이 있는가를 점검한다.

사. 부위마취(regional anesthesia)

1) 척추마취(spinal anesthesia)

가) 해부학

- 척추돌기의 각짐 정도는 척추마취 시 바늘의 방향을 결정한다. 요추부분에서는 거의 수평이므로 바늘을 직각방향으로 넣는다.
- 피부에서부터 차례로 supraspinous ligament, interspinous ligament, 황인대(ligamentum flavum), 경막 그리고 지주막을 관통하게 된다.
- 지주막하 공간은 지주막과 거미막 사이이며, 척수가 L1-2까지 위치하고 그 이

하의 요추와 천추 신경근은 마미신경을 이룬다.

- 양쪽 장골능(iliac crest)을 잇는 선(Tuffier's line)은 제 3, 4 요추 극돌기 사이를 지나가며 천자 부위를 결정하는 지표가 된다.

나) 금기

- 절대적 금기환자의 거부, 천자할 부위의 감염, 교정되지 않은 저혈량증, 응고장애, 해부학적 이상
- 상대적 금기세균혈증, 이전의 신경학적 이상, 소량의 헤파린 사용

다) 합병증과 치료

- 저혈압과 서맥 : Trendelenburg 체위, 수액공급, ephedrine 투여, atropine 투여
- 호흡곤란 : 안심시킴, 산소공급
- 구역 및 구토 : 혈압 정상화, 산소공급, atropine 투여, 항구토제 투여
- 두통 : 수액공급, 안정, 진통제
- 무호흡 : 마스크와 산소를 이용한 조절호흡
- 척수 손상

2) 경막외 마취(epidural anesthesia)

가) 해부학

- 경막외강 : 두개골의 기저부미골
- 경막외강의 외측 부분은 황인대(ligamentum flavum)와 척추강을 잇는 골막이다.
- 경막외강은 천자 시 음압을 나타내는 특징이 있다.

나) 마취 작용

- 작용 부위 : 경막외강에 주입된 국소 마취제의 주작용은 척추간공을 통하여 확산되어 신경근과 후근 신경절을 차단함으로써 이루어진다.
- 확산 : 용량이 확산에 중요한 영향을 미치며 체위와 국소 마취제의 비중은 별다른 영향을 주지 못한다. 감별 차단은 마취제의 농도조절에 의한다.
- 경막외강에는 혈관이 풍부하므로 국소 마취제 주입 시 혈관내 투여로 인한 전신 반응이 나타날 수 있다. epinephrine(1 : 20만) 15 μg을 시험량으로 투여하여 맥박수가 20회 이상 증가하면 혈관 내 투여임을 알 수 있다.

다) 생리학적 영향

- 혈역학적 변화 : 저혈압을 일으키지만 척추마취보다는 느리게 나타난다.
- 국소 혈류에 미치는 영향 : 마취되지 않은 부위의 혈관이 수축함으로 인해 혈압의 하강을 어느 정도 막아 준다.

라) 합병증

- 부주의한 지주막하강 주입으로 고위 척추 마비가 되면 호흡마비와 순환 장애가 일어난다. 굵은 바늘로 경막을 천자에게 되는 경우에 대부분 두통이 발생한다.
- 경련, 저혈압, 의식 소실과 같은 국소 마취제의 전신 증상이 나타날 수 있다.
- 카테터가 정맥 내에 위치하면 마취의 발현이 없거나 늦어지며 환자는 순환장애, 졸림증 혹은 경련이 생긴다.

아. 수액, 수혈 요법(fluid management, blood transfusion)

1) 수액요법

가) 마취 환자의 수액 요구량 결정

- 수술 전의 수분 결손량 : 금식시간 × 시간당 수액 유지량
- 수술 중 체액의 이동 : 탈장 수술 같은 경한 수술 시 1~2 mL/kg/hr 복부의 대수술 시 6 mL/kg/hr
- 출혈
- 수액 유지량
  - <10 kg : 4 mL/kg/hr
  - 10~20 kg : 40+2 × (체중−10) mL/kg/hr
  - >20 kg : 60+1 × (체중−20) mL/kg/hr

2) 수혈요법

허용 실혈량(allowable blood loss, ABL) 범위 이내의 실혈은 보통 ABL 3~4배의 전해질이나 동량의 교질 용액으로 대체하고 ABL 초과 시 수혈한다.

- ABL = EBV (estimated blood volume) × ([Hct−30] ÷ Hct)
- EBV : 정상 체격의 성인의 경우, 남자는 체중의 7%, 여자는 6.5% 정도이다. (예 체중 70 kg인 남자의 경우 혈량은 70 × 7 × 10 = 4,900 mL)

3. 술후 급성 통증 관리(postoperative acute pain management)

가. Acute Pain Service (APS)

- 술후 발생하는 통증을 조절하기 위하여 약물치료를 비롯한 일련의 조치를 취하는 것
- 술후 PCA(patient-controlled analgesia)
- 정기적인 환자 통증에 대한 평가
- 정규, 당직 시간에 이루어지는 PCA refill

나. 통증자가조절기(patient-controlled analgesia, PCA)

1) 술후 급성 통증의 조절에 널리 사용되는 방법으로, 안전한 투여용량 범위 내에서 환자 스스로 진통제를 주입할 수 있도록 설계되어 있다. 통증자가조절용 펌프에 마약성 진통제 및 보조 진통제를 주입하여 사용한다.
2) PCA pump에서는 3가지를 설정해 준다.
   - Basal infusion rate : 환자가 버튼을 누르지 않아도 주입되는 진통제 주입 속도
   - Bolus infusion volume : 환자가 통증을 느낄 때 버튼을 누르면 주입되는 일회 정주량
   - Lock-out time : 진통제의 과량 투여를 방지하기 위해서, 환자가 일회정주 버튼을 한번 누른 후 일정 시간 동안에는 버튼을 눌러도 일회 정주량이 주입되지 않는다.

4. 마취에 주로 사용되는 약물

가. 정맥마취제(intravenous anesthetics)

1) Thiopental sodium

Barbiturate 계열 약물로, 진통작용은 없지만 빠른 시간 내에 무의식 상태를 유도할 수 있고 흥분기를 거치지 않으며 단시간 작용하는 약물이기 때문에 마취유도제로 사용된다.

- 용량 : 마취유도를 위해 성인에서 4~5 mg/kg IV, 소아에서 3~6 mg/kg IV를 사용한다.
- 부작용과 금기
  - 알레르기
  - porphyria 환자에서 절대 금기
  - 혈관외 유출 : 알칼리성 약물이기 때문에 정맥염, 신경손상, 조직괴사 등이 생길 수 있는데, 그 부위에 0.5% 리도카인 5~10 mL 주사하여 치료한다.
  - 동맥내 정주 : 동맥연축과 괴저가 생길 수 있다. 이때 우선 바늘을 그대로 두고 0.5% 리도카인을 10 mL 주사하고 헤파린 정주, 혈관확장제인 phentolamine 정주, 성상신경절차단 등으로 치료한다.

2) Propofol

진통작용은 없지만 약물효과의 발현과 소실이 빠르고, 장시간 지속 정주하여도 축적효과가 적어서 마취유도제나 전정맥마취제로 사용된다. 박테리아, 곰팡이 등이 잘 자라므로 개봉 후 6시간 내에 사용해야 한다. 용매로 지방 성분을 사용하여 정주할 때 통증이 있고, 고지질혈증, 췌장염 등의 지질대사 이상 환자에서는 주의를 요한다.

- 용량 : 진정 25~75 μg/kg/min IV, 마취유도 2~2.5 mg/kg IV,
  마취유지 100~150 μg/kg/min IV

3) Midazolam

Benzodiazepine 계열 약물로 마취유도제나 진정제로 사용된다.

4) Ketamine

강한 진통작용을 가지며, 마취유도 목적으로 사용한다. 장시간 투여할 경우 작용시간이 매우 길어지기 때문에 지속정주는 잘 하지 않는다.

- 용량 : 마취유도 1~2 mg/kg IV 또는 5~10 mg/kg IM, 진정 0.2 mg/kg IV
- 부작용
  - 구강분비물이 증가한다.
  - 각성 시에 초조, 안절부절, 환각, 악몽 등이 생길 수 있다.
  - 근긴장도 증가, 근경련 등이 생길 수 있다.
  - 두개내압이 증가한다.
  - 안구진탕, 복시, 안검경련, 안구내압 증가가 발생할 수 있다.

5) 마약성 진통제(opioids)

- 마약성 진통제는 심혈관계 작용이 적어 심장수술을 위한 마취에 많이 사용되고 술 후 통증치료나 부위마취시 마취보조제로 많이 사용된다.
- 모든 마약성 진통제는 호흡억제, 뇌압상승, 오심 및 구토, 변비, 요저류 등의 부작용을 나타낼 수 있다.

	Dose(mg)*	Peak(min)	Duration(hr)†
Morphine	10	20-30	3-4
Meperidine	80	5-7	2-3
Fentanyl	0.1	3-5	0.5-1
Sufentanil	0.01	3-5	0.5-1
Alfentanil	0.75	1.5-2	0.2-0.3
Remifentanil	0.1	1.5-2	0.1-0.2

*Dose : equianalgesic dose

† Duration : average duration after first, single dose

나. 흡입마취제(volatile anesthetics)

1) 아산화질소(nitrous oxide, N_2O)

소기가스라고도 하며 중앙집중식 가스공급장치나 가스탱크를 통해 공급되며 마취기의 유량계를 이용하여 조절 투여한다. 일반적으로 50~75% 농도로 투여한다. 아산화질소는 체내의 막힌 공간으로 확산하여 들어가므로 장폐쇄, 고막성형술, 망막수술, 기흉 등의 경우에는 사용하면 안 된다.

2) 할로겐화 에테르(halogenated ether)

Isoflurane, sevoflurane, desflurane 등이 사용된다. 각각의 특수한 기화기에 넣어 사용한다. 만일 약제를 전용기화기가 아닌 다른 기화기에 넣으면 과량이 투여될 수 있으므로 즉시 알리고 약제를 기화기에서 빼내도록 해야 한다. 기화기에 넣을 때 기화기에 따라 특수한 투여장치를 필요로 하는 경우도 있으며 이런 경우는 반드시 적절한 투여장치를 사용해야 한다. Desflurane의 경우는 기화기가 전기장치를 필요로 하므로 사용 전 반드시 전원을 연결하여야 한다.

다. 신경근 차단제(neuromuscular blocking agent)

신경근 차단제는 기관내 삽관을 용이하게 하고 수술 시야를 좋게 하며, 마취제 사용량을 줄이는 효과도 있다. 기전에 따라 탈분극성, 비탈분극성 신경근 차단제로 나눌 수 있다.

1) 탈분극성 신경근 차단제

임상마취에서 주로 사용하는 약제는 succinylcholine 한 가지이다. 전신의 근육이 동시에 수축이 일어나는 현상인 근육부분 수축(fasciculation)이 나타난 후 근이완이 된다. 작용 발현 및 지속시간이 모두 짧아 마취유도에서 기관삽관을 목적으로 사용한다.

- 용량 : 1~1.5 mg/kg 투여 1분 후에 기관내 삽관하고, 작용시간은 5~0분 정도이다.
- 부작용
  - 혈압과 맥박이 상승하고 muscarinic action 또는 미주신경중추자극으로 서맥, 타액 분비 및 기관지내 점막항진 등이 발생할 수 있다. 또한 과칼륨증으로 인한 심실세동이 발생할 수 있어 화상환자 및 심한 근손상 환자, 뇌 · 척수손상 및 중증신장장애 환자에 주의를 요한다.
  - 외안근 수축으로 안압이 상승한다.
  - 복직근의 속상 수축(fasciculation)으로 위식도 괄약근을 충분히 열리게 할 만큼 위내압을 상승시킬 수 있다.
  - 태반 통과성 : 비탈분극성 신경근 차단제는 일반적으로 태반을 통과하지 않으나 탈분극성 신경근 차단제인 succinylcholine은 통과한다. 그러나 실제로 임상적으로 1,000 mg 이상의 많은 양을 사용하지 않는 한 별 문제는 없다.
  - 수술 후 근육통 : 원인은 속상수축 때문이라고 생각하고 있으나 succinylcholine의 대사 중에 생긴 분해산물이나 K^+ 또는 유산의 유출과도 관계가 있다고 한다.
  - Halothane 마취 때 악성 고열증을 일으키는 경우가 있으며, 중증 근무력증 환자, 유전성 이상 cholinesterase 환자에서 근이완 작용이 지연되는 것을 볼 수 있다.

2) 비탈분극성 신경근 차단제

신경근접합부의 아세틸콜린 수용체에 경쟁적으로 결합하여 근육의 수축을 차단시킨다.

	삽관용량(mg/kg)	삽관시간(min)	추가용량(mg/kg)	추가간격(min)
Atracurium	0.5	2.3	0.1	15
Cisatracurium	0.2	1.5~2		
Rocuronium	0.6	1~1.5	0.2	40
Vecuronium	0.1	2~3	0.02	20

라. 심혈관계 약물들

1) Atropine
- 서맥을 치료하고, 타액분비를 감소시키기 위해 투여한다.
- 성인 0.4~1.0 mg IV, 소아 0.02 mg/kg IV
- 구갈 건조, 요저류, 빈부정맥, 심실기외수축 등이 발생할 수 있다.

2) Ephedrine
- 주로 간접적으로 교감신경을 자극한다.
- 저혈압의 일시적 치료제로서 5~10 mg을 정주한다.
- MAO 저해제를 투여받는 환자에서는 주의를 요한다.

3) Dopamine
- 도파민 수용체와 교감신경계를 항진시킨다.
- 핍뇨 시 1~3 μg/kg/min, 저혈압, 심부전 시 5~20 μg/kg/min 투여한다.

4) Dobutamine
- 선택적인 베타1 촉진제로서 inodilator이다.
- 저혈압, 심부전 시 2~20 μg/kg/min 투여한다.

5) Isoproterenol
- 강력한 베타 촉진제로서 심부전, 서맥 시 0.02~0.1 μg/kg/min 투여한다.
- 우심부전이나 폐혈관고혈압 동반 시 사용된다.

6) Epinephrine
- 강력한 알파, 베타 촉진제
- 기관지경련이나 아나필락시스에 0.1~0.5 mg SQ
- 심부전 시 0.02 μg/kg/min부터 증량, 심정지 시 0.1~1 mg IV

7) Norepinephrine
- 알파, 베타1 촉진제

- 심자극과 함께 혈관저항을 올려야 할 때 0.05~0.3 μg/kg/min 투여한다.
- 각 기관의 허혈 위험이 있으므로 일시적으로 사용해야 한다.

8) Phenylephrine
- 순수한 알파1 촉진제
- 혈관확장이나 저혈량증으로 인한 저혈압 시 일시적으로 50~200 μg 투여

9) Amrinone, Milrinone
- Phosphodiesterase III 억제제로서 inodilator이다.
- 특히 폐동맥고혈압이나 우심부전이 동반된 저박출증후군에서 사용된다.

10) Calcium
- 저칼슘증이나 protamine으로 인한 저혈압 시 사용한다.
- calcium chloride 300~600 mg IV, calcium gluconate 1~2 g IV

11) Esmolol
- 선택적 베타1 길항제
- 고혈압이나 빈맥 시 10~30 mg 정주, 50~200 μg/kg/min 지속 정주

12) Labetalol
- 베타와 알파1 차단제(7 : 1)
- 고혈압이나 빈맥 시 5~10 mg 정주

13) Nitroprusside
- 혈관에 직접 작용하는 비선택적 혈관확장제, 주로 동맥혈관을 확장시킨다.
- 고혈압, 심부전, 조절저혈압에 0.1~5 μg/kg/min 정주한다.

14) Nitroglycerin
- 평활근 이완제로서 주로 말초정맥, 관상동맥, 폐혈관을 확장시킨다.
- 흉통, 심근허혈, 심근경색, 고혈압, 심부전 시 0.5~2 μg/kg/min 정주

Chapter

29 영상의학과

1. 수련 목표

가. 일반 목표

영상의학과에서 시행되는 각종 검사 및 시술에 대한 기본적인 지식을 습득하고 각종 검사 및 판독에 참여하는 과정을 통해 환자 진료에서 영상의학과의 역할을 이해하며 진단적 해석 능력을 배양할 수 있도록 충분한 임상 경험을 쌓는 것을 목표로 한다.

나. 구체적 목표

1) 각종 영상의학과 검사 및 시술의 기본적인 술기에 대한 이해를 높이고 각각의 적응증, 검사나 시술에 필요한 주의사항 및 검사 전/후 처치 등을 숙지한다.
2) 조영제 주입과 관련된 긴급 합병증을 인지하고 이에 대한 응급처치법을 숙지한다.
3) 각종 기본적인 영상의학과 검사 및 판독 과정에 참여하여 기본적인 영상의학과 검사 소견에 대한 진단적 해석 능력을 배양한다.

2. 조영제(Contrast Media)

가. 조영제를 이용하는 검사의 준비

1) 정맥 내 조영제 주사의 준비는 성인 기준으로 20 gauge 혹은 그보다 큰 크기의 캐뉼라를 사용하며, 팔오금부의 정맥(antecubital vein)이나 혹은 아래팔(forearm)의 큰 정맥에 거치하도록 한다.
2) 요오드화 조영제를 사용하는 경우 조영제 가온(37℃)을 하도록 권고한다.
3) 각 검사 종류에 따라 적절한 금식을 시행한다.
4) 조영제 사용 설명 및 환자 동의 획득을 위하여 이전 조영제에 대한 유해반응 과거력, 천식과 약물 알레르기를 포함한 알레르기 질환의 과거력, 현재 신기능 및 신장질환 과거력, 메트포르민을 포함한 현재 복용 중인 약제 등의 정보를 확인해야 한다.

나. 요오드화 조영제의 유해반응

1) 요오드화 조영제에 대한 급성 유해반응

(1) 급성 유해반응의 분류

	과민반응	생리적 반응(기타 유해반응)
경증	국소적인 두드러기·가려움증 국소적인 피부 부종 목(인후두) 가려움 코 충혈, 재채기, 콧물, 결막염	경미한 메스꺼움·구토 일시적인 화끈거림·열감·오한 두통, 어지러움, 불안, 맛의 변화 경증 고혈압 저절로 호전되는 혈관미주신경항진 반응
경증	광범위한 두드러기·가려움증 광범위한 홍반 안면부종 목이 붓거나 쉼 저산소증이 없는 천명, 기도수축	지속되는 메스꺼움·구토 흉통 고혈압성 긴급증(hypertensive urgency) 치료가 필요한 혈관미주신경항진 반응
중증	호흡곤란을 동반한 심한 부종과 안면부종 저혈압을 동반한 심한 홍반 그렁거림/저산소증을 동반한 후두부종 심한 저산소증이 있는 천명, 기도수축 아나필락시스 쇼크	부정맥 경련 고혈압성 응급증(hypertensive emergency) 치료에 반응하지 않는 혈관미주신경항진 반응

- 고혈압성 긴급증 : 수축기 혈압 180 mmHg 이상 또는 이완기 혈압 110 mmHg 이상이며 장기 손상 소견은 없을 경우
- 고혈압성 응급증 : 혈압상승(〉 180/120 mmHg)과 표적장기손상이 진행되는 경우(고혈압으로 인한 뇌졸중, 의식저하, 기억력 저하, 협심증 또는 심장발작, 눈 및 신장 손상, 대동맥 파열, 폐부종, 경련 등)

(2) 위험인자

조영제 과민반응의 과거력은 가장 중요한 위험인자로 과거력이 있는 환자는 전처치를 하더라도 약 10%에서 재발하는 것으로 알려졌다. 천식 등 알레르기 질환, 특히 조절되지 않은 천식환자에서 요오드화 조영제 투여 후 기도수축이 발생할 수 있다. 심각한 심혈관계 질환 환자에서는 혈역학적 변화가 더 흔하다.

2) 지연성 유해반응

지연성 유해반응은 일반적으로 경증인 경우가 많다. 대부분은 과민반응으로 나타난다. 그중 피부발진(70%)이 가장 흔한 증상으로 다른 약물유해반응에서 나타나는 피부병변들이 모두 발생 가능하지만, 반구진성 발진(maculopapular rash)이 가장 흔하다. 지연성 과민반응에 대한 전처치는 확립되지 않았다.

3) 요오드화 조영제 과민반응의 치료와 전처치

(1) 급성 반응 예방을 위한 조치

가) 중증의 과민반응이 있던 환자에서는 요오드화 조영제를 사용하지 않는 대체 검사를 우선적으로 고려한다.

나) 요오드화 조영제를 사용할 예정인 모든 환자에게 일괄적으로 선별검사 목적의 피부시험을 시행하는 것은 권고하지 않는다.

다) 중증 과민반응 발생을 예측하기 위하여 사전에 소량의 요오드화 조영제를 주사하여 반응이 유발되는지 관찰하는 것은 권고되지 않는다.

라) 조영제 과민반응의 과거력이 있는 환자에서 조영제를 변경할 경우 조영제 과민반응의 재발률을 낮출 수 있음이 알려져 있다. 이전에 중증 이상의 요오드화 조영제에 대한 과민반응을 경험한 환자에서는 안전한 조영제를 선택하기 위한 피부시험을 고려해 볼 수 있다.

마) 검사 전 전처치 약물 사용

조영제 과민반응의 위험성이 높은 환자에서 스테로이드제 및 항히스타민제를 이용한 전처치를 고려해 볼 수 있다. 전처치 약물의 사용은 각 센터의 원내 프로토콜을 따르거나 알레르기 전문의 등의 자문을 받은 후에 시행한다.

바) 검사 후 관찰

조영제에 의한 심한 과민반응은 대부분 투약 30분 이내에 발생하는 것으로 알려져 있으므로 조영제를 이용한 검사 후 일정 시간 동안 조영제 과민반응이 발생하는지 관찰해야 한다.

(2) 급성 유해반응의 치료

급성 유해반응 종류	치료
구역/구토	• 경과관찰, 필요시 항구토제 고려
두드러기/발적	• 경증 : 경과관찰, 필요 시 항히스타민제 • 중등증~중증:활력징후 감시, 정맥주사 경로 확보, 항히스타민제, 필요시 전신 스테로이드제 사용
안면 또는 후두부종	• 기도 확보 • 산소포화도 유지(성인 90% 이상, 소아 95% 이상) • 활력징후 감시 • 항히스타민제, 필요시 전신 스테로이드제 사용 • 심한 안면부종 혹은 급성 후두부종 : 에피네프린 0.01 mg/kg 근주, 5~15분마다 반복(최대 용량 : 성인 0.5 mg, 6~12세 0.3 mg, 6세 미만 0.15 mg)
기관지 수축	• 기도확보, 활력징후와 산소포화도 감시(성인 90% 이상, 소아 95% 이상) 저산소증일 경우 산소 공급 • 속효성 기관지 확장제(salbutamol) 흡입 : 정량식 흡입기 혹은 연무기 • 항히스타민제, 필요 시 전신 스테로이드제 사용 • 계속 진행 시 : 에피네프린 0.01 mg/kg 근주, 5~15분마다 반복 (최대 용량: 성인 0.5 mg, 6~12세 0.3 mg, 6세 미만 0.15 mg)

급성 유해반응 종류	치료
아나필락시스 쇼크	• 기도확보 • 산소포화도 유지(성인 90% 이상, 소아 95% 이상) • 활력징후 감시 • 쇼크 체위 • 정맥주사 경로 확보 • 빠른 속도의 수액 정주 • 계속 진행시 1:1,000 에피네프린 0.01 mg/kg 근주, 5~15분 마다 반복(최대 용량: 성인 0.5 mg, 6~12세 0.3 mg, 6세 미만 0.15 mg). 근주 투여에도 반응이 없을 경우 1:10,000 에피네프린을 서서히 정맥으로 투여해볼 수 있음 • 2차 치료: 항히스타민제, 전신 스테로이드제, 속효성 기관지 확장제 (salbutamol) 등

4) 신장 유해반응

(1) 검사 전 신기능 측정

위험인자가 없는 외래환자는 반드시 신기능을 확인할 필요 없다.

위험인자가 있는 환자는 신기능 확인이 권고된다. 명확하게 정립되지는 않았으나, 안정된 외래환자의 경우 6개월 이내, 신기능의 변화가 예상되는 경우는 요오드화 조영제 사용 전 1개월 이내의 혈청 크레아티닌 결과가 평가에 적절하다.

* 위험인자는 다음과 같다.

- 기존 eGFR이 60 mL/min/1.73 m^2 미만인 경우
- 동맥 내 조영제 투여가 예정된 환자
- 70세 이상의 고령
- 신질환 과거력, 신장수술, 단백뇨, 통풍, 약제투여를 필요로 하는 고혈압 병력, 당뇨
- 최근 신독성 약물의 복용력
- 메트포르민(metformin) 또는 이를 포함한 복합제 (metformin-containing drug) 복용

(2) 신독성 예방

위험인자가 있는 경우, 가능한 요오드화 조영제 사용을 피하도록 함.

요오드화 조영제 사용이 필요할 경우 기저 신기능 장애가 있는 환자(동맥주입의 경우 eGFR $<$ 60 mL/min/1.73 m^2, 정맥주입의 경우 eGFR $<$ 45 mL/min/1.73 m^2)는 검사 전, 후로 적절한 수액 공급을 해줌.

예 생리 식염수 1~1.5 mL/kg/hr를 최소한 6시간 동안 조영제 주입 전과 후에 정주

기타 약제들의 신독성 예방 효과에 대해서는 입증되지 않았음.

메트포르민(Metformin)을 복용 중인 환자의 조영제 사용은 다음과 같다.

eGFR ≥ 60 mL/minute/1.73 m^2	메트포르민 사용을 중단할 필요 없으며 eGFR 추적할 필요 없음
eGFR 30~59 mL/minute/1.73 m^2 **간기능 이상, 알코올 중독, 심부전 동맥 내 조영제 주입시**	조영제 사용 시점 혹은 그 이전에 메트포르민 사용을 중단하고 조영제 투여 48시간 후에 eGFRd을 재평가하여 신기능이 안정적임을 확인하고 메트포르민 사용을 재개함
eGFR 〈 30 mL/minute/1.73 m^2	메트포르민 사용이 금기이며 요오드화 조영제를 사용하지 말아야 함

다. 가돌리늄 조영제의 유해반응

1) 가돌리늄 조영제에 의한 유해반응

가돌리늄 조영제 유해반응의 빈도는 정맥주사용 요오드화 조영제보다 발생 빈도가 적고 대부분은 경증 반응으로 저절로 호전된다.

이전에 주사용 요오드화 조영제에 알레르기 반응을 보인 경우 조영제 간에 교차 반응성을 보이는 것이 아님에도 불구하고 약물 알레르기의 범주에 속하기 때문에 급성 유해반응이 나타날 가능성이 상대적으로 높을 수 있다.

2) 가돌리늄 조영제 과민반응의 치료와 예방을 위한 조치

요오드화 조영제 과민반응의 치료와 예방 조치에 준하여 시행한다.

3) 신원성 전신섬유증

(1) 위험인자

환자요인

가) 4, 5기 만성 신부전이 있는 환자(사구체 여과율 〈 30 mL/minute/1.73 m^2)

나) 투석을 받고 있는 환자

다) 급성 신손상 환자

라) 임산부 및 신생아

조영제 요인

고위험군 조영제

- Gadopentetate dimeglumine(Magnevist®)
- Gadodiamide (Omniscan®)
- Gadoversetamide(Optimark®)

(2) 신원성 전신섬유증 예방 조치

다음과 같은 환자에서는 고위험군 조영제는 사용 금기이다.

가) 4, 5기 만성 신부전(사구체 여과율 〈 30 mL/min/1.73 m^2)이나 투석 중인 환자

나) 급성 신손상 환자

다) 임산부 및 신생아

3. 진료지침

가. 일반적 영상의학과 검사의뢰 요령

모든 검사의뢰 시 임상증상과 검사목적을 처방전에 반드시 기록하고 처방전에서 부위별로 세분화되어 있는 검사항목을 신중하게 선택하여야 하며 필요한 경우 영상의학과 의사나 해당 검사실에 문의하도록 한다.

1) 사전 예약이 필요한 경우

(1) 투시조영술 등 전처치가 필요한 검사

(2) 영상의학과 의사에 의해 시행되는 검사 및 시술
(혈관조영술, 인터벤션 시술, 생검 등)

(3) US, CT, MRI

2) 전처치가 필요한 검사

(1) 6시간 금식

가) CT, MRI, 혈관조영술, 인터벤션 시술, 담도 조영술 등 조영제를 이용하는 검사

나) 세침 흡인 및 생검

(2) 검사에 따라 다른 경우 각 검사 지침을 따른다(아래 참조)
상부위장관조영술, 소장조영술, 대장조영술, 경정맥 신우조영술(IVP),
상복부 초음파 검사(단, 신장 초음파 검사는 금식할 필요 없음)

주의사항

- 1세 이상의 소아는 검사 당일 아침 8시경에 물을 10~100 ml(나이에 따라 조절하여 적당량 섭취)를 먹이도록 함
- 선천성 거대 결장증(Congential Megacolon or Hirschprung's ds.) 환아는 관장을 시행하지 않음

(3) 방광 충만
하복부의 초음파검사

(4) 검사전 진정제 투여
영유아 환자, CT나 MRI 등 장시간 협조가 요망되는 환자

(5) IV line 확보

가) 경정맥 조영제를 사용하는 모든 검사

나) 세침 흡인 및 생검, 초음파 유도하 전기 소작술(Radiofrequency ablation : RFA) 또는 알코올 주입술(Percutaneous ethanol injection : PEI) 등을 포함

한 인터벤션 시술의 대상이 되는 모든 입원 환자

3) 타과 의뢰서가 필요한 검사

혈관조영술, 인터벤션 시술, 세침흡인 및 생검, 경피적 담도 조영술, 수술장 초음파검사 및 시술 등 담당 영상의학과 의사와 사전 협의가 필요하다고 판단되는 모든 경우

4) 검사승락서가 필요한 검사

경정맥 조영제를 사용하는 모든 검사, 각종 인터벤션 시술, 세침흡인 및 생검

* 검사 승낙서를 받는 요령 : 검사 전 환자에게 검사나 시술의 목적 및 절차에 대해 충분히 이해할 수 있도록 설명하고 환자 자신이나 보호자에게서 검사 승낙서를 받도록 한다. 이때에는 조영제의 부작용과 검사나 시술에 의한 합병증, 재검사나 재시술 가능성에 대하여 자세히 설명하여야 하며 과거력상 조영제 부작용이나 천식이 있었는지를 반드시 확인한 후 처방전에 기록한다.

나. 영상의학과 검사 및 시술의 전처치

1) 투시조영검사

(1) 위장관 조영검사

가) 전처치

① 식도조영술 : 검사전날 식사는 유동식, 검사전날 저녁 9시부터 금식

② 상부위장관 조영술 및 소장조영술 : 검사 전날 오후 9시부터 익일 검사가 끝날 때까지 금식을 유지한다(술, 담배, 껌, 물 등 포함).

③ 대장조영술

- 검사 이틀 전에는 식사 때 찌꺼기가 적은 음식을 먹는다. 물을 3컵(600 mL) 이상 먹는다.
- 검사 하루 전 아침, 점심식사는 미음을 먹고, 저녁식사 8시 이후부터 금식을 하며(평소 먹는 약 제외), 물을 200 mL씩 두 시간 간격으로 네 번에 걸쳐서 복용하고, 오후 8시경에 전처치용 하제(Magcorol®, 태준제약, 한국) 250 mL를 전부 복용한다. 오후 10시경에 알약(Dulcolax®, Boehringer Ingelheim, Germany) 2정을 복용 물 2컵(400 mL) 이상을 먹는다.
- 검사당일 아침 식사는 금식하고, 800 mL 정도의 관장을 한다.

나) 후처치

모든 투시조영술 검사에서 검사 종료 후 수분을 충분히 섭취하여 경구 조영제의 배출을 용이하게 하며 배변 장애가 생긴 환자의 경우는 지사제 등 배변 촉진제 복용을 유도, 심하면 관장을 하기도 한다.

(2) 비뇨기계 검사

가) 경정맥신우조영술(IVP)

① 검사 전날 저녁식사는 가벼운 유동식을 먹는다.

② 6시간 금식한다(식사, 물, 음료수 등).

③ 검사 3시간 전에 둘코락스 좌약(1개)을 항문에 주입한 후 30분 정도 후에 대변을 충분히 본다.

나) 점적신우조영술(DIP) : 검사 전에 수분을 제한하지 않는다.

다) 방광조영술(Cystogram) : 검사 직전에 배뇨시켜 방광을 비우게 한다.

(3) 산부인과계 검사

자궁난관조영술은 월경이 시작한 날로부터 10일 이내에 하도록 한다.

(4) 척수 조영술

검사 종료 후 머리를 약간 높게 한 상태로 6시간가량 누워 있게 한다.

2) 인터벤션 시술

(1) 전처치

가) 시술전 검사승락서를 받는다.

나) 과거 조영제 사용에 대한 부작용 여부를 확인한다.

다) 출혈 성향 유무에 대한 충분한 검사가 선행되었는지 확인한다(PT/aPTT).

라) 중환인 경우 주치의가 반드시 동행한다.

(2) 후처치

가) 동맥을 이용한 혈관 검사 후에는 6시간 동안 천자부위의 국부 압박 및 절대 침상 안정을 요한다.

나) 활력징후를 수시로 점검한다.

다) 간담도, 신장을 천자하였을 경우 출혈, 혈종 등 가능한 합병증 발생 유무를 추적 관찰한다.

라) 인터벤션 시술 이후 발생할 수 있는 오열, 구토 등의 일반 부작용에 대해서는 통상적인 대증요법을 시행한다.

3) 소아 검사

(1) 검사 전 주의 사항

소아에서는 전처치를 연령대별로 달리 해야 하므로 검사자는 보호자 및 병동 간호사, 주치의 등의 문의가 있을 경우 각 검사마다 권장하고 있는 연령대별 전처치에 대하여 정확히 숙지하여 안내함으로써 바른 전처치가 이루어지지 않아 검사를 시행하지 못하는 경우를 예방해야 한다. 또한 청결한 곳에서 온 환아는 검사 후 오염이 되어 다시 병실이나 신생아실로 가는 경우가 발생할 수 있으므로 검사자는 검사 전 항상 손을 씻은 후 검사에 임해야 하며, 투시 table은 단순 촬영에 비하여 조영제 사용 검사로 인한 오염이 많이 생길 수 있으므로 검사 전 투시 table을 깨끗이 소독하여 오염을 예방해야 한다.

(2) 검사 절차

가) Esophagograpy, UGI 검사

금식하기 바로 전 식사는 유동식(죽, 미음)으로 먹이도록 한다.

- 0세 이상~2세 미만 : 검사 예약 2시간 전부터 금식
- 2세 이상~4세 미만 : 검사 예약 3시간 전부터 금식
- 4세 이상 : 검사 예약 4시간 전부터 금식
- 10세 이상 : 검사 예약 6시간 전부터 금식

나) Small bowel series 검사 : 금식하기 바로 전 식사는 유동식(죽, 미음)으로 먹임

- 0세 이상~2세 미만 : 검사 예약 2시간 전부터 금식
- 2세 이상~4세 미만 : 검사 예약 3시간 전부터 금식
- 4세 이상~10세 미만 : 검사 예약 4시간 전부터 금식
- 10세 이상 : 검사 예약 6시간 전부터 금식

다) Colon study 검사 : 금식하기 바로 전 식사는 유동식(죽, 미음)으로 먹임

- 0세 미만 : 특별한 준비사항 없음
- 1세~2세 : 검사 전 4시간 이상 금식
- 3세~4세 : 검사 전 8시간 이상 금식
  검사 3시간 전에는 둘코락스 좌약(1/2개)을 삽입한 후 변
- 5세~6세 : 검사 전 8시간 이상 금식
  검사 3시간 전에는 둘코락스 좌약(1개)을 삽입한 후 변
- 7세 이상 : 검사 전날 저녁은 유동식(죽, 미음)으로 먹인 후 금식
  검사 전날 저녁 8시에 둘코락스 2정(알약)을 복용
  검사 3시간 전에는 둘코락스 좌약(1개)을 삽입한 후 변

●선천성 거대결장증 환아는 절대 관장을 시행하지 않는다.

라) IVP 검사

- 1세 미만 : 특별한 준비사항 없음. 평상시와 동일하게 식사하도록 함
- 1세~2세 : 검사 전날 저녁은 유동식(죽, 미음) 후 금식
  검사 전 4시간 이상 금식
- 3세~6세 : 검사 전날 저녁은 유동식(죽, 미음) 후 금식
  검사 전 6시간 이상 금식
  검사 3시간 전에는 둘코락스 좌약(1/2개)을 삽입 후 변
- 7세 이상 : 검사 전날 저녁은 유동식(죽, 미음) 후 금식
  검사 전 8시간 이상 금식
  검사 3시간 전에는 둘코락스 좌약(1개)을 삽입한 후 변.

마) VCUG 검사 : 특별한 준비사항 없음. 평상시와 동일하게 식사

4) 초음파, CT, MRI

초음파 검사 (Tel : 4341~2)

검사명	검사시간	IV route	기타
ABDOMEN	검사 8시간 전 소아(0~3세 : 금식 없음, 3~6세 : 2시간, 7~10세 : 4시간, 10세 이상 : 8시간 금식)		
ABDOMEN OTHER			
BILIARY & PANCREAS			
BOWEL			
HEPATIC MESENTRIC DOP.			
LIVER			
LIVER CONTRAST		○(Lt.arm)	
BX.	검사 4시간 전	○	
BX+INJECTION		○	
CHEST ASPIRATION		○	
CHEST BX		○	
DRAINAGE		○	
ENDORECTAL			
ENDOVAGINAL			배변 필요
GUIDED ASPIRATION		○	생리기간은 피함
HYSTEROSALPINGO			
INJECTION		○	생리기간은 피함
INJECTION F/U		○	
KIDNEY & ADRENAL	필요없음		
KIDNEY BX.	검사 4시간 전	○	소변 참고 검사
LYMPHNODE ETHANOL INJ.		○	
MAMMOTOME BX.			
NECK ASPIRATION		○	
PELVIC DOPPLER	필요없음		소변 참고 검사 (2시간 전)
PELVIS	필요없음		소변 참고 검사
PROSTATE BX.		○	배변 필요
RFA	검사 4시간 전	○	
SEMINAL VESICLE ASP.		○	
THYROID ASPIRATION		○	
THYROID INJECTION		○	
THYROID INJECTION F/U		o	
투시검사 (Tel : 4309~4312)			
IVP	전일 9시 이후 금식	○	
(Tel : 4313, 4392, 4393)	* 조영제 기왕력 환자 - 투시간호사(p : 3336)에게 인계		

CT 검사 (Tel : 4319~4320)

*** 아래 검사는 조영제 주입하는 검사로 검사동의서가 필요함**

검사명	IV route	검사명	IV route	기타
Posterior Fossa	22G (2 cc/sec)	Intestine Ischemia	20G (3 cc/sec)	
Brain with Enhance		Abdomen with Enhance		
Orbit	22G (2.5 cc/sec)	3D Intestine		
PNS		Biliary Dynamic		
Head Other		LT		
Nasopharynx		Aortic Dissection		
Oropharynx		Abdominal Aorta		
Chest with Enhance		Angio Others		
Salivary Gland		Bladder		방광채우기
Pharynx		Urography		방광채우기
Larynx		CT guided PCNA	20G	CBC, PT/Aptt, Lung : Demerol 1A IM
Neck Other		Chest Angiography	18G (3.5~ 5 cc/sec)	
Pelvis	20G (3 cc/sec)	Pulmonary Vein		
Kidney Dynamic		Coronary Artery		
Pancreas Dynamic		Coronary Artery (Post OP)		
Kidney		Heart (Adult)		
Adrenal		Pulmonary Embolism		
Abdomen & Pelvis		Gastrography		소아 Heart는 발에 IV route 확보
Mediast. Thin. Sect.		3D Intenstine		**소아의 IV route size : 아래계산법 참조
Pre OP Lung		Lower EXT. Arteriography	18G (4 cc/sec)	검사하고자 하는 상 · 하지의 상 · 하 반대쪽에 IV rote 확보
Aortic Routine for AAS		Upper EXT. Arteriography		검사하고자 하는 상 · 하지의 상 · 하 반대쪽에 IV rote 확보
Liver Dynamic		Head Arteriography	18G - Rt.arm (5 cc/sec)	
Abdomen Dynamic A		Perfusion		
Sella		Neck Angiography		
Post Operative		Virtual Colonography	필요없음	

소아CT검사시 준비

* 수면제를 사용할 소아의 금식(12개월 미만 : 2시간, 12개월 이상 : 4시간 금식) 요함

* 병동환아는 추가로 투여될 주사용 진정제 준비, 담당의 또는 인턴 동반

* IV route size 계산법

소아의 조영제 총 주입량 = 체중*2 소아 조영제 flow rate(cc/sec) : 몸무게*2/(20~30 sec)

소아검사 시 flow rate가 2 cc/sec 이상이면 22G의 IV route 필요

CT 검사준비실(T : 5029)

* 조영제가 주입되는 검사는 모두 금식. central line 사용하여 조영제 주입 시 주치의 attending하에만 가능

과별 진료지침

Chapter

30 방사선종양학과

1. 수련 목표

1) 방사선 치료가 필요한 종양에 대한 이해와 다음의 각 종양에 대한 임상 경험을 갖는다.
   가) 폐암
   나) 유방암
   다) 부인과 종양
   라) 직장암
   마) 두경부암
   바) 림프종
   사) 뇌종양

각각의 종양에 대해 방사선 치료가 필요한 병기를 알고 치료 범위를 이해한다.

2) 방사선 치료방법의 종류를 알고 각 치료 방법의 특성과 적용 범위를 인지한다.
   가) 외부 방사선 조사(external beam radiation therapy)
      (1) 2차원 방사선 조사(conventional radiation therapy)
      (2) 3차원 입체조형 치료(three dimensional conformal therapy)
      (3) 세기변소 방사선 치료(intensity modulated radiation therapy)
      (4) 정위적 방사선 수술(stereotactic radiosurgery)
      (5) 영상유도 방사선치료(image guided radiotherapy)
   나) 근접 방사선 조사(brachytherapy)

3) 응급 방사선 치료가 필요한 질환을 이해한다.
   가) Cord compression
   나) Superior vena cava syndrome
   다) Brain metastasis

4) 방사선 치료 후 발생 가능한 합병증을 이해한다.
   가) 방사선 식도염(radiation-induced esophagitis)
   나) 방사선 폐렴(radiation pneumonitis)
   다) 구강 점막염(mucositis) 및 구강 건조증(xerostomia)
   라) 각종 소화기계 부작용 : 소화불량, 오심, 구토, 설사

2. 필요한 기본수기

가. 신환

1) 모든 초진 환자의 문진 및 이학적 검사를 시행하여 방사선종양학과 chart에 기록한다.
2) 환자 파악에 필요한 모든 검사물 및 X-ray film을 확인한다.
3) 1), 2) 사항이 완료되었을 때, 스탭과 전공의에게 연락하고 함께 환자를 진찰하고 필요한 사항을 추가 기록한다.
4) CT 시뮬레이션이 시행된 환자에서 방사선조사 범위 내 또는 주변의 장상장기나 조직을 방사선치료설계 워크스테이션컴퓨터에 그리는 방법을 전공의로부터 교육받는다. 교육완료 후에는 정상장기나 조직을 그린다.
5) 정기적인 검진환자인 경우 스탭과 함께 확인된 사항을 chart에 기록하고 검사의뢰서를 입력한다.

나. 강내치료

1) 자궁경부암
   가) 치료할 환자의 chart 및 X-ray film을 준비한다.
   나) 간호사에 의해 premedication injection이 시행된 후
   다) Vaginal preparation을 시행하고
   라) Foley catheter를 insertion하고 dye로 ballooning 시킨다(1 : 1 dilution).
   마) 담당 스탭에게 연락하고 시술을 보좌한다.
   바) 시술이 끝난 후 환자를 simulation room으로 안전하게 옮기고
   사) 치료계획을 위한 X-ray 촬영 후 다시 치료실로 환자를 안전하게 옮긴다.
   아) 치료가 끝난 후 전공의와 협조하여 강내치료 기구를 안전하게 제거한다.

2) 폐암
   가) 소독된 근접치료용 6F catheter(근접치료를 위한 catheter)를 준비하여 스탭 혹은 전공의와 함께 기관지 내시경실로 간다(외래 환자인 경우 chart와 X-ray Film 준비).
   나) 근접 치료를 위해 기관지 내시경실에서 catheter가 삽입된 상태로 안전하게 방사선종양학과의 simulation room으로 옮겨온다.
   다) Simulation room에 산소, suction기가 준비되었는지를 확인하다.
   라) Simulation이 끝난 상태에서 치료실로 환자를 옮기고 치료가 실시될 때까지 환자상태를 관찰하고
   마) 치료가 끝난 후 전공의와 협조하여 근접치료 기구를 제거한다.

3) 기타 근접치료(식도, 담도, 기타)
   가) 치료할 환자의 chart 및 X-ray film을 확인하여 준비한다.
   나) 스탭 혹은 전공의의 지시에 의해 시술에 도움을 준다.

다) Simulation이 끝나면 환자를 안전하게 치료실로 옮기고 치료가 시작될 때까지 환자를 관찰한다.
라) 치료가 끝나면 전공의의 지시에 따라 치료 기구를 제거하고 정리한다.

4) 수술장 내에서 준비

가) 수술장에서 interstitial implant가 있는 경우 환자의 chart와 X-ray를 확보하여 해당과 인턴과 함께 환자를 수술장으로 옮긴다.
나) 수술진행 중에는 항상 대기하고 지시에 따라 업무를 수행한다.
다) 수술이 끝나면 환자를 회복실로 옮기고 회복실에서 병실 혹은 방사선종양학과의 simulation room으로 환자를 안전하게 옮긴다.

3. 응급실 진료지침

1) 방사선종양학과와 관련된 환자가 응급실 입원했을 때 정확한 문진 및 이학적 검사를 시행하고 기본적인 검사를 시행한 후 결과를 즉시 담당 전공의에게 보고한다.
2) 담당 전공의와 함께 환자를 파악한 후 지시에 따라 임무를 수행한다.
3) 응급 방사선 치료를 요한다고 판단되는 경우 즉시 방사선종양학과 전문의와 상의한다.

Chapter

31 진단검사의학과

1. 혈액검사

1) 채혈방법

총론 참조

2) 채혈량

(1) 혈청 검체의 경우 채혈량은 필요 혈청량의 3배에 해당하는 혈액을 plain tube 또는 SST tube에 채혈한다.

(2) 혈장의 경우 검사종목에 따라 적절한 항응고제 tube를 사용하여야 하며 clot이 생기지 않도록 10회 이상 위아래로 뒤집으며 잘 섞어야 한다.

(3) 일반혈액 검사

Routine CBC 검사에 포함되는 항목은 WBC, RBC, Hb, Hct, RBC indices, platelet 및 differential count이다. 필요한 혈액량은 EDTA blood 2 mL이며 소아의 경우 0.75 mL microtube 1개로 CBC를 실시할 수 있다. 그 외 ESR, eosinophil, reticulocyte count 및 peripheral blood cell morphology 검사 시는 추가 검체가 필요하지 않으나 소아의 경우 microtube로는 ESR 검사를 시행할 수 없으므로 반드시 EDTA blood 1 mL 이상을 내려 보내야 한다.

(4) 분자생물검사

- L9052 부수종양 항체검사는 SST tube에 3 mL 채취하여 혈청을 가지고 검사한다.
- L9027 STR PCR, L9037 BRCA 검사는 검체량이 충분해야 검사할 수 있으므로 5 mL EDTA tube 2개를 채취한다.

3) 적절한 항응고제 tube의 선택

항응고제(마개색깔)	검사항목	주의점
PST, Lithum (연두색)	일반화학검사 응급화학검사	마개를 막고 tube에 들어있는 Li-Heparin과 검체가 충분히 혼합되도록 잘 섞는다.
EDTA (보라)	CBC, HbA1C, ESR, 유세포 검사 체액 : Cell count, 일부화학 검사 골수 : Marker study 분자생물 검사(혈액검체)	마개를 막고 tube에 들어 있는 EDTA와 검체가 충분히 혼합되도록 잘 섞는다.
Sodium heparin (녹색)	Blood gas analysis, Co-oximeter, Ammonia, 특수혈액검사 일부, 세포면역검사	단, ABGA는 병실에서 채혈 시 heparin이 코팅된 상품화된 syringe를 사용하여 채혈한다.
CTAD, Sodium citrate(파란색)	혈액응고검사*	표시된 경계선까지 정확히 채혈 후 마개를 막고 잘 섞는다.

* FDP 검체만은 thrombin이 포함된 FDP 검사용 특수 tube에 채혈한다.

과별 진료지침

4) 주의사항

가) CBC 검체는 채혈한 즉시 검사실로 운송해야 하나, 즉시운송이 불가능한 경우 냉장 보관해야 하며 검사실로 보낼 때 채혈시간과 냉장보관 되었음을 반드시 명시하여야 한다. 혈액응고검체는 정규업무시간 외에 채혈되었을 경우 바로 자동화검사실로 운송한다.

나) 화학검사 중 다음 검사는 식사에 따라 영향을 받으므로 공복 시에 검사한다.

(1) 8시간 공복이 필요한 검사 : Glucose

(2) 12시간 공복이 필요한 검사 : Triglyceride, LDL-cholesterol, HDL-cholesterol

다) 검사를 반복 시행하여 환자를 F/U하는 경우에는 다음과 같은 이유로 아침 공복 상태에서 채혈하는 것이 좋다.

(1) 식사에 따라 영향을 받는 검사항목이 있다.

(2) 검사항목 중 circadian variation이 있는 항목이 있다.

(3) 환자가 항상 같은 상태이다.

라) Electrophoresis 검사는 적응증에 따라 의뢰하도록 한다.

예 Serum immnunofixation electrophoresis(IFE) : Monoclonal gammopathy의 type을 알고자 할 때 사용한다. Polyclonal hypergammaglobulinemia에서 IFE 검사는 큰 도움이 안되며, immunoglobulin의 정량을 실시하는 것이 좋다.

5) 특정채혈시간이 필요한 검사

가) Creatinine clearance 검사

24시간 소변검체와 24시간 중 중간시점의 말초혈액 검체가 필요하다. 병실환자의 경우 채뇨 중간 시점의 말초혈액을 채취하는 것을 원칙으로 하고, 외래 환자의 경우는 부득이하게 마지막 채뇨시간에 말초혈액을 채취한다.

나) 당뇨 검사

Fasting glucose는 8시간 동안 금식을 한 후에 채혈하도록 하고 PP2 hr glucose는 환자가 일반식사를 시작한 시점에서 2시간 후에 채혈하여 검사한다.

다) 치료적 약물농도측정에서 최적 검체 채취 시기

Drug	투여경로	적정채혈시간	
		Peak	Trough
Digoxin	IV, PO	투여 6~8시간 후	투여 직전 30분 이내
Theophylline	Continuous IV infusion Intermittent IV infusion Oral rapid release Oral slow release	14시간 후, toxic Sx 있으면 즉시 투여 30분 후 투여 4시간 후 투여 12~24시간 후	투여 직전 30분 이내
Gentamicin Amikacin	IM, IV	투여 30분 후 투여 종료 30분 후 (투석 6시간 후, 신부전 1시간 후)	투여 직전 30분 이내
Vancomycin	IV	투여 종료 3~4시간 후 (투석 12시간 후)	투여 직전 30분 이내
Phenytoin	IV, PO	투여 종료 30분 후	투여 직전 30분 이내
Phenobarbital	IV, PO	투여 종료 30분 후	투여 직전 30분 이내
Valproic acid	PO	Not recommed	투여 직전 30분 이내
Lithium	PO	투여 종료 6~12시간 후	
Carbamazepin	PO	Not recommed	투여 직전 30분 이내
FK506	IV, PO	Not recommed	투여 직전 30분 이내
Cyclosporin		Not recommed	투여 직전 30분 이내
Mycophenolic acid		Not recommed	투여 직전 30분 이내
Amitriptyline		Not recommed	투여 직전 30분 이내
Desipramine		Not recommed	투여 직전 30분 이내
Imipramine		Not recommed	투여 직전 30분 이내
Nortriptyline		Not recommed	투여 직전 30분 이내

라) 세포면역검사

세포의 생존율이 검사결과에 중요하므로, 검사 당일 채취한다.

마) 특수혈액 검사 : 다음 기능검사는 예약이 필요하다.

(1) NBT test, LAP test 등은 정상대조 채혈자와 함께 특수혈액검사실에 와서 채혈하여야 한다.

(2) Osmotic fragility, autohemolysis, Ham's test 및 sucrose hemolysis test 등의 항목은 병동에서 정상대조 혈액을 같이 채혈하여 검사실로 보낸다. Ham's test 및 sucrose hemolysis test 시는 PNH study로 대체하는 것이 바람직하며 반드시 시행하여야 하는 경우 정상대조가 환자와 동일한 혈액형이어야 한다.

(3) 호중구 기능검사는 반드시 2일 전에 예약을 하고 예약일에 환자와 정상대조 채혈자(환자 어머니 제외)가 함께 검사실에 와서 채혈한다.

6) 검사 결과에 영향을 미치는 인자들

검사 결과에 잘못을 초래하는 원인은 분석 전 오차(preanalytical error)와 분석상 오차(analytical error)로 분류되며 전자는 전처치의 잘못과 생체의 생리학적 변동에 대한 이해부족 및 검체 채취와 취급상의 잘못으로 나눌 수 있다.

가) 사무적 착오

환자의 인적사항 기재, 검체구분 등이 잘못되는 경우가 상당수를 차지한다. 혈액형이 잘못되면 치명적인 수혈부작용을 일으킨다.

나) Tourniquet

채혈시 tourniquet을 너무 오래 매어두면 울혈 때문에 혈액 농축효과가 나타난다. Tourniquet은 1분 이상 매어두지 말아야 한다. 3분 이상 울혈되면 total protein, iron, cholesterol, total lipid, AST, bilirubin이 증가된 결과를 나타낸다.

다) 용혈(Hemolysis)

이는 적혈구 내에 있는 물질의 유출되거나 혈색소의 화학반응이 광전비색계의 흡광도에 영향을 미치기 때문이다. 용혈되면 LD, AST, ALT, potassium이 크게 증가하고, 이외에는 acid phosphatase, albumin, aldolase, ammonia, iron binding capacity, magnesium 등이 약간 증가된다.

라) 응고된 혈액

응고된 혈액에서는 CBC 검사 시에 WBC, platelet, Hb 등의 비정상적인 감소를 나타낼 수 있다.

마) 혈액응고 검사의 지연 및 냉장보관

Factor VII은 냉장보관 시 활성이 증가되어 PT가 짧아지며, Factor VIII은 2~3 시간만 지나도 감소되므로 혈액응고 검사용 검체는 반드시 채혈 후 바로 실온에서 검사실로 보내야 한다.

바) 항응고제가 첨가된 용기에 일반화학 검체를 의뢰할 때

Anticoagulant(citrate 혹은 EDTA)에 의해 chelating되어 calcium과 magnesium level이 낮게 측정된다. 검사과정에서 magnesium이 사용되는 alkaline phosphatase도 영향을 받아 낮게 측정된다.

사) Bilirubin이 높은 혈청

Albumin, cholesterol, creatinine, total protein등의 측정 반응이 bilirubin의 영향을 받아 실제보다 낮게 나타날 수 있다.

아) 혈청분리의 지연

채혈 후에 혈청분리가 지연되면, 즉 채혈 후 병동에서 장시간 실온에 방치된 검체에서는 acid phosphatase, chloride, bilirubin, CO_2, glucose은 감소하고, potassium, calcium, magnesium, phosphorus, total protein은 증가한다.

2. 골수검사

골수천자 및 생검

가) 골수검사가 예정된 경우 처방입력을 하면 전산으로 예약이 이루어지며 동시에 환자정보 기입용 format이 pop up 창에 뜨게 되는데, 이를 모두 완료하여야 예약이 완료되며 시행예정일이 화면에 떠오른다.

나) 골수천자 및 생검 외에 면역표현형 검사, 분자 생물학 검사, 염색체 검사, 세균 배양 등이 필요한 경우, 미리 처방 입력해 놓으면 골수검사 전 출력된 barcode에 따라 tube 등을 준비하게 된다.

3. 유세포검사

1) 유세포검사(Flow cytometry)는 주로 항원-항체반응을 이용하여 형광표지된 항체를 시약으로 세포표면 및 세포질 내 항원 또는 항체를 측정하는 검사이다.

2) 검체 : 검체 채취 즉시 서관 2층 진단검사의학과 내 특수혈액검사실로 보낸다.

가) 항응고제(EDTA 또는 heparin)로 처리된 혈액, 체액 또는 골수천자액

나) 림프절과 같은 조직의 경우 무균 생리식염수 또는 RPMI와 같은 세포 배양액에 담아 보내면 세포부유액으로 만들어 검사

3) 검사 종목

가) 림프구 아형검사(lymphocyte subset)

나) 급성 백혈병, 만성 림프구성 백혈병 및 림프종의 진단 및 아형분류를 위한 면역표현형검사(immunophenotyping)

다) PNH study

라) CD34(+) stem cell

마) Fetal hemoglobin

바) 백혈병세포의 항암제내성검사(multidrug resistance functional assay)

사) 호중구 기능검사(neutrophil function tests : phagocytosis, respiratory burst, microbial killing, chemotaxis of neutrophils) - Heparin tube

아) Platelet associated antibody(anti-platelet antibody)

자) Neutrophil associated antibody(anti-neutrophil antibody)

차) NK cell activity

4. 요검사

1) Routine U/A

아침 첫 소변의 중간뇨를 약 15 mL 정도 받는다. 검체는 채뇨 후 30분 이내에 검사실에 도착되어 접수되도록 하여야 한다. 단, 부득이하게 보관해야 할 경우에는 냉장보관 하여야 한다. 소변 내의 RBC morphology 또는 dysmorphic RBC의 정확한 검사를 위해서

는 반드시 신선뇨가 필요하므로 채뇨 즉시 검사실로 보내야 한다.

2) 24 hr urine

가) 지정된 시각(예, 오전 7 : 00)에 환자에게 소변을 보게 하고 그 후부터 다음날 지정된 시각(오전 7 : 00)까지 모든 소변(대변 시 나오는 소변도 포함)과 마지막(오전 7 : 00)의 소변을 24시간 뇨를 위한 용기에 함께 받는다.

나) 24시간 요검사의 가장 큰 오차는 대부분 검체 채취 및 보존 시 오류 때문이다. 대부분의 특수화학검사는 지정된 보존제를 용기에 넣고 24시간 냉장보관하며 채뇨한다. 보존제를 넣지 않거나 냉장보관을 하지 않으면 측정할 물질이 파괴되어 검사에 큰 오차가 생긴다.

다) 요검체 보존제

사용 보존제	사용량	검사명
6 N HCl	10 mL/2 L	Citric acid Homovaniliz acid(HVA) VMA 5-HIAA Catecholamine U2 Carecholamine U3 Metanephrine total Metanephrine 분획

라) Creatinine clearance와 amylase clearance를 검사할 때는 24시간 뇨와 함께 채뇨 중간시점의 전혈(WB)도 반드시 필요하다.

5. 체액검사

1) 체액을 채취한 후 즉시 검사실로 이송하여 검사를 시행해야 하며 정규업무 시간 외에 채취하였을 경우에도 응급검사(L84 체액검사)가 가능하므로 모든 체액검사는 채취 즉시 검사실로 운송한다.

2) 적절한 tube 선택이 필요하다.

가) EDTA tube : cell count with diff. count, cytospin

나) Plain tube : chemistry

다) 세균배양 : 미생물 배양용 bottle

6. 분자생물검사

1) PCLI 검사(L9061)는 채취 후 2시간 이내 검사실에 도착하도록 하여야 한다.

2) HPV 검사(L9019)의 검체는 본 검사실에서 지정용기를 불출하여 채취하여야 검사가 가능하다.

7. 미생물검사

1) **세균 배양검체**

가) 대변검체를 제외한 모든 배양용 검체와 용기는 무균으로 처리해야 한다.

나) 면봉도말검체는 수송배지에 넣어서 보낸다.

다) 면봉, 시험관, 수송배지, 혈액배양 배지 등은 사용하기 전에 오염된 것, 마개 열린 것, 오래된 것이 아닌지 검토하고 의심스러우면 새 것으로 바꾼다.

라) Meningococcus나 Gonococcus가 의심되는 검체는 30℃ 이하로 보관하지 않아야 하며, 가능하면 따뜻한 Thayer Martin 배지에 직접 접종하거나, 인편으로 검사실로 보내고, 즉시 접종하도록 하는 것이 좋다.

마) 검체가 밖으로 흘렀을 때는 장갑을 끼고 흐른 것을 티슈로 흡수한 후 70% 알코올로 깨끗이 닦는다.

바) 배양에 부적합한 검체 : 배액병에 모으거나 여러 번에 걸쳐서 채취하여 모은 검체, 중심정맥관 이외의 도관, 혈액 이외의 검체를 혈액배양병에 접종하여 의뢰하였을 때(복막염이 의심되는 복막투석 환자의 투석액은 예외), 검체가 새서 오염 가능성이 있을 때, 육안상 오염이 있는 검체, 실온에서 4시간 이상 방치되었을 경우, 적절한 바코드가 붙어있지 않는(환자 ID, 검체부위, 검사종목을 알 수 없는) 이상의 경우 다시 검체를 채취한다.

2) **특수배양**

가) 혐기성 배양은 혈액 등 체액, 농양, closed pus, 주사기 흡인액, 조직 등 적절한 상태로 운송되면 일상적으로 실시하기 때문에 따로 의뢰할 필요가 없다. 기타 검체로서 혐기성 배양이 필요하다고 생각되면 검사실에 연락하여 문의한다.

나) 결핵균 배양 : 아침 첫 객담이 좋고 객담을 일회 받아서 보내도록 한다. AFB 염색은 3일마다 반복 의뢰하여 3회까지 반복하면 검출률을 높일 수 있다.

다) 진균배양 : 세균배양과 검체채취 및 운송은 동일하며, 혈액 검체는 혈액배양이 5일째 종료되면 진균배지에 계대배양하여 2주까지 키운다. 다른 검체는 2주간 배양하며, 피부조직, 기타조직, 세침흡인 검체 등은 4주간 배양하여 최종보고가 이루어진다. 임상적으로 유의한 효모균에 대해서는 감수성 검사를 실시한다.

라) 바이러스 배양 : 검체는 즉시 검사실로 보내는 것을 원칙으로 하나 지체 시 냉장보관한다. 면봉도말검체는 바이러스용 운송배지를 사용한다. 호흡기 바이러스, CMV, Chlamydia 배양은 shell vial culture 법으로 실시되어 수일 내에 결과가 보고된다.

3) 분자생물검사

MTB PCR(L4760)을 위한 객담, 소변 등의 검체와 Enterovirus PCR(L4762)을 위한 Stool의 채취는 미생물 검체와 같은 방법으로 채취한다.

8. 혈액은행 업무지침

가. 혈액은행 검사의 의뢰

1) 의뢰 방법

환자의 혈액을 채취한 시험관에 환자의 바코드와 혈액은행 검체스티커(환자이름, 채취일, 채취시간, 채취자 표기)를 붙여 혈액은행으로 보낸다.

2) 주의사항

혈액은행용 검체에 대한 실수는 용혈성 수혈부작용 등 환자의 생명에 치명적인 결과를 초래할 수 있으므로 환자 및 검체의 확인이 매우 중요하다.

나. 수혈혈액 요청 방법

1) 수혈혈액 처방 시 환자의 인적사항, 혈액 요청량, 혈액형, 수혈예정일자(수술용인 경우 수술예정일자) 등이 기재되거나 전산 입력되어야 한다.

2) 환자검체 채혈 시 반드시 환자 인적사항을 확인하고 환자의 혈액을 채취한 시험관(plain tube, 5 mL, 소아는 3 mL)에 환자의 성명, 채혈일자, 채취시간, 채혈자 성명을 명기하여 혈액은행으로 보낸다.

3) 초응급수혈 요청

수혈 전에 반드시 헌혈자 검사와 crossmatching 등 수혈 전 검사가 완료되어야 혈액제제(apheresis 포함)가 출고될 수 있으나, "초응급" 상황에서 헌혈자 검사 또는 수혈전 검사를 필할 시간적 여유가 없을 때는 주치의와 환자/보호자가 서명한 "응급수혈요청서"를 작성하여 혈액은행으로 보내야 한다.

4) 수술용 혈액 요청

가) T&C(Type and Crossmatch)

(1) 수혈가능성이 매우 높은 수술일 경우에 적용되며 ABO, Rh typing 및 crossmatching을 미리 시행하여 혈액을 준비해 두고 수혈이 필요할 때 즉시 출고될 수 있게 하는 방법이다.

(2) T&C로 혈액을 요청할 때는 반드시 MSBOS(maximum surgical blood order schedule) 지침에 명시되어 있는 대로 적정혈액량을 요청해야 한다.

나) T&S(Type and Screen)

(1) ABO 및 Rh typing을 시행하고 수혈 가능성에 대비하기 위하여 미리 antibody screening test를 시행하여 적혈구 항체 유무를 검사해두는 방법이다. 수혈 가능성이 10% 미만이거나 수혈량이 평균 0.5 단위 미만인 수술에 대해 적용한다. MSBOS 지침에 T&S로 혈액을 요청해야 하는 경우가 명시되어 있다.

(2) 수술 중 수혈이 필요한 상황이 발생하면, antibody screening test 결과가 음성일 경우, saline crossmatching만 신속하게 시행한 후 수술장으로 혈액을 공급해 준다.

다. 수혈혈액의 올바른 적응증

1) 전혈(Whole blood)

산소운반능과 혈액량 보충이 동시에 요구되는 대량 출혈의 경우에 한한다.

2) 농축적혈구(RBC)

산소운반능의 보충이 필요할 때 적응된다. 보통 Hb이 7~8 g/dL 이하이거나 출혈이 있을 경우에 수혈한다. 성인의 경우 적혈구 1단위를 수혈하면 혈색소치가 약 1 g/dL 증가한다.

3) 농축혈소판(PC) 또는 성분채집혈소판(Apheresis platelets)

혈소판 결핍증 또는 혈소판 기능장애가 있는 환자에서 출혈을 예방하거나 치료하는데 사용한다. 보통 혈소판 수치가 5만 이하일 때 수혈할 수 있다.

4) 신선동결혈장(Fresh frozen plasma, FFP)

혈액응고인자의 보충을 위해 사용되며 volume expander로는 사용하지 않는다. 혈장교환술에서 쓰이는 대표적인 치환 용액이다.

5) 동결침전제제(Cryoprecipitate, CRYO)

Hypofibrinogenemia, Von Willebrand disease, Hemophilia A 등에 사용한다.

6) 백혈구저거 혈액제제(Leukocyte-depleted blood components)

발열성 수혈부작용 예방, HLA 동종면역에 의한 혈소판 수혈불응증(platelet refractoriness), CMV, EBV, CJD 등 감염 예방을 위하여 사용된다.

7) 방사선조사 혈액제제(Irradiated blood components)

이식편대숙주병(Graft-versus-Host Disease, GVHD)을 예방하기 위해 사용한다.

라. 지정헌혈(Directed donation)

헌혈자 수는 필요한 혈액 단위보다 2~3명이 많도록 하며, 헌혈하기 1~2일 전에 헌혈자를 헌혈실로 보내어 헌혈자 검사(ABO, Rh typing, CBC, VDRL, HBsAg, antiHCV, ALT, anti-HIV, HTLV)를 받도록 한다. 헌혈자 검사 결과, 적격자로 판정된 자만이 헌혈을 할 수 있다.

마. 수혈 시 주의사항

수혈은 foreign blood cell들을 환자에게 주입하는 critical한 치료행위이므로 혈액은행에서의 혈액 출고로부터 병동에서의 수혈에 이르기까지 아주 세심한 주의가 요구된다.

1) 환자확인 철저

손목띠(wrist band) 등에 기록되어 있는 환자 인적사항 및 혈액형을 반드시 확인한다.

2) 수혈세트 사용

"수혈세트"에는 혈액백 내의 microclots, aggregates, debris 등을 걸러주는 직경 170 μm의 미세필터가 내장되어 이들에 의한 pulmonary embolism을 예방할 수 있다. "수액세트"에는 필터가 달려있지 않으므로 수액세트로는 수혈하면 안 된다.

3) 수액제제와의 혼합

가) 혈액제제와 혼합할 수 있는 수액제제는 생리식염수(0.9% NaCl) 밖에 없다.

나) 5% 또는 10% 포도당 용액과 혈액제제가 혼합되면 용혈이 일어난다.

다) 하트만 용액과 혈액이 혼합되면 하트만 용액 내의 칼슘이온이 혈액제제 내에 함유되어 있는 항응고제(calcium chelator)의 효과를 없애 혈액응고가 유발될 수 있다.

라) 일부 약제들은 pH가 높거나 낮으므로 약제와의 혼합도 안전하지 않다.

4) 혈액 가온 시 주의

혈액 가온 시 온도가 40℃를 넘어가지 않도록 유의한다.

5) Infusion pump 사용 시 주의

Infusion pump를 사용할 때 너무 주입속도가 빠르면 적혈구가 손상을 받을 수 있다.

6) 4시간 이내 수혈완료

너무 오랫동안 혈액제제가 실온에 노출되면 세균증식의 가능성이 있다.

바. 용혈성 수혈부작용이 의심될 때의 조치사항

1) 수혈에 의한 발열, 오한, 경직, 저혈압, 호흡곤란 등의 증상이 나타날 경우 즉시 수혈

을 중지하고 생리식염수로 대치하여 환자의 정맥 주입로를 확보한다.

2) 사무착오 여부를 알기 위해 혈액백의 표지 및 환자의 인적사항을 확인 · 점검한다.

3) 주치의에게 알리고 혈액은행에 연락한다.

4) 환자에서 채취한 EDTA 검체와 plain tube 검체를 혈액은행에 보내서 수혈부작용에 대한 검사를 할 수 있도록 한다.

5) 필요한 경우 수혈되던 혈액백과 신선뇨를 혈액은행에 보내서 각각 세균오염 여부와 혈색소뇨증 유무를 검사하도록 한다.

6) 용혈성 부작용이 강하게 의심되거나 확진된 경우 급성 신부전 또는 DIC의 합병 여부를 알기 위하여 BUN, creatinine, 혈액응고 검사를 실시한다.

사. 혈액성분채집술(Apheresis)

성분채집술이란 헌혈자 또는 환자의 전혈로부터 원하는 성분(혈소판, 백혈구, 혈장)만을 채집한 후 나머지를 다시 돌려주는 방법이다.

1) 성분 헌혈(Donor apheresis)

헌혈자의 혈액에서 특정 성분만을 헌혈 받는 방법이다.

가) 혈소판 헌혈(Donor plateletpheresis)

약 2시간 정도 소요되며, 약 250 mL의 혈장 속에 3×10^{11}개/bag 이상의 혈소판이 함유되어 있다. 헌혈자의 혈소판수는 약 30% 정도 감소되나 대개 24시간 내에 회복된다. 성분채집 혈소판은 6~8명의 헌혈자로부터 얻을 수 있는 농축혈소판에 해당되는 양을 1명의 헌혈자로부터 얻을 수 있으므로 환자에게 노출되는 헌혈자의 수를 줄여 그만큼 HLA 동종면역 기회를 줄일 수 있고 수혈전파성 질환의 감염 기회도 줄일 수 있는 장점이 있다.

나) 백혈구 헌혈(Donor leukapheresis)

충분한 양의 백혈구를 채집하기 위하여 채집전에 헌혈자에게 GCSF 또는 스테로이드를 투여해야 하며, 약 2~3시간 정도 소요된다. 백혈구 회수량은 1×10^{10}개/bag 이상이며 다량의 적혈구와 약 250 mL의 혈장이 포함되어 있다. 농축백혈구는 호중구수가 500/$\mu\ell$ 이하이면서 제 3세대 항생제의 투여에 반응이 없는 세균 감염증 또는 패혈증 환자에게 적응된다.

2) 치료적 성분채집술(Therapeutic apheresis)

환자에게서 혈액 내의 병적 성분을 제거하기 위한 목적으로 시행한다.

가) 혈장교환술(Therapeutic plasmapheresis, plasma exchange)

환자의 혈장에 존재하는 질병의 원인물질들인 자가항체, 동종항체, 면역복합체, toxic substance, paraprotein 등을 제거하기 위해 성분채집기를 이용하여 혈장 성분만을 제거한 후, 제거된 혈장량만큼 알부민, 신선동결혈장, 생리식염수 등의 치환용액으로 보충해주는 치료방법이다. 일반적으로 1회에 혈장량의 1~1.5 배를 교환하며, 시행 횟수 및 간격은 임상상태에 따라 적절하게 조절한다.

나) 치료적 백혈구 성분채집술(Therapeutic leukapheresis)

백혈병 등으로 인해 환자의 백혈구수가 10만/㎕ 이상으로 증가하여 leukostasis 증상이 나타나거나 우려되는 경우 백혈구 수를 경감시키기 위하여 시행하거나 백혈병 환자에서 화학요법시 백혈구의 대량 파괴로 인한 부작용을 방지하는 데에도 도움이 된다.

다) 치료적 혈소판 성분채집술(Therapeutic plateletpheresis)

혈소판수가 100만/㎕ 이상인 경우에 혈소판 수의 증가로 인한 혈관 경색 또는 출혈 등의 부작용을 예방하고 치료할 목적으로 시행한다.

Chapter

32 병리과

1. 수련목표

1) 일반목표

(1) 병리과에서 진단이 이루어지기까지의 과정을 경험하고, 간단한 검체, 부검, 과내 혹은 과간 집담회 등에 참여함으로써 병리과와 임상각과의 연관성을 이해한다.

(2) 각종 병리검사의 원리를 이해하고 검사의 운용을 숙지하며 이의 판독에도 참여하여 환자의 진단과 치료에 임하는 의사로서 병리학적 각종 검사를 적절히 활용할 수 있는 능력을 갖추도록 한다.

(3) 흔하게 발생하는 질병들의 원인과 기전을 이해하며, 5대 암에 관하여는 분류 및 병기 결정에 필요한 사항과 조직소견들을 익혀 의사로서의 기본적인 지식을 숙지한다.

2) 구체적 목표

(1) 한국인에게 흔히 발생하는 5대 암의 육안 및 현미경적 분류와 임상병기 결정
- 남성암 : 위암, 간암, 대장암, 폐암, 전립선암
- 여성암 : 유방암, 갑상선암, 대장암, 위암, 폐암

(2) 육안검사 및 현미경적 검사를 통해서 장기 및 조직의 형태학적 소견을 이해한다. 이를 토대로 각 장기에서 발생하는 질환의 형태학적 특성을 파악하여 질병의 발생기전 및 생물학적 경과를 이해하고 질병의 분류체계에 대한 이해를 심화시키도록 한다.

2. 진료 지침

1) 조직병리

(1) 육안검사 : 병리학적 진단에서 육안검사의 중요성을 인식하고 실제로 흔한 절제표본의 육안검사를 수행하여 육안검사의 기본원리를 익힌다. 아울러 외과적으로 절제된 인체 각 장기를 다루어 봄으로써 각 장기의 해부학적 구조를 숙지할 수 있도록 한다.

(2) 표본제작과정 : 병리학적 검사를 위한 조직 표본의 제작과정을 숙지하여 육안검사 또는 현미경적 검사에서 발견되는 오류를 이해할 수 있어야 한다.

(3) 동결절편제작 : 동결절편검사의 필요성 및 제약점을 이해하고 실습을 통하여 그 방법을 숙지한다.

(4) 현미경검사 : 정상 조직 및 병변의 조직학적 소견을 현미경 검사 실습을 통해 익히도록 한다.

2) 인체 주요 장기의 질환에 대한 병리학적 접근

3) 세포병리

(1) 표본제작과정 : 세포병리학적 검사를 위한 표본의 제작과정을 숙지하여 현미경적 검사에서 발견되는 오류를 이해할 수 있어야 한다.
(2) 현미경 검사 : 병변의 세포학적 특징을 현미경 검사 실습을 통해 익히도록 한다.

4) 특수 염색

(1) 조직화학염색 : 다양한 염색의 종류와 각각의 적응증 및 판독 기준을 익힌다.
(2) 면역조직화학 및 면역형광 염색 : 염색법의 원리를 이해하고 염색방법과 판독기준을 익힌다.

5) 전자현미경 검사

(1) 전자현미경의 기계적 원리를 이해한다.
(2) 시료 제작 과정에 참여한다.
(3) 전자현미경 시료 판독과 사진 촬영에 참여하고 제작된 사진으로 병변의 특징적인 소견이 병리 진단에 응용되는 과정을 이해한다.

6) 분자병리

(1) 유전자적 변화를 통해 발생하는 질환에 대한 병리기전을 이해한다.
(2) 분자병리학적 검사의 임상적 의의와 그 적응증을 이해한다.
(3) 진단에 사용되는 분자병리학적 기법의 원리를 숙지한다.

7) 부검

원내 소아 및 성인 부검을 참관하고 직접 부검에 참여하여 부검 방법을 익힌다.

Chapter

33 핵의학과

1. 수련 목표

가. 일반목표

방사성동위원소를 이용한 핵의학 영상 검사(체내 검사)와 핵의학 혈액검사(체외검사)에 대한 지식을 습득하여 임상의로서 적절한 핵의학 검사를 선택하고 의뢰할 수 있는 능력을 기르고, 방사성동위원소 치료의 적응증과 치료준비 과정을 이해하여 환자에게 교육할 수 있어야 한다.

나. 구체적 목표

1) 각 핵의학 영상검사에 사용되는 방사성의약품의 종류와 검사 원리를 파악한다.
2) 핵의학 영상검사의 적응증을 이해하고 검사 전 준비와 금기증을 숙지한다.
3) 자주 시행되는 핵의학 검사의 진단적 해석능력을 기른다.
4) 핵의학 체외 검체 검사의 종류를 파악하고, 검사 의뢰 시 주의점을 숙지한다.
5) 갑상선암의 방사성 요오드 치료의 적응증과 치료 준비 과정을 이해한다.

과별 진료지침

2. 진료지침

가. 핵의학 영상 검사(체내검사)

1) 일반적인 유의사항

가) 검사의뢰 시 검사 목적에 따라 적절한 검사가 이루어질 수 있도록 환자의 임상 진단과 검사 목적을 기록한다.

나) 가임 연령의 여성의 경우에는 임신 여부를 검사 전에 분명히 가려야 하며, 임신 중일 때는 핵의학 전문의에게 문의하여 검사를 취소할 것인지, 아니면 방사성의약품의 용량을 줄여서 시행할 것인지를 결정한다.

다) 수유 중인 환자는 방사성동위원소의 종류에 따라 적절한 기간 동안 수유를 중지한다.

라) 투여 중인 약물이 방사성의약품의 흡수에 영향을 미칠 수 있으므로, 검사의 종류에 따라 미리 중지해야하는 약물을 확인한다.

마) 필요한 경우 검사 동의서를 받는다.

2) 체내영상검사

가) 골스캔(Bone scan)

(1) 방사성의약품 : ^{99m}Tc-HDP

(2) 적응증

① 악성 종양의 골전이, 원발성 골종양

② 골수염과 연부 조직 염증의 감별
③ 무혈관성 골괴사(avascular necrosis)
④ 골절, 외상(특히, 피로골절, 잠복 골절 등)
⑤ 뼈의 통증을 호소하나 방사선 검사가 정상인 경우
⑥ 관절염
⑦ 대사성 골질환(metabolic bone disease)

(3) 검사방법 : 특별한 전처치는 필요 없으며 방사성의약품을 주사한 후 3~4시간 후에 배뇨하고 전후면 전신촬영을 한다. 이후 필요에 따라 국소 부위와 SPECT 영상을 얻는다. 정맥 주사 후 방사능 배설을 위해 충분한 수분 섭취를 권장하고 배뇨 시 소변이 옷이나 피부에 묻지 않게 한다.

(4) 삼상골스캔(three phase bone scan)
골수염, 패혈성 관절염, 봉와직염 등의 감별을 위해서는 정맥주사 직후 관류영상과 혈액풀 영상을 얻는 삼상골스캔을 의뢰한다.

(5) 골 SPECT
무혈관성 골괴사와 같이 방사성 섭취가 없는 냉소를 찾는 경우나 두개골 기저부의 병변, 척추의 미세한 병변의 경우는 단층촬영인 SPECT를 의뢰한다.

나) 뇌신경계 영상

(1) 방사성동위원소 뇌조조영술(radionuclide cisternography)과 단락기능검사(shunt function test)
① 방사성의약품 : ^{99m}Tc-DTPA
② 적응증 : 수뇌증, 뇌척수액 누출평가, 자발성 뇌내저압증, 단락 기능평가

(2) 뇌혈류 SPECT(Brain perfusion SPECT)
① 방사성의약품 : ^{99m}Tc-ECD, ^{99m}Tc-HMPAO
② 적응증 : 뇌혈관질환, 간질, 정신질환, 치매 등
③ 뇌혈관질환에서 혈관예비능을 평가하기 위해서는 뇌혈관 확장제를 투여 후 검사하는 Diamox(acetazolamide) SPECT와 기저 SPECT를 시행하여 비교한다.
④ 간질의 국소화를 위해서는 미리 방사성의약품을 병실에 준비하였다가 경련이 시작하자마자 곧바로 주사 후 검사를 시행하는 발작 중 SPECT(ictal SPECT)과 발작간 SPECT(interictal SPECT)을 시행한다.

다) 내분비계 영상

(1) 갑상선스캔(Thyroid scan)과 갑상선 섭취율
① 방사성의약품 : ^{131}I, ^{123}I, $^{99m}TcO_4^-$
② 적응증 : 갑상선 항진증, 갑상선 결절의 감별진단, 선천성 갑상선 기능저하증, 이소성 갑상선
③ 검사 전에 식이 중 요오드나 갑상선 호르몬제, 항갑상선제제 등의 약품의

영향을 고려한다.

(2) 전신 요오드 스캔(^{131}I 전신스캔)

① 방사성의약품 : ^{131}I

② 적응증 : 갑상선전절제술을 받은 분화갑상선암 환자

③ 주의사항 : 검사 전에 T4의 경우는 4주 이상, T3의 경우는 2주 이상 갑상선호르몬제를 중단하고, 2주 이상 저요오드 식이를 하여 혈중 TSH가 적어도 30 μU/mL 이상 높아졌을 때 시행한다. 타이로젠 투여 환자의 경우 검사 24시간, 48시간 전에 주사실에서 타이로젠을 근육주사로 투여 받으며 갑상선호르몬제는 중단할 필요가 없다.

(3) 부신수실영상

① 방사성의약품 : ^{123}I-MIBG, ^{131}I-MIBG

② 적응증 : 갈색세포종(pheochromocytoma), 부신경절종(paraganglioma), 카르시노이드종(carcinoid tumor), 신경아세포종(neuroblastoma), 갑상선수질암(thyroid medullary carcinoma)

③ 검사 1주 전부터 MIBG 섭취에 영향을 미치는 것으로 알려진 약제들(cocaine, reserpine, tricyclic antidepressants, ephedrine, pseudo-ephedrine 함유 감기약, 칼슘차단제 등)의 투여를 금한다. 검사 전날부터 Lugol solution을 투여하여 갑상선에 유리 ^{123}I이나 ^{131}I이 섭취되는 것을 차단한다.

라) 심장계 영상

(1) 방사성동위원소 심혈관촬영술(Radionuclide angiography, single pass heart scan)

① 방사성의약품 : ^{99m}Tc-PYP

② 적응증 : 심장의 좌우단락(심방중격결손, 심실중격결손)의 정량

(2) 게이트심장혈액풀스캔(Multigated blood pool scintigraphy, multigated angiography : MUGA)

① 방사성의약품 : ^{99m}Tc-RBC(PYP)

② 적응증 : 심장기능 평가(Systolic and diastolic function), 심장 독성이 있는 항암제 투여 전후의 좌심실 기능평가

(3) 심근관류 SPECT(Myocardial perfusion SPECT)

① 방사성의약품 : ^{201}Tl, ^{99m}Tc-MIBI, ^{99m}Tc-tetrofosmin

② 적응증 : 관상동맥질환의 존재여부 · 위치 · 범위의 진단, 관상동맥협착의 생리적 유의성 평가, 심근 생존능 평가(Assessment of myocardial viability), 관상동맥질환에 대한 재관류술이나 약물치료의 효과 모니터링, 비심장 수술 환자에서 수술 전 심장사건의 위험도 평가

③ 약물 또는 운동에 의한 부하 영상(stress image)과 안정시 영상(rest image)

을 각각 시행하여 비교한다.

* 약물 부하에 쓰이는 약제 : dipyridamole, adenosine, dobutamine

④ 금기증 : dipyridamole이나 adenosine 부하 검사는 천식, 저혈압이 심한 환자(수축기 혈압 : > 90 mmHg), 심한 bradycardia(Heart rate : < 40/min), Pacemaker가 없는 고급 방실(AV) 차단, 조절되지 않은 고혈압, 불안정협심증 환자 중 급성 심근경색의 위험이 뚜렷한 환자는 위험하므로 시행하지 않는다.

⑤ Dipyridamole이나 adenosine 부하 검사 전에는 24시간 동안 카페인이 함유된 음료나 약품, aminophylline 계통의 약물의 복용을 금하고, 검사 전에 적어도 4시간 금식한다(베타차단제와 혈관확장제는 사용해도 무방).

⑥ 목적에 따라(생존심근의 평가) stress 검사없이 안정 시 검사만 시행할 수도 있다.

마) 호흡기계 영상

(1) 폐관류스캔(Lung perfusion scan)

① 방사성의약품 : ^{99m}Tc-MAA(macroaggregated albumin)

② 적응증 : 폐색전증의 진단, 수술 전 폐기능의 평가(operability 결정 위해)

③ 상대적 금기 : 심한 폐고혈압증, 심한 우좌단락

(2) 폐환기스캔(Lung ventilation scan)

① 방사성의약품 : ^{99m}Tc-technegas

② 적응증 : 폐관류스캔과 함께 폐전색증의 진단

바) 신장비뇨기계 영상

(1) 신장스캔(^{99m}Tc-DMSA)

① 방사성의약품 : ^{99m}Tc-DMSA

② 적응증 : 급성 또는 만성 신우신염
선천성 이상신의 기능평가
좌우신의 상대적 기능평가
방광요관역류 환자의 신피질 손상 유무 진단

(2) 신장스캔(^{99m}Tc-DTPA)

① 방사성의약품 : ^{99m}Tc-DTPA

② 적응증 : 요로 폐쇄, 이식신의 평가, 상대신기능, 사구체여과율

③ 검사전 30~60분에 충분한 수분을 공급하여(약 500 cc 수분 섭취) 요량을 20 mL/min 이상 유지한다.

(3) 신장스캔(^{99m}Tc-MAG3)

① 방사성의약품 : ^{99m}Tc-MAG3

② 적응증 : 요로 폐쇄, 상대신기능, 신혈장류량의 평가

③ 검사 전 충분한 수분을 공급한다.

(4) 이뇨 신장스캔(Lasix renal scan)

^{99m}Tc-DTPA나 ^{99m}Tc-MAG3 스캔의 배설기 영상(excretory phase image) 후에 신우에 방사성 저류가 있는 경우, 요로 폐쇄의 진단을 위해 Lasix를 정맥주사하고 요량을 증가시켜서 영상을 얻는다.

(5) 캅토프릴 신장 스캔(Captopril renal scan)

① 방사성의약품 : ^{99m}Tc-DTPA

② 적응증 : 신동맥협착 및 신혈관성 고혈압

③ 캅토프릴 경구 투여 후 1시간 후 방사성의약품을 주사하여 신장스캔을 시행하고, 기저 스캔과 비교한다.

④ 검사 전 캅토프릴이나 에날라프릴과 같은 약제의 투여를 중지하며, 이뇨제도 가능하면 사용하지 않는다.

(6) 고환스캔(Testicular scan)

① 방사성의약품 : $^{99m}TcO_4^-$

② 적응증 : 고환염전, 급성 부고환염과 같은 급성 음낭증(acute scrotum)의 감별 진단을 위해 시행한다.

사) 간담도계 영상

(1) 간담도스캔(Hepatobiliary scan)

① 방사성의약품 : ^{99m}Tc-Mebrofenin

② 적응증 : 급성 담낭염, 만성 담낭염, 담낭 기능 평가, 담도 폐쇄, 황달의 감별진단, 담도계 수술 후 평가, 간이식 후 평가, 담즙 누출 확인, 담낭절제술후 증후군(post cholecystectomy syndrome)

③ 6시간 정도 금식한 후 시행하며, 경우에 따라 담낭이 수술로 제거된 환자는 금식없이 검사를 시행할 수 있다.

④ PTBD, T-tube 혹은 drain 튜브가 삽입되어 있는 경우 검사 목적에 따라 막고 할 것인지 여부를 결정하여 검사를 의뢰한다.

(2) 간혈관종스캔(Liver hemangioma scan)

① 방사성의약품 : ^{99m}Tc-RBC

② 적응증 : 간초음파 검사나 CT, MRI 등의 방사선 검사에서 혈관종이 의심된 경우의 확진을 위한 검사

(3) 간스캔(Liver scan)과 간 SPECT(Liver SPECT)

① 방사성의약품 : ^{99m}Tc-phytate

② 적응증 : 급 · 만성 간질환, 간종괴의 감별진단

③ 간종괴의 감별 진단을 위해서는 CT나 MRI와 비교하기에 용이한 SPECT를 시행한다.

아) 소화기계 영상

(1) 타액선 스캔(Salivary gland scan)

① 방사성의약품 : $^{99m}TcO_4^-$
② 적응증 : 구강 건조증, 타액선염

(2) 식도 통과 스캔(Esophageal scan)
① 방사성의약품 : 액체의 통과를 볼 때는 ^{99m}Tc-DTPA나 ^{99m}Tc-colloid를 이용하고, 고형식의 통과를 평가할 때는 ^{99m}Tc-DTPA 표지 계란부침을 이용한 샌드위치를 이용한다.
② 적응증 : 식도 통과 지연의 평가(systemic sclerosis, achalasia 등)

(3) 위배출시간(Gastric emptying time)
① 방사성의약품 : ^{99m}Tc-DTPA 표지 계란부침을 이용한 샌드위치
② 적응증 : 기능성 위운동장애 증상을 보이는 환자, 당뇨성 위운동장애, 약제에 의한 위운동의 반응 평가

(4) 위점막스캔/Meckel scan
① 방사성의약품 : $^{99m}TcO_4^-$
② 적응증 : 혈변을 보이는 환자에서 이소성 위점막이 있는 Meckel 게실의 진단
③ 검사 1~2일 전에 cimetidline(20 ng/kg/day)를 경구 투여하고, 6~12시간 공복 상태에서 검사한다.

(5) 위장관 출혈 스캔(GI bleeding scan)
① 방사성의약품 : ^{99m}Tc-RBC
② 적응증 : 위장관 출혈이나 수술후 복강 내 출혈 시 응급으로 시행

(6) 비장 스캔(Spleen scan)
① 방사성의약품 : ^{99m}Tc-손상적혈구(denatured RBC)
② 적응증 : 비증대, 비증(splenosis), 부비장(accessory spleen)

자) 감염 영상

(1) 백혈구 스캔
① 방사성의약품 : ^{99m}Tc-HMPAO WBC
② 적응증 : 염증성 장질환(inflammmatory bowel disease), 농양, 골관절 감염, 인공관절 삽입 후 감염

차) 말초혈관계

(1) 방사성동위원소 정맥촬영술(Radionuclide venography)
① 방사성의약품 : ^{99m}Tc-MAA, ^{99m}TcO4, ^{99m}Tc-colloid
② 적응증 : 상지 또는 하지 정맥 폐쇄

(2) 방사성동위원소 림프신티그라피(Radionuclide lymphscintigraphy)
① 방사성의약품 : 피하 주사된 ^{99m}Tc-phytate
② 적응증 : 상지 또는 하지의 림프부종, chyle leakage(thorax, abdomen)

(3) Sentinel node lymphscintigraphy
악성 흑색종이나 유방암에서 sentinel node를 찾기 위해 종양주위에 주사 후 영상을 얻는다.

나. PET(Positron emission tomopgraphy : 양전자 단층촬영) 영상

PET은 ^{11}C, ^{15}O, ^{13}N, ^{18}F 등의 양전자(positron)를 방출하는 방사성 동위원소를 이용하여 살아 있는 사람에서 인체 내의 생화학적 및 생리적인 반응과 대사활동을 평가하고 정량화할 수 있는 최첨단 검사방법으로 각종 질환에서 해부학적 이상이 발견되기 이전에 발생하는 생화학적 및 생리적인 변화를 평가함으로써 질병의 조기진단과 기존의 방법으로는 진단하기 어려운 여러 질병의 진단과 기능평가에 유용하다.

PET용 동위원소는 고가이며 반감기가 일반적으로 감마카메라에 이용되는 동위원소(^{99m}Tc : 6시간, ^{123}I : 13시간 등)에 비해 훨씬 짧기 때문에(^{15}O : 2분, ^{13}N : 10분, ^{11}C : 20분, ^{18}F : 110분) cyclotron에서 생산된 후 즉시 검사에 이용해야 하므로 반드시 예약하여 검사하고, 갑자기 예약된 당일에 검사를 취소하는 일이 없도록 주의한다.

현재 임상에 가장 흔히 이용되는 PET용 방사성의약품은 포도당 유도체인 ^{18}F-FDG (fluorodecoxyglucose)이다.

1) 흔히 임상에 이용되는 PET

가) 전신 FDG PET/CT(Whole body FDG PET/CT)

① 방사성의약품 : ^{18}F-FDG (fluorodeoxyglucose) 포도당 대사

② 적응증 : 악성 종양의 진단, 병기결정, 치료 후 반응 평가, 예후 결정

③ 검사 준비

- 검사 전에 적어도 6시간 이상 금식해야 한다. 단, 물은 충분히(되도록 1 L 이상) 마시도록 하고(주스, 커피, 사이다 등 당분이 함유된 것은 안 됨). 물을 마시기 어려운 경우는 생리 식염수와 같은 수액 제재를 정맥 주사할 수 있으나, 포도당이 함유된 수액 제재의 주사는 금해야 한다.
- 당뇨병이 있는 경우는 따로 핵의학 전문의와 상의하여 미리 혈당을 조절하여 되도록 150 mg 이하가 되도록 한다.
- 검사 당일에는 정상 근육의 포도당 섭취 증가를 줄이기 위하여 심한 운동을 하지 않게 한다. 검사에 늦었다고 뛰는 일이 없도록 한다.
- 부인과 암과 같이 방광 주변의 병소가 예상되는 경우는 방광에 Foley 카테터를 삽입하고 검사를 시행하는 경우가 있다.
- 검사 전 혈당을 측정하고 방사성의약품을 정맥 주사한 후 약 60분 경과한 다음 전신 촬영을 실시하며 촬영시간은 20분 정도 소요되며, 검사 전 준비 시간을 합하여 총 검사에 충분히 약 2시간 정도 소요될 것을 예상하여야 한다.

나) 뇌 FDG PET(Brain FDG PET)

① 방사성의약품 : ^{18}F-FDG

② 적응증 : 간질, 치매, 악성 종양의 악성도 및 치료 후 재발 진단, 파킨슨 증후군 등 기타 퇴행성 뇌질환 감별 및 뇌기능 평가

③ 검사 준비

- 검사 전에 적어도 6시간 이상 금식해야 한다.
- 당뇨병이 있는 경우는 전신 ^{18}F-FDG PET/CT와 마찬가지로 혈당을 조절한다.
- 검사 전 혈당을 측정하고 방사성의약품을 정맥 주사한 후 약 40분 경과한 다음 촬영을 실시하며 촬영시간은 15~20분 정도 소요된다.

다) 도파민 운반체 PET

① 방사성의약품 : ^{18}F-FP-CIT

② 적응증 : 파킨슨병 및 파킨슨병과 유사한 운동 장애의 진단과 감별

③ 검사 준비

- 방사성의약품을 정맥 주사한 후 3시간이 경과한 다음 촬영을 실시하며 촬영시간은 10분 정도 소요된다.

라) 아미노산 운반체 PET

① 방사성의약품 : ^{11}C-methionine(메치오닌), ^{18}F-FDOPA

② 적응증 : 재발성 뇌종양과 방사선 괴사 감별

- 검사에 따라 검사 전 적어도 4~6시간 이상 금식해야 한다.
- 방사성의약품을 정맥 주사한 후 30~40분간 촬영을 한다.

마) 아밀로이드 PET

① 방사성의약품 : ^{18}F-Florbetaben, ^{18}F-Flutemetamol

② 적응증 : 알츠하이머병(Alzheimer's disease)이 의심되거나 인지기능 장애가 있는 환자에서 뇌의 베타 아밀로이드 신경반(β-amyloid neuritic plaque)의 밀도와 분포를 확인하고자 할 때 시행한다.

- 방사성의약품을 정맥 주사한 후 90분이 경과한 다음 촬영을 실시하며 촬영시간은 20분 정도 소요된다.

마) ^{18}F-FLT PET

① 방사성의약품 : ^{18}F-FLT(fluorothymidine)

② 적응증 : 종양의 증식능 평가, 항암제 및 방사선 치료 반응의 조기 평가

③ 검사 준비

- 방사성의약품을 정맥 주사한 후 약 1시간이 경과한 다음 종양부위를 촬영하며 촬영시간은 15~20분 정도 소요된다.

바) 심장 PET(Cardiac PET)

① 방사성의약품 : ^{18}F-FDG(대사)

② 적응증 : 생존심근 평가, 심장 사르코이드증의 진단, 감염성 심내막염의 진단등

- 검사 목적에 따라 금식시간이 다르며 생존심근의 평가를 위해서는 6시간 이상 금식해야 하며, 심장 사르코이드증이나 감염성 심내막염의 진단을 위해서는 적어도 18시간 이상 금식해야 한다.
- 당뇨병이 있는 경우는 핵의학과 전문의와 상의한다.

다. 검체 검사(체외검사)

1) 검체 검사 의뢰 시 유의사항

가) 검사의 종류와 검체의 종류에 따라 적절한 튜브나 용기를 선택하고, 검사 종목에 따라 필요한 채혈량을 확인한다.
- Renin, ACTH 검사는 iced EDTA tube에 채혈하여 얼음물 용기에 넣는다.
- Cyclosporine, Glucagon은 EDTA tube에 채혈한다.
- 일반적으로 특별한 전처리가 필요 없는 검사는 SST tube를 사용한다.
- 24 hr urine C-peptide는 보존제(5% BSA와 sodium azide)가 있는 용기에 소변을 모아야 한다.
- 검체를 채취한 후에는 즉시 핵의학과로 보내거나 4℃ 이하의 냉장고에 보관해야 한다.

나) PTH는 가급적 공복상태에서 plain tube에 채혈 후 곧바로 핵의학과로 운반한다.

다) 호르몬 연속 검사 : 자극에 필요한 시약(TRH, LHRH glucagon 등)은 약품을 따로 처방을 한 뒤에 연속검사를 한다. 연속검사 처방 시에 의뢰할 연속검사 채혈시간의 간격을 분 단위로 처방한다. (예: 0분, 30분, 60분 …) 여러 연속 검체의 채혈 순서와 채혈 시간을 검체에 정확하게 기록하여 의뢰하여야 한다.

라) 검사측정 범위를 벗어나는 매우 높은 결과치가 예상되는 경우, 처방 시 comment에 미리 희석 검사(dilution) 요청을 하면 빠른 결과를 얻을 수 있다.

마) Cortisol, aldosterone 등 일내변동이 크거나 체위에 따라 결과치에 차이가 있는 hormone 검사는 채혈시간 또는 체위를 기록해야 한다.

바) 혈액이외의 검체는 처방전과 검체에 그 내용물을 표시하여야 한다.
(예 : 요, 척수액 등).

2) 생물학적 검사

GFR(^{51}Cr-EDTA 사용)검사, blood volume, RBC mass 측정, schilling test 등 방사성 동위 원소를 체내에 투여하고 채혈하여 검사를 시행하는 생물학적 검사들은 미리 예약한 후 검사해야 한다.

Chapter

34 응급의학과

1. 응급의학의 개요

가. 응급의학의 개념

응급환자를 포괄적이고 효과적으로 치료, 관리하는 의학의 한 부문으로 응급환자의 발생으로부터 궁극적 최종치료를 받을 때까지 환자의 상태를 최대한 안정시키고, 적시에 양질의 전문적인 응급의료를 제공하기 위하여 응급환자에 대한 폭넓은 인식을 가지고 신속하고 숙달된 응급처치 능력을 배양하는 학문이다.

나. 응급의학의 세부 분야

1) 응급의료체계
2) 재난의학
3) 기본 인명구조술 및 심폐소생술
4) 소생술; 전문 심장구조술, 전문 외상처치술, 전문 소아소생술
5) 환경응급의학, 사회응급의학, 야생응급의학
6) 독성학
7) 일반 응급진료 및 중환자 치료
8) 응급 진단술기
9) 응급 영상학

다. 수련 목표

응급환자에서 치료의 우선순위에 맞게 응급처치를 시행할 수 있기 위하여 응급환자의 특성을 이해하고, 심폐소생술, 각종 증상별 응급처치술, 전문 소생술(외상처치술, 심장구조술 등), 각종 혈액 역학적 위기에 대처하는 능력을 기르도록 한다.

1) 심폐정지 환자에서 심폐소생술을 시행할 수 있어야 한다.
2) 급성 심근경색증 환자에서 응급처치를 시행할 수 있어야 한다.
3) 급성 천식 발작 등 호흡곤란 환자에서 기도 유지 및 응급처치를 시행할 수 있어야 한다.
4) 다발성 외상 환자에서 치료의 우선순위에 따라 기도확보, 인공호흡, 쇼크 치료를 할 수 있어야 한다.
5) 독극물 중독 환자에서 제독 처치를 할 수 있어야 한다.
6) 의식변화 환자에서 가능성 있는 원인 질환을 알아야 하며 원인 질환별 응급처치를 할 수 있어야 한다.
7) 화상 환자의 수액 처치와 화상 드레싱(dressing) 등 응급처치를 할 수 있어야 한다.

라. 기본 술기

1) 병력 청취 및 이학적 검사
2) 심폐소생술(흉부압박, 기도유지, 인공호흡, 제세동, 응급약물)
3) 정맥로 확보, 도뇨관 삽관, 위장관 삽관
4) 기본 방사선 필름 판독(cervical spine, chest, abdomen, pelvis 등)
5) 심전도 기록 및 판독
6) 부목 적용
7) 상처의 세척 및 봉합, 무균 드레싱(dressing)
8) 절개 및 배농술
9) 위세척술
10) 전문 심장구조술
11) 전문 외상처치술(윤상갑상연골절개술, 흉관삽입술, 경추보호처치, 외상초음파 등)

2. 응급환자의 분류(한국형 응급환자 분류도구 : Korean Triage and Acuity Scale, KTAS)

1) 즉각적인 소생술(Resuscitation)
- 즉각적이고 적극적인 처치가 필요하며 생명이나 사지를 위협하는(또는 악화 가능성이 높은) 상태
- 즉시 의사가 진료

2) 중증(Emergency)
- 생명이나 사지, 신체기능에 잠재적인 위협이 있으며 이에 대한 빠른 중재적 시술이 필요한 경우
- 15분 이내 의사 진료 또는 간호사 재평가가 실시되어야 함

3) 응급(Urgency)
- 잠재적으로 응급 중재술이 필요한 심각한 문제로 진행할 수 있는 상태. 업무나 일상 생활에서 신체 기능에 상당한 불편감이나 영향을 미치는 정도
- 30분 이내 의사가 진료

4) 준응급(Less urgency)
- 환자의 나이, 통증이나 악화/합병증에 대한 가능성과 관련된 상태. 1-2시간 안에 처치나 재확인을 받으면 될 정도

5) 비응급(Nonurgency)

- 긴급하지만 응급은 아닌 상태. 만성적인 문제로 인한 것이며, 악화의 가능성이 있는 경우도 있고, 없는 경우도 있는 상태. 이와 같은 질병이나 손상 중 일부는 검사나 중재적 시술을 지연해서 시행하거나 다른 지역 병원에 의뢰할 수 있음
- 2시간 이내 의사가 진료

[출처 : 보건복지부 연구재단, 한국형 중증도 분류도구 타당도 및 신뢰도 검증연구]

3. 응급진료 시 필요한 세부 항목

가. 응급실 내에서의 기본적인 의사지시

1) 기본 임상병리 검사(Routine Laboratory)

CBC, serum electrolyte, serum glucose, AST/ALT T-bilirubin, BUN/Cr, PT/aPTT, ABO/Rh typing & cross-matching(필요시)

2) 내과계 환자의 추가 임상병리 검사

가) Respiratory difficulty : ABGA, CO battery for CO poisoning & methemoglobinemia

* Thoracentesis: Cell count & differential count, protein, LDH, glucose, pH, gram staining & culture, cytology(prn), AFB smear & culture

나) Infection or sepsis : ABGA, blood culture × 3쌍

다) Acute coronary syndrome : CK/CK-MB/LDH, s-myoglobin 혹은 Troponin-I

라) Liver cirrhosis : T-protein/Albumin, D-bilirubin, γ-GT, ALP

* Paracentesis : cell count & differential count, albumin, LDH, glucose, amylase, gram staining & culture, cytology(필요시)

마) Renal failure : T-protein/albumin, T-Ca/i-Ca, phosphorus/Mg, s-osmolality, urine-osmolality, urine-Na, K, Cl, Cr(필요시)

바) Biliary colic : D-bilirubin, γ-GT, ALP, amylase/lipase, U/A

사) Alcohol & drug intoxication : serum osmolality, amylase/lipase

아) Fertile woman : urine-HCG

3) 다발성 외상환자의 추가 임상병리 검사

가) Chest trauma : ABGA, cardiac enzyme(troponin-I)

나) Blunt abdomino-pelvic injury : amylase/lipase, U/A

다) Fertile woman : urine-HCG

4) 내과계 환자의 기본 방사선 검사

Chest PA/Lat, Simple abdomen supine/erect(필요시)

5) 다발성 외상환자의 방사선 검사

가) Trauma series : C-spine lateral, Chest AP, Pelvis AP(portable)

나) Head trauma : Skull series, C-spine AP/ Lat

다) Facial trauma : Water's view, Zygomatic arch view, Nasal bone series, Mandible series

라) Spine : C-spine AP/ Lat/ Open mouth view(필요시), T-L spine AP/ Lat, L-S spine AP/ Lat, Coccyx AP/Lat

마) Thoracic trauma : Rib series, Sternum oblique/Lat, Clavicle AP/ lordotic view/(both shoulder weight bearing view)

바) Extremity

(1) Shoulder : AP/ Axillary Lat

(2) Upper arm : Humerus AP/ Lat

(3) Elbow : AP/ Lat

(4) Forearm : AP/ Lat

(5) Wrist : AP/ Lat

(6) Hand : AP/ Oblique view

(7) Finger : AP/ Lat

(8) Femur neck : Total Hip AP/ Trans-Lat

(9) Femur : AP/ Lat

(10) Knee : AP/ Lat/ Skyline view

(11) Lower leg : AP/ Lat

(12) Ankle : AP/ Lat/ Mortise view

(13) Calcaneus : Axial/Lat/Broden's Method view

(14) Foot : AP/ Oblique

(15) Toe : AP/ Lat

나. 성인 환자의 임상과별 응급실 내 지침서

1) 일반외과

가) Surgical abdomen이 의심되는 경우, 즉시 응급의학과에 보고 후 일반외과 전공의에게 연락하고 지시를 받아 수술 전 검사를 시행한다.

나) 금식을 원칙으로 하며, 전해질 용액으로 수액요법을 시행한다.

다) 기계적 장폐색이 의심되는 경우 L-tube decompression 및 hydration을 시행한다.

라) 중증도의 화상 환자의 경우 먼저 통증조절 및 수액요법을 시행하면서 saline wet

dressing을 시행하고, Parkland's 요법으로 수액을 투여하면서 항파상풍 항체 결과를 확인하고 필요시 면역 글로불린(250 IU)과 파상풍 백신을 근주한다.

마) 복통이 심한 경우 응급의학과에 보고하고 조기에 통증 조절을 시행한다.

2) 신경외과

가) 의식변화를 주소로 내원한 환자 중 GCS(Glasgow coma scale) <8인 경우, 응급의학과로 바로 연락하여 기도 유지 등의 일차 소생술을 시행한 뒤 이차적인 평가를 진행한다.

나) 경증 두부손상의 경우 경추보호를 하고 기본 방사선 검사로 skull series, C-spine lateral view를 시행하며, 두개골 골절이 있거나 오심, 구토 및 국소적 신경학적 징후가 나타나는 경우, 응급의학과 또는 신경외과 전공의에게 연락하여 뇌 전산화 단층촬영을 시행하도록 한다.

다) 음주 환자의 경우 두부외상의 흔적을 철저히 찾아보고, 두부외상의 위험성이 높은 경우 가능한 한 뇌 전산화 단층촬영을 권유하고, 시간별로 의식상태 및 신경학적 징후를 관찰하여야 한다.

라) 경증 두부손상 환자의 귀가 조치 시 두부 외상 후 귀가 시 주의사항을 보호자 및 환자에게 주지시킨다.

마) 지주막하 출혈 환자나 응급수술이 필요한 경우에는 수술에 필요한 수술 전 검사를 시행한다.

3) 정형외과

가) 개방성 골절 환자의 경우 수술 가능성에 대비한 금식을 주지시킨 뒤, 방사선 촬영 후 정형외과 전공의에게 연락한다.

나) 골절 및 탈구 환자의 경우 가능한 한 통증 조절을 조기에 시행한다.
(예 ketoprofen 1 amp. or morphine 5 mg)

다) 부목을 고정하여 전원 된 환자의 경우, 부목제거 후 가능한 손상부위를 안정된 상태로 유지하면서 방사선 검사를 시행하여야 하며, 외부 상처를 다시 확인한다.

라) 골절, 탈구의 도수정복을 하는 경우 시술 전 진통제와 필요시 진정제를 사용하되 $EtCO_2$ 등을 이용하여 환자의 호흡상태 monitoring을 시행한다.

4) 흉부외과

가) 비교적 안정된 기흉 환자의 경우 산소를 공급하며, 흉부외과 전공의에게 연락한다.

나) 긴장성 기흉이 의심되는 경우는 지체 없이 응급의학과 전공의에게 연락하거나, 주사침을 이용한 흉관삽관술을 시행한다. 주사침은 정중 쇄골선의 제2 늑간으로 제3번 늑골의 상연을 따라 삽입한다.

다) 손상 환자의 경우 흉벽의 촉진 및 청진을 반드시 시행하며, 염발음 및 피하기

종이 촉진되는 경우 즉시 응급의학과에 보고하고 긴장성 기흉의 의심되는 경우 x-ray 촬영 전에 needle thoracotomy 시행 여부를 응급의학과와 상의한다.

5) 산부인과

가) 임신출산력(PARA) 및 urine-HCG를 반드시 확인한다.

나) 자궁 외 임신이 의심되는 경우 환자의 생체징후를 확인하여 전공의에게 보고하고 수술에 필요한 검사를 가능한 빨리 시행한다.

6) 신경과

가) 6시간 이내의 major stroke이 의심되는 경우 지체 없이 응급의학과에 보고 후 신경과 전공의에게 연락한다(EASTER activation). 또한 가능한 한 신속히 뇌 전산화 단층촬영(CT) 혹은 자기공명촬영(MRI)을 시행할 수 있도록 검사 및 조영제 사용 동의서를 받는다.

나) Heparin 및 anticoagulant therapy를 시행하는 경우가 많으므로 PT/aPTT를 포함한 기본 검사를 시행하며, 혈당검사 및 심전도를 검사한다.

다) 경련환자의 경우 ativan(3 mg IV) 혹은 valium(10 mg IV) 등으로 진정시키면서, 응급의학과 또는 신경과 전공의에게 연락한다.

7) 성형외과/구강외과

가) 안면부 열상의 경우 water's view 촬영 및 상처 부위 세척 후 상처의 깊이와 상태 등을 살피고 성형외과 전공의에게 연락한다.

나) 안면부 손상의 경우 해당부위에 따라 zygomatic view, nasal bone series, mandible series 등을 시행한 후 성형외과 또는 구강외과 전공의에게 연락한다.

8) 비뇨기과

가) 요로결석이 의심되는 환자의 경우 통증 조절(ketorolac 1 ample 정주)을 먼저 시행한 뒤 뇨검사 및 KUB 촬영 등을 시행한다.

나) 전립선 비대증 등으로 인한 acute urinary difficulty를 주소로 내원한 경우 foley catheter insertion 후 AUR protocol에 따른 hydration을 시행하며, U/A 및 urine culture 후 비뇨기과 전공의에게 연락한다.

다) Testicular torsion이나 penile fracture가 의심되는 경우 지체 없이 비뇨기과 전공의에게 연락한다.

다. 소아환자의 응급실 내의 지침사항

1) 소아과 환자는 일차 문진 후 소아과 전공의에게 연락하는 것을 원칙으로 한다.

2) 혈액채취 및 의사지시의 입력은 기본적으로 인턴이 시행하며, 척수 천자 등의 시술

시 주치의를 보조한다.

3) 소아 외상의 경우는 경증 손상이 많으며, 해당 부위의 방사선 검사 후 해당과의 전공의에게 연락한다. 15세 이하의 소아의 경우 양측 방사선 검사를 시행하여 비교하여야 한다.
4) 다발성 손상의 경우나 불안정한 생체 징후 및 의식 상태를 보이는 환아의 경우 이학적 검사 후 바로 응급의학과 전공의에게 연락하도록 한다.
5) 복통을 주소로 내원한 환아 중 장중첩증이나 충수돌기염이 의심되는 경우에는 복부 방사선 촬영 후 소아외과 전공의에게 연락한다.
6) 소아 약물중독 및 이물질 섭취의 경우에는 간단한 병력 청취 후 응급의학과 전공의에게 연락한다.

라. 응급진찰실(Rapid-track) 지침서

1) 응급진찰실(Rapid-track)의 목적

가) 응급실의 과밀화 방지

나) 중환의 우선순위에 밀리는 경환자의 진료지연 방지

2) 응급진찰실의 적응증 : 16세 이상의 ambulatory adult patients

예외) unstable vital sign, 급성 흉통, 호흡곤란, 급성 중증출혈, 급성 신경장애

3) 응급진찰실의 진료단계

가) 내원 시 응급간호사가 주증상과 생체징후 및 산소포화도를 측정한다.

나) 주증상이 흉통, 호흡곤란, 급성 신경장애, 급성 중증출혈인 경우에는 즉시 응급의학과로 연락을 하여 추가 지시를 받는다.

다) 생체징후가 비정상이거나 산소포화도가 94% 이하인 경우에는 즉시 응급의학과로 연락하여 추가 지시를 받는다.

라) 응급진찰실 진료의 적응증에 해당하면 간단한 병력을 채취하고, ROS(review of system) 및 임신 가능성(가임여성의 경우)을 확인하다.

마) 임신 가능성이 의심되면 urine-HCG를 반드시 확인한다.

바) 이상의 단계가 종료되면 간호사는 응급의학과에게 환자를 인계한다.

4. 다발성 외상환자에 대한 초기 처치

다발성 외상환자의 처치 우선순위는 전문 외상처치술(ATLS : advanced trauma life support)에 따라서 우선 치명적인 손상에 대한 소생술을 시행하는 '1차 평가와 소생술'을 시행한 다음에 시간적인 여유를 갖고 전신적인 평가 및 응급처치를 시행하는 '2차 평가와 응급처치'를 시행한다.

- 1차 평가는 ABCDE의 순서로 진행되며, 그 순서는 다음과 같다.
- 기도확보와 경추고정(Airway maintenance with cervical spine protection)
- 호흡과 환기(Breathing and ventilation)
- 순환계와 지혈(Circulation with hemorrhage control)
- 신경계 장애 평가(Disability : Neurologic status)
- 노출/환경 평가(Exposure/Environmental control)

가. 기도확보와 경추고정

기도확보와 동시에 경부고정이 시행되어야 하는데, 경추골절이 있는 환자를 함부로 다루면 체위변화에 의하여 경추손상(cervical spine injury)이 진행되고, 결국 표 34-1에 기술된 사항에 의하여 호흡부전을 유발될 수 있기 때문이다. 외상환자에서 기도확보를 시행하는 단계는 다음과 같다.

표 34-1. 경추손상이 호흡계와 순환계에 미치는 영향

1. C3-C5 경수손상 시에는 횡격막 신경의 마비로 횡격막 운동이 저하된다.
2. 흉수의 늑간신경이 마비되어 늑간근 운동이 저하된다.
3. 신경성 폐부종(neurogenic pulmonary edema)이 유발될 수 있다.
4. 교감신경계의 기능저하로 혈관이 확장되어 혈압이 저하된다.
5. Cardio-accelerator reflex가 소실되어 서맥이 유발된다.

C3-C5 : 제 3, 4, 5 cervical level

1) 모든 외상환자(특히 쇄골 상방의 둔상을 입은 환자)에게는 경부고정장비(extrication cervical collar)를 이용하여 경부를 우선 고정한다. 방사선 촬영으로 경부손상이 없다고 확진되거나, 기관삽관술을 위하여 경부고정장비를 꼭 제거하지 않을 경우를 제외하고는 경부고정을 계속 유지한다. 이때 주의해야 할 점은 경부 x-ray 검사가 정상이더라도 척수 신경이나, 불안정 척추 인대 손상이 배제되지 않는다는 점이며, 환자의 손상기전과 신경학적 평가를 토대로, 경부고정장비 유지여부를 결정해야 한다. 경부고정을 시행하는 경우는 우선 경부고정장비(cervical collar)를 착용시키고, 머리고정대(head immobilizer)를 이용하여 두부를 완전히 고정시킨다. 혹시 오토바이 사고환자로 헬멧을 착용한 경우도 방사선 촬영상 경부손상이 없다고 확진되거나, 기도유지를 위하여 꼭 제거해야 하는 경우를 제외하고는 함부로 헬멧을 제거하지 않는다.
2) 하악거상법(forward jaw thrust)을 시행하여 기도를 확보하고, 손가락이나 흡입기를 이용하여 구강 내를 청결히 한다. 단, 두부후굴법(head-tilt)은 경추손상을 더욱 악화시키므로 시행하지 말아야 한다.
3) 환자의 의식이 명료하지 않으면 가급적 기관삽관술을 시행한다. 단 환자의 경부를 굴절시키지 않도록 주의하며, 가능하면 경비 기관삽관술(naso-tracheal intubation)

을 시행하는 것이 바람직하다. 비강출혈이 심하거나 두개기저골 골절 혹은 안면골 골절이 의심되는 경우에는 가급적 경구 기관삽관술(oro-tracheal intubation)을 시행하되 동축견인술(in-line traction)로 머리를 신체의 장축으로 고정하고 기관삽관술을 시행한다.

4) 기관삽관이 어려운 상황에서는 경기관 삽관술(trans-tracheal cannulation)이나 윤상갑상연골절개술(cricothyroidotomy)을 시행한다. 경기관 삽관술을 시행하는 경우에 삽관튜브의 반경이 작아서 이산화탄소의 축적이 증가하므로 가능하면 45분 이내에 다른 방법으로 기도를 유지하도록 하며, 윤상갑상연골절개술의 경우도 장시간 지속 시는 합병증의 발생률이 높기 때문에 수시간 이내에 다른 방법을 취해야 한다.

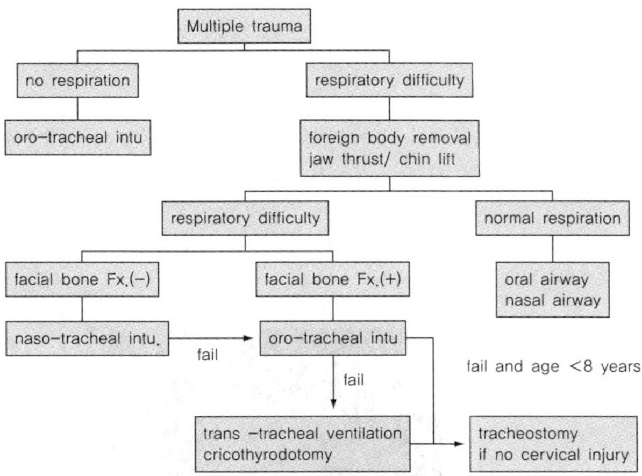

그림 34-1. **외상환자의 기도유지법**

나. 호흡기능 유지

모든 외상환자에게는 충분한 산소를 투여하면서 흉부손상에 대한 응급처치를 시행한다. 특히 분당 호흡수가 20회 이상인 경우에는 긴장성 기흉, 개방성 기흉, 폐좌상, 동요가슴(flail chest) 등을 의심해야 한다. 호흡기능을 유지하기 위한 응급처치는 다음과 같은 방법으로 진행된다.

1) 산소마스크로 100% 산소를 투여하며 흡입산소분율(FiO_2)을 0.85 이상으로 유지한다. 다만, 경비관(nasal cannula)이나 단순한 안면 마스크로는 산소를 대량 투여하여도 흡입산소분율을 0.85 이상으로 유지할 수 없다는 것을 명심해야 한다.

2) 표 34-2와 같이 이학적 검사를 시행하며, 이상 소견이 발견되면 흉부손상에 대한 처치를 즉시 시행한다.

표 34-2. 호흡기능을 평가하기 위한 신체검사

1. 기관(trachea)이 정중앙에 정상적으로 위치하고 있는가?
2. 경정맥이 팽대되어 있는가?
3. 흉부 외상이 있는가? 또는 흉벽운동은 정상인가?
4. 촉진 상 흉골 골절, 피하기종, 늑골골절 등은 없는가?
5. 청진 소견상 호흡음과 심음은 정상인가?

3) 흉부에 흡입성 창상(sucking wound)이 있으면 우선 창상부위에 폐쇄 드레싱을 시행하면서 바로 흉관을 삽입하도록 한다. 흉관삽입술이 불가능한 경우에는 창상을 소독거즈로 덮고, 거즈의 4면 중 3면은 반창고로 밀폐시키고 1면은 개방된 상태로 놓고 신속히 병원으로 이송한다. 즉, 흡입성 창상을 모두 밀폐시키면 손상된 폐로부터 공기가 흉강 내로 계속 유출되고 흉강 밖으로 배출되지 못하여 긴장성 기흉을 유발시킬 수 있다. 그러므로 드레싱의 4면 중 한쪽 면을 개방하여 흡입 시는 소독거즈가 창상부위를 막아서 공기의 유입을 방지하고, 흉강 내 공기압이 증가하면 공기가 외부로 유출되도록 한다(그림 34-2).

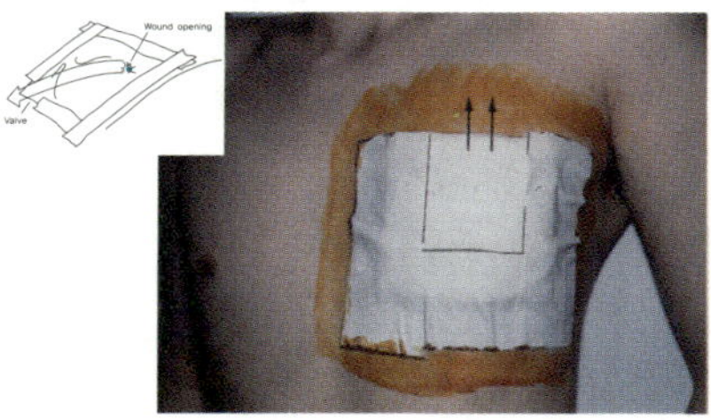

그림 34-2. 흡입성 창상부위의 응급처치. 드레싱의 한쪽 면은 개방한다.

4) 환자의 호흡이 비정상적이며 청색증(cyanosis)이 있으면서 호흡음이 감소되어 있으면 기흉, 혈흉을 의심해야 하며, x-ray 시행 전이라도 신체 진찰이나 환자의 손상 기전, 초음파 검사로 긴장성 기흉이 강력히 의심되면, 바늘을 이용하여 제 2~3 늑간에 바늘 흉강 천자를 즉각적으로 시행해야 한다. 또한 작은 양의 기흉이라도, 기관 삽관 및 기계 양압 환기를 시행하게 되면, 긴장성 기흉으로 진행될 가능성이 높아 적극적으로 흉관 삽관을 고려해야 한다.

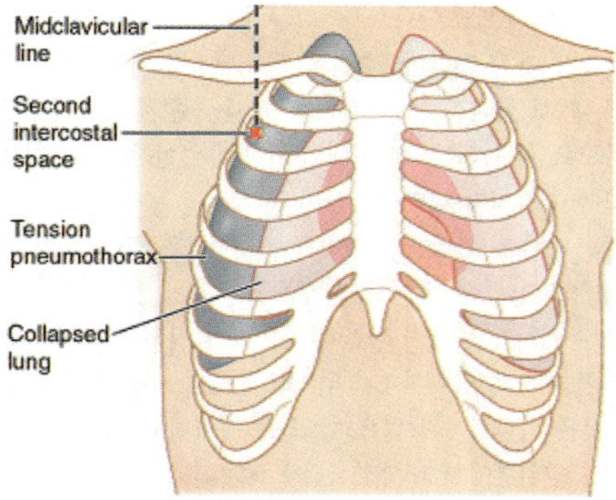

그림 34-3. 긴장성 기흉 발생 시 바늘 감압술의 위치

5) 초음파나 x-ray상에서 흉수가 관찰될 때에는 10 cc 주사기로 흉부천자(제 4, 5 늑간의 정중 액와선 부위)를 시행한다. 천자상 기흉 혹은 혈흉의 소견이 있으면 즉시 폐쇄식 흉관삽입술을 시행한다. 흉관삽입술은 제 4~5 늑간과 중앙 액와선이 교차하는 부위에 28~32 French의 흉관(chest tube)을 삽입한다.
6) 흉부에 피하기종이 있으면서 급속히 커지는 양상을 보이면 피하기종이 심한 쪽의 흉부에 폐쇄식 흉관삽입술을 시행한다. 피하기종이 급격이 커지는 경우는 기관지의 파열에 의한 경우가 많으며, 긴장성 기흉의 가능성이 높기 때문에 신속히 폐쇄식 흉관삽입술을 시행하도록 한다.
7) 폐쇄식 흉관삽입술을 시행한 후부터 흉관에서 배액되는 혈액량을 측정한다. 단 시간에 1,000~1,500 mL 이상 초과 시에는 개흉술을 고려해야 한다. 특히, 혈흉의 경우에는 흉관삽입술을 시행하기 전에 수혈을 준비해야 한다.
8) 흉벽이 비정상적으로 움직이는 기이성 운동(paradoxical movement)이 관찰되면서 호흡곤란을 호소하는 경우는 동요가슴(flail chest)을 의심한다. 이 경우에는 손상부위에 모래주머니를 올려놓아서 흉벽의 기이성 운동을 줄이면서 호흡상태를 관찰하고, 동맥가스분석에서 호흡부전증의 가능성이 높으면 바로 기관삽관술을 시행하고 인공호흡처치를 한다.

다. 순환기능 유지

외상 시는 여러 가지 유형의 쇼크가 발생할 수 있으며, 외상 시 쇼크가 발생하는 경우를 외상성 쇼크(traumatic shock)라고 한다. 외상 시 흔히 관찰되는 쇼크들은 저체액성 쇼크(hypovolemic shock), 심장성 쇼크(cardiogenic shock), 신경성 쇼크(neurogenic shock), 패혈성 쇼크(septic shock)이며, 출혈에 의하여 유발되는 저체액성 쇼크를 출혈성 쇼크(hemorrhagic shock)라고도 한다.

이 중 출혈성 쇼크가 가장 흔하며, 출혈성 쇼크가 의심되는 경우 출혈의 정도를 파악하는 것이 중요한데, 이때 혈액검사에서 나오는 적혈구 수치나 헤마토크릿은 실혈의 급성기를 반영하지 못하므로, 주의해야 하며, 대신 환자의 의식상태나, 피부색, 맥박의 변화를 통한 판단이 중요하다고 알려져 있다.

쇼크 처치의 목적은 수축기 혈압을 정상적으로 유지하는 것이며, 치료는 우선 정맥로 확보와 함께 외부의 대량출혈을 신속히 지혈시키는 것으로 시작된다. 외상 후 혈압이 저하된 쇼크 환자의 혈압을 유지하기 위하여 다음과 같은 응급처치를 시행한다.

1) 외부출혈 부위를 손으로 압박하거나 압박붕대 등을 이용하여 지혈시킨다. 혈관을 직접 결찰하는 것은 바람직하지 않으며, 또한 지혈대(tourniquet)를 이용하면 지혈대로 묶은 부위의 원위부에서 대사성 산증(metabolic acidosis)이나 조직괴사가 유발되므로 바람직하지 않다.
2) 환자의 다리를 심장보다 높게 위치시키는 Lithotomy position으로 자세를 취한다. 골절이 의심되는 부위는 조기에 부목을 이용하여 고정하며, 출혈이 동반된 경우에 공기부목(air splint)을 이용하면 지혈과 고정을 동시에 시행할 수 있으므로 바람직하다.
3) 상지에 # 14~16 주사침을 이용하여 최소한 2개 이상의 정맥로를 확보하여 수액을 신속히 투여한다. 수액은 링거액, 하트만액, 또는 생리식염수가 가장 바람직하며, 정맥로 확보가 어려운 경우에 경정맥, 쇄골하정맥, 대퇴정맥 등으로 중심정맥삽관(central vein catheterization)을 시행한다.
4) 수축기 혈압이 90 mmHg 이하로 낮은 경우에는 15분 동안에 1,500~ 2,000 mL의 링거액(lactated Ringer's solution)이나 생리식염수를 투여한다. 상기 수액요법으로도 혈압이 상승되지 않으면 Rh-O type의 혈액을 투여하거나 ABO typing 만으로 수혈을 시행한다. 병원에 혈액이 없는 경우에는 인공혈장액(modified gelatine fluid, starch 제제, dextran)을 투여한다. 그러나 수액처치만으로 혈압이 90 mmHg 정도로 유지되면 cross-matching까지 하여 수혈을 시행한다.
5) 이학적 소견상 폐좌상이나 폐부종이 없을 것으로 판단되면서 수혈이 신속하게 이루어지지 않을 경우는 MAST(military anti-shock trousers)를 착용시킨다. MAST 압력은 60 mmHg 정도가 적당하지만 환자의 상태에 따라서는 100 mmHg까지 압력을 올릴 수 있다. MAST를 사용하는 경우는 착용한 시간과 압력 등을 의무기록지에 기입해야 한다.
6) 혈복증(hemoperitoneum)이 의심되면 MAST를 착용하기 전에 복부 초음파검사, 복부천자(paracentesis) 혹은 복강세척술(peritoneal lavage)을 시행하여 출혈성 쇼크의 원인을 진단한다.
7) 이학적 소견상 Beck's triad(경정맥 팽대, 혈압저하, 심음감소)가 관찰되면 심장압전(cardiac tamponade)의 가능성이 높으므로 즉시 심초음파검사를 시행한다. 심장압전이 확인되면 즉시 심낭천자술 혹은 개흉술을 시도하여 심낭을 열어준다. 단, Beck's

triad는 긴장성 기흉에서도 나타날 수 있으므로 유의해야 한다.

라. 의식상태 판정

간단한 신경학적 검사를 시행하여 의식상태를 조속히 판정하여야 한다. 1차 평가에서는 널리 쓰이는 척도의 종류에는 'GCS 척도'와 'AVPU 척도'가 있으며, 동공반응검사를 시행하여 3차 신경의 기능을 확인한다. 편측 동공의 산동이나 빛반사(light reflex)의 소실은 두개강 내의 혈종이나 출혈에 의하여 천막뇌이탈(uncal herniation)이 발생하였을 가능성을 시사한다.

표 34-3. 'GCS 척도'에 의한 의식상태 분류

Eye opening Spontaneous: 4 To speech: 3 To pain: 2 None: 1 **Verbal response** Oriented: 5 Confused conversation: 4 Inappropriate words: 3 Incomprehensible sounds: 2 None: 1	**Best motor response** Obeys commands: 6 Localizes pain: 5 Flexion withdrawal to pain: 4 Abnormal flexion: 3 Extension: 2 None: 1

표 34-4. 'AVPU 척도'에 의한 의식상태 분류

A : Alert(의식 명료)
V : Response to verbal stimuli(언어지시에 반응)
P : Response to painful stimuli(통증자극에 반응)
U : Unresponsive to any stimuli(통증자극에도 무반응)

마. 의복제거 및 지속적인 소생술

인공호흡과 수액처치 등의 소생술을 계속하면서 환자의 의복을 모두 제거한다. 의복을 제거하는 경우는 환자의 체위를 변화시키지 않도록 의복을 가위로 자르도록 한다. 의복을 제거하고 난 후 신체진찰을 통하여 손상 부위를 면밀히 평가하는 것이 중요하다. 하지만 이와 더불어 신체진찰이 끝난 후에는 환자가 저체온에 빠지지 않도록, 다시 환자를 따뜻한 시트를 이용하여 다시 덮어 주어야 한다.

환자의 상태가 비교적 안정되면 의무기록을 기재한다.

1) 환자의 체온을 포함한 생체징후를 측정하고 기록한다.
2) 100% 산소를 계속 투여하며, 모든 외상환자에서는 심전도를 검사한다. 심전도에서 부정맥, 빈맥, 심실조기수축, 심방세동, 비정상적인 ST파 등이 나타나면 심근좌상을 의심한다. 무맥성 전기활동(PEA : pulseless electrical activity)가 나타나면 심장압

전, 긴장성 기흉, 중증의 쇼크를 의심해야 하며, 맥압차(맥압차 = 수축기혈압－이완기혈압)가 적어지면 출혈성 쇼크나 심장압전을 의심한다.

3) 다량의 수액처치가 필요한 경우는 중심정맥압을 측정하여야 한다. 특히 심장압전, 긴장성 기흉이나 혈흉이 있는 경우는 수축기 혈압이 낮은 반면에 중심정맥압은 높은 것을 관찰할 수 있다.

4) 생식기와 회음부 검사, 직장수지 검사를 시행하여 표 34-5와 같은 금기증이 없다면 요관(urinary catheter)을 삽입한다. 표 34-5의 사항이 발견되면 도뇨관을 삽입하지 말고 요도촬영을 시행하며, 요도촬영에서 요도손상이 없으면 도뇨관을 삽입한다.

표 34-5. 요도손상이 의심되는 경우

1. 요도 끝에서 혈액이 관찰되는 경우
2. 음낭에서 혈종이나 출혈이 관찰되는 경우
3. 직장검사상에서 전립선이 촉지되지 않거나 상방에 위치

5) 특별한 금기증이 없으면 위장관 튜브(naso-gastric tube, 24~32 French)를 삽입한다. 안면손상이 심하거나 두개 기저골 골절이 의심되는 환자에서는 경구로 위장관튜브를 삽입하는 것이 바람직하다. 이유는 안면손상(특히, cribriform plate 골절) 시는 위장관 튜브가 두개강 내로 삽입될 수 있기 때문이다.

6) 현재까지 시행한 모든 검사와 처치 등을 기록한다. 환자가 중증이면서 타의료기관으로의 후송이 필요한 경우에는 즉시 환자를 후송한다. 즉, 더이상의 검사와 추가적인 처치는 시행하지 않는다.

7) 필수 방사선검사(cross-table lateral cervical spine view, chest AP view, pelvis AP view)를 우선 시행하되, 환자상태가 불안정하면 이동식 촬영기(portable X-ray)를 이용하여 검사를 시행한다.

8) 우선 필수 방사선검사 결과를 판독하면서 필요한 추가적인 소생처치를 시행하며, 이후에는 환자의 머리끝부터 발끝까지 차례대로 이학적 검사와 신경학적 검사를 시행하는 '2차 평가와 응급처치' 단계를 시행한다.

5. 중독(Poisoning)

중독이 의심되는 환자가 내원하게 되면 우선 문진을 통하여 독성 물질의 정보를 얻으며, 이학적 검사를 통하여 중독증상/징후를 확인하며, 필요한 응급처치를 시행하게 된다.

가. 병력청취

중독환자에 대해서는 독성 물질에 대해 노출경로에 따라 병력을 청취해야 한다. 가장 흔한 약물의 음독의 경우를 예를 들면 약물의 종류, 복용한 양, 복용 시기(공복 혹은 식후),

복용 후의 구토 유무, 구토 횟수, 복용 이유(자살목적) 등을 확인해야 한다.

표 34-6. 약제 중독 환자의 병력 청취

1. 모든 처방약병과 용기를 조사하고, 약의 개수를 세어야 한다. 약병에 있는 약의 리스트와 미확인된 약의 성분을 파악해야 한다.
2. 처방을 한 의사나 약사에게 연락하여 과다복용의 병력이 있는지, 다른 처방을 받은 적은 없는지 등을 알아보고 다른 기저질환이나 약물 알레르기 등의 과거력을 알아봐야 한다.
3. 응급실에 온 환자의 보호자나 친구에게 이야기를 듣거나 필요하다면 집으로 전화를 해서든 정보를 얻어야 하고, 중요한 기록은 의무기록에 남겨야 한다.
4. 환자의 몸을 뒤져 모든 약물, 소지품을 살펴야 하며 때로는 지갑에서 찾은 한 알의 약이 중요한 증거가 되기도 한다.
5. 가족이나 경찰에게 집을 수색하여 의약품 상자, 옷장, 쓰레기통 등을 조사하게 한다. 이것은 중독 환자의 진단과 치료에 도움이 되기도 한다.

나. 이학적 검사

환자의 의식이 혼미하여 독성 물질(약물)을 정확히 파악할 수 없는 경우에는 임상증상을 관찰하여 독성 물질의 종류를 대략 파악할 수 있다. 그러므로 중독증상을 정확히 관찰함과 동시에, 생체징후, 합병증의 유무, 기타 징후 등을 모두 평가하여야 한다. 중독 증후군(Toxidrome)이란 감별진단을 좁히는 중요한 단서들을 제공하는 진찰소견들의 집합이라 할 수 있고, 정확한 병력을 알 수 없는 환자에 대한 치료의 시작점이 되고, 유용한 검사 방법을 제시한다. 그러나 알코올을 포함해 다양한 독성 물질에 한꺼번에 중독되는 경우도 많아서 여러 증상들이 함께 나타날 수 있으므로 판단에 주의가 요구된다. 가장 흔한 증후군은 항콜린성, 교감신경성, 아편/진정제/에탄올, 콜린성 증후군 등이다(표 34-7).

표 34-7. 중독증후군(Toxidrome)

항콜린성(Anticholinergic) 증후군	
징후	중얼거림, 섬망, 빈맥, 건조하고 붉은 피부, 간대성 근경련, 체온 상승, 배뇨장애, 장음감소, 경련, 부정맥
원인	항히스타민제, 항파킨슨제, 항정신병 약제, 항우울제, 항진경제, 아트로핀, 아만타딘, 근이완제 등
교감신경성(Sympathomimetic) 증후군	
징후	망상, 편집증, 빈맥(또는 서맥), 고혈압, 고열, 발한, 입모, 산동, 과다반사, 경련, 저혈압, 부정맥
원인	코카인, 암페타민, 에페드린, 카페인, 테오필린 등
아편/진정제/에탄올(Opioid/sedative/ethanol) 증후군	
징후	혼수, 호흡부전, 축동, 저혈압, 서맥, 저체온증, 폐부종, 장음감소, 반사저하, 주사바늘 자국, 프로폭시펜과 같은 마약의 과다 섭취 후의 경련
원인	마약, 바르비튜레이트, 벤조디아제핀, 에탄올, 클로니딘 등
콜린성(Cholinergic) 증후군	
징후	혼미, 중추신경억제, 근력감소, 침흘림, 눈물흘림, 요/변실금, 위장관 조임, 구토, 다한, 근연축, 폐부종, 축동, 서맥/빈맥, 경련
원인	유기인산염 살충제, 카르바메이트 살충제, 피소스티그민, 일부 버섯 등

다. 중독환자의 응급처치

흡수되지 않은 독성 물질의 체내 흡수를 막고 신속히 체외로 제거하기 위하여 decontamination을 시행하고, 이미 흡수된 약물에 대한 배출을 증가시키며 증상에 대한 응급해독제와 보존적 치료를 시행하는 것이 일반적인 응급처치이다.

1) 환자의 체위

좌측와위(left lateral decubitus position)를 시행하여 약물이 십이지장이나 소장으로 넘어가는 것을 최대한 지연시켜야 한다. 이러한 체위는 위장 내 약물이 십이지장으로 넘어가는 것을 일부 지연시킬 수 있다는 견해도 있다. 또한, 구토의 가능성이 높은 경우에는 머리를 약간 하방으로 위치시키는 trendelenburg position을 취해 흡인을 피할 수 있다.

2) 구토제(syrup of ipecac)

구토제를 복용시켜서 위의 내용물을 토하게 하는 방법이지만, 흡인, 식도파열, 폐렴 등의 합병증이 유발될 수 있으므로, 소아의 경우로서 병원까지의 거리가 매우 먼 경우에만 제한적으로 도착 전 응급처치로서 이용될 뿐이다. 또한, 구토제를 투여한 경우에는 응급실에서 투여하는 치료약물까지 토하게 되어 치료가 지연될 수 있는 단점도 지니고 있어 최근에는 구토제 사용을 지양하고 있다.

3) 위세척(gastric lavage)

과거에는 모든 약물에 대한 적극적인 위세척이 권고되었으나, 최근에는 약제마다 위세척이 효과가 없다는 보고가 많으며, 실제 응급실에서 흔히 사용하는 비위관으로는 효과적인 위세척이 이루어질 수 없어, 제한적인 경우에만 사용하도록 권고되고 있다. 위장 내의 약물을 신속히 제거하는 방법으로서, 성인은 36~40 French(소아 24~28 Fr.)의 관을 위까지 삽입하여 물로 세척하는 방법이다. 세척을 위하여 1회 투여하는 양은 약 200~300 mL이며, 가급적 warm water(38℃)를 이용하고(소아는 체중 1 kg 당 10 mL 생리식염수), 배출되는 액체의 색이 맑아질 때까지 계속 시행한다. 다만, 위세척은 독성 물질 음독약물 복용 후 1시간 이내인 경우에만 도움이 된다는 보고가 있으며, 간혹 위장기능 장애에 의하여 내용물이 위에 계속 남아있다고 판단되는 경우에는 복용 후 수시간이 경과하였더라도 코위관으로 내용물을 확인한 뒤 위세척을 시행할 수 있다. 위세척을 시행하는 경우에도 환자의 자세는 좌측와위를 유지하며, 의식이 명료하지 않은 경우에는 기관 삽관을 시행하고 앙와위(supine position)에서 세척할 수 있다.

4) 활성탄(activated charcoal)

활성탄은 환자의 의식이 명료하고, 기도가 확보되어 있으며, 활성탄에 달라붙는다고 알려진 물질의 음독인 경우에만 제한적으로 사용할 수 있다. 또한 환자가 음독한지 한 시간 이내에 응급실에 내원하는 경우에만 효과가 있는 것으로 알려져 있다. 흔한 적응증이 되는 약물로는, 삼환계 항우울제, 디곡신, 독버섯, 리튬 등이 있으며, 독성 알코올(에탄올, 메탄올), 금속류, 탄산수소는 활성탄과 결합하지 않고 오히려 흡인의 위험을 높여 사용하지 않도록 권유되고 있다.

활성탄을 사용할 때에는 독성 물질과 결합하여 흡수를 방지하고 체외로 제거하기 위하여 활성탄을 경구 혹은 코위관을 통하여 투여한다. 활성탄 1 gm/kg를 200~250 mL의 물과 희석하여 4시간 간격으로 투여하며, 검은 설사가 나타나면 투여를 중지한다. 최초 1회만 활성탄과 물의 혼합액에 하제(cathartics)를 혼합하도록 한다.

5) 하제

설사를 유도하여 장내의 약물을 제거하는 것으로서 현재는 추천되지 않는다.

6) 전장관 세척(whole bowel irrigation)

위장관으로 non-absorbable polyethylene glycol를 지속적으로 투여하는 방법으로서, 1~2 L/hour(소아 : 500 mL/hour)의 속도로 지속 투여한다. 이러한 방법에 의한 전해질 이상이나 체액이상 등의 합병증은 성인에서는 비교적 적은 것으로 보고되고 있고, 일반적인 위장관 제거방법으로 이용되지는 않으며, 이온성 물질(mineral acids, alkalis, lithium, borates, bromide), hydrocarbon, 금속, 에탄올 등 활성탄에 흡착되지 않는 경우에만 제한적으로 고려한다.

7) 해독제 투여

해독제가 있는 약물에 대하여는 환자의 증상에 따라서 해독제를 투여하기도 한다. 해독제는 독성 물질에 노출된 후 조기에 투여할수록 효과를 기대할 수 있으며 대부분 독성 물질이 다량 체내로 흡수된 중증환자에서 적응증이 된다. 또한, 해독제의 작용시간은 다량의 독성 물질이 흡수된 경우에는 독성 지속시간보다 짧은 경우가 대부분으로 반복적인 투여를 고려해야 하며 투여중단은 정해진 용량이 있는 경우가 아니면 혈중 독성 물질 농도와 증상에 기준하여 결정한다.

표 34-8. 독성 물질과 대표적인 해독제

Acetaminophen	N-acetyl cysteine
Methanol, Ethylene glycol	Ethanol
Propranolol	Glucagon
Organophosphate	Atropine
Dapsone	Methylene blue
Iron	Deferoxamine
Opioid	Naloxone
Calcium channel blocker	Calcium
Benzodiazepam	Flumazenil
Digoxin	DSFab (Digoxin-specific fregment antibody)
Cyanide	Amyl nitrate / Sodium thiosulfate
Isoniazid	Pyridoxine

라. 입원 결정

환자가 심각한 중독증상을 보일 때 입원결정을 하는 것은 어렵지 않다. 그러나 환자의 증상이 경미하거나 잠재적인 위험이 있는 약물을 먹었고 증상이 없다면 입원 및 퇴원여부를 결정하기 쉽지 않다. 일반적으로 응급실에서 6시간 동안 경과관찰을 시행하며, 증상이 있는 환자라면 대부분 입원치료가 필요하다. 정보가 필요한 경우에는 독극물 전문센터와 독성학 전문의사에게 의뢰하도록 한다.

6. 아나필락시스(Anaphylaxis)

아나필락시는 어떠한 원인물질과 접촉한 후에 4개의 임상증상(소화기 증상, 호흡계 증상, 순환기 증상, 피부 증상) 중에서 2개 이상의 증상이 나타나는 경우를 아나필락시스라고 진단한다.

표 34-9. 아나필락시스 증상 및 징후

주요 병변	증상 및 징후
bronchospasm	dyspnea, chest tightness, wheeze
vasodilatation	flush, hypotension, reflex tachycardia
leakage of plasma	eyelidswelling,tongueswelling,hypotension
laryngeal edema	hoarseness, stridor
GI tract edema	nausea, vomiting, cramps, diarrhea
coronary flow ↓	dysrhythmia, myocardial infarction
myocardial contractility ↓	cardiac output ↓
histamine effect	pruritus, urticaria

가. 응급처치

(1) 투약 중인 경우에는 투약을 중지한다. IV 중인 경우에 IV set를 제거하되 needle은 보존한다. 벌침에 쏘인 경우에는 벌침을 신속히 제거한다.

(2) 산소농도(FiO2)를 0.5 이상으로 유지하면서 산소를 투여한다.

(3) 기도폐쇄(stridor가 관찰되는 경우) 시에는 기도를 유지한다.

(4) 수액(Ringer's lactate solution 혹은 normal saline)을 체중(kg)당 30 mL로 신속히 투여한다.

(5) 중증의 shock 시에는 에피네프린(1 : 1,000) 0.3~0.5 mg를 근주로 주사하거나 에피네프린(1 : 1,000) 0.3~0.5 mg을 생리식염수 5 mL에 희석하여 정주한다.

(6) Diphenhydramine 1 ample을 주사한다.

(7) 천식이 발현하는 경우에는 아미노필린(aminophylline)을 투여한다.

표 34-10. 중증도별 응급처치

1. 경증의 응급처치(pruritus, urticaria, angioedema, mild wheezing, nausea, vomiting) 가. 0.3~0.5 mL of epinephrine(1 : 1000) 피하주사, 증상 지속 시 10~20분 후 반복 투여 나. 증상 소실 후 diphenhydramine 50 mg p.o. for 24 hours
2. 쇼크가 동반되지 않은 중증의 응급처치 (massive angioedema 등) 가. 0.3~0.5 mL of epinephrine(1 : 1000) 근육주사, 증상 지속시 10~20분후 반복 투여 나. Diphenhydramine 50~100 mg IV, 증상 소실 후 diphenhydramine 50 mg p.o. for 24 hours 다. Prednisone 50 mg p.o. q 6 hours × 3
3. 쇼크가 동반된 중증의 응급처치 가. 혈압이 정상으로 유지될 때까지 생리식염수 투여 나. 0.1~0.5 mg of epinephrine(1 : 10,000) IV, 증상 지속 시 10~20분 후 반복 투여 다. Diphenhydramine 50~100 mg IV 라. Methyl-prednisolone 40 mg IV q 8 hours × 2
4. 에피네프린에 반응하지 않는 천식 증상의 응급처치 가. 정맥로 확보(normal saline) 나. Aminophylline 6 mg/kg를 10분에 걸쳐서 정주한 후에 0.5 mg/kg/hour로 지속적 투여 (혈중 농도를 10~20 μg/mL로 유지) 다. 필요시 기관삽관 등의 호흡처치

나. 응급처치 후의 관찰

증상 호전되더라도 환자의 20%에서는 8시간 이내에 증상이 재발할 수 있으며, 환자의 10%에서는 24시간 이내에 3차적으로 증상이 다시 발병할 수 있으므로, 모든 아나필락시스 환자들은 반드시 24시간 이상 관찰해야 한다.

참고문헌

1. 서울중앙병원응급의료센터 : 응급의료, 군자출판사. 2001.
2. 황성오, 임경수 : 심폐소생술과 전문심장소생술. 군자출판사. 2006.
3. 대한외상학회 : 외상학. 군자출판사. 2005.

과별 진료지침

인턴진료지침서(9판)

1992년	7월	10일	1판	발행
2000년	1월	7일	5판	발행
2005년	2월	5일	6판	발행
2006년	1월	15일	7판	발행
2011년	4월	15일	8판	발행
2019년	7월	5일	9판	인쇄
2019년	7월	10일	9판	발행

정가 45,000원

저 자 : 서울아산병원
인턴진료지침서 편집위원회
교육수련부

발 행 자 : 최 병 진
발 행 처 : 도서출판 **고 려 의 학**
(02880) 서울 성북구 성북로9길 1
보문빌딩 3층
Tel. 765-0333, 0337
Fax. 743-2288
등록번호 : 제 1-519호 1978. 6. 29.

ISBN 979-11-89210-21-2